Eine Reise in das Innere unseres Körpers

Lennart Nilsson

in Zusammenarbeit mit Jan Lindberg

W0385337

Das Abwehrsystem des menschlichen Organismus

Text von Kjell Lindquist und Stig Nordfeldt
Englische Übersetzung von Clare James
Deutsche Übertragung von Ernst Peter Fischer

Rasch und Röhring Verlag

Boehringer Ingelheim International GmbH / Dr. Karl Thomae GmbH, Biberach a. d. Riss ist Inhaberin des Urheberrechts an den folgenden Fotografien: S. 7 (Abb. 1, 4, 5, 6, 7, 10, 12), 18, 19, 23, 25 (Abb. rechts), 26, 29, 30, 31, 48, 49, 53, 54, 55, 56, 57, 58, 59, 60, 61, 62, 63, 64, 65, 66, 69 (Abb. links unten), 70, 71, 76, 77, 78, 79, 80, 81, 86, 87, 90, 91, 92, 93, 95, 98, 99, 100, 101, 102, 103, 104, 105, 106, 107, 110, 111, 114, 115, 116, 117, 127, 128, 129, 130, 131, 132, 133, 138 (Abb. 1, 3), 141 (beide Abb. unten), 142, 143, 147 (3 Abb. unten), 162, 163, 166, 167, 168, 169, 170 (beide Abb. unten), 171, 172, 173, 174, 175, 184, 185, 187, 188, 189, 191 (Abb. oben), 192 (beide Abb. unten), Lymphozyt auf der Vorderseite des Schutzumschlags, Herpesvirus auf der Rückseite des Schutzumschlags.

CIP-Kurztitelaufnahme der Deutschen Bibliothek

Nilsson, Lennart:
Eine Reise in das Innere unseres Körpers: D. Abwehrsystem d. menschl. Organismus; 250 einzigartige elektronenmikroskop. Farbaufnahmen / Lennart Nilsson. [Aus d. Engl. von Ernst Peter Fischer]. – Hamburg; Zürich: Rasch und Röhring, 1987.

ISBN 3-89136-134-3

Copyright © Bonnier Fakta Bokförlag AB, Stockholm 1985
Copyright © der deutschen Ausgabe: Rasch und Röhring Verlag, Hamburg 1987
Redaktion: Bo Streiffert, Lars Svensson
Layout und Schutzumschlag: Bo Berling
Zeichnungen: Urban Frank
Lektorat der deutschen Ausgabe: Brigitte Beier
Satz: TypoBach Hamburg GmbH
Litho: Litoteam AB, Göteborg
Druck- und Bindearbeiten: Arnoldo Mondadori Editore S.p.A., Verona
Printed in Italy

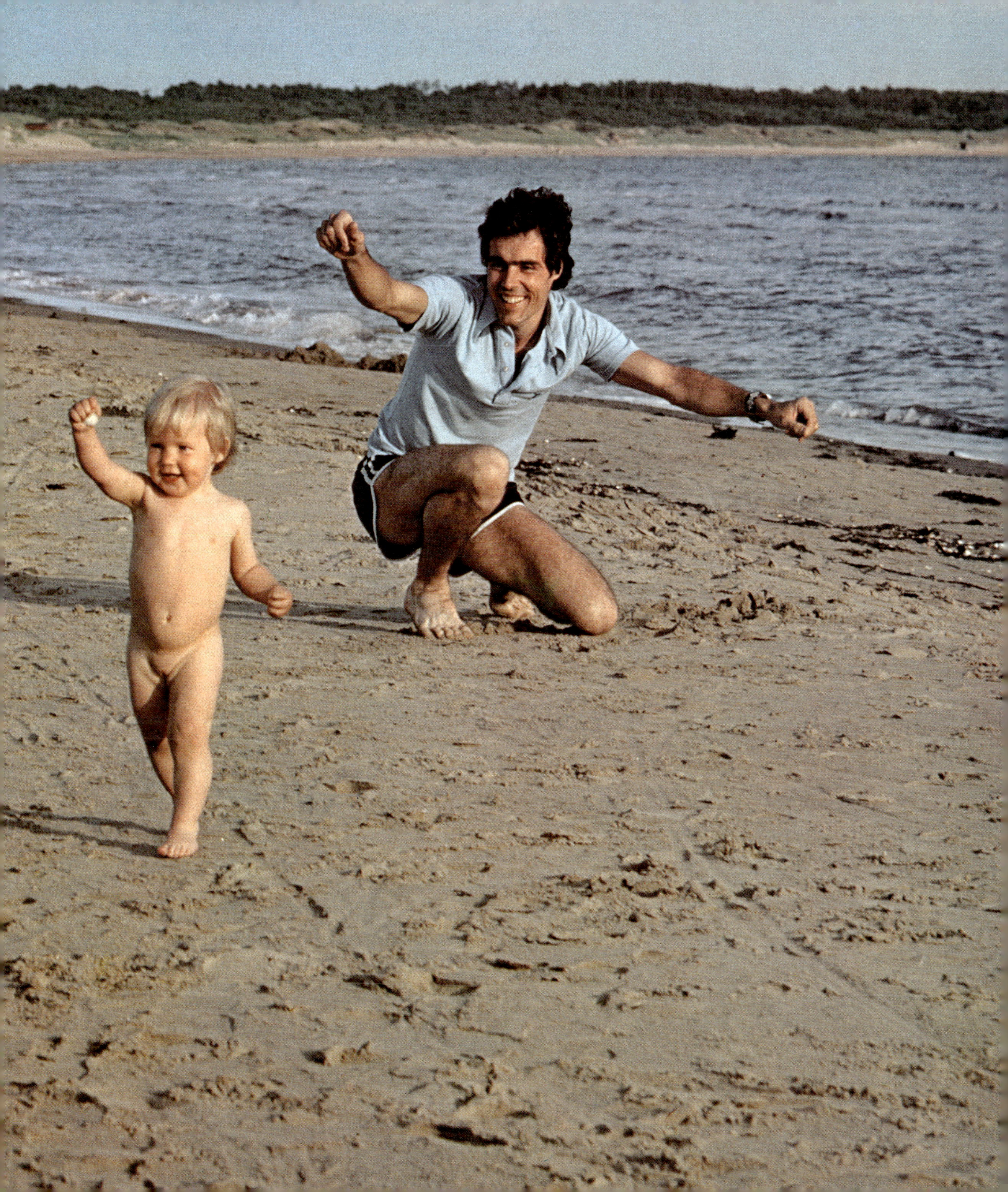

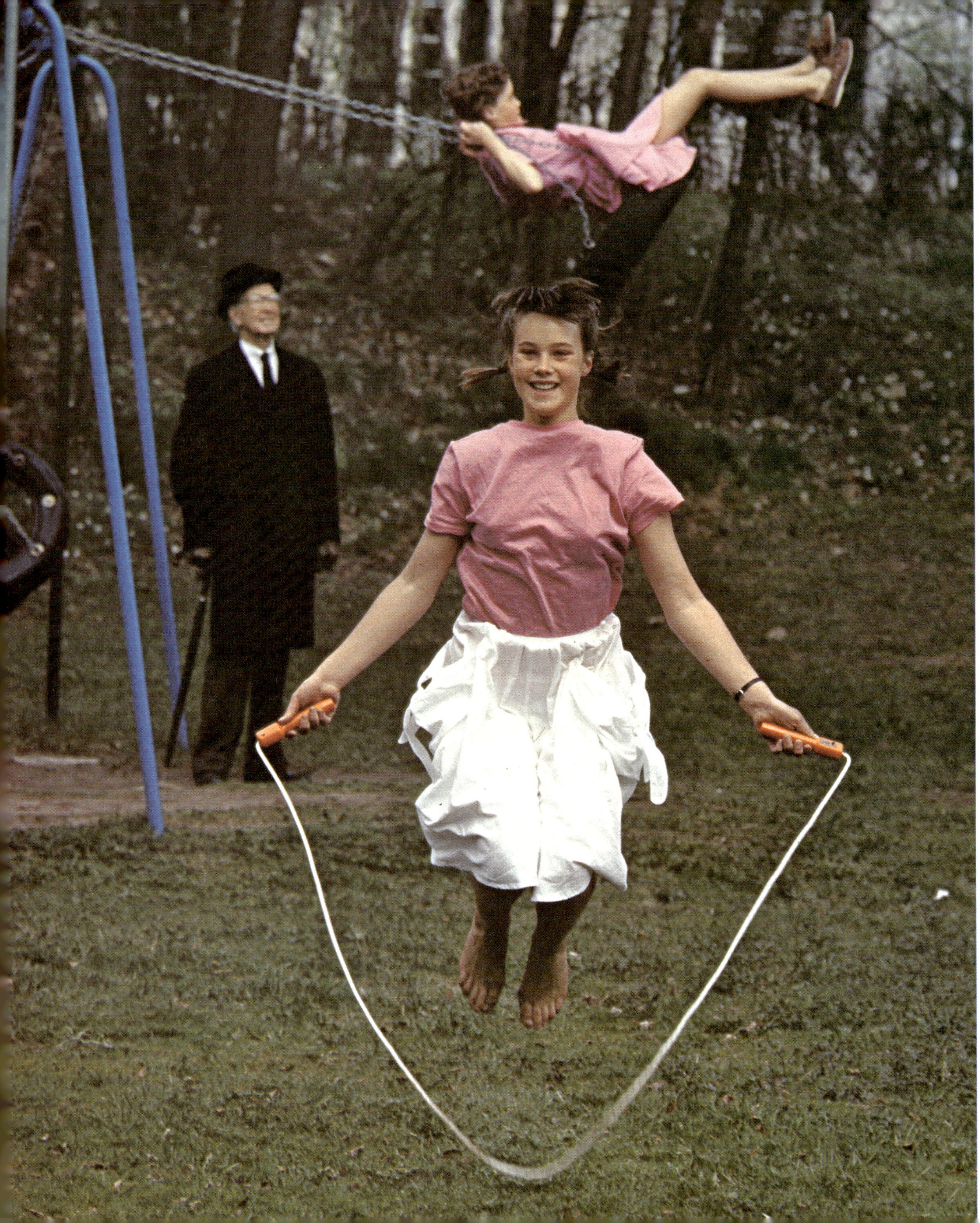

Inhalt

Danksagung

Die Planung des vorliegenden Buches, das Einblick in alltägliche Vorgänge des Körpers gibt – allerdings solche, die ohne eine hochentwickelte Technik niemals beobachtbar wären –, begann schon Anfang der siebziger Jahre. Der kürzlich verstorbene *Verlagsdirektor Jan Cornell* und *Dr. Jan Lindberg* initiierten das Buch; *Kjell Lindquist, Bo Streiffert* und der *Designer Bo Berling* sind für die endgültige Fassung und das Layout verantwortlich. Ich danke ihnen für ihre anregende und hochqualifizierte Zusammenarbeit. *Kjell Lindquist* und *Stig Nordfeldt* schrieben die lebendigen und klar verständlichen Texte zu den Fotografien.
Es hat natürlich lange gedauert, bis das Buch vollständig vorlag. Schließlich handelt es unter anderem vom Immunsystem des menschlichen Körpers, von einem Gebiet also, auf dem die Forschung gewaltig expandiert und auf dem unentwegt neue Erfahrungen gewonnen werden. Im Verlauf der Arbeit wurden neue medizinische Entdeckungen gemacht, die mit neuen und verbesserten technischen Hilfsmitteln fotografiert werden konnten.
Viele Menschen – sowohl Wissenschaftler als auch Laien – haben großzügig mit Rat und Tat geholfen. Ich möchte mich ganz herzlich bei all denjenigen bedanken, die bei der Produktion des Buches geholfen haben. Eine vollständige Liste aller Personen und Institutionen, die mir geholfen haben, findet sich auf Seite 195. Vor allem aber möchte ich den Wissenschaftlern und Mitarbeitern von *Boehringer Ingelheim International GmbH* in Ingelheim am Rhein und *Dr. Karl Thomae GmbH,* Biberach a. d. Riss danken. Ohne die Großzügigkeit von Boehringer Ingelheim International GmbH und Dr. Karl Thomae GmbH, Biberach a. d. Riss hätte ein großer Teil der Bilder zweifellos nicht aufgenommen werden können.

Lennart Nilsson

Vorwort

Die Menschheit ist nur ein winziges Detail in dem unermeßlichen biologischen Kreislauf, der alles Leben auf unserem Planeten steuert. Der Mensch neigt dazu, sich selbst als Krone der Schöpfung zu sehen, und glaubt, daß er seine biologische Umgebung beliebig beherrschen und manipulieren kann. Um sich herum sieht er vielfältige biologische Bedrohungen. Tiere und Pflanzen, die in gewisser Weise seine Welt gestört oder bedroht haben, wurden radikal dezimiert oder ausgerottet. Dabei ist es dem Menschen – zum Teil in einer unglaublich kurzen Zeit – gelungen, das fein abgestimmte Ökosystem zu erschüttern, das die Natur in Jahrmillionen hervorgebracht hat.

Seine wachsende technische Geschicklichkeit hat den Menschen in die Lage versetzt, die eigene Existenz zu gefährden. Chemische Insektizide, Unkrautvernichtungsmittel und Abfallprodukte haben den Wäldern Schaden zugefügt und die Wasserläufe übersäuert. Die Umweltverschmutzung hat das Panorama der Krankheiten verändert. Zahlreiche Menschen sind durch schädliche Arbeitsbedingungen unheilbar erkrankt.

In seinem täglichen Leben trifft der Mensch ständig auf vielfältige Bedrohungen. Doch steht ihm ein wunderbares System von Abwehrschranken zur Verfügung, das in verschiedenen physiologischen Mechanismen verankert ist. Damit zum Beispiel Bakterien und Viren in den Körper gelangen können, müssen sie zuerst die schützenden Hürden überwinden, die von der Haut, den Schleimhäuten und verschiedenen Sekreten errichtet worden sind. Wenn es den Eindringlingen gelungen ist, diese Abwehrlinien zu überwinden, stehen sie weiteren Abwehrsystemen gegenüber. Diese wenden Methoden an, die die Wissenschaft noch nicht ganz verstanden hat; wir wissen aber, daß die Abwehrsysteme die Eindringlinge zerstören oder sie daran hindern, weiter in den Körper einzudringen. Solche Systeme haben die Fähigkeit, ihrem chemischen Gedächtnis das Codewort einzuprägen, das für einen spezifischen Eindringling zu einer bestimmten Zeit charakteristisch war. Die Abwehr des Körpers wird so gestärkt und besser für den Fall gerüstet, daß der Angriff zu einem späteren Zeitpunkt wiederholt wird.

Es gibt aber auch Fälle, in denen die physiologische Abwehr sich gegen das eigene Körpergewebe richtet. Diese sogenannten Autoimmunkrankheiten bleiben rätselhaft. Sie führen zu einer schleichenden Verschlechterung des Gesundheitszustands, die erst deutlich wird, wenn die Krankheit vorübergehend zum Stillstand gekommen zu sein scheint.

Eine weitere Bedrohung für den Körper kann durch eine Verknappung von wichtigen Elementen entstehen, die das Blut, das flüssige rote Gewebe in unseren Adern, in die Lage versetzen zu gerinnen, um Schäden im Gewebe abzudichten. Wenn der Körper diese Fähigkeit, sich selbst zu schützen, verloren hat, wird die Situation bedrohlich. Doch in diesem Fall hat die Arbeit vieler Jahre dem Menschen die Fähigkeit gegeben, den Fehler auszugleichen.

Man kann weitere Beispiele für Bedrohungen angeben, denen wir ständig ausgesetzt sind. Dasselbe gilt für die Abwehrmechanismen, die die Natur in Millionen von Jahren entwickelt und feingeschliffen hat. Solche Abwehrsysteme gab es zuerst in primitiven Organismen, sie wurden weiterentwickelt und den verschiedenen Organismen in unserer biologisch vielschichtigen Welt angepaßt.

Die Natur verbessert unentwegt ihre Abwehr gegen plötzliche Bedrohungen. Ein Beispiel dafür ist DDT, das helfen sollte, Malaria auszurotten, indem es alle Fiebermücken tötete, die Malaria übertrugen. Doch DDT stellte sich nicht als die Trumpfkarte heraus, auf die die Menschen gehofft hatten. Die Natur hatte eine neue Form der Verteidigung erfunden. Bakterienstämme, die von Antibiotika vernichtet werden sollen, entwickeln manchmal eine Unempfindlichkeit gegen sie, und unangreifbare Infektionen sind die Folge.

Lennart Nilsson ist schon seit langem mein enger Freund und hochgeschätzter Kollege. Wir haben wiederholt gemeinsam versucht, die bemerkenswerten Funktionen des menschlichen Körpers zu dokumentieren. Mit den Aufnahmen in diesem Buch ist ihm eine weitere Pionierleistung gelungen. Bis zu dem Zeitpunkt, als diese Fotografien entstanden, waren viele der gezeigten Vorgänge der biologischen Untersuchung nicht zugänglich. Nur weil einige Forscher neue wissenschaftliche Informationen selbstlos miteinander geteilt haben, sind diese Aufnahmen möglich geworden. Sie wären nicht zustande gekommen, wenn Lennart Nilsson nicht fast alle Stunden seines Tages dieser Arbeit gewidmet hätte. Von allen Außenstehenden haben wohl die Wissenschaftler und anderen Mitarbeiter von Boehringer Ingelheim International GmbH und Dr. Karl Thomae GmbH, Biberach a. d. Riss am meisten zur Entstehung des Buches beigetragen. Es ist zweifelhaft, ob ohne unsere so wertvollen Kontakte zu Boehringer Ingelheim International GmbH und Dr. Karl Thomae GmbH, Biberach a. d. Riss eine Vielzahl von Vorgängen hätte dokumentiert werden können.

Dieses Buch streift mit einigen kurzen Blicken Vorgänge, die der Wissenschaft verborgen sind, die nun aber dank der Ausdauer und des einzigartigen fotografischen Geschicks von Lennart Nilsson zum erstenmal sowohl der Fachwelt als auch dem Laien offengelegt werden. Das Unsichtbare ist auf einmal sichtbar geworden.

Jan Lindberg

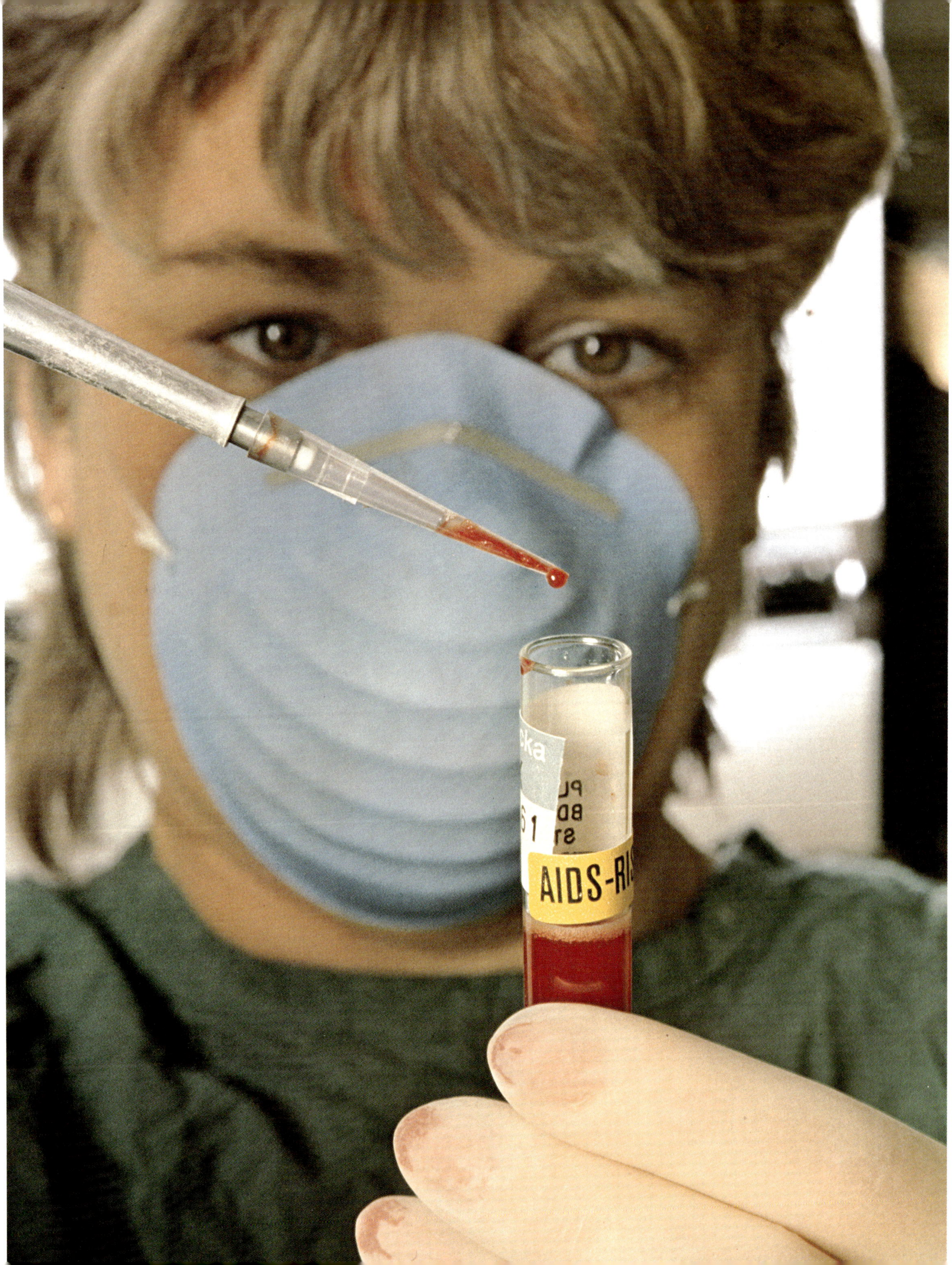

Bedrohungen für die Menschheit

Es dauerte ungefähr vier Milliarden Jahre, bis sich das Leben von seinen einfachsten Formen zu der ungeheuren Vielfalt entwickelt hatte, die wir heute sehen.
Es dauerte eine Million Jahre, um einen primitiven Bewohner der Savannen in einen Virtuosen des Weltraums zu verwandeln.
Es dauerte kaum ein halbes Jahrhundert, bis die Menschheit gelernt hatte, das Atom zu spalten und die Schöpfung an den Rand der Vernichtung zu bringen. Im Zeitalter der nuklearen Sprengköpfe hängt plötzlich das Leben selbst am seidenen Faden – alles, was eine genetische Blaupause besitzt, die durch Strahlen geschädigt werden kann, von den Pflanzen an aufwärts, ist bedroht. Dies ist eine bemerkenswerte Entwicklung.
In seiner langen Geschichte hat sich der Mensch noch nie einer so überwältigenden Bedrohung seiner Existenz gegenübergesehen. Was sind Naturkatastrophen, Hunger, Raubtiere, Epidemien, lokale konventionelle Kriege oder Verkehrsopfer im Vergleich zu einem nuklearen Krieg?
Diese Lage ist unbegreiflich und jenseits aller Vernunft. Und doch ist sie für das menschliche Tier sehr charakteristisch, denn seine angeborene Aggression, die im täglichen Leben durch Gesetze und Regulationen diszipliniert wird, ist von besonderer Art. Sie erlaubt es ihm, absichtlich Individuen seiner eigenen Art zu töten – dies ist im Tierreich einmalig. Bei wilden Raubtieren, die ihre Aggressivität ausleben und deshalb als brutal gelten, gibt es instinktive Barrieren dagegen, sich so zu verhalten, wie wir Menschen es tun.

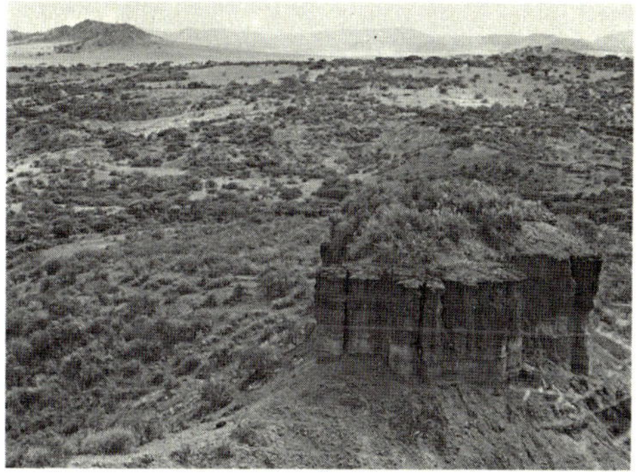

Die Olduvai-Schlucht in Tansania, in der die Erosion geholfen hat, die fossilen Überreste der ersten Menschen – unter anderem der Art Homo habilis – freizulegen.

Der Sensenmann schlägt die Köpfe in einem Kohlfeld ab – ein Omen, das eine Pestepidemie des 16. Jahrhunderts ankündigte. Die Illustration stammt aus einer schwedischen Handschrift.

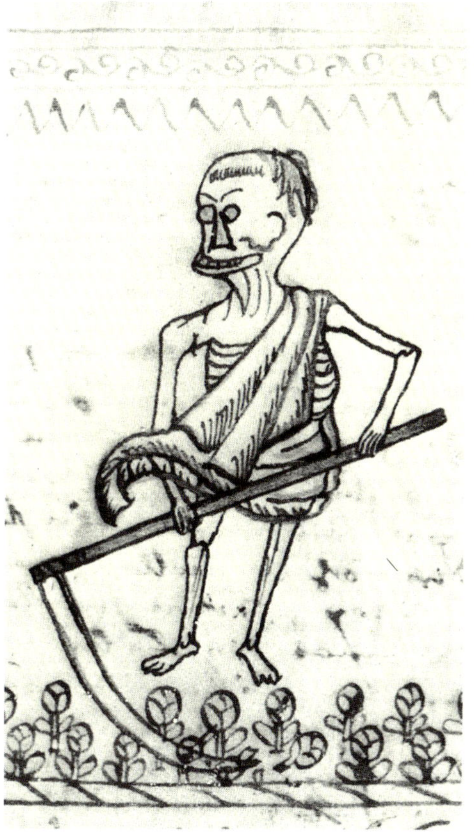

Die Fähigkeit der Menschheit, im Schatten der totalen Vernichtung zu leben, leitet sich aus der Tatsache ab, daß der Mensch als Art immer gefährdet war – und bis heute überlebt hat.
Am Anfang gab es Leoparden, Löwen und Hyänen, Vulkanausbrüche und Erdbeben, Hitze und Kälte, Hunger und Durst. Mit seiner Lernfähigkeit, Intelligenz, Genialität und Rücksichtslosigkeit hat sich der Mensch selbst beigebracht, wie er die meisten Gefahren für Leib und Leben abwenden kann.
Raubtiere existieren heute nur noch durch die Gnade des Menschen und eingesperrt in Reservaten. Unsere Fähigkeit, Naturkatastrophen vorherzusagen und uns auf sie einzustellen, nimmt zu. In großen Teilen der Welt bleibt jedoch der Hunger ein ernstes und wachsendes Problem. Hunger muß nicht sein, aber es gibt ihn als Folge der ungleichen Verteilung von Bodenschätzen und Ressourcen.
Epidemien, die sich mit dem Bevölkerungswachstum und dem menschlichen Zusammenleben auf engstem Raum ausbreiteten, gehören heute der Vergangenheit an. Verbesserte Hygiene, Impfungen und Antibiotika haben sie in die Schreckenskammer der Geschichte verwiesen.
Die klassischen Bedrohungen für die Existenz des Menschen sind daher – grob gesagt – unter Kontrolle, mit der Einschränkung, daß wir uns nun dem Risiko eines nuklearen Krieges gegenübersehen. Die Evolution hat unsere Art bevorzugt. Schon der Ausgangspunkt – der Körper und sein Abwehrsystem – war günstig.
Im Rückblick können wir behaupten, daß das Rezept für unseren unvergleichlichen evolutionären Erfolg in einer Kombination von körperlichen und geistigen Eigenschaften bestand, die allein wir Menschen besaßen. Die *freien Hände* waren die Folge des *aufrechten Gangs,* und sie brachten ihrerseits eine fruchtbare Wechselwirkung mit dem *expandierenden Gehirn* mit sich. Das Gehirn entwickelte die Fähigkeit, Situationen zu analysieren und vorherzusehen, sie zu planen, zu organisieren und mitzuteilen. Unsere atavistische

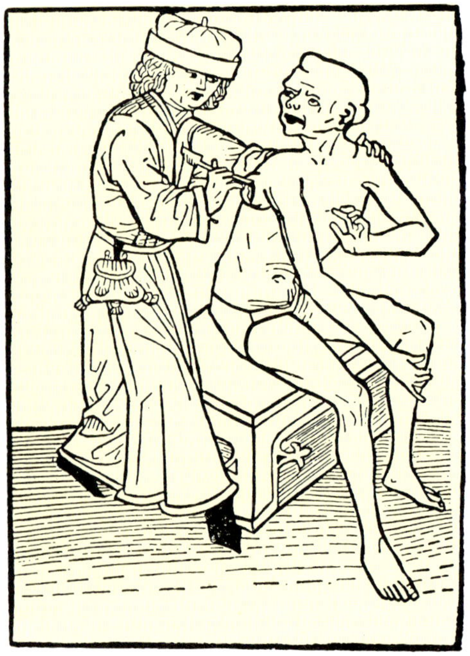

Ein mittelalterlicher Arzt schneidet Pestbeulen auf. Der Arzt war mit seinem faltigen Gewand und seinen ungewaschenen Händen selbst eine Quelle der Ansteckung. Unten: Heute wird die Gesundheit der Bevölkerung selbst in entlegenen Gebieten überwacht, Abb.: Ambulante medizinische Untersuchung in Mosambik.

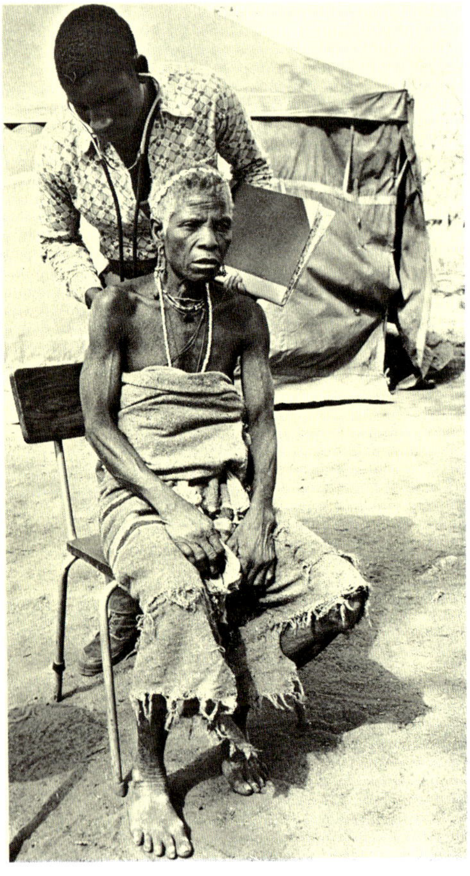

Reaktion auf Streß – »Fright, flight or fight« (Furcht, Flucht oder Kampf) – garantierte, daß blitzschnell alle Reserven des menschlichen Körpers mobilisiert wurden. Der *Mechanismus der Blutgerinnung,* die Koagulation, sorgte für die Reparatur des Gewebes nach einer Verletzung und verhinderte einen großen Blutverlust. Das Immunsystem errichtete eine Grenze gegen Mikroben und entwaffnete darüber hinaus die Giftstoffe.

Ein Gehirn, effizienter als das anderer Arten, freie Hände, um Waffen und Werkzeuge herzustellen, angeborene Systeme, die automatisch die Fähigkeit des Körpers erhöhen, eine Blutung zu stoppen und den Organismus gegen Mikroorganismen zu verteidigen – so sah, kurz gesagt, der Frühmensch aus.

Die Evolution hat jedoch ihre Zeit gebraucht, um so weit zu kommen. Dies kann man sehen, wenn man die Seiten im Buch der Paläontologie durchblättert. Fossile Überreste aus einer schwach erhellten und oft umstrittenen Vergangenheit zeigen an, daß viele Linien der vormenschlichen Entwicklung abgeschnitten worden sind – viele Versuche endeten in Unglück oder Vernichtung. Die Natur scheint an dem »Projekt Mensch« nahezu 15 Millionen Jahre gearbeitet zu haben, bevor es sich auszahlte.

Dies geschah vor etwa einer Million Jahren: Damals erschien auf der ostafrikanischen Savanne der *Homo erectus*, der aufrechte Hominide, hervorragend zum Überleben geeignet. In der blutigen Arena der Pflanzen- und Fleischfresser trat eine neue Art auf: eine zweibeinige und affenartige Gestalt von mittelmäßiger physischer Stärke und seinen Mitstreitern in jeder Hinsicht unterlegen, mit einer Ausnahme: *Homo erectus* konnte denken. Der prähistorische Mensch war sowohl Jäger als auch Gejagter. Der Leopard, der Paviane riß, war sein Hauptfeind, doch in schweren Zeiten wurde er auch von Löwen gefressen. Seine Überlebenschancen müssen sehr klein gewesen sein, doch vergrößerte er sie, indem er einfache Waffen anfertigte, sich in Gruppen aufhielt und es lernte, die Raubkatzen zu überlisten. Er überschüttete seine Gegner mit Steinen und Speeren, flüchtete in die Wipfel der Bäume und verbarrikadierte sich in Höhlen. So machte der Mensch das Beste aus seinen Tausenden von Möglichkeiten – und das war auch notwendig.

Ohne diesen besonderen Antrieb durch seine Streßreaktion wäre der Frühmensch kein ernster Gegner für seine Feinde gewesen, die so viel schneller und stärker waren als er. Es war diese Reaktion, die im Bruchteil einer Sekunde praktisch alle seine Organe in Alarmbereitschaft versetzte und ihn so auf Kampf oder Flucht einstellte. In der Hitze des Augenblicks gab sie ihm übermenschliche Kräfte. Wir haben diese Reaktion heute noch – aber für den modernen Menschen ist sie eher ein Fluch als ein Segen.

Der Alarm geht wie folgt vor sich: Wenn sich eine Bedrohung nähert, senden die Sinnesorgane Signale zum Gehirn. Wir sehen oder hören etwas; wir riechen, daß es brennt; wir werden von einer Schlange gebissen oder einem Insekt gestochen. Das Ergebnis ist dasselbe: Aus dem Gehirn laufen über das vegetative Nervensystem Impulse zu bestimmten endokrinen Drüsen, den Nebennieren. Diese setzen das »Katastrophenhormon« Adrenalin frei, das durch den Körper geschickt wird und seine Zielorgane in Aktion setzt.

Das Herz erwischt den besten Start – es schlägt einem bis zum Hals, wie man sagt. Schlaggeschwindigkeit und -volumen steigen dramatisch an; statt der fünf oder sechs Liter Blut, die das Herz gewöhnlich pro Minute pumpt, schafft es nun 30 bis 40. Auch der Blutdruck steigt an. Zur selben Zeit nimmt die Atmung zu, um den Sauerstoffgehalt des Blutes zu steigern. Eine Flutwelle mit frischem Blut schwappt in die Muskeln und verleiht ihnen maximale Stärke. Eine gute Versorgung mit Sauerstoff und Nährstoffen ist die Voraussetzung dafür, daß die Muskelzellen in Aktion treten.

Die Hypophyse ist eine erbsengroße Drüse an der Unterseite des Gehirns, die das ganze Hormonsystem kontrolliert und stimuliert. Die Leber wird zum Beispiel angeregt, mehr Zucker (Glukose) auszuschütten. Glukose ist wie das Fett Treibstoff für die Zellen.

All diese Reaktionen finden mit enormer Geschwindigkeit statt; in ein paar Sekunden ist der Körper reaktionsbereit. Wenn wir auf die Bedrohung reagiert haben oder uns in Sicherheit befinden, geht die Streßreaktion zurück. Die Muskelspannung nimmt ab, das Herz pumpt langsamer, und die Atmung wird wieder normal.

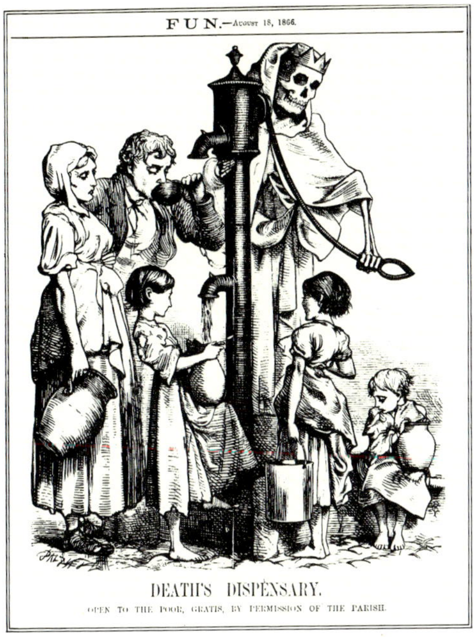

Der Choleraerreger lebt im Wasser, und viele der großen Epidemien sind von verseuchten Brunnen ausgegangen. Auf diesem Holzschnitt pumpt der Tod selbst kostenlos Wasser für die Armen.

Blutuntersuchung in einem Krankenhaus in Guinea-Bissau mit dem Ziel, einen Träger der Elefantiasis zu identifizieren.

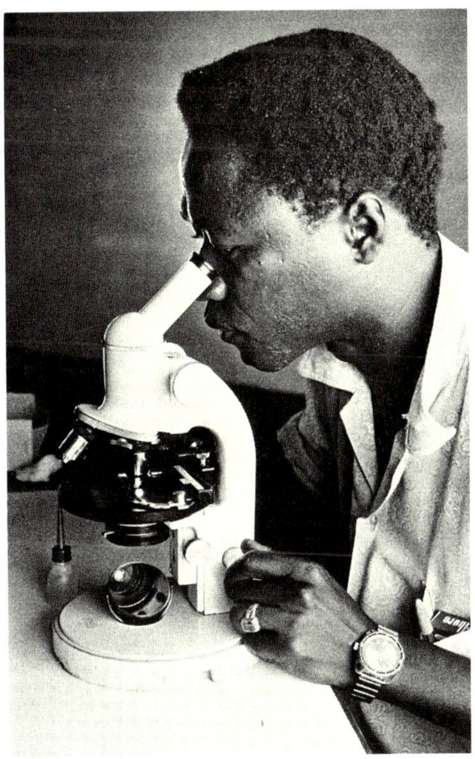

Die negativen Effekte der Streßreaktion beim modernen Menschen beruhen darauf, daß wir kaum ein Ventil für die zusätzliche Kraft finden, die sie mobilisiert. Wir schlagen zwar mit der Faust auf den Tisch, aber wir stehen nicht auf und kämpfen. Streß bei der Arbeit, im Verkehr oder zu Hause führt zu erhöhtem Blutdruck und zu Zucker- und Fettüberschuß im Blut, die im Laufe der Zeit die Blutgefäße schädigen. Der Streß ist ein Hauptgrund für die Arteriosklerose, die ihrerseits wiederum Herzinfarkte und Schlaganfälle verursacht. Für die ersten Menschen war die Streßreaktion eine Voraussetzung für das Überleben; für uns ist der Streß eine ernsthafte Gefährdung für die Gesundheit.

Homo erectus war dauernd auf Nahrungssuche, auf den Ebenen und in den Wäldern; er lebte davon, Häppchen von den Opfern der großen Raubtiere zu ergattern oder eigene Beute zu erlegen, zum größten Teil kleine Tiere. Unsere relativ schwache Sicht bei Nacht mag ein Hinweis darauf sein, daß unsere Spezies tagsüber aktiv war, wenn unsere gefährlichsten natürlichen Feinde, die Raubkatzen, inaktiv waren. Zwei weitere Faktoren stützen diese Annahme: der Verlust des Fells und die Entwicklung von Schweißdrüsen.

Wir wissen nicht, wann diese Revolution im menschlichen Energiehaushalt in der frühen Menschheitsentwicklung eingetreten ist. Wir wissen nur, daß sie für ein Lebewesen, das bei Sonnenhitze aktiv sein mußte, von Vorteil war. Die Fähigkeit des Menschen, sich mit Hilfe von Millionen von Schweißdrüsen dieser Hitze zu entledigen, gab ihm einen klaren Vorteil gegenüber den pelztragenden Tieren. Wie die heutigen Buschmänner der Kalahari konnte er seine Opfer in der heißen Sonne mit Ausdauer verfolgen; er war nicht gezwungen, seine Jagd wegen Überhitzung aufzugeben. Als Ersatz für das Fell entwickelte der Mensch Fett unter der Haut, das sowohl eine Nahrungsreserve als auch eine Isolierung gegen Kälte ist. Wegen der unregelmäßigen Nahrungsmittelzufuhr war es von Vorteil, in Zeiten des Überflusses Fettreserven anzulegen, um davon in Notzeiten leben zu können. Auf der anderen Seite ist die nackte Haut eher verletzlich als ein Pelzkleid. Umgeben von Büschen, hohen Gräsern und wilden Tieren, müssen die ersten Menschen häufig, wahrscheinlich täglich, aus Wunden geblutet haben. Ein wirksamer Schutz war nötig, und genau den hat die Natur bereitgestellt: einen seltenen und hochkomplizierten Vorgang mit Namen *Blutgerinnung* oder *Koagulation.* Die Gerinnung ist die erste Stufe bei der Reparatur von Gewebe. Der Geweberiß wird durch einen Blutpfropf (Koagulum) gestopft, der sich zu einer Kruste entwickelt, unter der sich die neue Haut bildet.

Die Notwendigkeit zur Blutgerinnung trat in einer frühen Stufe der Evolution zutage, und den Mechanismus der Koagulation gibt es, seit das vielzellige Leben angefangen hat. Die Komplexität der Gerinnung und die Notwendigkeit mehrerer Sicherheitsschranken kommen dadurch zustande, daß ein Blutgerinnsel an falscher Stelle – etwa in einem Blutgefäß – ebenso gefährlich ist wie eine unkontrollierte Blutung. Um seine Aufgabe zu erfüllen, Sauerstoff und Nährstoffe aufzunehmen, und jede Körperzelle, die diese Stoffe braucht, damit zu versorgen, muß das Blut leicht fließen können. Wenn es in einem Blutgefäß gerinnt, bildet sich ein gefährlicher Klumpen (Thrombus). Wenn dies in einem lebenswichtigen Organ wie dem Herzen oder dem Hirn passiert, kann auf der Stelle der Tod eintreten. Die Heilung einer oberflächlichen Wunde geht nicht immer glatt über die Bühne. Mikroorganismen der unterschiedlichsten Art versuchen sich einzuschalten. Millionen von Bakterien, Viren und Pilzen greifen das nahrhafte Gewebe an, das plötzlich offen vor ihnen liegt.

Dann wird das dritte unserer angeborenen Überlebenssysteme, *das Immunsystem,* mobilisiert. Verschiedene Sorten von weißen Blutkörperchen – die Freßzellen oder Makrophagen heißen – greifen die Eindringlinge an und schließen sie im Inneren ihrer Zellkörper ein; sie fressen sie einfach auf. Der Körper mobilisiert – entweder gleichzeitig oder ein wenig später – eine tiefgreifende Abwehrkraft, die aus Antikörpern und einer speziellen Kommando-Einheit aus T-Lymphozyten besteht. Dazu gehört eine besondere Gruppe, die unter dem bezeichnenden Namen Killerzellen bekannt ist. Diese stöbern ihre Beute in jeder Ecke und jedem Winkel des Körpers auf und zerstören sie.

Die ersten Menschen in den Savannen waren gut dafür ausgerüstet, mit den Gefahren fertig zu werden, denen sie ausgesetzt waren. Sie hatten ihre Hände frei – und hielten Waffen darin. Sie hatten Gehirne, mit denen sie Strategien entwerfen konnten. Und sie hatten drei unschätzbare Geschenke aus vorhergehenden Entwicklungen erhalten: die Streßreaktion, das Blutgerinnungssystem und das Immunsystem.

Wie haben die ersten Menschen gelebt? Was haben sie gegessen?

Diese Fragen sind von grundsätzlicher Bedeutung für das Überleben des Menschen, doch macht es dies nicht leichter, sie zu beantworten. Die Lagerstätten der ersten Menschen wurden vor vielen hunderttausend Jahren vom Wind weggeblasen und vom Regen weggespült. Ihre Höhlen aber blieben, und in ihnen finden wir fossile Überreste von menschlichen Gebeinen und von Tieren, die manchmal Spuren von Feuersteinen tragen, die verwendet wurden, um das Fleisch abzuschaben. Der Osteologe kann das Muster der Abnutzung an den Oberflächen der Zähne studieren und zu dem Schluß kommen, daß *Homo erectus* ein Allesfresser war, zu dessen Nahrung auch Erdwurzeln gehörten, die seinen Zahnschmelz beschädigten.

Wenn wir versuchen, uns die Lebensweise des *Homo erectus* vorzustellen, die es ihm erlaubte zu überleben und sich nach und nach zum *Homo sapiens* und seinem heutigen Nachfolger, dem *Homo sapiens sapiens,* zu entwickeln, dann müssen wir Informationen aus verschiedenen Bereichen der Wissenschaft heranziehen.

Schon vor einer Million Jahren hatten die Menschen gelernt, einfache keilförmige Steinwerkzeuge herzustellen. Die Kanten dieser Werkzeuge waren der Ersatz für die Klauen der Raubtiere; mit diesen Steinen konnten die Menschen den Pelz eines Tieres durchtrennen, um an das Fleisch zu gelangen. Sie erhielten Protein ferner durch den Verzehr von Insekten, Würmern, Vogeleiern, Eidechsen und Amphibien. Sie konnten leichter an die Früchte und Nüsse in den Wäldern und an die Samen der Urformen von Getreide gelangen. Unter der Erde fanden sie Wurzeln der verschiedensten Arten.

Ernährungsphysiologen, die diese Nahrung bewerten – dabei gehen sie von heute lebenden Jagdvölkern aus –, finden sie in jeder Hinsicht befriedigend. Sie war abwechslungsreich und nahrhaft. Wir können jedoch annehmen, daß die Zahl der Menschen nur langsam anstieg. Das nomadische Leben bremste das Bevölkerungswachstum. Da die verfügbare Nahrung begrenzt war, konnte die Gruppe nicht zu groß werden. Sein Gehirn, das im Verhältnis zu dem anderer Arten größer war, und die Tendenz, in Gruppen zu leben und zu jagen, kompensierten beim *Homo erectus* die fehlende Schnelligkeit und Stärke. Er konnte Jagd und Selbstverteidigung organisieren, und er war dazu in der Lage, eine Sprache der Gesten und der Grunzlaute zu entwickeln, die nach Zehntausenden von Jahren durch die gesprochene und geschriebene Sprache erweitert wurde. Als die menschlichen Lebewesen immer zahlreicher wurden, verließen sie ihre ursprüngliche Heimat Ostafrika und zogen in alle Richtungen. Vor etwa 10 000 Jahren trat die revolutionierende Änderung in der Lebensweise des *Homo sapiens* ein, die seinen Weg für alle Zeiten ändern sollte. Der nomadisierende Jäger – der paläolithische Mensch – wurde zum seßhaften Bauern – zum neolithischen Menschen. Damit machte die Zivilisation einen großen Schritt nach vorne. Was diesen Schritt so bemerkenswert macht, ist die Tatsache, daß er etwa zur selben Zeit in der ganzen Welt vollzogen wurde. Dabei gab es bestenfalls sehr wenige Verbindungen zwischen den kleinen und weit verstreuten Menschengruppen. Die Zeit der Wanderung war vorüber; immer größere Gebiete wurden urbar gemacht, und in erstaunlich kurzer Zeit hatten die neolithischen Bauern verstanden, wie man große Ernten erzielt.

Nun verlor das Problem, seine tägliche Ration zu bekommen, etwas von seinem Schrekken. Die Sterblichkeit nahm ab, und die Bevölkerung wuchs, einzelne Bauernhöfe schlossen sich zusammen und bildeten Dörfer. Schon vor 9000 Jahren wurde am fruchtbaren Ufer des Jordan die erste Stadt, umgeben von einer dicken Mauer, errichtet. Sie liegt etwas nördlich vom Toten Meer und heißt Jericho.

Dies führte zu einer neuen, besser organisierten und geschützten Lebensweise. Doch zur selben Zeit tauchten neue Bedrohungen für die Gesundheit des Menschen auf.

Parasiten, Bakterien, Viren und andere Mikroorganismen spielen eine untergeordnete Rolle, solange die Menschen umherziehen und in kleinen Gruppen große Gebiete durch-

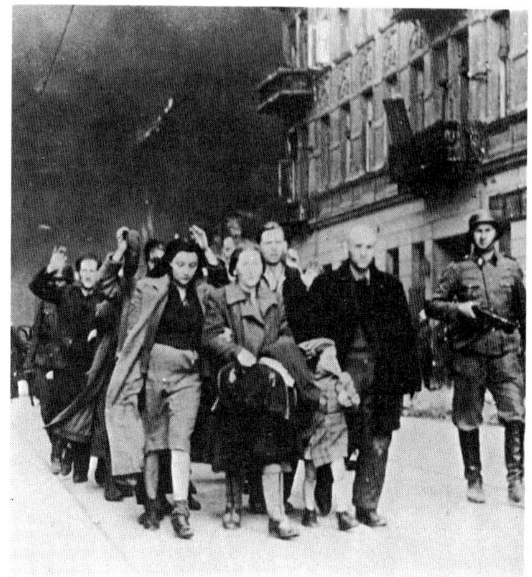

Im Gefolge des Krieges breiten sich Hunger und – dem Weg der Heere und der Flüchtlinge folgend – ansteckende Krankheiten aus. Im Verlauf der beiden Weltkriege starben Hunderttausende von Menschen, oft aufgrund schlechter Ernährung und mangelnder Hygiene.

wandern. Feste Siedlungen und die Zusammenballung von Menschen und Haustieren auf beschränktem Raum begünstigen die Ausbreitung von Parasiten. Wenn Menschen hautnah mit ihrem Müll und ihren Körperausscheidungen leben, werden ansteckende Krankheiten zu einem größeren Problem.

Solange die Menschen in einem Gemeinwesen relativ isoliert leben, besteht dennoch ein Gleichgewicht zwischen Mensch und Mikrobe in ihrem natürlichen Lebensraum. Das menschliche Immunsystem errichtet einen Schutzmechanismus gegen die Bakterien und Viren der Umgebung. Wenn aber die Menschen anfangen, die Dorfgrenzen zu überschreiten, wächst die Gefahr einer Epidemie. Sie tauschen dabei nämlich nicht nur Handelsgüter aus, sie schleppen zugleich auch Krankheitserreger hin und her. Die Immunität eines Menschen gegen die gewohnten Bakterien bietet keinen Schutz gegen neue Mikroben von außen. Das Immunsystem braucht etwas Zeit, um den Schutz entsprechend auszuweiten. Und in dieser Zeit ist man krank.

Krankheitserreger werden in einer dicht besiedelten Region rasch von einem Menschen auf den anderen übertragen; im schlimmsten Fall kann ein Angriff durch Bakterien oder Viren katastrophale Auswirkungen auf die Gesellschaft haben. Die Geschichte ist voller Beispiele dafür, daß der Widerstand einer Armee durch die von feindlichen Soldaten mitgeführten Bakterien und Viren eher gebrochen worden ist als durch traditionelle Waffen.

Der Übergang von der Existenz als nomadischer Jäger und Sammler zur Landwirtschaft und zum Leben in großen Niederlassungen führt dazu, daß ansteckende Krankheiten zu einer großen Bedrohung für die Menschen werden. Und diese Bedrohung ist dann am größten, wenn ein Streit zwischen den Gemeinwesen ausbricht. Im Gefolge der Armeen kommen die Geißeln der Menschheit mit, von Lepra, Pest, Pocken bis zu Cholera, Typhus, Grippe und anderen Infektionen, die die Bevölkerung dezimieren.

Die Seßhaftigkeit bringt auch eine klarere Ordnung der Besitzverhältnisse mit sich. Ein Mann muß etwas verteidigen, ein anderer hat sich etwas zu holen – und was als lokale Streitereien zwischen Nachbarn und benachbarten Ortschaften anfängt, wächst sich mit der Zeit zu einem Krieg zwischen Stämmen und Völkern aus. Der Krieg und die mit ihm einhergehenden Krankheiten sind die Hauptkräfte der Zerstörung in organisierten Gesellschaften. Bakterien, die normalerweise nur in einem begrenzten Bereich vorkommen, werden von Armeen in neue Gebiete geschleppt, in denen die Menschen keinen Widerstand dagegen entwickelt haben. Ganze Gemeinschaften werden so ausgerottet, das Wasser wird vergiftet, die Felder verdorren, und Epidemien brechen aus.

Es gibt viele Beispiele dafür, wie dieser Doppelmechanismus – Krieg und Krankheit – wirksam ist. Eines davon betrifft die *Lepra,* die bis zu den Jahrzehnten vor Christi Geburt auf den östlichen Mittelmeerraum beschränkt war. Europa war bis dahin verschont geblieben. Diese Krankheit, die von einem Bakterium verursacht wird, war zu allen Zeiten der Schrecken der Menschheit: Die Gewebe verfaulen, und nach und nach stirbt der unter der Krankheit Leidende. Die Lepra kam mit den von Pompejus heimgeführten Legionen nach Europa, und sie wurde von den Soldaten im ganzen römischen Imperium verbreitet. Das nächste Mal waren es die Kreuzfahrer, die die Lepra mitbrachten. Im 14. Jahrhundert breitete sich die Krankheit in Europa so stark aus, daß die Kirche und andere Autoritäten sich zum Eingreifen gezwungen sahen – und sie taten dies mit unvergleichlicher Grausamkeit.

Ein anderes Beispiel ist die *Pest,* die ebenfalls eine ansteckende Krankheit asiatischen Ursprungs ist. Sie wurde von Kriegern nach Europa gebracht, die aus dem Osten zurückkehrten. Die erste Welle kam unter der Regierung des römischen Kaisers Justinian, also in der Mitte des sechsten nachchristlichen Jahrhunderts. Die Hälfte der Bevölkerung des oströmischen Reiches soll damals ausgelöscht worden sein.

Die Pest wird von einem Bakterium verursacht, das Nagetiere, vor allem Ratten, befällt. Auf den Menschen werden die Pestbakterien durch Flöhe übertragen, die infiziertes Blut in sich aufnehmen. Wenn eine Ratte an Pest verendet ist, müssen sich die Flöhe einen anderen Wirt suchen. Sie nisten sich unter anderem beim Menschen ein, die Pestbakterien gelangen in die menschliche Blutbahn.

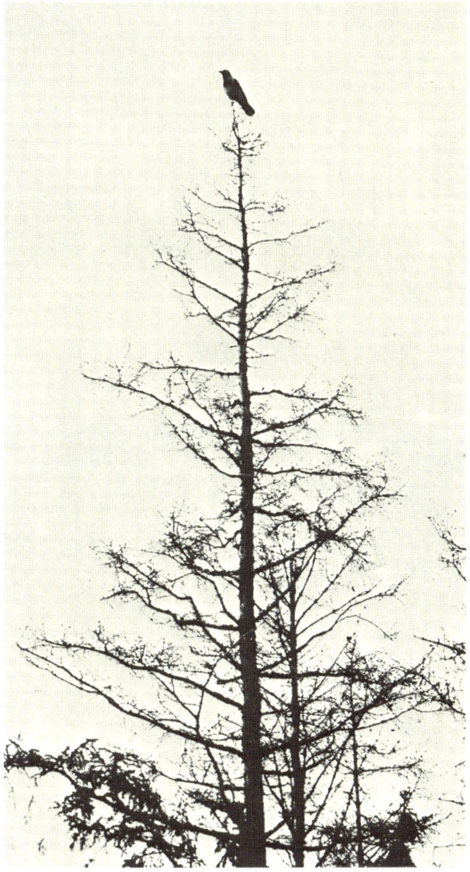

Die Zerstörung der Umwelt ist heute eine der größten Bedrohungen für das menschliche Überleben. Wälder sterben, wenn schwefelhaltige Regenfälle niedergehen. Der Schwefel entsteht beim Verbrennen fossiler Brennstoffe in den hochindustrialisierten Ländern.

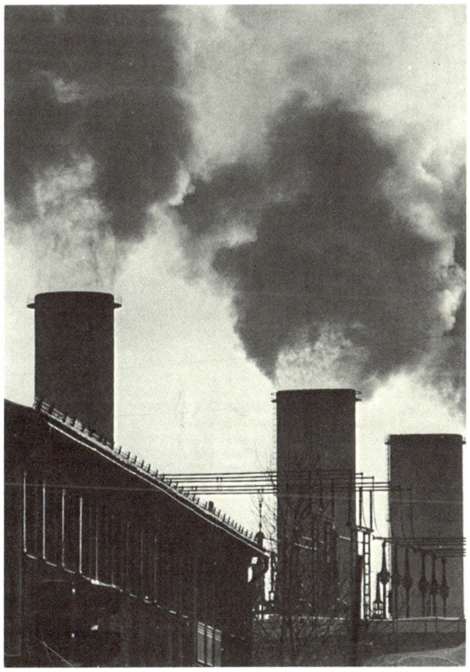

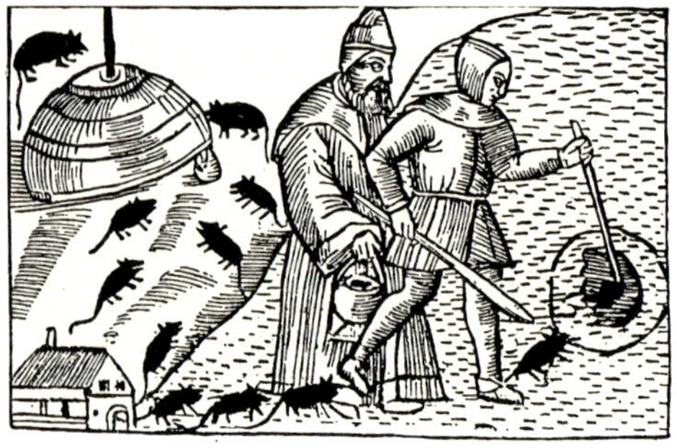

Die schwarze Ratte breitete sich von Asien nach Europa aus und wurde zur wichtigsten Ursache für die schnelle Ausweitung des Schwarzen Todes im 14. Jahrhundert. Der Pesterreger wird von Flöhen, die auf Ratten schmarotzen, auf den Menschen übertragen. Oben: Ein Rattenfänger lockt die Ratten aus den Häusern und führt sie zum Wasser, wo er sie ertränkt; Abbildung aus »Die Geschichte der nordischen Völker« von Olaus Magnus (1555).

Die zweite große Pest kam in der Mitte des 14. Jahrhunderts, und dies war die schlimmste Epidemie, die jemals die Menschheit getroffen hat – der Schwarze Tod. Er bewegte sich in zwei Schritten nach Westen. Der erste Schritt bestand in der Heimkehr der Kreuzfahrer, die im 13. und 14. Jahrhundert von Jerusalem aus nach Hause zurücksegelten und auf ihren Schiffen eine bislang unbekannte Rattenart mitbrachten, die schwarze Ratte, *Rattus rattus.* Diese Ratte hielt sich in der Nähe des Menschen auf, und sie fand im mittelalterlichen Europa mit seinen dicht bebauten, überbevölkerten und unglaublich schmutzigen Städten ideale Bedingungen vor. Die schwarze Ratte vermehrte sich rasch, und als die Pest zuschlug, hatte sie sich über den ganzen Kontinent ausgebreitet.

Es war das Jahr 1347. Im Jahr zuvor hatten die Tataren die italienische Handelsstation Caffa auf der Halbinsel Krim belagert. Nun brach unter den Belagerern die Pest aus, die vermutlich in den Steppen zwischen dem Don und der Wolga entstanden und von Ratten nach Süden geschleppt worden war. Mit riesigen Katapulten schleuderten die Belagerer die Pestleichen über die Stadtmauer – ein frühes Beispiel für biologische Kriegführung. Die Leichen wurden von Ratten zerfleddert, die sich dabei infizierten, und schon bald breitete sich die Pest unter der Stadtbevölkerung aus. Voller Panik segelten die Italiener nach Hause. Die meisten von ihnen starben unterwegs, doch ein Schiff erreichte Genua, und damit war das Schicksal von 25 Millionen Europäern besiegelt. Die Epidemie wütete sechs Jahre lang und tötete etwa ein Viertel der europäischen Bevölkerung. Niemand wußte, worin die Ursache der Krankheit lag, Schrecken griff um sich, und die meisten Menschen faßten die Pest als Strafe Gottes auf.

Pestepidemien sind in den folgenden Jahrhunderten immer wieder ausgebrochen, doch nicht mehr in der Größenordnung wie im 14. Jahrhundert. Der vielleicht wichtigste Grund lag darin, daß eine andere Rattenart – die braune Ratte, *Rattus norvegicus* – aus dem Osten einwanderte und ihre schwarze Verwandte verdrängte. Eine Zeitlang zog sich die schwarze Ratte auf die Schiffe zurück und verursachte Pestausbrüche in Hafenstädten. Doch im 18. Jahrhundert starb die schwarze Ratte in Europa aus, und mit ihr die Pest. Wir verwenden heute noch das Wort »Quarantäne«, das vom französischen *quarante* (= »vierzig«) stammt. Reisende mußten 40 Tage isoliert bleiben.

Beengte, unhygienische Lebensbedingungen, die Ausweitung des länderübergreifenden Verkehrs, Kriege, mangelhafte Ernährung und die Schwächung der Widerstandskraft gegen Krankheiten – diese Faktoren waren, in Verbindung mit der Unkenntnis über die Natur ansteckender Krankheiten, bis zum Beginn des 20. Jahrhunderts die größten Bedrohungen für die Menschheit. Die Muster der Krankheiten änderten sich im Laufe der Jahrhunderte. So, wie das 14. Jahrhundert das Zeitalter der Pest war, so wurde das 16. Jahrhundert durch die *Syphilis* dominiert, eine ansteckende Geschlechtskrankheit, die vermutlich von den Entdeckern, die aus der Neuen Welt zurückkehrten, nach Europa importiert worden ist.

Im 17. Jahrhundert, einer Zeit voller langer und erbitterter religiöser Kriege, wurden Millionen Menschen durch Hunger, Skorbut, Fleckfieber, Ruhr und Beulenpest getötet. In dieser Zeit tauchten auch die *Pocken* auf, die aus Asien kamen und denen das 18. Jahrhundert gehörte. Diese Viruskrankheit tötete in der Mitte dieses Jahrhunderts allein in Europa 60 Millionen Menschen. Erst als der britische Arzt Edward Jenner um 1790 entdeckte, daß es möglich war, Menschen gegen die Pocken zu impfen, gelang es, diese Krankheit unter Kontrolle zu bringen. 1812 marschierte Napoleon mit 600 000 Mann auf Moskau zu. Bevor er die russische Grenze überschritt, war die Armee bereits auf einen unvorhergesehenen Feind getroffen, das *Fleckfieber.* Es wird von einem Mikroorganismus mit Namen *Rickettsia prowazeki* verursacht, der seiner Größe nach zwischen einem Virus und einem Bakterium liegt. Rickettsien können sich wie Viren nur innerhalb von Zellen vermehren. Sie werden von Läusen übertragen, und Läuse gab es damals genug. In sechs Monaten war mehr als die Hälfte der Soldaten der *grande armée* gefallen – durch gelegentliche Schlachten, Typhus, Fleckfieber, Ruhr und, nicht zu vergessen, die bittere Kälte des Winters. Während des Rückzugs breiteten sich die Krankheiten auch in der Zivilbevölkerung aus, und Hunderttausende fielen ihnen zum Opfer.

Der britische Arzt Edward Jenner impft einen Jungen gegen Pocken. Jenner hatte entdeckt, daß Kuhmägde niemals an Pocken erkrankten. Sie waren immun, weil sie sich mit der milderen Form der Kuhpocken infiziert hatten; Gemälde von Ernest Board (Ausschnitt).

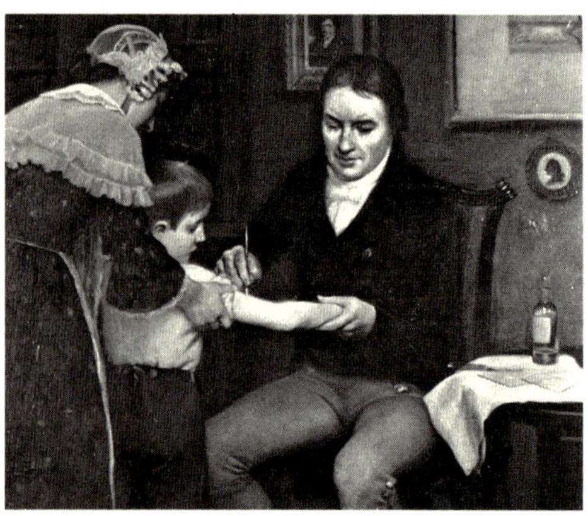

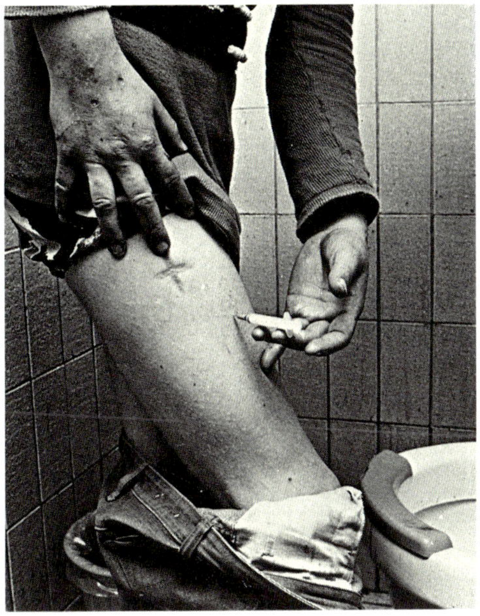

Drogenmißbrauch ist in bestimmten Industrieländern zu einem ernsten Problem unter jungen Menschen geworden. Unten: Heute ist der Mensch selbst sein größter Feind. Ein Krieg mit Kernwaffen würde zu genetischen Mutationen führen, nicht nur beim Menschen, sondern bei allen Lebewesen.

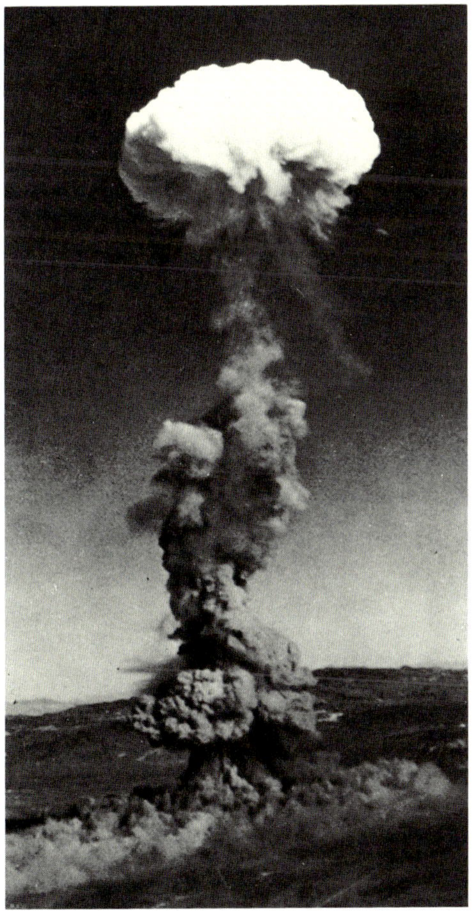

Die größte Plage des 19. Jahrhunderts war aber die *asiatische Cholera.* Sie fegte im Verlauf von sieben Jahrzehnten in fünf Wellen über den Kontinent hinweg und tötete mehr als 100 Millionen Menschen. Der Verursacher war ein im Wasser lebendes Bakterium, das innerhalb weniger Stunden den Tod herbeiführen kann.

Bis 1817 trat die Cholera nur in Hindustan auf. Dann begann sie über Persien und Rußland nach Westen vorzudringen. 1830 erreichte die Seuche Europa und schlug dort mit voller Kraft zu. Mangelnde Hygiene machte die Brunnen zu einer großen Infektionsquelle. In städtischen Gebieten lagen die Todesraten so hoch, daß es schien, als sei die Pest wiedergekommen. Niemand wußte, woher die Krankheit kam und wie sie sich ausbreitete, bis der britische Arzt John Snow 1854 die Brunnen der Broad Street in London schließen ließ. Der deutsche Bakteriologe Robert Koch entdeckte dann 1883 die Cholerabakterien.

Es ist heute schwer, sich den Schrecken und das Gefühl der Hilflosigkeit vorzustellen, das die großen Seuchen bei früheren Generationen hervorriefen. Der Tod durch ansteckende Krankheiten war allgegenwärtig. Vorsichtsmaßnahmen waren in den meisten Fällen unwirksam, da die Heilkunst bis ins 18. Jahrhundert hinein nahezu ausschließlich auf antiken Vorstellungen beruhte. Es waren Pasteur, Koch und andere Bakteriologen, die Schritt für Schritt die Bakterien als Krankheitserreger erkannten und damit das Zeitalter einläuteten, das die Verbreitung von Seuchen und Epidemien beenden sollte.

Von größter Bedeutung war eine allgemeine Verbesserung der Hygiene in den dichtbesiedelten Gebieten durch Kontrolle der Wasserversorgung, der Abwässer und der Müllagerung, Maßnahmen gegen beengtes Wohnen, Regeln für die Aufbewahrung von Nahrungsmitteln, Quarantänebestimmungen, eine bessere medizinische Versorgung und Ernährung. Zusätzlich wurden Gesetze über die Impfung gegen Pocken und andere Krankheiten erlassen. Die Medizin wurde zu einer Naturwissenschaft; die Lehren von Hippokrates und Galen, den verdienten Ärzten der Antike, wurden durch wissenschaftliche Studien der Körperfunktionen und der physiologischen Mechanismen abgelöst. Daraus ergaben sich neue, wirkungsvolle Behandlungsmethoden und Medikamente. Den Höhepunkt bildeten dabei die Sulfonamide, die Antibiotika und die Impfstoffe. Endlich hatte die Menschheit die ansteckenden Krankheiten weitgehend unter Kontrolle.

Doch tauchten neue Bedrohungen auf. Die Hektik des modernen Lebens bringt für viele Menschen Streß mit sich. Zusammen mit unausgewogener Ernährung und einer körperlich nicht anstrengenden Arbeit führt dies zu *Gefäßerkrankungen* als der schwersten Bedrohung für Leben und Gesundheit des heutigen Menschen – die Arteriosklerose mit ihren Komplikationen, der Herzinfarkt, der Schlaganfall. Danach kommt der *Krebs,* der von Zellentartungen verursacht wird. Auch Krebs wird vermutlich durch Faktoren aus der Umwelt hervorgerufen, besonders durch unsere Eßgewohnheiten, durch Gifte wie Tabakrauch und Alkohol, Strahlung, Luftverschmutzung und Wasserverunreinigung.

Der moderne Mensch vergiftet sich und seine Umwelt selbst. Alkohol und Drogen schädigen lebenswichtige Organe und bringen unbeschreibbares Elend mit sich. Die weltweite Verwendung fossiler Brennstoffe, Autoabgase und Industrieabfälle führen zu einer Aufnahme von Substanzen, mit denen unser Körper nur mühsam fertig werden kann. Dazu kommen in unseren Nahrungsmitteln chemische Farbstoffe, Konservierungsmittel und andere Zusätze, deren langfristige Folgen uns unbekannt sind. Dem Verkehr fallen in einer immer stärker überbevölkerten Welt jährlich Millionen zum Opfer. Und der globale Krieg mit radioaktiven Waffen ist eine Bedrohung, die immer näher kommt.

Das menschliche Leben ist also in den Millionen von Jahren, seitdem unsere Spezies existiert, nicht sicherer geworden. Es trifft natürlich zu, daß viele der klassischen Bedrohungen verschwunden sind. Das Risiko, von wilden Tieren angegriffen oder verschlungen zu werden, ist heutzutage minimal, und die großen Epidemien der Vergangenheit werden wahrscheinlich nicht wiederkommen. Doch unsere Physiologie hat aus prähistorischen Zeiten den Keim zu ihrer eigenen Zerstörung bewahrt: beim Individuum die Streßreaktion, bei der Art die Aggression. Vieles in seiner Umgebung hat sich gewandelt, aber im wesentlichen ist der Mensch immer noch dasselbe Wesen, das einmal in den afrikanischen Hochebenen um sein Überleben gekämpft hat.

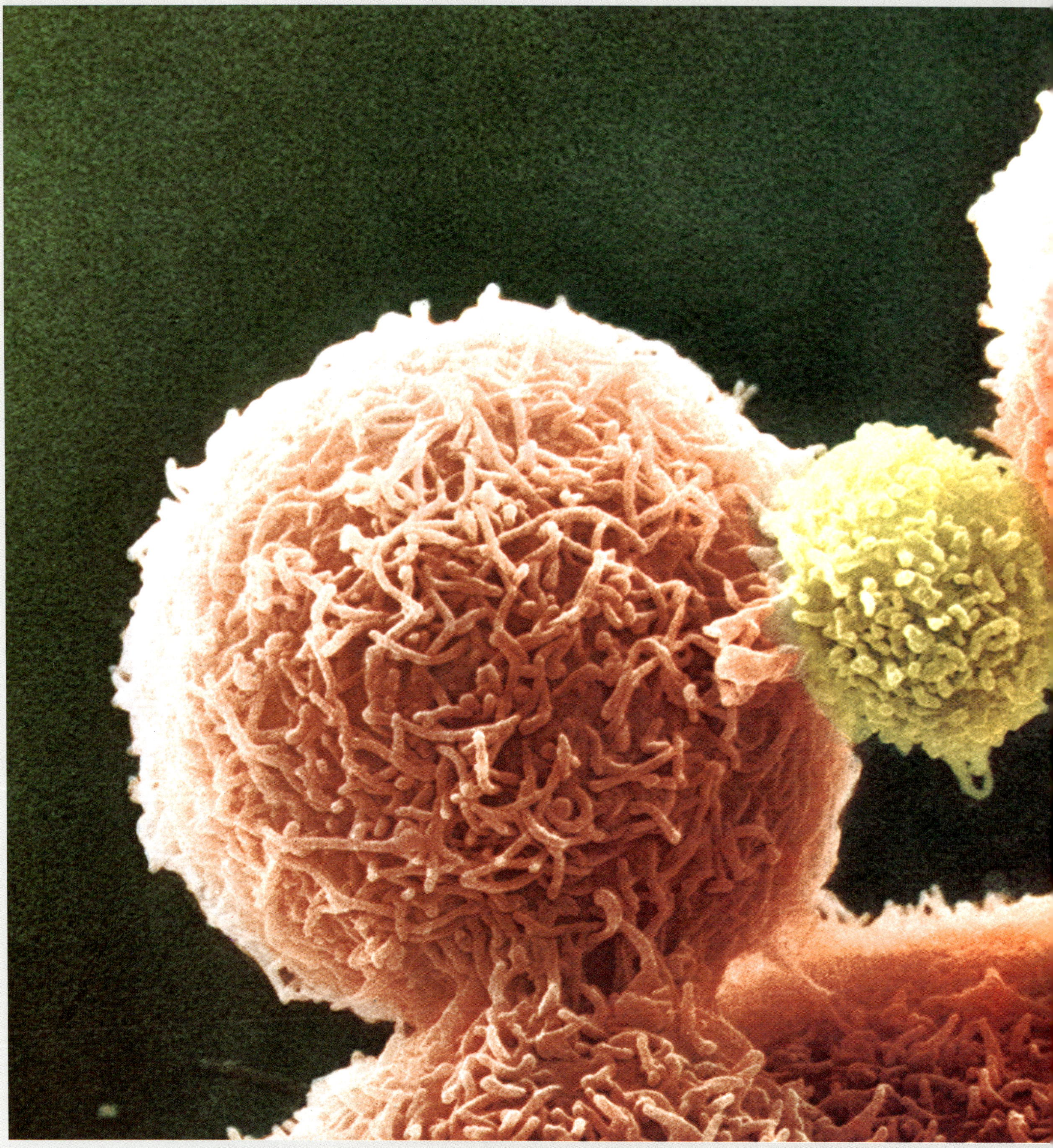

Zwei Krebszellen auf beiden Seiten einer Killerzelle

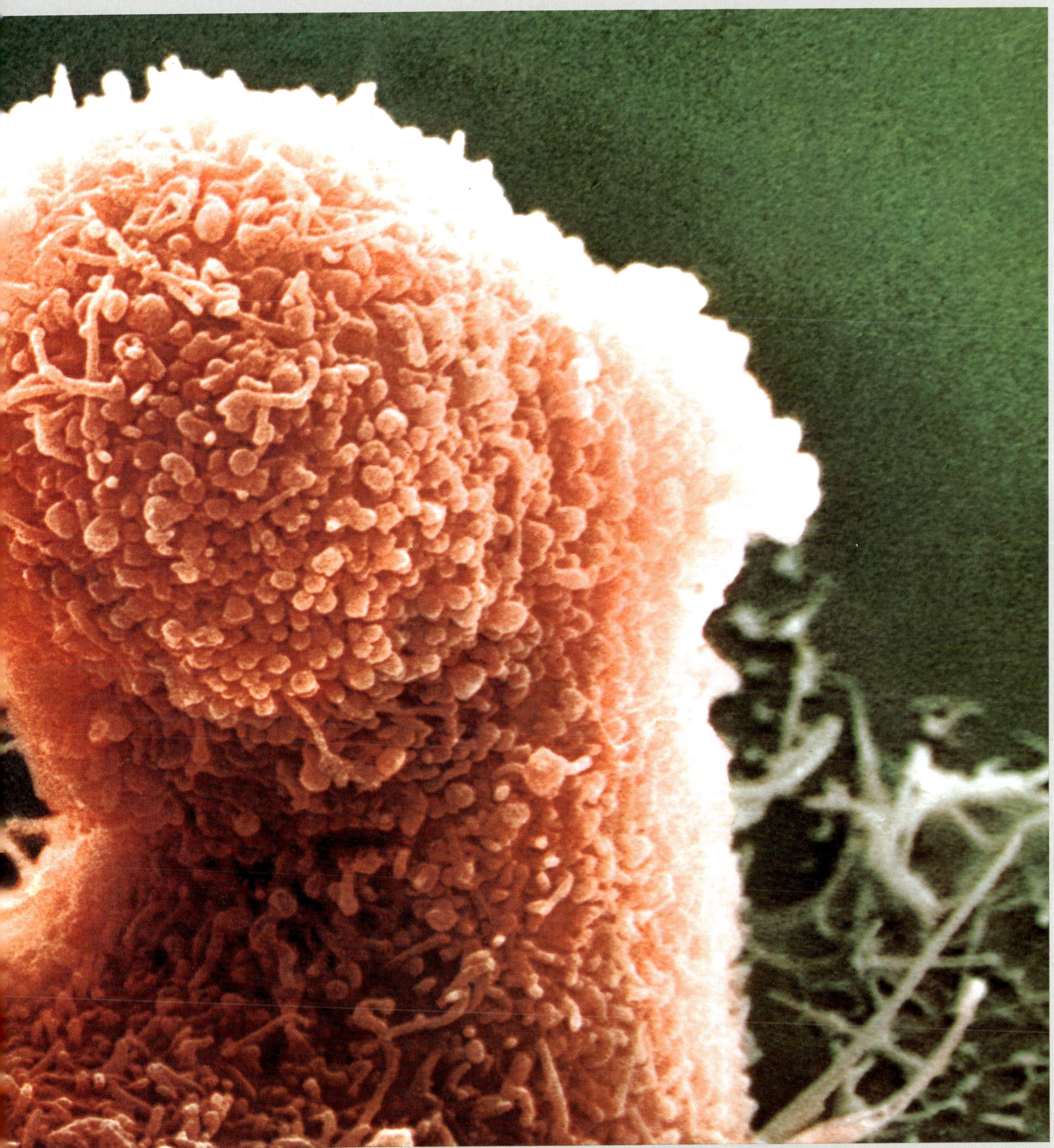

Das Immunsystem

Kratzer auf der Haut, Bakterien im Hals und in Wunden, infizierte Talgdrüsen – dies sind durchweg alltägliche Ereignisse und als solche völlig undramatisch. Nach ein paar Tagen sind wir wieder fit, und alles ist vergessen.

Eine Beschreibung dieser Ereignisse, die sich auf das unmittelbar Sichtbare und Spürbare beschränkt, bleibt oberflächlich. Die Umgebung der Wunde rötet sich, etwas Flüssigkeit sickert aus, die Stelle schmerzt und schwillt an. Ein entzündeter Hals fühlt sich rauh an, die Schleimhaut ist rot, und das Schlucken verursacht Schmerzen. Der Pickel ist zunächst eine rote Kuppe, die schmerzt. Dann wird der Pickel gelb, die Spannung an der Oberfläche nimmt ab, und in ein paar Tagen ist der Fleck verschwunden.

Wenn wir aber so klein wie ein Bakterium oder eine menschliche Zelle wären und den Ort dieser auf den ersten Blick so undramatisch erscheinenden Ereignisse besuchen könnten, würden wir herausfinden, was hier wirklich vor sich geht – ein Kampf um Leben und Tod zwischen Angreifern und Verteidigern, der mit einer Rücksichtslosigkeit tobt, die sonst nur aus totalen Kriegen bekannt ist.

Der Ort der Verletzung, der zuvor noch so friedlich dalag, verwandelt sich in ein Schlachtfeld, auf dem die bewaffneten Streitkräfte des Körpers sich den eindringenden Mikroorganismen entgegenwerfen, sie zerdrücken und vernichten. Niemand wird geschont, und Gefangene werden nicht gemacht, obwohl Bruchstücke der eindringenden Bakterien, Viren, Rickettsien, Parasiten und Pilze zu den Lymphknoten weitergeleitet werden, um die eigentlichen Bluthunde des Abwehrsystems, die sogenannten Killerzellen, noch einmal rasch zu trainieren. Diese Zellen lernen Molekül für Molekül im Detail, wie der Gegner zu erkennen ist, woraufhin sie dann ihren Angriff starten.

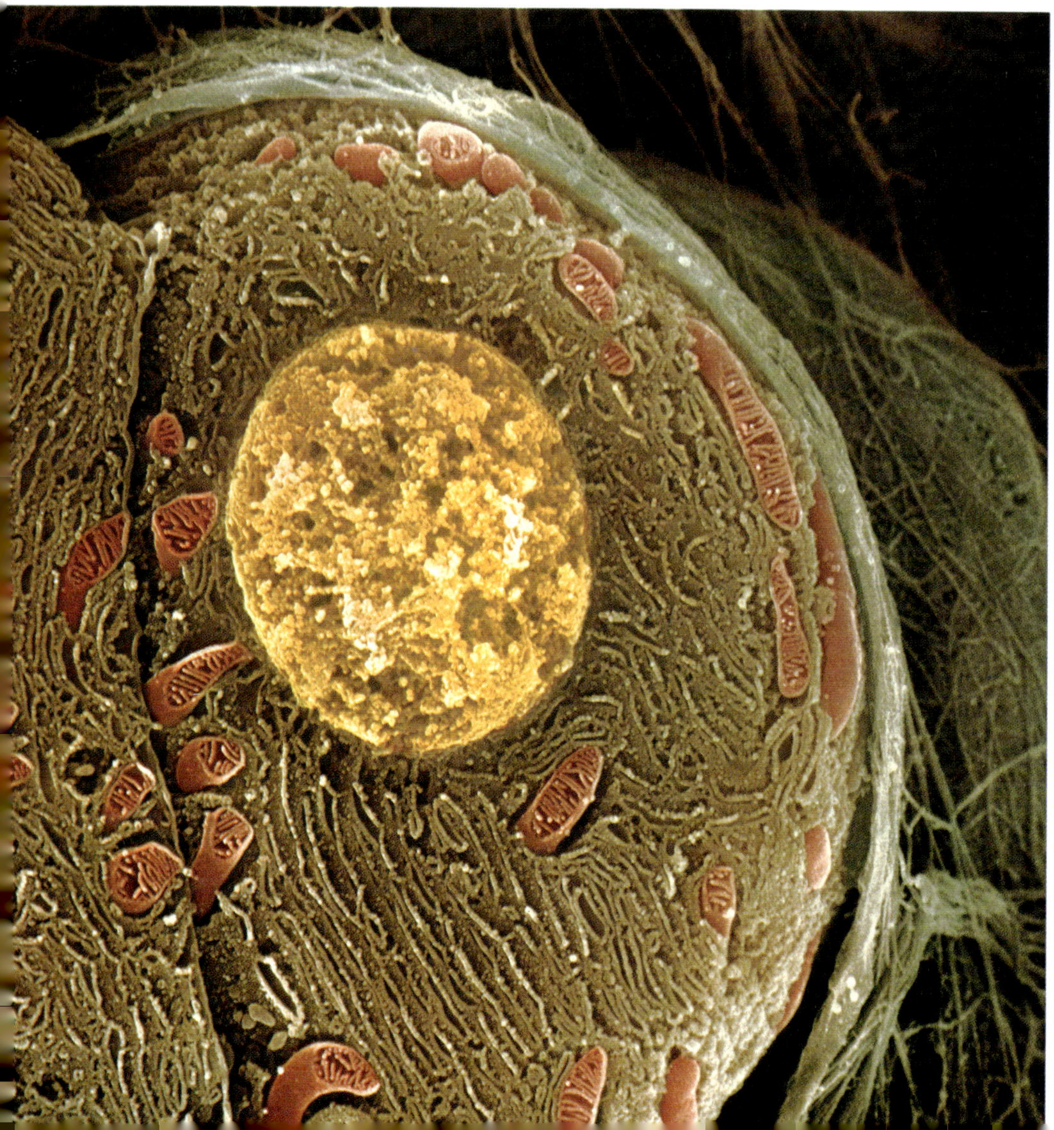

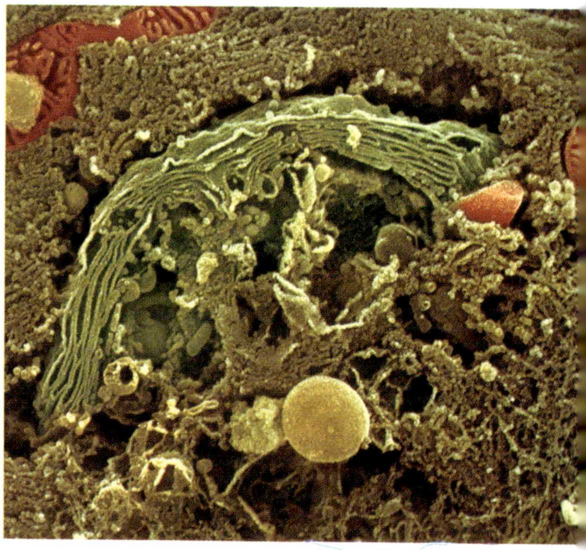

Der Golgi-Apparat (oben) ist besonders gut in Zellen entwickelt, die Stoffe ausscheiden. Hier werden Proteine gesammelt, verpackt und dann verschickt, zum Beispiel in Form eines kugelartigen Proteinpäckchens (gelbe Kugel im unteren Teil des Bildes; 20 000fache Vergrößerung).

Abbildung links: Die schützende Zellmembran (grün) wurde abgeschält, damit man alle inneren Strukturen sehen kann, die den gelben Kern und seine Chromosomen umfassen. Die Drüsenzelle enthält eine Vielzahl von Mitochondrien (15 000fache Vergrößerung).

Die Zellmembran: Nachweis der Identität

All diese Ereignisse finden in einer mikroskopischen Welt statt, in der nichts – weder die Körperzellen noch die Mikroorganismen, die über sie herfallen – größer als ein paar Tausendstel eines Millimeters ist. Die Viren sind die kleinsten Organismen. Im Vergleich zu ihnen ist sogar die kleinste Körperzelle so groß wie ein Hochhaus im Vergleich zu uns.

Wenn wir lernen wollen, wie sich der Körper gegen die lebenden Invasoren, gegen Toxine und andere Schadstoffe verteidigt, müssen wir auf das Niveau der Zelle herabsteigen. Dies haben die Bakteriologen, Virologen und Immunologen in den letzten Jahrzehnten gemacht. Die Verkleinerung der Perspektive hat bemerkenswerte Ergebnisse hervorgebracht – Impfstoffe, Gegengifte, Antibiotika und andere Pharmaka, die, zusammen mit einer verbesserten Hygiene, dazu geführt haben, daß Seuchen der Vergangenheit angehören.

Die Fotografien unten verdeutlichen die Prinzipien der Zellstruktur. In Wirklichkeit variieren Zellen in Abhängigkeit von ihrer Funktion und dem zugehörigen Gewebe in Größe und Form. Eine Hautzelle etwa ist flach, eine Muskelzelle ist gestreckt, und eine Nervenzelle hat viele Seitenarme, die Impulse an andere Zellen weitergeben.

Jede der Milliarden von Zellen im menschlichen Körper ist mit einem »Identitätsnachweis« ausgestattet, einer besonderen Anordnung von Proteinmolekülen an der Außenseite, der Oberfläche der Zellmembran.

Bei allen lebenden Kreaturen bilden diese Moleküle auf jeder Zelle spezifische Strukturen aus. Sie stellen die »Ausweispapiere« einer Zelle dar und schützen sie vor der körpereigenen Polizei, dem Immunsystem.

Eine Zelle mit falschem Ausweis wird sofort von den bewaffneten Kräften zerstört, die dauernd patrouillieren. Es kann sich dabei um ein Bakterium handeln, das in den Körper eingedrungen ist, oder um eine gewöhnliche Körperzelle, die etwa von einem Virus verändert worden ist. Die Polizei des menschlichen Körpers ist so programmiert, daß sie zwischen unbescholtenen Bürgern und illegalen Ausländern unterscheiden kann – eine Fähigkeit, die von fundamentaler Bedeutung für die Selbstverteidigung des Körpers ist.

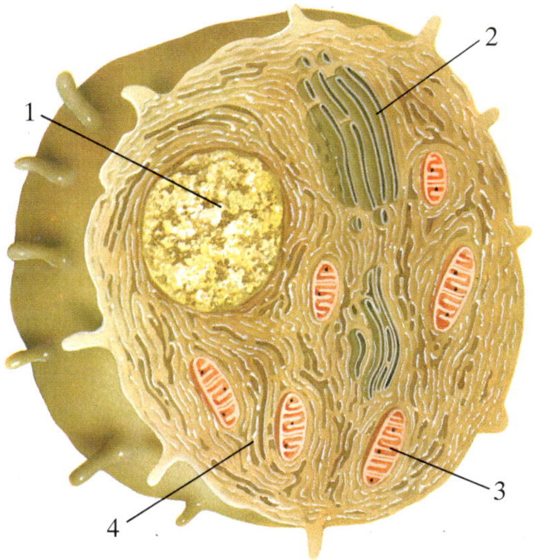

1. *Der nackte Zellkern und seine Chromosomen*
2. *Die gefaltete Struktur des Golgi-Apparates*
3. *Mitochondrien – die Kraftwerke der Zelle (30 000fache Vergrößerung)*
4. *Das endoplasmatische Retikulum (60 000-fache Vergrößerung)*

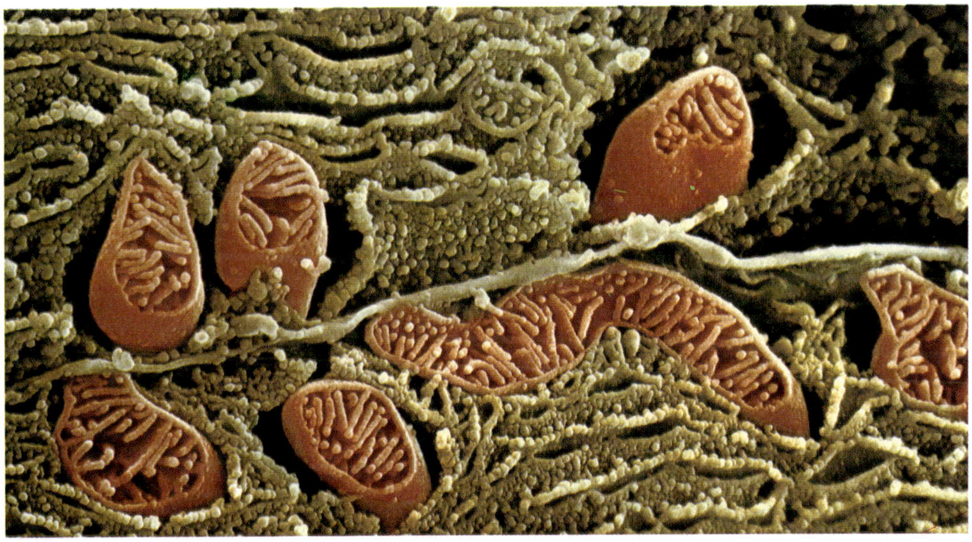

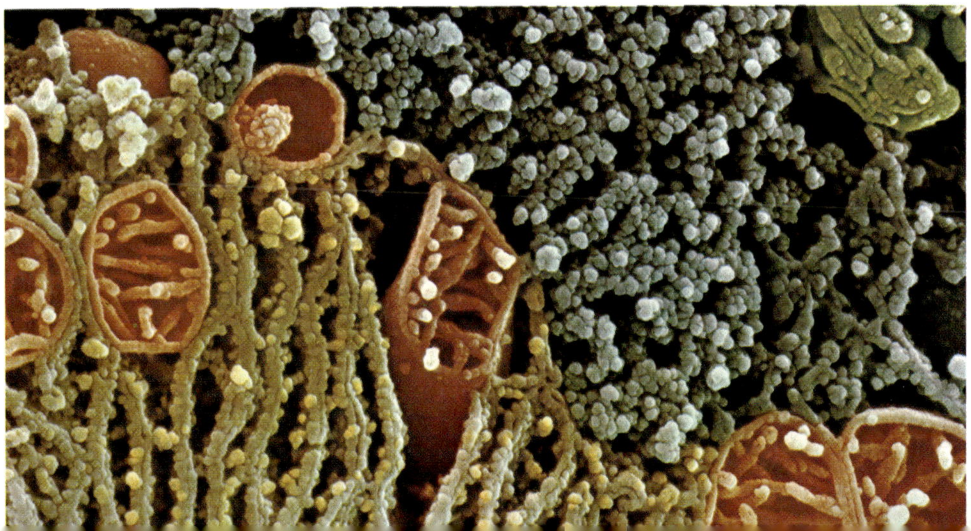

Die beiden Abbildungen rechts zeigen einige der wichtigsten Zellstrukturen – die Mitochondrien und das Retikulum. Ribosomen sind als kleine Säcke an den retikulären Wänden zu sehen; sie sind der Ort der Proteinsynthese. Mitochondrien enthalten Enzyme, die Moleküle aus der Nahrung in Energie umwandeln.

Unser Immunsystem
Die Graphik auf dieser Doppelseite gibt ein sehr schematisches und vereinfachtes Bild unseres Immunsystems. Das graue »Haus« oben links symbolisiert das Knochenmark, in dem alle Blutzellen geboren werden. Unten rechts sehen wir ein einsames Bakterium (gelb); es stellt den fremden Eindringling dar, der vom Immunsystem bekämpft werden soll.
Die blauen Bahnen stellen die ältere, allgemeine Verteidigung mit verschiedenen Freßzellen dar, die alle Fremdstoffe angreifen und ebenfalls als Reinigungssystem arbeiten. Sie gehen mit altem, totem und verbrauchtem Material im Körper um.
Die neuen, speziellen Verteidigungskräfte folgen den grünen Wegen. Ihre Zellen sind Spezialisten, die ein besonderes Training in Organen wie dem Thymus, dem Lymphgewebe im Darm und in der Leber erhalten.
In den Lymphgeweben, der grauen »Haushälfte« ganz rechts, werden die B-Lymphozyten trainiert. Dies sind Vorläufer der großen Plasmazellen, der blaßgrünen Zellen ganz rechts in der Graphik. Sie liefern dem Körper die Gewehrkugeln, nämlich die Antikörper (rot und Y-förmig).
Die drei vom Thymus ausgehenden Wege sollen deutlich machen, daß es verschiedene Arten von T-Lymphozyten gibt – unter anderem aggressive Killerzellen, Helferzellen und Suppressorzellen. Alle haben spezielle Aufgaben durchzuführen, wenn das Immunsystem seinen Gegenangriff startet.
Die drei blauen Wege der älteren Verteidigung kennzeichnen drei verschiedene Arten von Freßzellen. Zunächst treten die größeren und mächtigen Makrophagen (orange) dem Feind entgegen; ihnen folgen die Granulozyten (blau), die kleiner und schneller sind, und diesen wiederum folgen die Monozyten (rosa). In den Zellen können die Kerne nur schwach ausgemacht werden.
Daneben gibt es das wichtige Komplementsystem (in der Mitte), das durch einen bunten Schwarm von Kugeln symbolisiert ist, die auf das Bakterium zuschwärmen. Diese Moleküle spielen eine große Rolle bei der Erhöhung der Effizienz sowohl der Antikörper als auch der Freßzellen. Weiter haben die die Fähigkeit, Bakterien zu zerstören, indem sie Löcher in sie stanzen. Die Komplementfaktoren werden in vielen verschiedenen Körperzellen hergestellt.

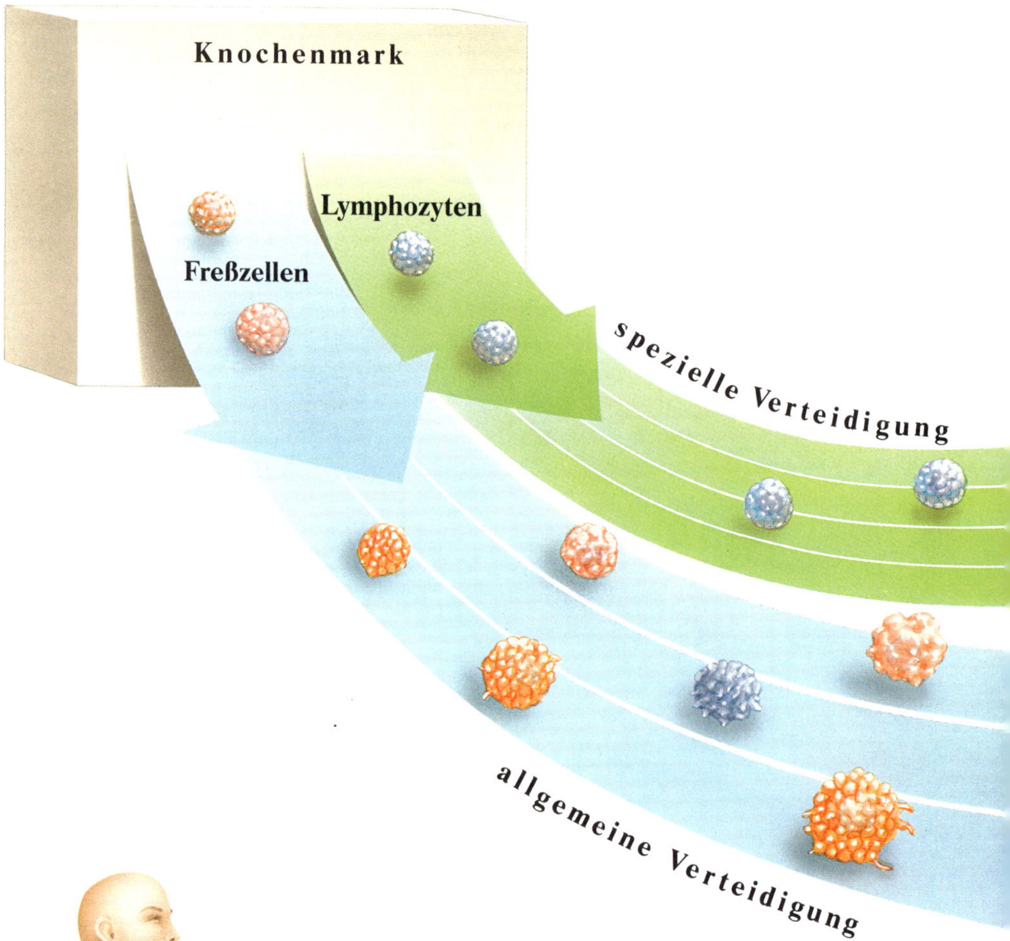

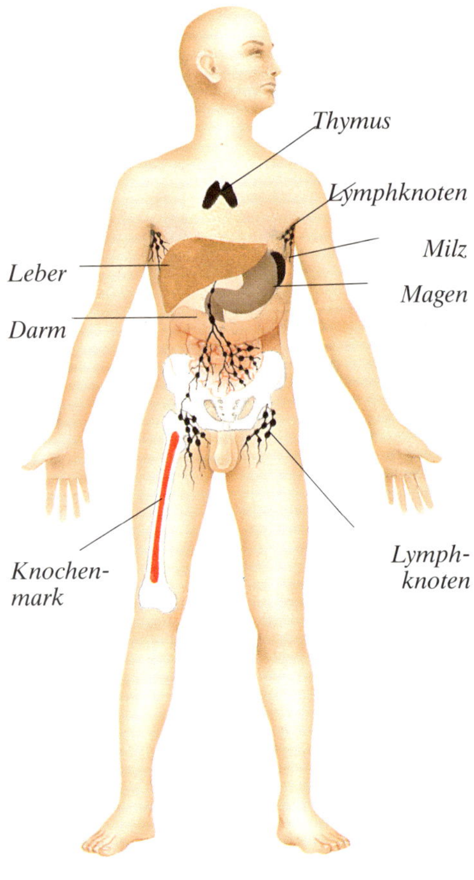

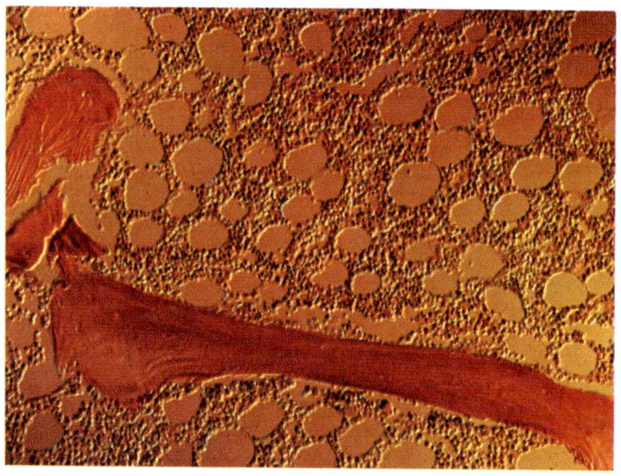

Knochenmark
Das Knochenmark ist ein fetthaltiges Gewebe, das der umfassenden Produktion der verschiedenen Blutzellen dient: rote Blutkörperchen zum Sauerstofftransport, Blutplättchen für die Gerinnung und verschiedene weiße Blutkörperchen für das Immunsystem.

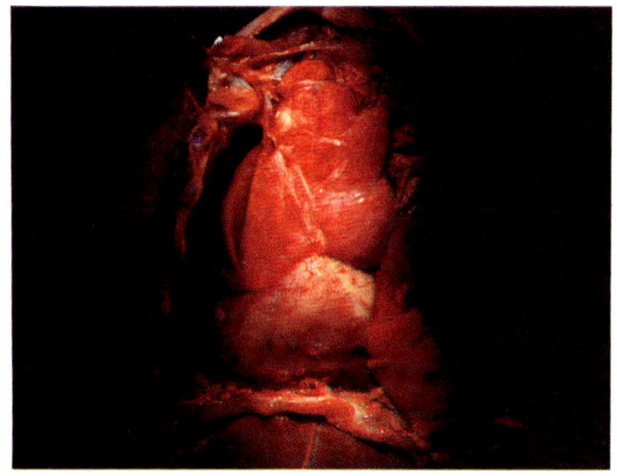

Thymus
Der Thymus ist das wichtigste Organ des Immunsystems. In ihm werden die verschiedenen T-Lymphozyten – Killer-, Helfer- und Suppressorzellen – trainiert. Der Thymus erreicht seine maximale Größe kurz vor der Pubertät und schrumpft danach allmählich.

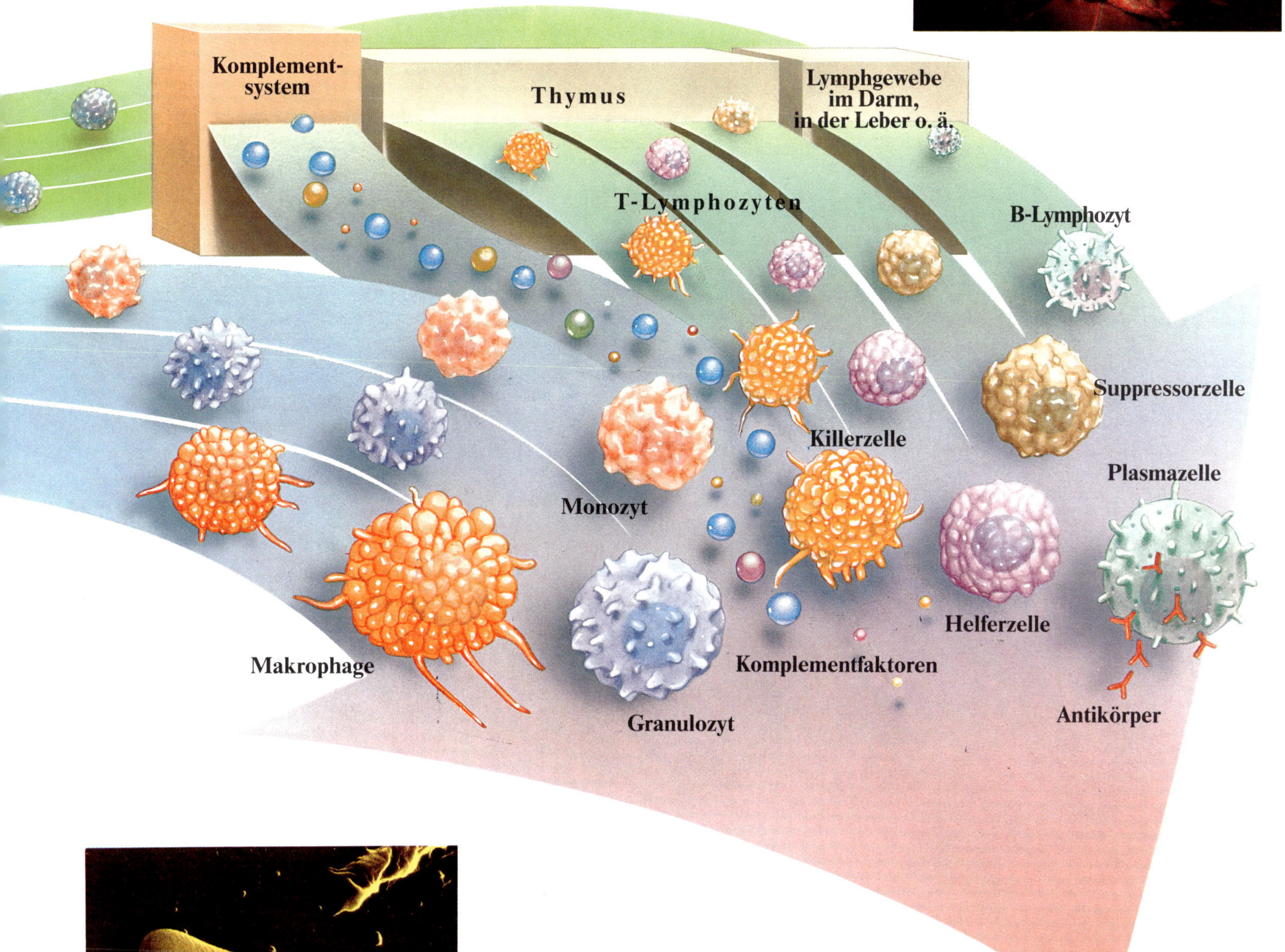

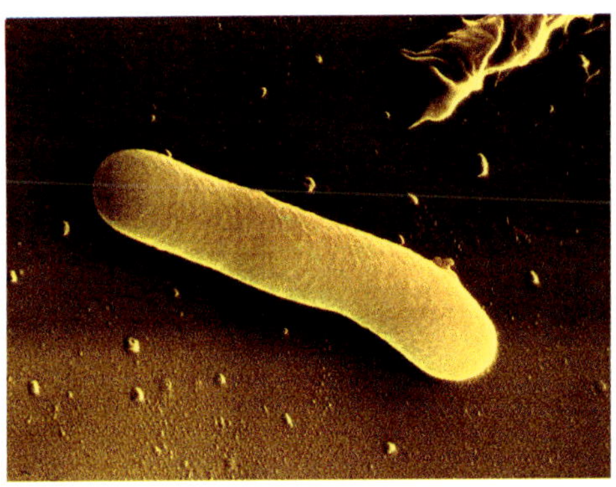

Bakterium
Dieses Bakterium stellt den fremden Eindringling dar; es ist aber nur einer von vielen möglichen Eindringlingen. Parasiten, Pilze, Viren, Chemikalien, Pflanzenteile, Bruchstücke von Mineralien, Metallteile – dies und vieles mehr bringt das Immunsystem dazu, an die Arbeit zu gehen.

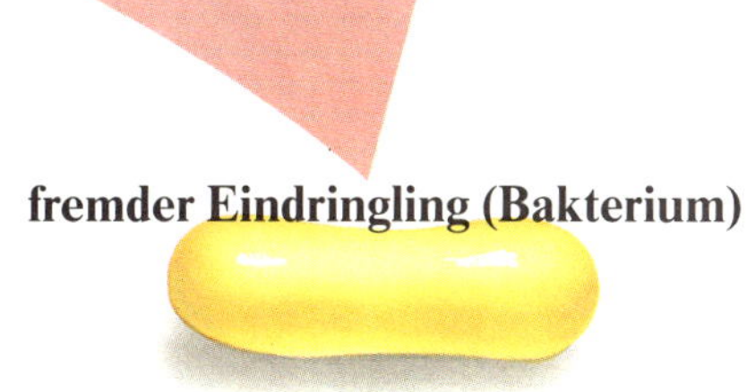

Bewegliche Verteidigung beim Wurm

Das Immunsystem ist eine äußerst raffinierte Anordnung von mobilen und stationären Zellen, Killerzellen, Antikörpern und chemischen Substanzen, deren gemeinsame Aufgabe darin besteht, alles zu zerstören und zu entfernen, was nicht in den Körper gehört. Und die Erfolgsrate muß 100 Prozent sein. 99 oder auch 99,9 Prozent sind nicht genug. Der Organismus könnte durch ein einziges überlebendes Bakterium gefährdet werden. Dasselbe gilt für Tumorzellen, einer weiteren Gefahr für höhere Organismen. Wenn nur eine einzige Tumorzelle die Angriffe des Immunsystems, der Gifte oder der Bestrahlung überlebt, dann wird sie bald für neue Zellen sorgen, die ersetzen, was zerstört worden ist.

Die Notwendigkeit einer Verteidigung gegen fremde Organismen und Toxine muß sehr früh in der Entwicklung des Lebens entstanden sein. In primitiver Form gibt es selbst schon in einzelligen Organismen wie den Amöben Abwehrmechanismen. Und Insekten, die von Bakterien angegriffen werden, produzieren Substanzen, die die Eindringlinge unschädlich machen. Weiter oben im Baum der Evolution, bei den Würmern, finden wir nicht nur ein solches allgemein wirksames Gegengift, sondern auch spezialisierte Zellen, die die Angreifer verschlucken können. Manchmal sterben solche Zellen durch diese Diät, doch dann treten neue auf den Plan, um das Überleben des Wurms sicherzustellen.

Diese mobilen Zellen, die Bakterien verspeisen, stellen das primitive Immunsystem des Wurms dar; es gibt sie auch beim Menschen, allerdings in einer weiterentwickelten Form. Schließlich treten sie hier in Kombination mit einer Zahl anderer Abwehrkomponenten auf: Das Leben ist zu wertvoll, um es einem einzigen Verteidigungssystem anzuvertrauen. Schritt für Schritt haben sich die Organismen im Laufe ihrer Entwicklung mit neuen Waffen ausgerüstet, die in einem zunehmend komplizierten Umfeld getestet und für geeignet befunden wurden.

Den größten Sprung von einem einfachen zu einem fortgeschritteneren Immunsystem stellen wir bei den Wirbeltieren fest. Beim Menschen ist dieses System am genauesten untersucht worden. Unsere Verteidigungslinien sind nach Rängen geordnet, sie enthalten zum einen verschiedene Arten von Zellen, die sich an schädliche Stoffe erinnern, sie erkennen und eliminieren, zum anderen gibt es Antikörper, die sich an Bakterien hängen, um sie zu markieren, so daß sie von der Körperpolizei erkannt werden können, und schließlich haben wir Substanzen, die feindliche Organismen durchlöchern, so daß diese sterben.

Darüber hinaus beruht dieser ganze (und gewöhnlich erfolgreiche) Kampf, der während des ganzen Lebens geführt wird, auf der schlichten Tatsache, daß die äußere Oberfläche der fremden Organismen oder Teilchen Strukturen aufweist, die in den Zellen des Körpers nicht vorhanden sind. Das Immunsystem erkennt die Organismen oder Teilchen als äußere Eindringlinge, die folglich verschwinden müssen. Es sind diese fremden Strukturen, *Antigene* genannt, die das Immunsystem veranlassen, Antikörper herzustellen. Ein *Antikörper* paßt auf ein Antigen wie ein Schlüssel in ein Schloß, der so eingeklinkt bleibt, daß es zur Eliminierung des fremden Organismus kommt.

Ein stehendes Heer und spezielle Kommandoeinheiten

Die Organisation des Immunsystems erinnert in gewisser Weise an die militärische Verteidigung, sowohl was die Waffentechnik als auch was die Strategie angeht. Unserer inneren Verteidigung stehen schnelle und äußerst bewegliche Regimenter, Stoßtruppen, Heckenschützen und Panzer zur Verfügung. Wir haben Soldatenzellen, die bei Feindkontakt sofort mit der Produktion wirkungsvoller Waffen von überwältigender Genauigkeit beginnen. Hier gibt es auch Munition, die Bakterien zerreißt oder zerplatzen läßt, es gibt einen Erkennungsdienst, eine Spionageabteilung und einen Verteidigungsausschuß, der Position und Stärke der Truppen festlegt, die es einzusetzen gilt.

Das Rückgrat des Verteidigungssystems sind die weißen Blutkörperchen, durchsichtige Zellen, die im Blut und in der Lymphe zirkulieren. Es gibt davon verschiedene Arten mit unterschiedlichen Eigenschaften (siehe S. 22/23) und Verteidigungsaufgaben. Ihre Gesamtzahl ist unglaublich groß: In jedem Körper gibt es mehr als tausend Milliarden, das sind etwa dreihundertmal soviel, wie es Menschen auf der Erde gibt.

Eine Sorte der weißen Blutkörperchen sind die *Granulozyten.* Dies sind kleine, rasch bewegliche und dynamische Freßzellen im Blut, die dauernd in Bereitschaft für einen Blitzkrieg gegen Mikroorganismen oder fremde Eindringlinge gehalten werden. Sie stellen die Infanterie des Immunsystems dar. Viele von ihnen fallen in der Schlacht, und sie bilden zusammen mit den erlegten Gegnern den Eiter, der sich in Wunden ansammelt.

Eine andere Sorte sind die wesentlich größeren *Makrophagen,* riesige Freßzellen, die als Panzereinheit des Verteidigungssystems gelten können. Sie schieben sich durch das Gewebe, quetschen sich durch winzige Zellzwischenräume und spüren ihre Opfer auf, bei denen es sich nicht nur um Bakterien, sondern auch um verletzte Zellen und tote Granulozyten handelt. Makrophagen halten das verwundete oder verletzte Gewebe sauber, indem sie alles verschlingen, was dort nichts zu suchen hat. Ihre Funktionsweise wird in der Zeichnung auf Seite 25 dargestellt.

Die Riesenarmee der Granulozyten und Makrophagen ist natürlich ein furchtbarer Gegner für eindringende Mikroorganismen. Einige Bakterien können ihr aber entgehen, und Viren werden überhaupt nicht attackiert.

Bestimmte Bakterien haben im Verlauf ihrer Entwicklung gelernt, sowohl die Makrophagen als auch die Granulozyten zu umgehen. Einige – zum Beispiel die Pneumokokken, die die Lungenentzündung hervorrufen – verwenden ihre Zellwand, um sich selbst zu verteidigen. Ohne Hilfe von Antikörpern können sie nicht von Makrophagen verschlungen werden. Andere Bakterien verleiten Killerzellen dazu, ihre tödliche Ladung zerstörerischer Enzyme an der falschen Stelle abzugeben.

Eine verfeinerte Methode, die von vielen Bakterien und allen Viren angewendet wird, besteht darin, sich im Inneren von Körperzellen zu verstecken. Sie verkleiden sich mit einer Uniform, so daß sie für die Soldaten des Immunsystems unkenntlich werden. In einem solchen Fall setzt das Verteidigungssystem seine speziellen Kommandoeinheiten oder Fronttruppen ein, die *B-* und *T-Lymphozyten.*

Tödliche Umarmung

Ein weißes Blutkörperchen – eine Freßzelle (ein Phagozyt) – bewegt sich wie eine Amöbe, das heißt, es verteilt das Zytoplasma in sich und streckt »falsche Füße« aus, die Pseudopodien. Wenn es sein Ziel erreicht hat (zum Beispiel ein Bakterium), kommt es zur *Phagozytose.* Der Verteidiger frißt den Angreifer auf.

Die Phagozytose beginnt damit, daß das Blutkörperchen das Bakterium umschließt und es in einer Höhle isoliert. Dann kippt es seine Enzyme in diese Höhle; der Feind wird durch die Enzyme aufgebrochen und in seine Bestandteile zerlegt. Die Freßzelle wird dabei oft von dem Bakterium vergiftet, doch wenn sie stirbt, wird sie rasch durch neue Granulozyten oder Monozyten ersetzt. Der größte Teil des Eiters in einer Wunde besteht aus bakteriellen Überresten und toten Granulozyten.

Mit Hilfe der Phagozytose sorgen die weißen Blutkörperchen nicht nur dafür, daß die eindringenden Mikroorganismen vernichtet werden, eine weitere wesentliche Aufgabe besteht darin, das Gewebe sauber zu halten. Die weißen Blutkörperchen räumen Zellfragmente am Rande einer Wunde weg, damit neues Gewebe wachsen kann, und in der Lunge gibt es bestimmte Reinigungszellen, die Partikel, die dem Lungengewebe Schaden zufügen können, verschlucken – Staub, Kohle, Asbest und andere Stoffe. Auf der anderen Seite ist der Einsatz der Phagozyten höchst unwillkommen, wenn Organe von nichtverwandten Spendern transplantiert werden. Sie beginnen ihre Arbeit dann an der übertragenen Leber oder Niere. Mit all ihrer Kraft versuchen sie, das Organ zu entfernen. Das Risiko der Abstoßung bleibt das Hauptproblem bei der Organübertragung.

Phagozytisch aktive Zellen können ihrer Größe nach in zwei Gruppen eingeteilt werden: Die Granulozyten sind *Mikrophagen* (»kleine Freßzellen«), während die Histiozyten (sie sind unbeweglich und residieren im Bindegewebe) und die Monozyten *Makrophagen* (»große Freßzellen«) sind. Im Verlauf einer Infektion, wenn viele Millionen von Granulozyten im Kampf gegen die Invasoren verlorengehen, besteht die Aufgabe der Makrophagen zum Teil darin, die toten Mikrophagen zu verspeisen.

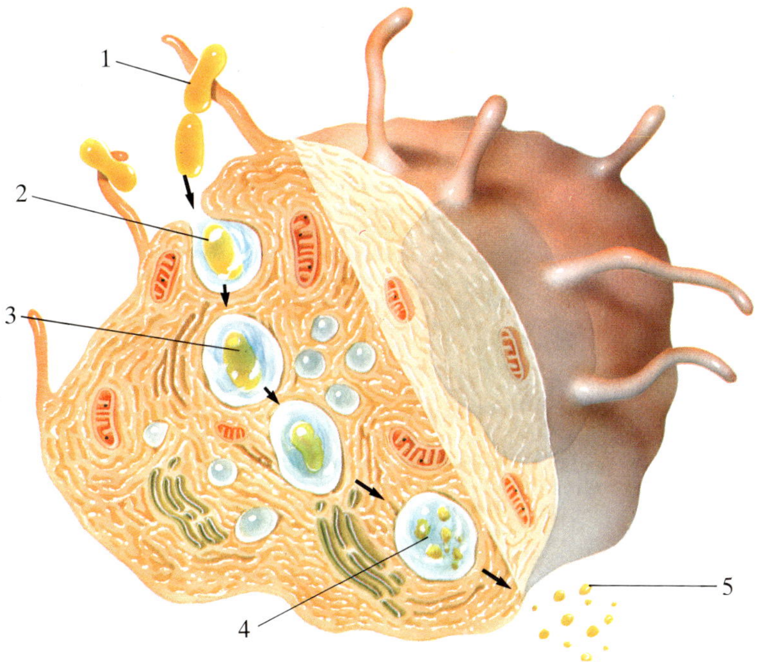

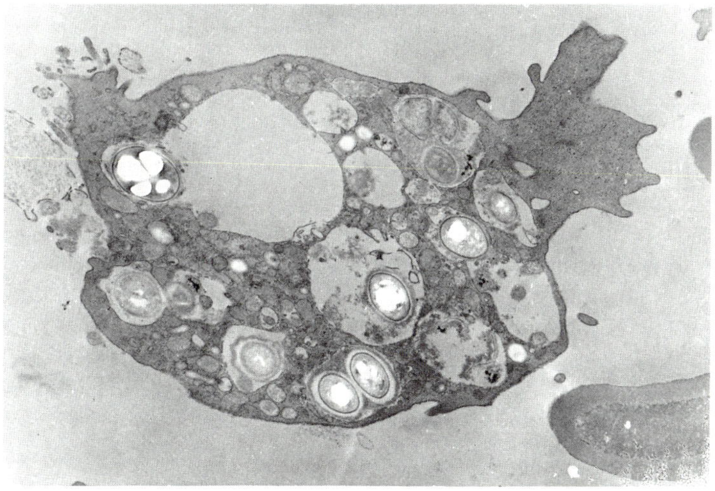

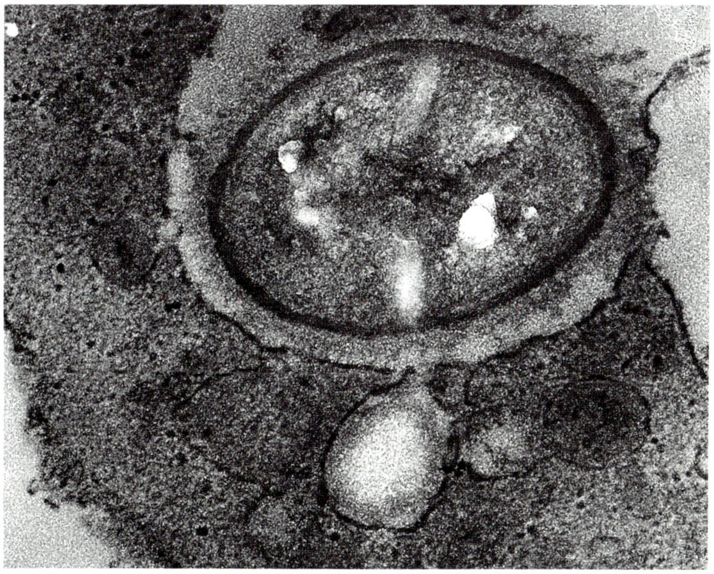

Die Freßzelle zerstört ihre Gegner in einem Vorgang, der als Phagozytose bezeichnet wird und in mehreren Stufen vor sich geht. Zunächst (1) *geht das Bakterium der Freßzelle in eine Falle, die aus zytoplasmatischen Fäden besteht. In einem zweiten Schritt* (2) *beginnt die tödliche Umarmung: Die Membran der Freßzelle legt sich konkav um das Bakterium herum: es wird »geschluckt«, die Ausstülpung wird zu einer geschlossenen Höhle* (3), *um die herum sich Verdauungsenzyme sammeln. Sie greifen dann das Bakterium an und zerlegen es in seine Bestandteile* (4), *von denen einige dem Stoffwechsel der Zelle zugeführt werden. Was übrigbleibt – der Abfall –, wird aus der Zelle geschafft* (5) *und zu den Ausscheidungsorganen des Körpers gebracht.*

Die Abbildungen rechts zeigen Bakterien in Freßzellen während der Phagozytose; oben in 5000facher und unten in 40 000facher Vergrößerung. In seiner »Todeszelle« ist das Bakterium von kleinen Körnchen umgeben, in denen sich die Verdauungsenzyme befinden.

Sondereinheiten greifen ein

Auch Lymphozyten sind weiße Blutkörperchen, sie gehören aber nicht zu den Freßzellen. Sie töten ihre Gegenspieler direkt, indem sie wirkungsvolle Geschosse (Antikörper) oder eine Form der Vergiftung (Killerzellen) einsetzen. Die Fähigkeit, dies zu tun, erfordert einiges Training. Sie besuchen dazu die Technische Hochschule des Immunsystems, um hier *»Immunkompetenz«* zu erwerben. Wie andere weiße Blutkörperchen (und wie alle roten) werden Lymphozyten im Knochenmark hergestellt. Sie werden in einem kontinuierlichen Strom aus den sogenannten Stammzellen freigesetzt und durch das Blut und die Lymphe an ihre Ausbildungsstätten gebracht.

Etwa die Hälfte der ungeschulten Lymphozyten wandert zu den Magenschleimhäuten, den Lymphdrüsen und an andere Positionen, die beim Menschen als *Bursa-Äquivalente* bezeichnet werden. Wie der Name besagt, sind diese menschlichen Gewebe das Gegenstück zu einem sackartigen Organ bei Vögeln, der Bursa Fabricii, von der man sicher weiß, daß sie Lymphozyten einer bestimmten Sorte herstellt. Sie heißen *B-Lymphozyten,* wobei B für Bursa steht. Der menschliche Körper hat anstelle einer Bursa verschiedene Gewebe, die diese Aufgabe übernehmen.

Wenn sich die runden B-Lymphozyten (oder B-Zellen) in diesen Geweben sammeln, sind sie wie leere Seiten: Sie wissen nichts und müssen alles von Grund auf lernen. In den Geweben, die beim Menschen der Bursa entsprechen, erwerben sie die Fähigkeit, spezifisch auf Substanzen zu reagieren, die für den Körper fremd sind. Eine reife B-Zelle besitzt Rezeptoren an ihrer Oberfläche, die sich an einen Störenfried, ein *Antigen,* auf der Oberfläche des Mikroorganismus anbinden können. Ein Lymphozyt kann sich an genau *ein* Antigen anbinden; dies macht seine Spezifität aus. Doch da es viele Milliarden Lymphozyten gibt, kann die Armee

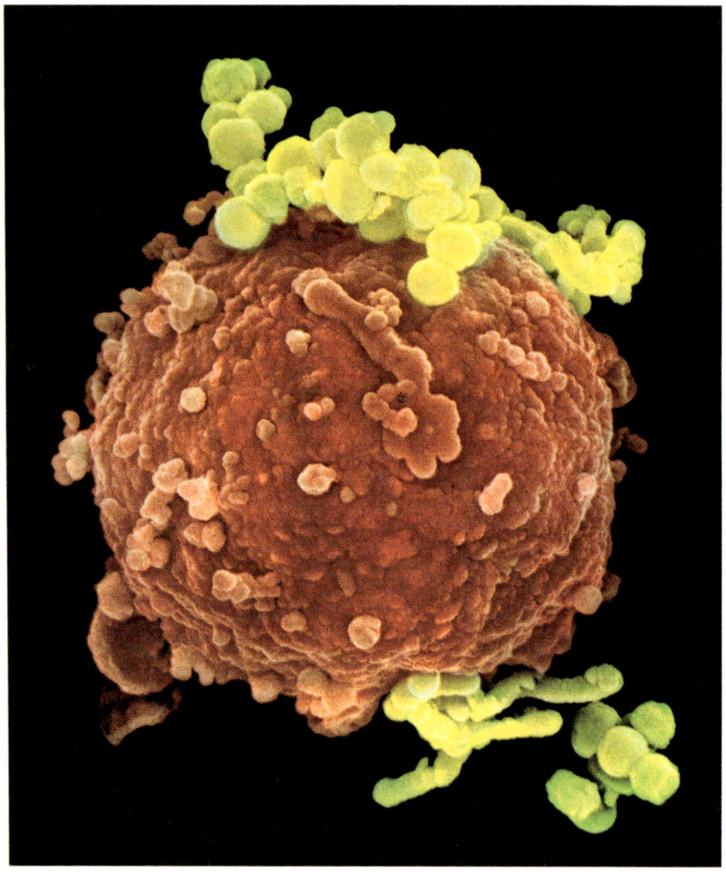

Jeder B-Lymphozyt kann nur gegen einen bestimmten Organismus Antikörper herstellen. Die Abbildung zeigt einen B-Lymphozyten, der in der Lage ist, Antikörper gegen Chlamydobakterien zu bilden, die als Haufen aus kleinen, runden Körpern zu sehen sind (14 000fache Vergrößerung).

Ein B-Lymphozyt reift und wird zur Plasmazelle, der Fabrik, in der Antikörper hergestellt werden. Jede Zelle stellt nur eine Art von Antikörpern her, die zu klein sind, um in dieser Fotografie sichtbar zu sein (5000fache Vergrößerung).

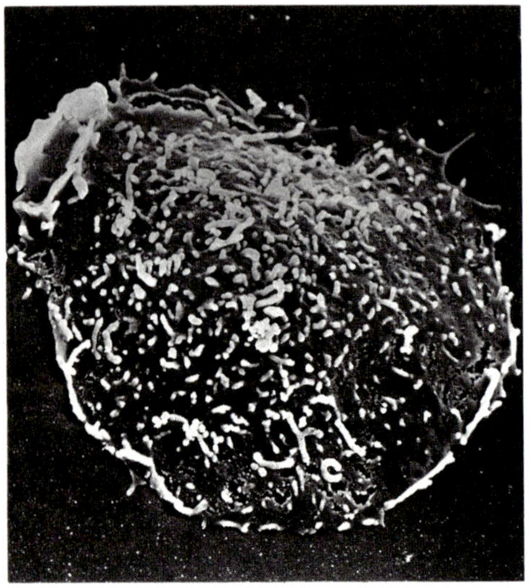

Ein technischer Trick macht die Antikörper in der Plasmamembran sichtbar. Sie werden mit einer Substanz eingefärbt, die in bestimmtem Licht fluoresziert. Die Antikörper sind der helle Ring an der Oberfläche der Zelle (2500fache Vergrößerung).

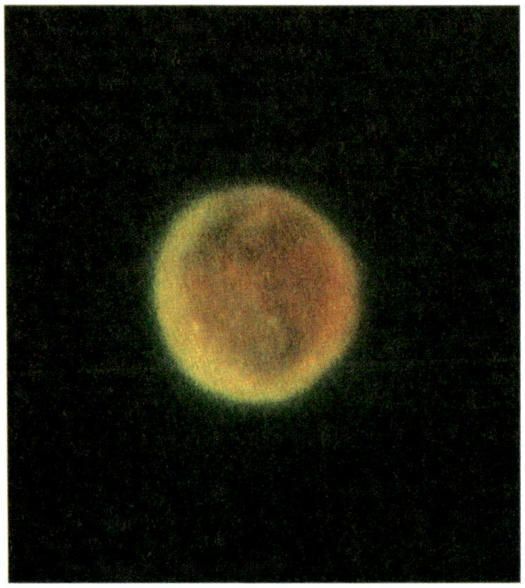

Die kleinste Waffe des Immunsystems, der Y-förmige Antikörper, in einer Zeichnung. Er ist so klein, daß noch kein Mikroskop seine Details offenbaren konnte.

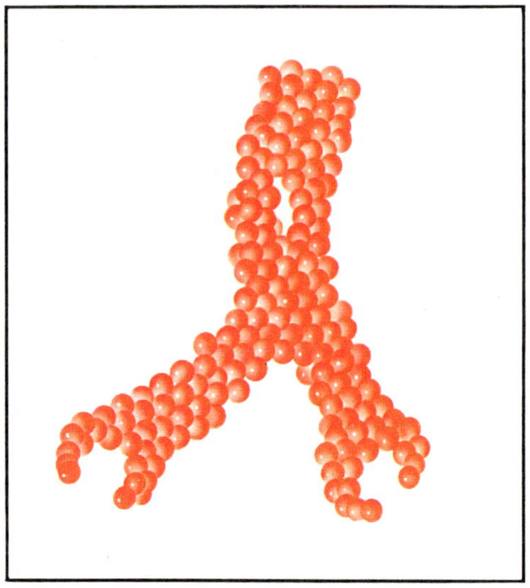

der B-Zellen gemeinsam gegen alle Fremdsubstanzen vorgehen, denen wir im Laufe unseres Lebens begegnen.
Besonders erstaunlich ist, daß die Lymphozyten diese nicht zählbare Menge an Spezifitäten schon auf der fötalen Stufe des Lebens erwerben. Wenn wir mit einem gesunden Immunsystem geboren werden, weiß es schon vom Moment der Geburt an, wie fremde Stoffe zu entdecken und neutralisieren sind. Viele der Milliarden B-Zellen werden im Hinblick auf ihre Spezifität dupliziert, doch jede von ihnen reagiert nur mit genau einem Antigen. Die B-Zellen werden im Körper verteilt, sie zirkulieren im Blut oder warten in den Lymphgefäßen auf den Feind. Dann treffen die Invasoren ein: Viren, Bakterien, Pilze, Parasiten. Jeder einzelne von ihnen hat an seiner Oberfläche bestimmte Antigene, von denen einige als Erkennungsfaktoren wichtiger sind als andere. Der Eindringling bewegt sich im Blut und trifft dabei auf B-Zellen, deren Rezeptoren nach außen zeigen. Wenn ein bestimmtes Antigen des Eindringlings den richtigen Rezeptor auf der B-Zelle trifft, dann werden die beiden aneinandergebunden, und genau in diesem Augenblick wird dem Lymphozytenkern ein Signal übermittelt: »Stelle Antikörper gegen dieses Antigen her!« – Der Befehl wird ausgeführt: Zuerst teilt sich die B-Zelle, aus einer werden zwei, daraus werden vier, dann acht und so weiter. Da alle diese Zellen von einer einzelnen Zelle abstammen, heißen sie ein Klon.
Der nächste Schritt besteht darin, daß die identischen Zellen des Klons transformiert werden, sie werden zu *Plasmazellen* umgeformt. Dies schließt den Übergang in eine Phase erhöhter Aktivität mit erhöhtem Stoffwechsel ein.
Die Aufgabe der Plasmazellen besteht darin, so schnell wie möglich Antikörper anzufertigen, die gegen diejenigen Antigene gerichtet sind, von denen ursprünglich das Signal ausgegangen ist.
Jede Plasmazelle schickt nun in jeder Minute Antikörper auf die Reise, etwa 120 000 in der Stunde. Da sich der Klon der neuen Plasmazellen unaufhörlich erweitert, dauert es nicht lange, bis die Antikörper zu Milliarden das Blut überschwemmen. Sobald einer von ihnen auf das Antigen trifft, für das er zurechtgeschneidert ist, hängt er sich daran fest. Wenn sich die Antikörper an die zwei oder drei »Schlüsselantigene« eines Virus klammern, blockieren sie dessen Fähigkeit, in die Zellen einzudringen und dort Krankheiten auszulösen.
Die Klonierung der Plasmazellen und die Massenproduktion von Antikörpern gehen weiter, bis die Bakterien oder die Viruszellen ausgelöscht und ihre Antigene aus dem Gewebe entfernt sind.
Ein wichtiger Partner, der mit den Antikörpern zusammenarbeitet, ist das *Komplementsystem.* In seiner inaktiven Form sieht es sehr unschuldig aus: Es besteht aus einer Anzahl von besonderen Molekülen im Blut, sogenannten *Komplementfaktoren.* Wenn aber die Antikörper ein Bakterium aufgespürt haben und an seine Antigene gebunden sind, werden die Komplementfaktoren plötzlich aktiv. Einer nach dem anderen trifft auf der Oberfläche des Bakteriums ein, und wenn alle erforderlichen Faktoren – insgesamt neun – zusammen sind, stanzt das Komplementsystem ein Loch in die Membran des Bakteriums. Die nachfolgend einströmende Flüssigkeit bringt es schließlich zum Platzen.
Der Bestimmungsort vieler Lymphozyten, die das Knochenmark verlassen, ist eine Drüse hinter dem Brustbein mit Namen Thymus. Der Thymus wächst während der Kindheit, erreicht seine maximale Größe zur Pubertät und wird danach wieder kleiner. Die Lymphozyten, die die Technische Hochschule des Thymus durchlaufen, heißen *T-Lymphozyten* (T-Zellen) und agieren als *Helferzellen,* als *Suppressorzellen* und als *Killerzellen.* Sie gehören zu den unverzichtbaren Kräften des Immunsystems.

Das Komplement – das biologische Dynamit, das Bakterien platzen läßt

1. Der Y-förmige Antikörper klinkt sich an seinem Antigen auf der Bakterienoberfläche fest.

2. Ein weiterer Antikörper fügt sich an: Nun werden chemische Signale ausgesandt, die von Substanzen im Blut empfangen werden.

3. Diese Substanzen heißen Komplementfaktoren; dies sind Verdauungsenzyme in einer Vorstufe, das heißt, sie sind im Blut nicht aktiv.

4. Ein Komplementfaktor nach dem anderen findet sich auf der Oberfläche des Bakteriums ein, das anfängt, sich aufzulösen.

5. Wenn der neunte Faktor seinen Platz einnimmt, wird das Komplement zum Dynamit und . . .

6. . . . reißt ein Loch in das Bakterium, das auseinanderfliegt, wenn Flüssigkeit eindringt. Die Freßzellen besorgen den Rest.

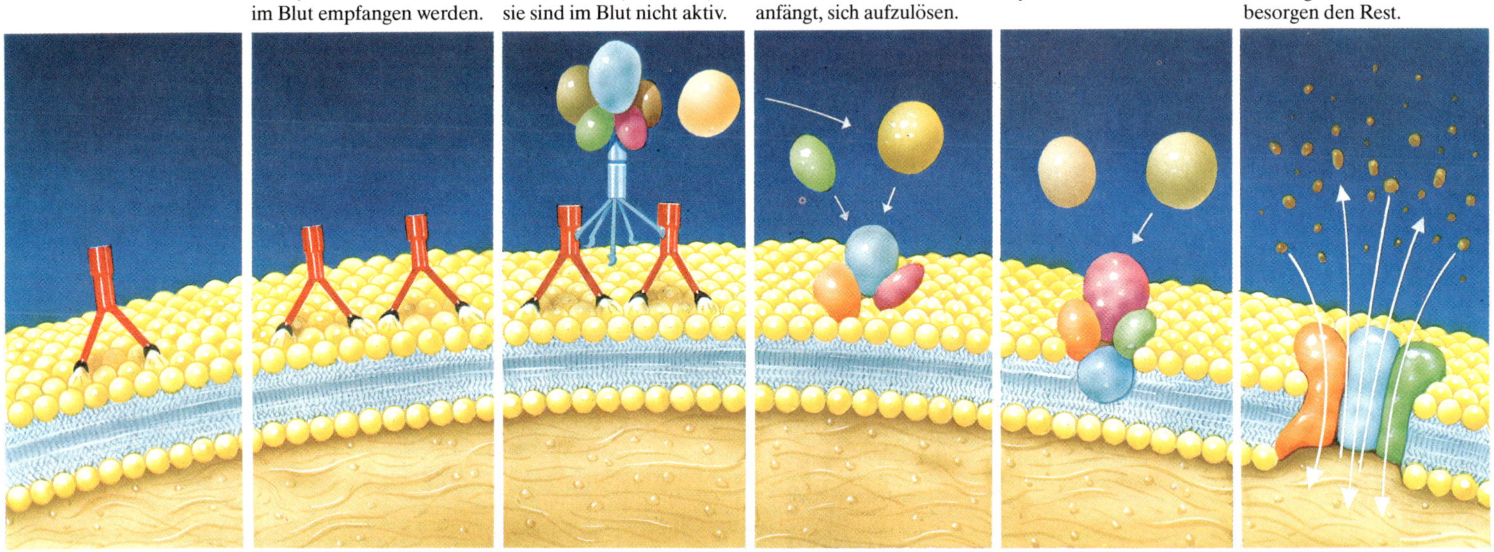

Helferzellen leiten die Operationen der Truppen, sie bilden das Verteidigungskommando. Mit hormonartigen chemischen Signalen, die über den ganzen Körper ausgesandt werden, wenden sie sich an B-Zellen und Freßzellen und rufen so die Abwehrkräfte zur Schlacht. Falls nötig, beeinflussen sie auch die *Suppressorzellen*, die die Aggression anderer Lymphozyten im Zaum halten. *Killerzellen* werden im Thymus gebildet, um körpereigene Zellen zu töten, die fremde Antigene enthalten. Diese Situation kann zum Beispiel eintreten, wenn ein Virus in eine Zelle eindringt oder wenn sich Bakterien oder Parasiten darin verbergen. Gewebezellen, die zu Tumorzellen geworden sind, stellen ein weiteres Angriffsziel für Killerzellen dar.

Die Killerzellen halten sich in den Lymphdrüsen auf; dorthin gelangen auch Freßzellen, die Bruchstücke von Antigenen verschluckt haben. Eine Killerzelle muß ein Antigen nur streifen, und sofort setzt der Teilungsprozeß ein. Immer größere Horden von Killerzellen brechen auf, um ihr spezifisches Antigen aufzuspüren. Wenn ihnen dies gelungen ist und wenn sie gleichzeitig die körpereigenen Antigene bemerken, machen sie kurzen Prozeß mit der erkrankten Zelle.

Jeder Vorfall dieser Art produziert T-Zellen mit einer bestimmten Aufgabe: für die kommenden Jahrzehnte – vielleicht für das ganze Leben – sich an die krankheitserregenden Substanzen zu *erinnern*, die damals in den Körper eingedrungen sind. Die Beschreibungen der Eindringlinge werden in den riesigen Archiven des Immunsystems gelagert. Wenn eine Substanz auftaucht, auf die eine der gespeicherten Beschreibungen zutrifft, dann sorgen die Gedächtniszellen dafür, daß rasch Antikörper hergestellt werden, die dagegen vorgehen können. Die Invasion wird gestoppt, bevor sie uns krank macht. Wir sind *immun*.

In der Milz – der dunkelrote Teil in der Abbildung unten – werden die meisten Eindringlinge aus dem Blut außer Kraft gesetzt.

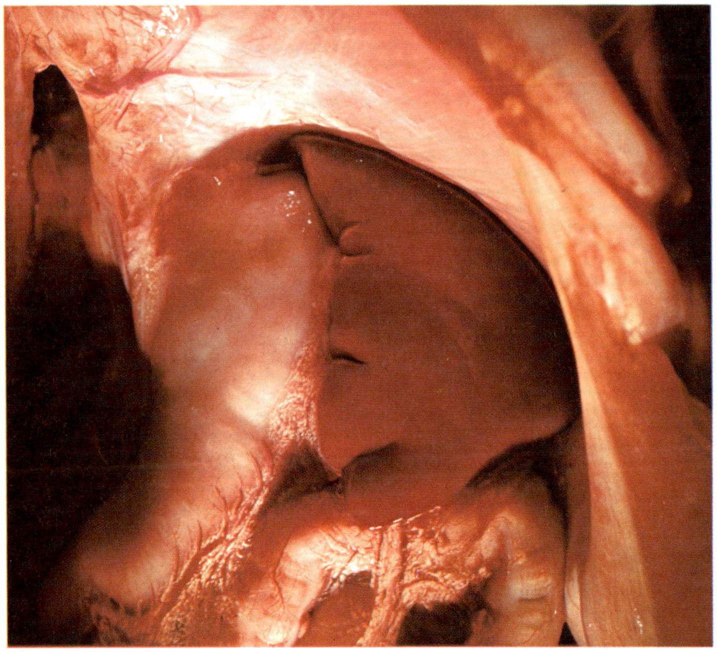

Die Begegnung mit dem Feind: Entzündung

Weiße Blutkörperchen und Faktoren der verschiedensten Art, Lymphozyten, Antikörper, Killerzellen, Komplementfaktoren – dies sind die grundlegenden Bestandteile des Immunsystems. Wie sie zusammenarbeiten und erfolgreiche Gegenangriffe gegen Invasoren unternehmen, läßt sich am Beispiel der *Entzündung*, zu der es nach einer Hautverletzung kommt, darstellen.

Entzündungen sind die Antworten des Körpers auf einen lokal beschränkten Angriff. Sie können von Stößen oder Schlägen herrühren, Verbrennungen oder Erfrierungen, Bestrahlung oder zersetzenden Säuren oder Laugen. Bakterien und andere Mikroorganismen müssen an der Entstehung einer Entzündung also nicht beteiligt sein, auch wenn dies meist der Fall ist. Entzündungen folgen einem Muster, das in jeder Hinsicht klassisch ist. Schon die Ärzte der Antike haben ihre vier Stufen beschrieben, nämlich Erwärmung, Schwellung, Rötung und Schmerz.

Die *erste Abwehrlinie* des Immunsystems besteht aus der Haut, den Schleimhäuten und dem Magensaft. Wenn sie intakt sind, stellen die Hautgewebe einen *guten mechanischen Schutz* gegen die meisten Mikroorganismen dar. Im Atemtrakt wird dieser Schutz durch dichte Zellen mit Flimmerhärchen (Zilien) verstärkt, die ein Netz bilden, das mit Schleim bedeckt ist. Die Zilien schwanken wie ein Kornfeld im Wind und bewegen den Schleim mit dem eingeatmeten Material nach oben. Er wird ausgestoßen, wenn wir uns räuspern oder husten.

Zur ersten Abwehrlinie gehört auch die *chemische Kriegführung*. Die Absonderungen der Schweiß- und Talgdrüsen (mit denen die Haut geschmiert wird) enthalten bakterienhemmende Komponenten wie *Milchsäure* und *Oleinsäure*. Die Schleimhäute der Augen und der Atmungsorgane, des Darms und der Geschlechtsorgane sind mit Sekreten bedeckt, die die Substanz *Lysozym* enthalten. Dies ist ein Enzym, das die Proteinhüllen der Bakterien zerbrechen und auflösen kann, und einem ungeschützten Bakterium ist kein normales Leben möglich. Bakterien, die mit der Nahrung in den Magen gelangen, sind einem anderen Schicksal ausgesetzt: Sie werden von der hohen Konzentration an Wasserstoffionen vernichtet, die im Magensaft vorliegt.

Unentwegt gelangen Mikroorganismen, die in der Luft umherschweben, auf unsere Haut und in unseren Atemtrakt, oder sie werden beim Essen mit verschluckt. Doch sie werden mit den entsprechenden lokalen Reaktionen in Schach gehalten, solange die betroffenen Personen gesund und ihre Schleimhäute intakt sind. So leben wir mit der Welt der Mikroben im Gleichgewicht.

Dieses Gleichgewicht kann aber gestört werden: Wenn wir gleichzeitig von einer Vielzahl an ungestümen – *virulenten* – Mikroorganismen befallen werden oder wenn unsere Abwehr durch Hunger, Krankheit, geistige Verwirrung oder auch durch hohes Alter geschwächt ist, dann kann unsere Widerstandskraft versagen. Die Angreifer überwinden in diesem Fall die erste Abwehrlinie und dringen in den Körper ein.

Dies geschieht auch bei Hautverletzungen. Den Mikroorganismen, die bis dahin armselig auf unserer Haut dahinvegetieren mußten, tut sich plötzlich ein Schlaraffenland voller nahrhafter Substanzen auf; sie strömen in die Wunde ein.

Eine Infektion sorgt für die Bildung von Substanzen, die die Freßzellen aktivieren. Vor dem Kampf versammeln sie sich und bereiten den Angriff vor: Sie ändern ihr Erscheinungsbild; die meisten sehen wie Salatköpfe, einige wie flauschige Bälle aus (3000fache Vergrößerung).

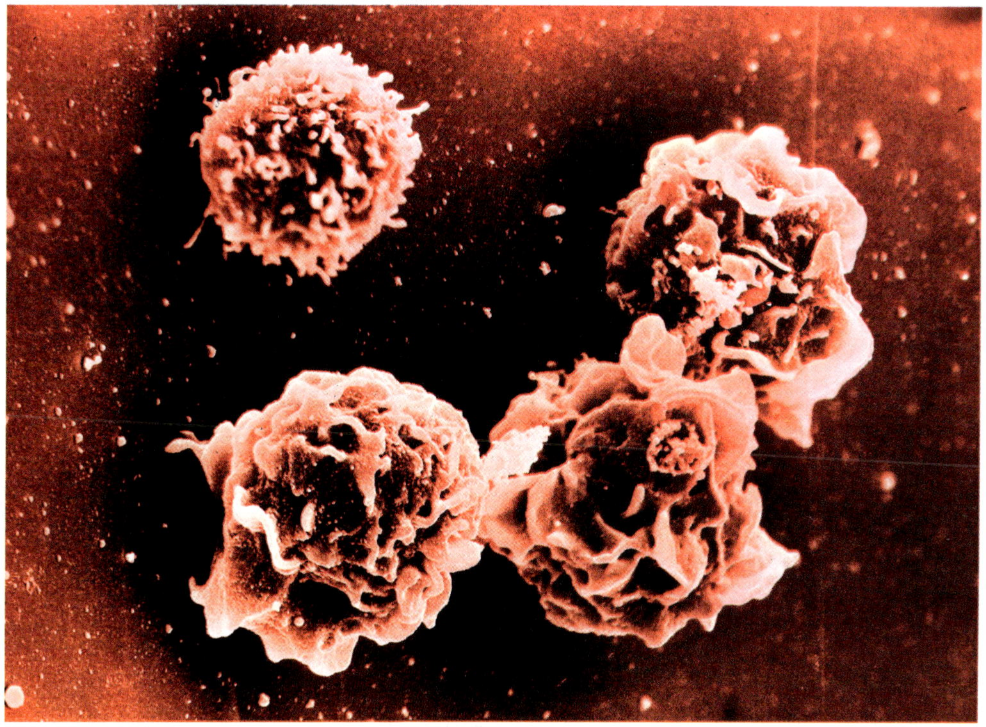

Was eine Entzündung bedeutet

Die Bakterien (gelb) strömen von einem Kratzer in der Haut in das Körpergewebe. Hier treffen sie auf Antikörper (rot), die sich an ihnen festhängen. Dann beginnt das Komplementsystem (blau) mit seiner komplexen Abwehrreaktion, bei der chemische »Düfte« entstehen. Sie werden für die Freßzellen zu Wegweisern Richtung Kampfplatz. Freßzellen quetschen sich durch die Wand der Blutgefäße und kommen amöbenartig dem Feind näher. Die Antikörper steigern ihren Appetit, und sobald die Freßzellen mit den Bakterien in Kontakt kommen, fangen die Zellen an, die Eindringlinge zu schlucken. Der Kampf ist nun in vollem Gange. Die Ansammlung von weißen Blutkörperchen verursacht eine Schwellung und Schmerzen. Eine stärkere Durchblutung sorgt für eine Rötung und ein Gefühl der Wärme. Dies sind die Symptome eines Entzündungsprozesses, bei dem das Immunsystem einen infektiösen Fremdkörper bekämpft.

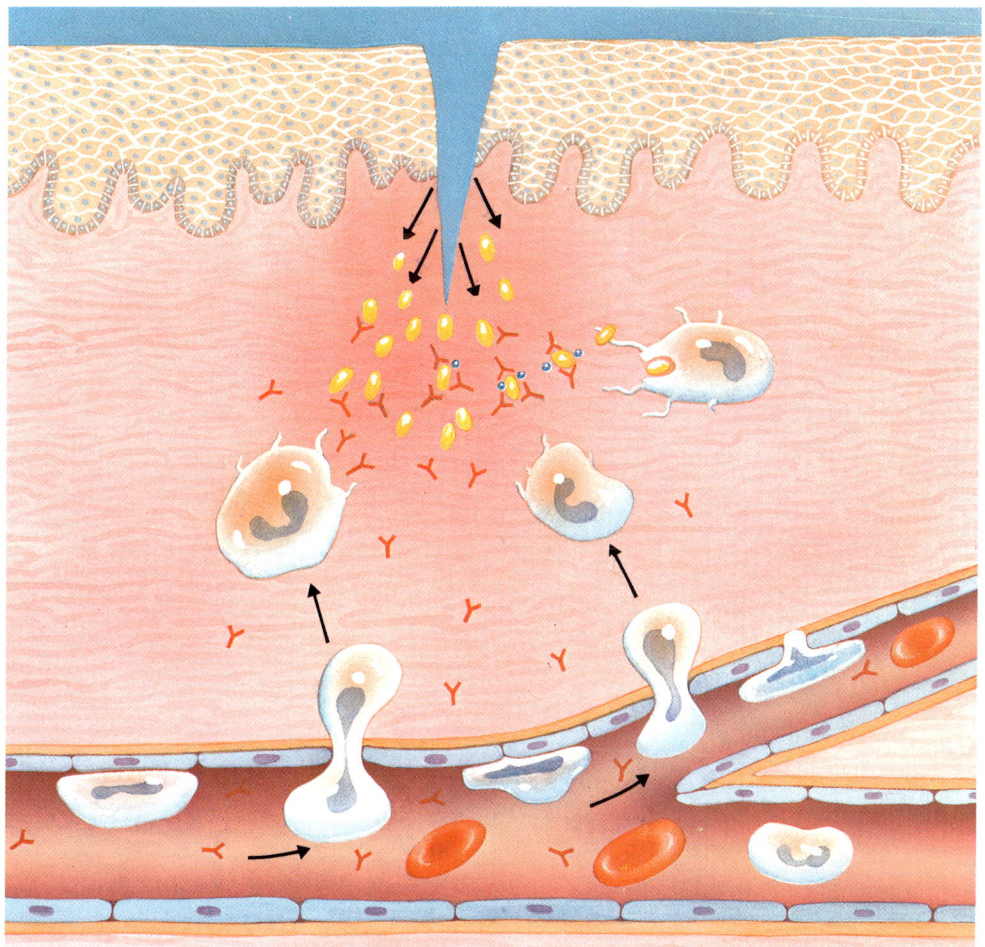

Krieg an der zweiten Front

Die Wunde ist der Brückenkopf für eindringende Bakterien, und auch die weitere Entwicklung im Innern des Körpers kann mit einem militärischen Einsatz verglichen werden. Der Feind greift an, Alarm wird geschlagen, die Verteidigungskräfte schlagen zurück, das Kampfgebiet wird verbarrikadiert, Verstärkung wird angefordert, der Feind wird vernichtet und die Ordnung wiederhergestellt.

Jede der oben erwähnten Phasen hat ihre Entsprechung im Kampf des Körpers gegen Infektionen. Bakterien dringen über die Grenze ein, durchbrechen eine Barriere nach der anderen und greifen die bloßgelegten nahrhaften Zellen unter der Haut an. Dies ist das Signal für den Körper, eine zweite Front aufzubauen.

Es wird Alarm geschlagen: Wenn Zellen bei einer Hautverletzung zerrissen werden, setzen sie Substanzen frei, die ins Blut und in die Lymphe gelangen. Sie werden sofort in die umliegenden Gewebe gebracht und bereiten so den Weg für die weißen Blutzellen, wie etwa die Makrophagen und die Monozyten. Einige der Substanzen wirken auf die Blutgefäße ein, die sich zunächst zusammenziehen und dann ausdehnen. Sie werden zugleich durchlässiger für das Blutplasma und die weißen Blutkörperchen.

Rötung: Die Durchblutung nimmt zu, und so weitet der Körper die Zufahrtswege des Immunsystems aus. Die ganze Region wird von Blut umspült, was das Auge als Rötung registriert.

Wärme: Die stärkere Blutzufuhr aus dem Körperinneren, wo die Temperatur mit 37 Grad um 5 bis 10 Grad höher liegt als auf der Haut, führt zu einer Erwärmung des Gebiets um die Wunde. Dies ist für die Enzyme, also die Substanzen, die für die biochemischen Abläufe im Körper zuständig sind, von Vorteil. Bestimmte Enzyme funktionieren am besten bei hohen Temperaturen, etwa zwischen 39 und 40 Grad, und dies bedeutet, daß Fieber zweifellos positiv für die Immunantwort ist.

Schwellung: In der Anfangsphase vergrößern sich die Zwischenräume zwischen den Zellen in den Blutgefäßen. Dies heißt, daß eine große Menge von Blutplasma – der Flüssigkeit, in der sich die Blutkörperchen befinden – austritt und in das Wundgebiet gelangt. Hier findet sich eine Vielzahl von Proteinen, darunter Antikörper, die sich gegen die Mikroorganismen richten, von denen der Körper infiziert ist. Wenn die Antikörper mit dem infizierten Stoff in Berührung kommen, verkoppeln sie sich mit den Antigenen, um die Zellen so für die phagozytischen weißen Blutkörperchen leichter identifizierbar zu machen. Der Ausfluß von Flüssigkeit verursacht eine lokale Schwellung und verdünnt gleichzeitig die bakteriellen Toxine. Fibrin wird hergestellt und in der Wunde zu einem Netz geformt, das Blutzellen und Bakterien einfängt. Zerrissene Blutgefäße werden geflickt, und die Infektion ist eingedämmt.

Schmerz: Die Haut besitzt eine Fülle von Nervenenden, die auf den wachsenden Druck reagieren, der durch den Blut- und Flüssigkeitsstau verursacht wird. Der Druck kann noch weiter ansteigen, wenn das Blut so träge wird, daß es zum Stillstand kommt. Der Schmerz nimmt zu. Hunderte von sensorischen Nervenzellen werden aktiviert, die dem Hirn immer wieder melden, wie weit die Heilung fortgeschritten ist.

Verstärkung trifft ein

Die Wunde ist eine Szene der Verwüstung. In den Bruchstücken des zerrissenen Gewebes treffen die eindringenden Mikroorganismen auf die Abwehrkräfte des Körpers. Sie werden in einer warmen und nahrhaften Lösung aus Blut und Flüssigkeit gebadet. Doch von Anfang an enthält die Flüssigkeit Millionen eiterbildender Granulozyten, die zum Angriff bereit sind. Antikörper und Komplementfaktoren stehen ihnen zur Seite, bereit, Löcher in die Bakterien zu stanzen, sobald die Antikörper sie ausgemacht haben. Die Granulozyten werden durch chemische Signale, die von den beschädigten Zellen ausgehen, zum Kriegsschauplatz gezogen, sie folgen diesem »Duft« zur Schlacht. Dabei sind sie nicht auf Blutgefäße beschränkt, sie können direkt zwischen Zellen hindurchschlüpfen. Sobald sie ihren Bestimmungsort erreicht haben, beginnen sie ihre Feinde aufzufressen.

Im Laufe der Zeit trifft Verstärkung ein – die Makrophagen tauchen auf. Die Schlacht tobt, und die Opfer häufen sich in der Wunde. Tote Bakterien und Granulozyten bedecken das Gebiet und werden zu Eiter. Das allmähliche Verschwinden des Eiters aus der Wunde geht auf die Makrophagen zurück, diesen gierigen Fressern, die das Schlachtfeld vom Abfall reinigen.

Während die große Armee unspezifischer Abwehrkräfte versucht, ihre Position zu halten, trifft Information von der hinteren Wache ein, dem spezifischen Immunsystem. Ein Strom von B-Lymphozyten taucht am Ort des Geschehens auf. Mit ihren »Rezeptoren« tasten die B-Lymphozyten die Antigene ab, denen sie begegnen, und wenn sie etwas für die Rezeptorgabel Passendes finden, erscheinen in allerkürzester Zeit die ersten genau angepaßten Antikörper auf der Szene. Denn ein passendes Antigen ist das Signal für die Lymphozyten, Antikörper gegen das betreffende Antigen zu bilden.

Ein Makrophage ist die wirkungsvollste Freßzelle. Sie greift Invasoren aller Art mit Kraft und Ausdauer an (2500fache Vergrößerung).

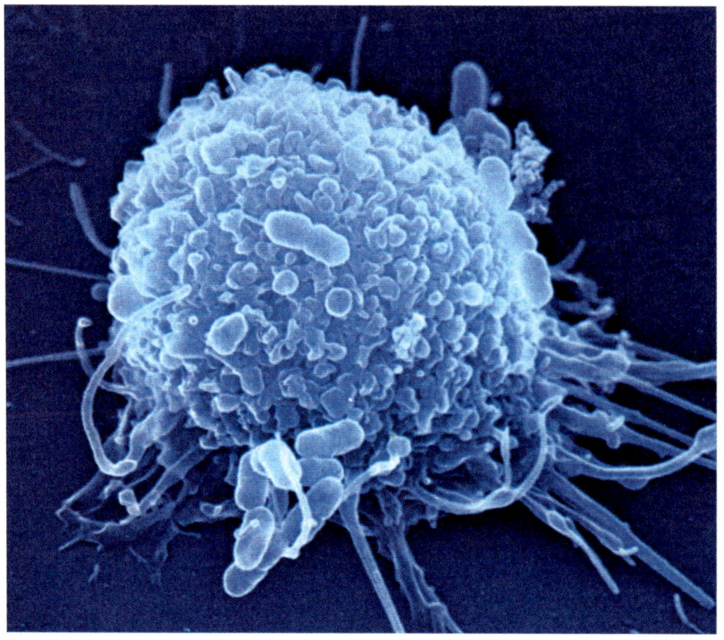

In den Lymphknoten herrscht ebenfalls Hochbetrieb. Große Freßzellen, vollgeladen mit Antigenen der niedergestreckten Feindzellen, werden in die Lymphe geschafft. Wenn sie durch die Lymphknoten kommen, zeigen sie den Lymphozyten die Antigene. Wieder wird das Zusammentreffen mit einem Antigen zu einem Signal, das eine Zellteilung auslöst: Killerzellen strömen aus den Lymphknoten ins Blut, wo sie unmittelbar die Suche nach Feinden mit dem richtigen Antigen aufnehmen.

Nun hat der Körper all seine Abwehrkräfte mobilisiert. Wenn die Bakterien den Durchbruch schaffen und es ihnen gelingt, sich auszubreiten, treffen sie im Gewebe auf die umherziehenden Makrophagen. Wenn sie dann noch weiter vordringen, werden sie normalerweise von der Lymphe aufgenommen und zu den Lymphknoten gebracht. Dies sind die Festungen des Immunsystems, die mit Makrophagen und Lymphozyten bemannt sind. Nun gehen die spezifischen Verteidigungskräfte in Position: Antikörper und Killerzellen gelangen ins Blut und versetzen allen Mikroorganismen, die sie finden können, den Gnadenstoß. Dies ist die dritte Abwehrreihe.

In der Schlußphase des Krieges, der mit einem Riß in der Haut anfing, kommt es dann zur Heilung der Wunde. Dies ist ein automatischer Vorgang, an dem 13 Gerinnungsfaktoren beteiligt sind. Ihre Aktivität endet mit der Bildung einer Kruste – dem Verband der Natur. Unter der Kruste räumen Makrophagen den Abfall weg, und neues Gewebe wächst vom Rand der Wunde her nach innen.

Das Immunsystem wendet sich gegen den eigenen Körper

Das Immunsystem hat die erstaunliche Fähigkeit entwickelt, kleinste Details in der Konstruktion fremder Substanzen zu erkennen. Es gibt Millionen von verschiedenen Einzelheiten – Antigene –, und es kommt nur äußerst selten vor, daß das Immunsystem sie trotz aller Ähnlichkeiten mit denen der eigenen Körperzellen verwechselt. Und da einige Teile des Systems – das Komplement zum Beispiel – eine Form von biologischem Dynamit sind, hat die Natur dagegen Sicherheitsventile eingerichtet.

Die Aktivierung der Komplementfaktoren ist der Blutgerinnung vergleichbar, deren fehlerhaftes Funktionieren zu unerwünschten Blutgerinnseln oder zur unkontrollierten Blutung führt. Die Blutgerinnung (Koagulation) erfolgt in mehreren Schritten, die in einer bestimmten Reihenfolge eintreten müssen, um zum richtigen Ergebnis zu führen. Die Komplementaktivierung folgt einem ähnlichen Muster. Für sich allein genommen sind die Faktoren im Blut harmlos und inaktiv; wenn sie aber erst einmal aktiviert sind, verlieren sie ihre Harmlosigkeit.

Der Prozeß der Aktivierung beginnt damit, daß sich ein Antikörper etwa an ein Bakterium bindet und dabei eine neue Adresse ausmacht, die er der Exekutionstruppe mitteilt. Nun kann sich Komplementfaktor 1 an die Oberfläche des Bakteriums hängen, sofort gefolgt von Faktor 2 und so weiter. Wenn der neunte Faktor sich anschließt, ist dieser Prozeß abgeschlossen: Die Zelle explodiert. Die Komplementfaktoren haben sie durchlöchert, Flüssigkeit dringt ein und läßt die Zelle platzen.

Trotz aller Vorsichtsmaßnahmen kommt es hin und wieder zu Irrtümern, und das Immunsystem richtet sich gegen den eigenen Körper. Allergien – Ekzeme, Heufieber und Asthma – oder Autoimmunerkrankungen, häufig mit ernsten Konsequenzen, sind die Folge.

Da ein Immunangriff gegen die eigenen Körperzellen durch Oberflächenveränderungen ausgelöst sein muß, die das Immunsystem provoziert haben, gibt es Gründe, äußere Faktoren zu verdächtigen. So sind zum Beispiel Viren oder bestimmte Medikamente in vielen Fällen in Verdacht geraten, da nach Virusinfektionen oder medikamentösen Behandlungen ein Überfluß an Autoantikörpern nachgewiesen werden konnte.

Autoimmunerkrankungen können ganze Organe oder Teile davon betreffen. Die chronische Entzündung der Schilddrüse (Hashimoto-Syndrom) ist ein Beispiel dafür, wie ein Antikörper ein lebenswichtiges Organ angreift. Ein zweites ist der insulinabhängige Jugenddiabetes, bei dem Antikörper gegen die Zellen, die in der Bauchspeicheldrüse das Insulin produzieren, gebildet werden. Dieser destruktive Vorgang kann von einer Virusinfektion ausgelöst werden.

Mehrere Krankheiten des Bindegewebes – zum Beispiel der Lupus erythematodes und die rheumatoide Arthritis – sollen ebenfalls einen autoimmunen Hintergrund haben. Ein häufiger Grund für eine Nierenentzündung (Glomerulonephritis) – vielleicht sogar der häufigste – besteht darin, daß das Immunsystem auf verschiedenen Wegen die kleinen Glomeruli – die Bündel aus Kapillaren in der Niere – schädigt.

Für wenige Unglückliche *verursacht* das System, das dazu geschaffen worden ist, Krankheiten zu bekämpfen, selbst Krankheiten. Auf dieser Welt ist nichts perfekt, nicht einmal unser äußerst empfindliches Immunsystem.

Wenn sich das Immunsystem gegen den eigenen Körper richtet – wie bei der rheumatoiden Arthritis –, können Knorpel und Knochen zerstört werden.

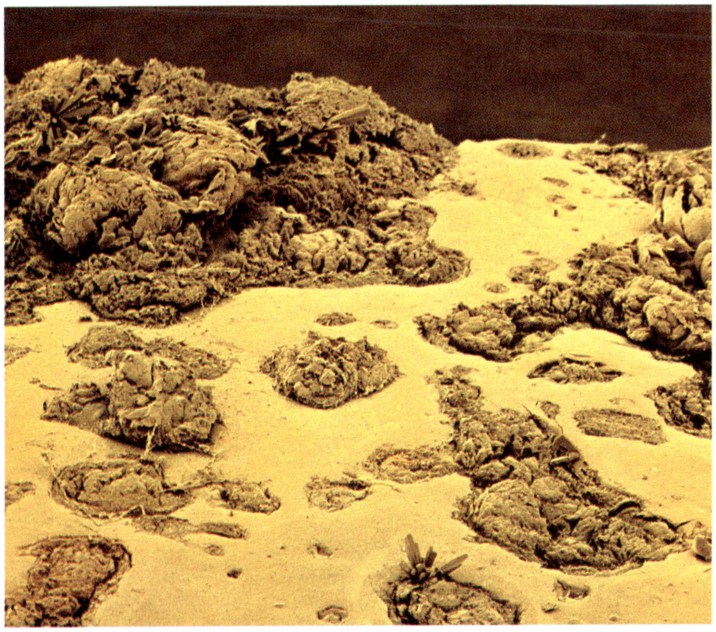

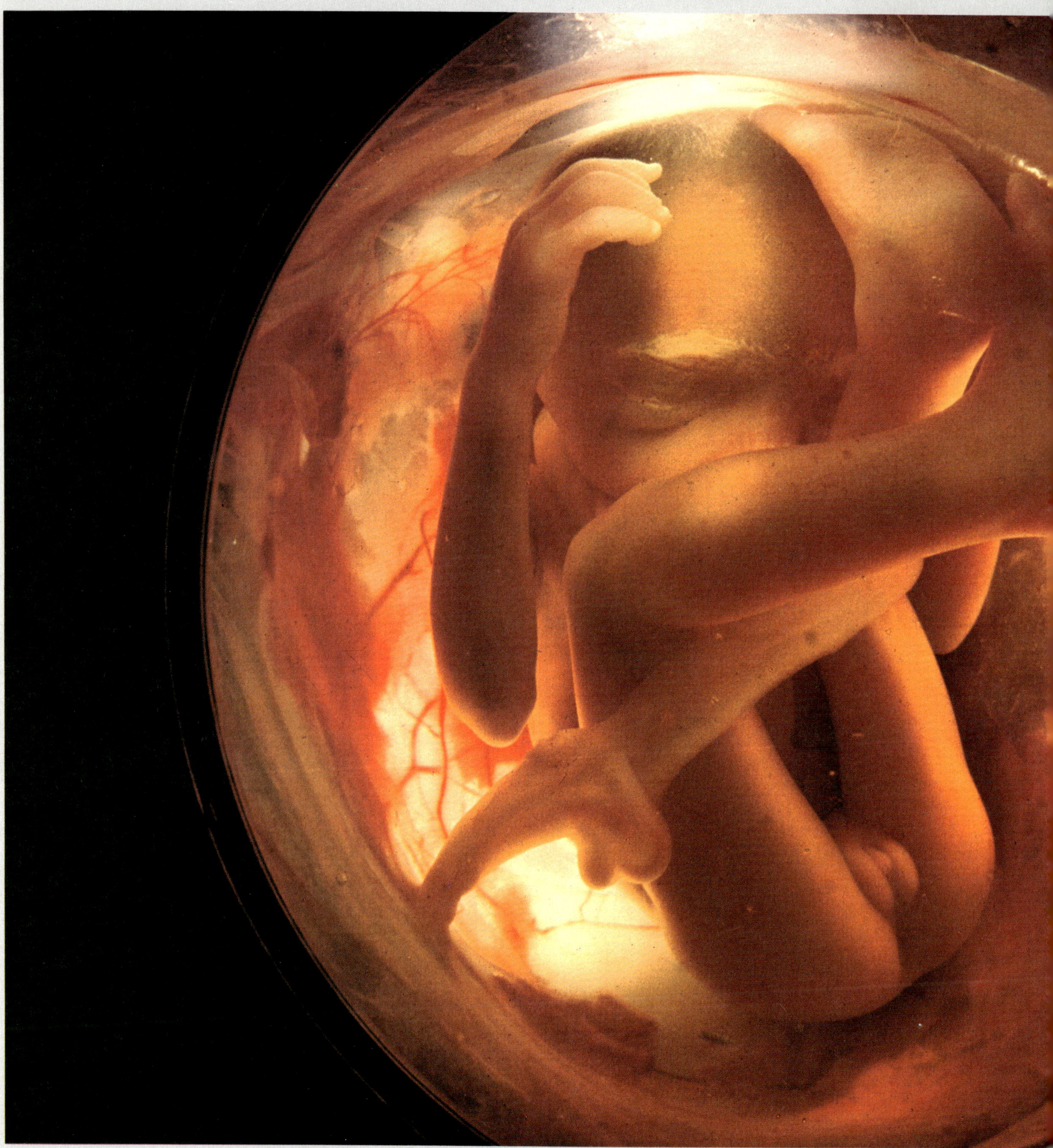

Ein etwas mehr als fünf Monate alter Fötus; er schwebt in der Flüssigkeit der Fruchtblase.

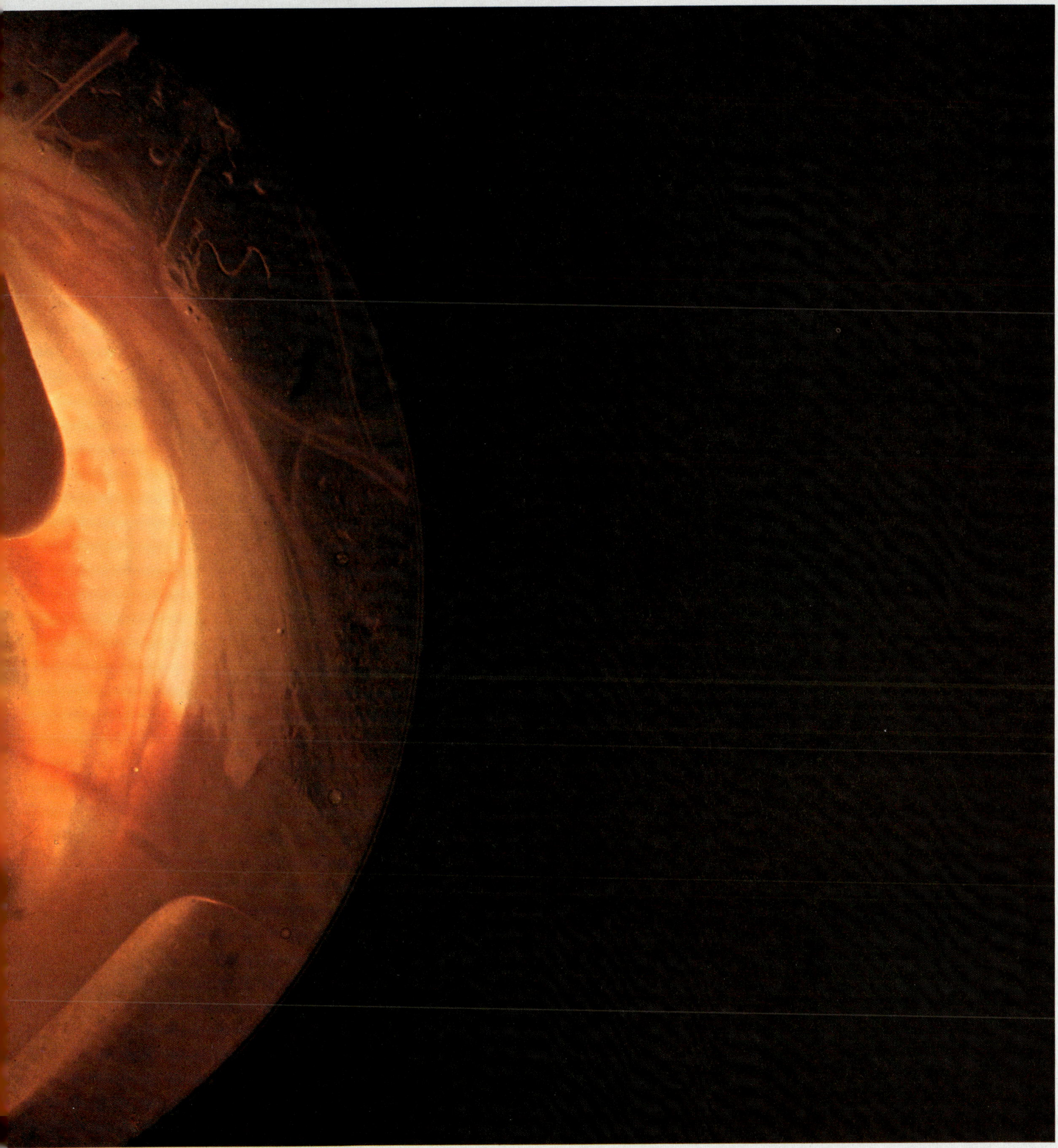

Immunität beim Neugeborenen

Im Augenblick der Geburt wird ein Kind dem massiven Angriff von allgegenwärtigen Mikroorganismen ausgesetzt. Sie landen auf seiner Haut und in der Lunge, und durch den Mund gelangen sie in den Verdauungskanal. Das Leben hat begonnen. Von diesem ersten bis zu seinem letzten Augenblick wird das neue menschliche Wesen mit Bakterien, Viren, Parasiten und Pilzen kämpfen müssen.

Vom Augenblick der Geburt an ist aber das Immunsystem des Kindes zur Stelle. Antikörper zirkulieren bereits in seinem Blut, und die Freßzellen haben sich schon im Gewebe ausgebreitet.

Dies ist ein bemerkenswertes Phänomen. Noch viel bemerkenswerter ist aber, daß es überhaupt einen Fötus gibt. In gewisser Weise ist ein Fötus nämlich ein Transplantat und damit einem Organ vergleichbar, das von einem Individuum auf ein anderes übertragen worden ist. Sowohl der Fötus als auch sein Anteil an der Plazenta bestehen aus Zellen, deren Erbmerkmale von denen der Mutter verschieden sind.

Die normale Reaktion in einem solchen Fall, wenn Gewebe zweier Individuen (mit Ausnahme von eineiigen Zwillingen) zusammentreffen, besteht in der Abstoßung des verpflanzten Gewebes. Das Immunsystem des Empfängers schlägt zurück und zerstört das neue Gewebe.

Der heranwachsende Fötus hat natürlich bestimmte Züge von seiner Mutter geerbt. Doch gibt es ebenfalls einen Beitrag des Vaters, und wenn man zum Beispiel ein Stück Haut des Neugeborenen auf den Körper der Mutter überträgt, wird es von ihrem Immunsystem angegriffen und abgestoßen.

Aus Gründen, die noch nicht vollständig geklärt sind, kommt es aber im Mutterleib nicht zu einer Abstoßung zwischen Mutter und Kind.

Ist es die Plazenta, die zwischen den unvereinbaren Geweben Frieden stiftet? Produziert die Mutter spezielle Hormone (oder andere Substanzen), die ihr Immunsystem während der Schwangerschaft unterdrücken? Das Alpha-Fetoprotein ist eine Substanz, die diese Wirkung haben könnte. Oder entwickelt die Mutter spezielle Lymphozyten und Antikörper, um die Immunreaktionen zu verhindern, die das Leben und Wohlergehen des Fötus bedrohen könnten? Es bleibt ein Rätsel.

Doch das Kind wird geboren und nicht abgestoßen. Darüber hinaus sorgt der Körper der Mutter mit großer Anstrengung dafür, daß das Kind einen guten immunologischen Start ins Leben bekommt.

Die Immunität wird in zwei Abschnitten von der Mutter auf das Kind übertragen, einmal im Stadium des Fötus mit dem Blut und zum anderen beim Stillen mit der Muttermilch.

Wenn die Mutter von Mikroben angegriffen wird, entwickelt ihr Immunsystem Antikörper gegen die Eindringlinge. Die Antikörper von unterschiedlicher Größe – das Kleinste ist das Immunoglobulin G (IgG) – zirkulieren im Blut.

Während der Schwangerschaft überträgt das Blut der Mutter viele wichtige Substanzen auf die Plazenta, diese Großbaustelle in unmittelbarer Nachbarschaft zum wachsenden Fötus. Die Plazenta wirkt als raffinierter Filter, der verhindert, daß Moleküle, die eine bestimmte Größe überschreiten, eindringen. Blutkörperchen können ebensowenig hineingelangen wie Bakterien oder Hormone. Auch größere Antikörper werden zurückgewiesen, nur die IgG kommen an den Wachposten vorbei und werden so Bestandteil des fötalen Blutes. Wenn ein Kind geboren wird, enthält sein Blut Antikörper in einer Konzentration, die höher ist als bei der Mutter. Und unmittelbar vor der Geburt bekommt es einen letzten Schub von Antikörpern mit auf den Weg.

Die Existenz und die Abwehrkraft des Kindes hängen vollständig von der Großzügigkeit der Mutter ab (wobei diese genetisch festgelegt ist), obwohl die eigene Produktion von IgG-Antikörpern gegen Ende der fötalen Stufe einsetzt. Dies ist ein langsamer Prozeß. Und wenn die geerbten Antikörper nach einigen Monaten ihren Zweck erfüllt haben, sinkt die Konzentration an IgG-Antikörpern im Blut des Kindes. Zu dieser Zeit hat es sich allerdings schon längst in einem anderen immunologischen Arsenal bedient, der Muttermilch.

Der fötale Immunmechanismus entwickelt sich in Stufen:

- Die erste Stufe ist der *Dottersack,* ein kurzlebiger embryonaler Anhang (der nach der elften Woche wieder verschwindet, wenn seine blutbildenden Funktionen von anderen Organen übernommen werden). In den Wänden des Dottersacks werden Stammzellen gebildet, die kurz danach zum fötalen Knochenmark wandern, um Lymphozyten zu produzieren. Sie werden später in den lymphatischen Organen zu Waffen geschmiedet, das heißt, sie erwerben ihre »Immunkompetenz«.
- Zur Zeit der massiven Übertragung von IgG-Antikörpern aus dem Blut der Mutter beginnt der Fötus im fünften Monat eigene Antikörper vom Typ IgG und IgA zu bilden. Normalerweise ist ein Fötus keinen Infektionen ausgesetzt, denn weder Bakterien (Ausnahme: die Spirochäten der Syphilis) noch die meisten Viren können den Filter der Plazenta passieren. Doch gelegentlich kommt es vor, und in dem Fall kann sich der Fötus selbst durch die Produktion von Antikörpern wehren. Wenn zum Beispiel die Mutter mit Röteln (Virus) angesteckt wird, dann beginnt ein fünf Monate alter Fötus, Antikörper gegen diesen Virus herzustellen.

Dies geht in seinen ersten Plasmazellen vor sich.

• Der Teil des Immunsystems, der als *Komplement* bekannt ist, wird nicht von der Mutter geliefert, sondern vom Fötus selbst konstruiert. Er hat bei der Geburt allerdings noch nicht seine volle Kraft erreicht. Die Komplementfaktoren sind auf die Durchlöcherung von Bakterien spezialisiert.

• Freßzellen – Makrophagen und Granulozyten – sind schon zur Zeit der Geburt an das Knochenmark geliefert worden; sie stehen bereit, um das Neugeborene gegen bakterielle Eindringlinge zu verteidigen.

Die Grundlagen des Immunsystems sind also vor der Geburt gelegt worden, doch die Hauptschlagkraft wird immer noch von den Antikörpern geliefert, die von der Mutter erworben worden sind.

Das Stillen leitet eine neue Phase in der Entwicklung des Immunsystems ein. Mit der Muttermilch nimmt der Säugling große Mengen an Antikörpern einschließlich der IgA zu sich, die zu groß sind, um vom plazentaren Filter durchgelassen zu werden. Die Muttermilch der ersten Tage *(Kolostrum)* ist besonders reich an Antikörpern. Sie reihen sich an den Schleimhäuten des Verdauungskanals auf und können – in enger Zusammenarbeit mit den Komplementfaktoren – sofort zum Gegenangriff auf Eindringlinge übergehen.

Das Neugeborene ist eineArt Satellit, der stark von der Zentralmacht der Mutter abhängt. Diese Tatsache wird besonders deutlich, wenn man vergleicht, wieviel häufiger Kinder, die die Flasche bekommen haben, an Infektionen von Nase, Ohr und Mund erkranken als gestillte Kinder. Der Nachteil von Produkten, die die Muttermilch in der Zeit kurz nach der Geburt ersetzen sollen, wird in Entwicklungsländern besonders deutlich, da hier die Hygiene vernachlässigt wird. Während aus der Brust sterile und mit Antikörpern angereicherte Nahrung kommt, leiden Flaschenkinder viel häufiger an Infektionen, dementsprechend ist ihre Sterblichkeit höher. Weder die Flaschen noch das Wasser, das benutzt wird, um das Milchpulver anzurühren, sind steril.

Für Tiere, die saugen – etwa Kälber, Fohlen und Ferkel –, ist die Muttermilch nach der Geburt lebensnotwendig. Denn sie erhalten keinerlei Antikörper mit dem Blut der Mutter, sie bekommen alle mit der Milch.

Für den menschlichen Säugling ist es wichtig, in der Lage zu sein, einem Mikrobenangriff zu widerstehen, wenn er zwei oder drei Monate alt ist. Die Waffenproduzenten im Knochenmark und im Thymus arbeiten dann rund um die Uhr. Im Alter von zehn Jahren ist das Immunsystem am stärksten; es ist dann bis an die Zähne bewaffnet. Danach nimmt seine Stärke langsam ab.

Das Neugeborene trifft auf eine Welt voller Viren, Bakterien und Pilzen. Es ist nun lebenswichtig, daß alles so verlaufen ist, wie es sollte – daß der Körper des Kleinkindes gut mit Antikörpern von der Mutter versorgt und daß sein eigenes Immunsystem startbereit ist. Denn bald muß das neue Individuum in der Lage sein, einem Angriff ohne äußere Hilfe zu widerstehen.

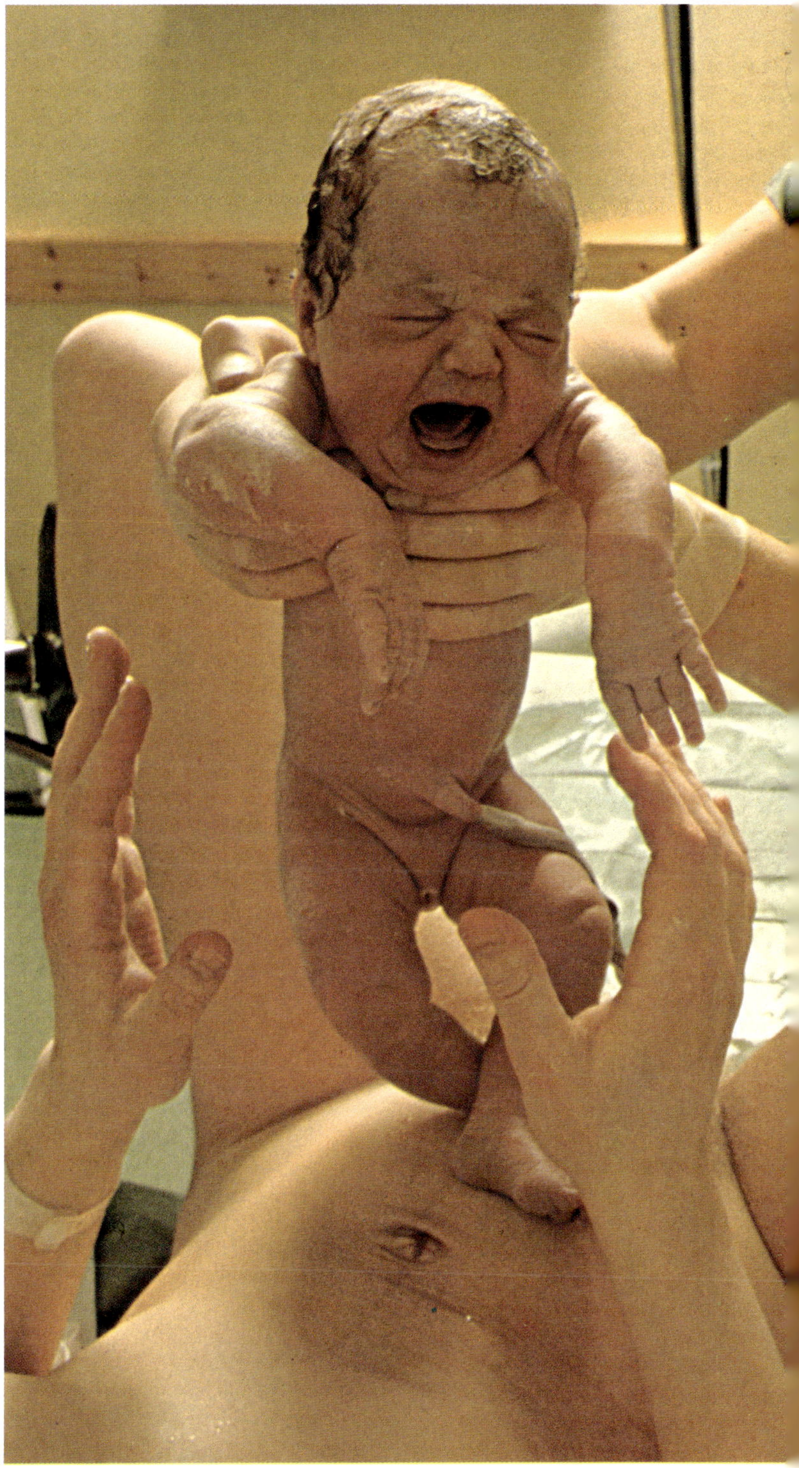

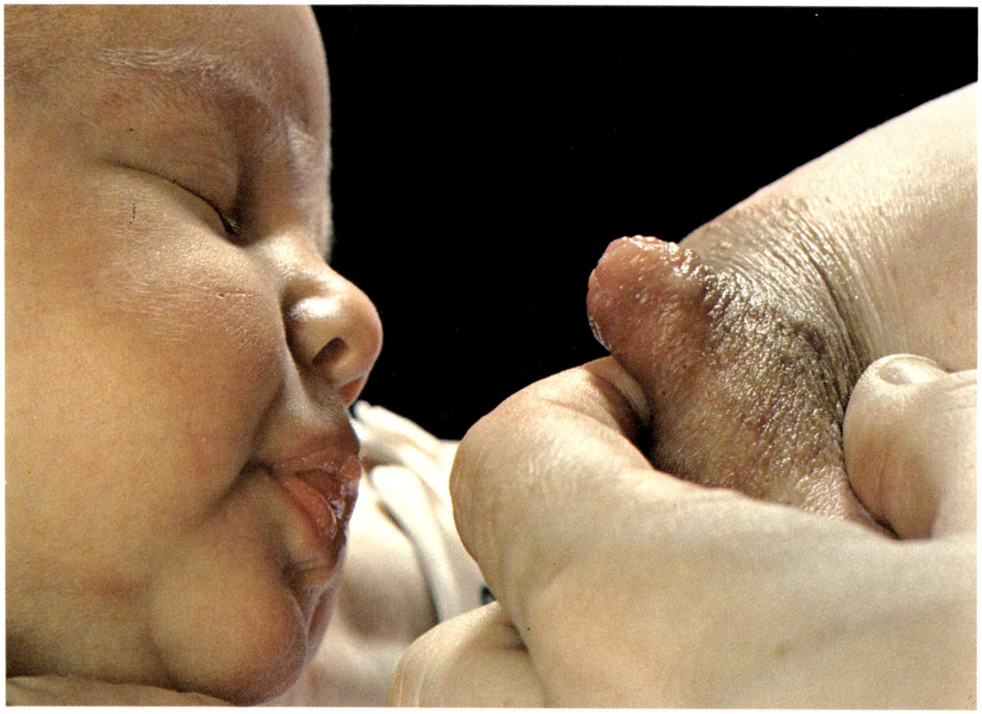

Immunität kommt mit der Milch...
Bei allen Säugetieren – auch beim Menschen – ist die zuerst produzierte Milch reich an Antikörpern. Sie heißt Kolostrum und ist in ihrer Konsistenz etwas wäßriger als die gewöhnliche Muttermilch. Unten links sehen wir einen millimetergroßen Tropfen auf der stark pigmentierten Haut in der Umgebung der Brustwarze.
Das Kolostrum enthält die verschiedensten Arten von Antikörpern. Sie legen sich auf die Schleimhäute der Eingeweide und sorgen für einen lokalen Schutz gegen Infektionen von Magen und Darm.
Im fötalen Stadium hat ein Kind IgG-Antikörper erhalten, die aus dem Blut der Mutter stammen. Beim Stillen nimmt es andere Arten von Antikörpern auf. Nach ein paar Monaten fängt das Immunsystem des Kindes selbst an, die verschiedenen Zellarten zu produzieren, die an einer Immunantwort beteiligt sind. Das Kind hängt nun nicht mehr von dem Schutz ab, den es von der Mutter erhalten hat.
Die Mutter muß bei ihrer Brust oft ein wenig nachhelfen (links), um genügend Kolostrum hervorzubringen.

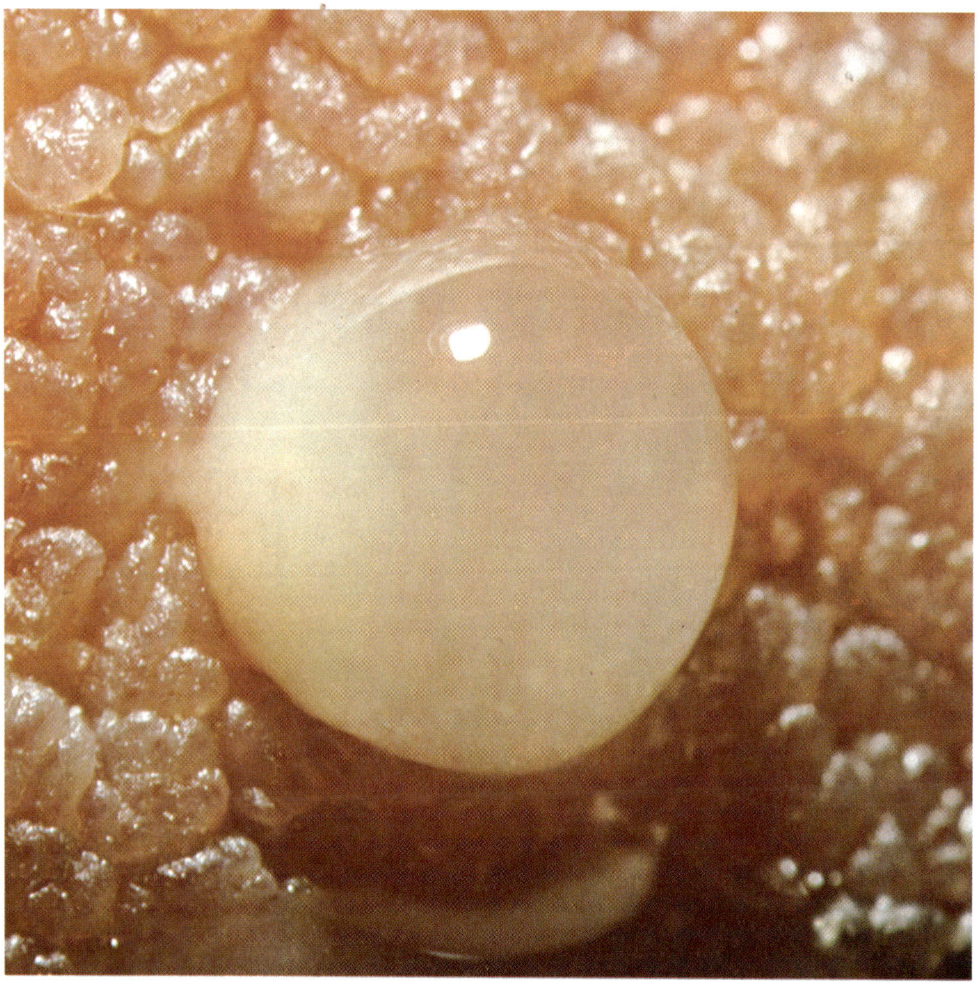

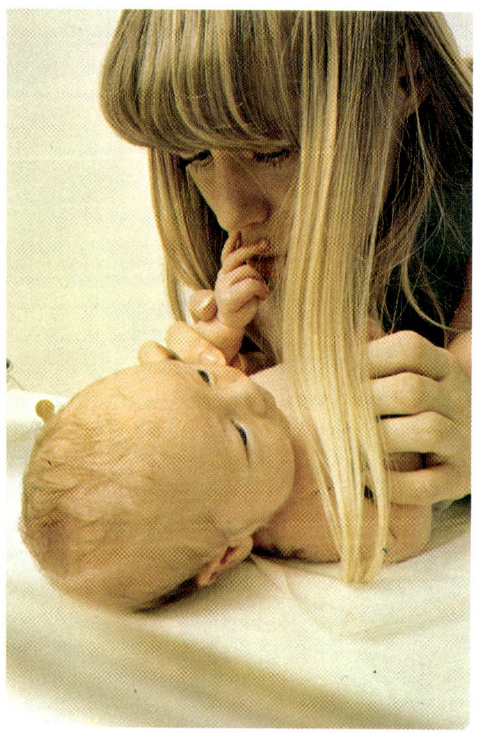

... die Nahrung und Sicherheit zugleich ist

Unten sehen wir, wie Kolostrum aus der Brustwarze tröpfelt. Die erste Milch unterscheidet sich in ihrer Zusammensetzung von der gewöhnlichen Muttermilch. Schließlich enthält das Kolostrum Immunoglobuline und Antikörper, die das Neugeborene in den ersten Wochen vor Infektionen schützen. Wenn die Mutter eine Erkältung bekommt, produziert ihr Immunsystem Antikörper gegen die Krankheitserreger; einige der Antikörper werden mit der Milch auf ihr Baby übertragen. Das gleiche geschieht auch bei anderen Säugetieren.

Der Vorteil der Muttermilch besteht darin, daß sie die richtige Zusammensetzung hat im Hinblick auf die Nährstoffe und Substanzen, die zum Wachstum benötigt werden; sie hat die richtige Temperatur und ist hygienisch verpackt. Ein weiterer Vorteil ist ihre Zugänglichkeit.

Doch das Stillen ist nicht nur eine Frage der richtigen Nahrung zur richtigen Zeit. Es befriedigt auch die starken Sicherheitsbedürfnisse des Kleinkindes. Beim Stillen baut sich die Mutter-Kind-Beziehung auf.

Physiologisch gesehen, enthält die Muttermilch alles, womit der Darmkanal und das Ausscheidungssystem des Kleinkindes fertig werden können. Seine Nieren zum Beispiel sind in den ersten Lebensmonaten noch unreif und wenig effizient. Die Muttermilch ist daran angepaßt und stellt keine Anforderungen an das Kind.

Die Zusammensetzung der Muttermilch unterscheidet sich bei den verschiedenen Arten von Säugetieren. Beim Menschen ist sie reicher an Kohlenhydraten als bei anderen Arten; bei der Kuh gibt es mehr Proteine, beim Hund mehr Proteine und mehr Fett. Ein Drittel der Milch, die Walkälber zu sich nehmen, besteht aus Fett.

Ein Tropfen Kolostrum kommt aus der Brustwarze; er ist voller Bestandteile, die helfen, den Widerstand des Kindes gegen Infektionen aufzubauen.

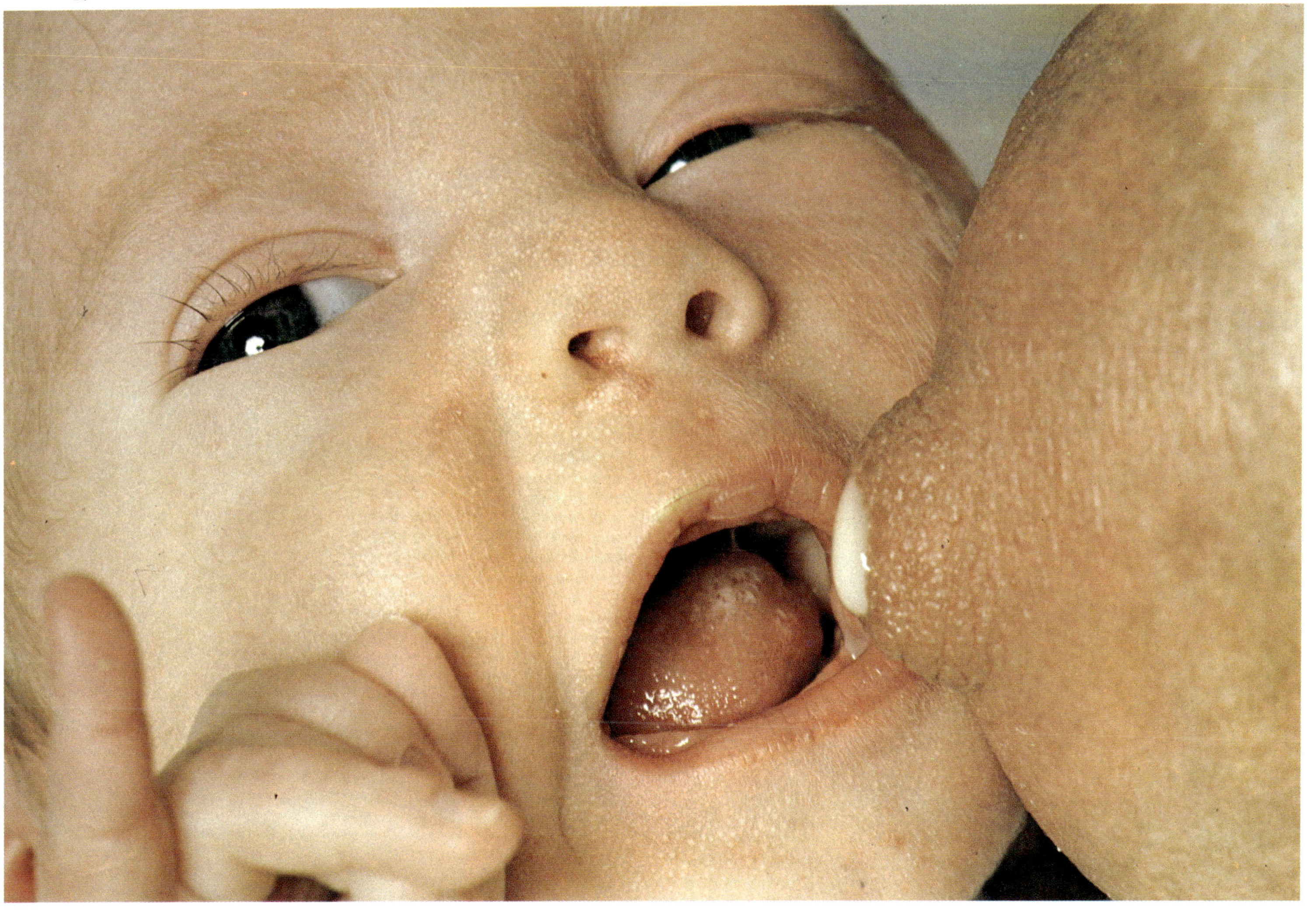

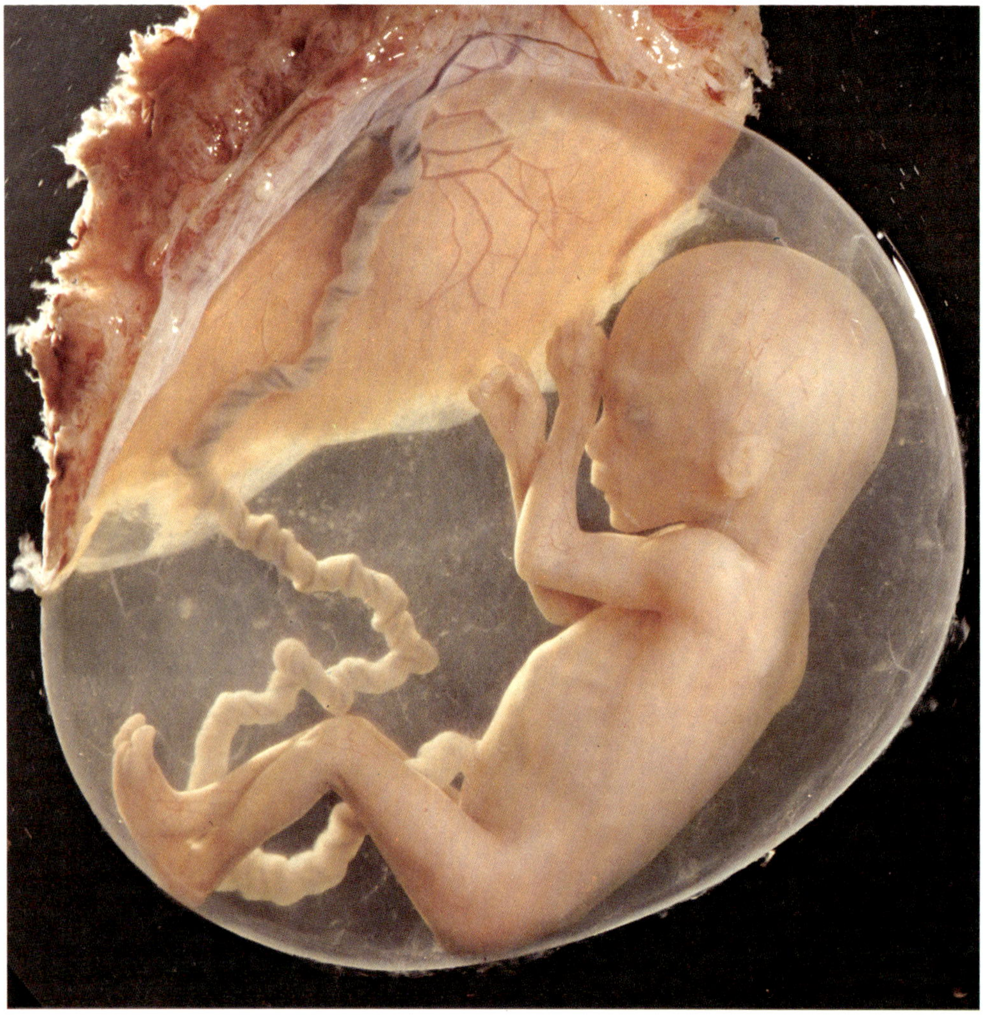

Immunität beim Neugeborenen

Wir betreten die Welt nicht ohne Abwehrmöglichkeiten. Sogar der Fötus (links im vierten Monat) ist mit Antikörpern von der Mutter vollgeladen, und die Milch, die ein Kind zu Beginn des Stillens bekommt, ist besonders reich an solchen Antikörpern, die die Schranke zur Plazenta nicht passieren konnten, die also zu groß sind, um von der Plazenta eingelassen zu werden.

Der Schutz, den die Muttermilch liefert, hält allerdings nicht lange vor. Um überleben zu können, muß das Neugeborene in der Lage sein, sein eigenes Immunsystem in Gang zu setzen, und genau dies tritt auch ein. Schon vor der Geburt fangen die Stammzellen des Knochenmarks an, Lymphozyten herzustellen, also die weißen Blutkörperchen, die entweder zum Thymus oder zu den Lymphgeweben (Darmschleimhäute und Lymphgefäße) reisen, um hier weitertrainiert zu werden. Im Blut des Kleinkindes befinden sich daher Lymphozyten, die auf praktisch alle Substanzen reagieren können, mit denen man im Laufe seines Lebens möglicherweise zusammentrifft. Diese B-Lymphozyten tragen auf ihrer Oberfläche spezifische Moleküle (Rezeptoren), die so strukturiert sind, daß sie genau auf besondere Antigene an der Oberfläche von Fremdkörpern wie Bakterien und Viren passen. Diese große Spezifität, die die B-Lymphozyten besitzen, befähigt ein Kind, vom Standpunkt der Immunität aus, schon nach wenigen Monaten auf eigenen Beinen zu stehen.

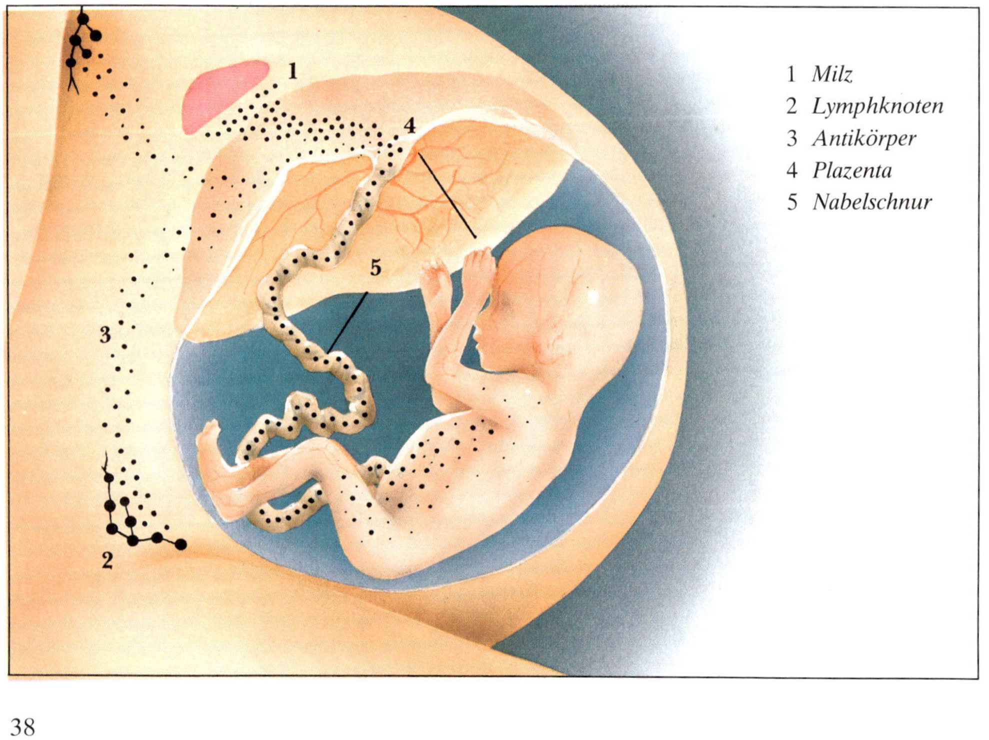

Die Zeichnung links macht deutlich, was mit dem Fötus in der Abbildung oben geschieht. Antikörper aus dem Knochenmark der Mutter erhalten ihre weitere »Ausbildung« (1) *in der Milz und* (2) *in den Lymphknoten oder anderem lymphatischen Gewebe. Die Abbildung zeigt den Strom der Antikörper* (3), *die vom Blut der Mutter zur Plazenta* (4) *gebracht werden. Hier versorgt die Mutter den Fötus mit Nahrung und sammelt umgekehrt seinen Abfall ein. Die kleinen Zotten der Plazenta, die sich im Blut der Mutter befinden, filtern Moleküle aus, die eine bestimmte Größe überschreiten. Nur die kleinsten Antikörper können durch die Nabelschnur* (5) *zum Fötus gelangen.*

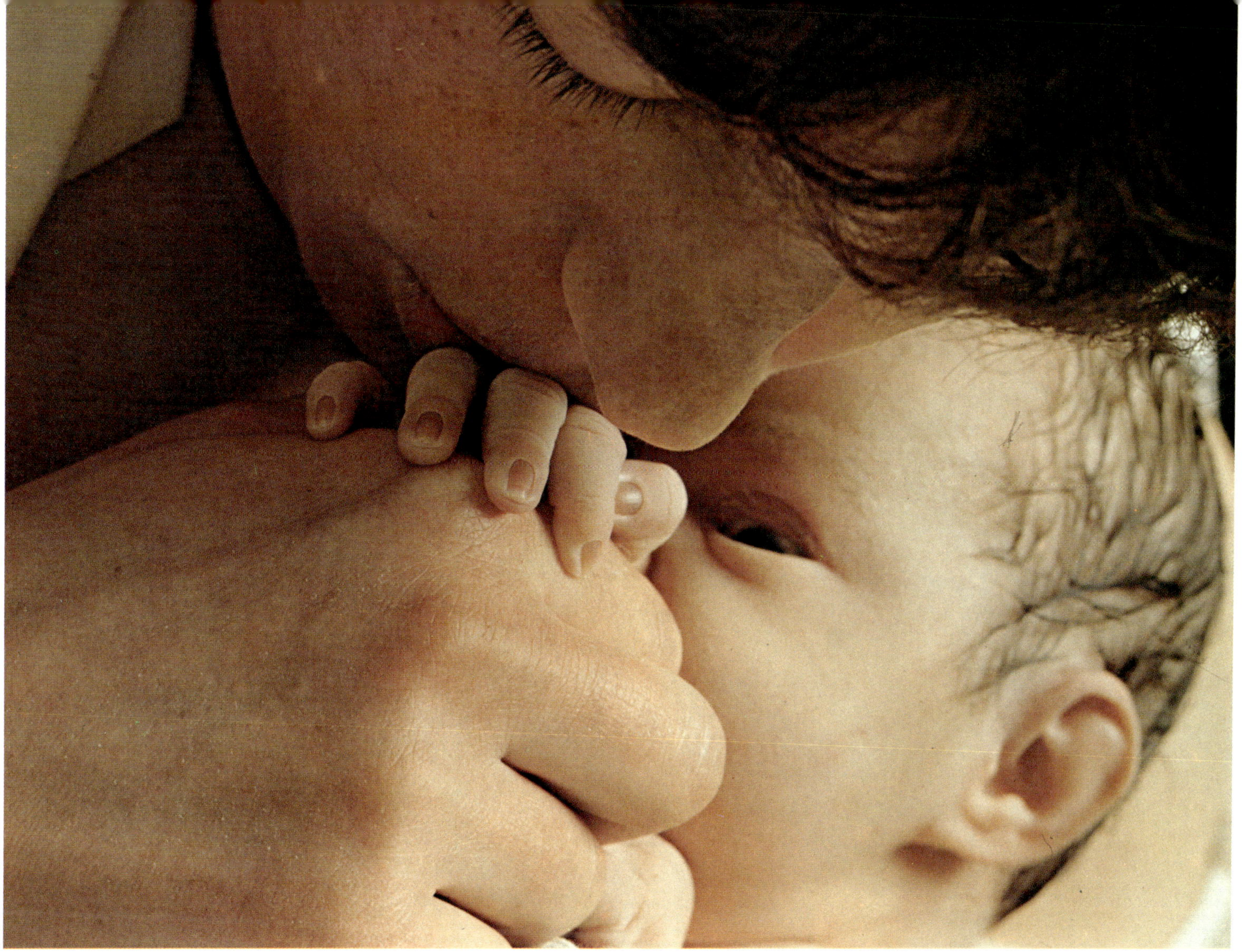

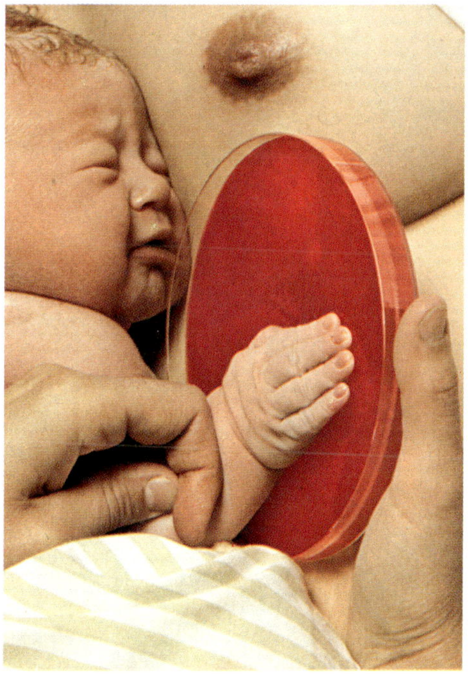

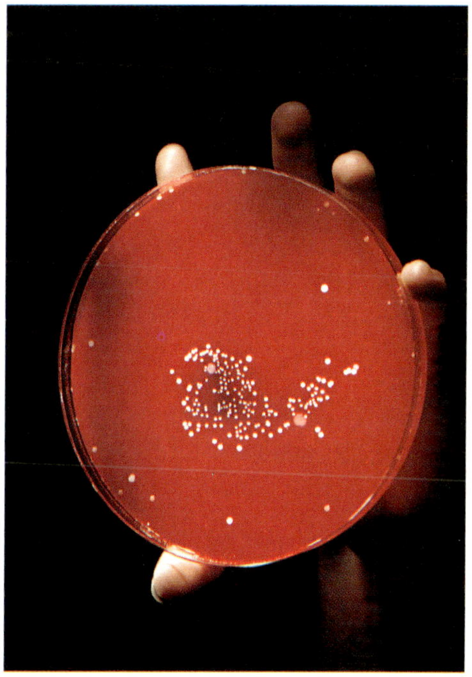

Rechts eine Schale mit Nährboden für Bakterien. Die Hand des Kindes wurde gegen die Schale gedrückt; die Bakterien, die klebengeblieben sind, haben sich vervielfacht und bilden innerhalb von 24 Stunden sichtbare Kolonien, in denen sich jeweils Millionen von Bakterien befinden.

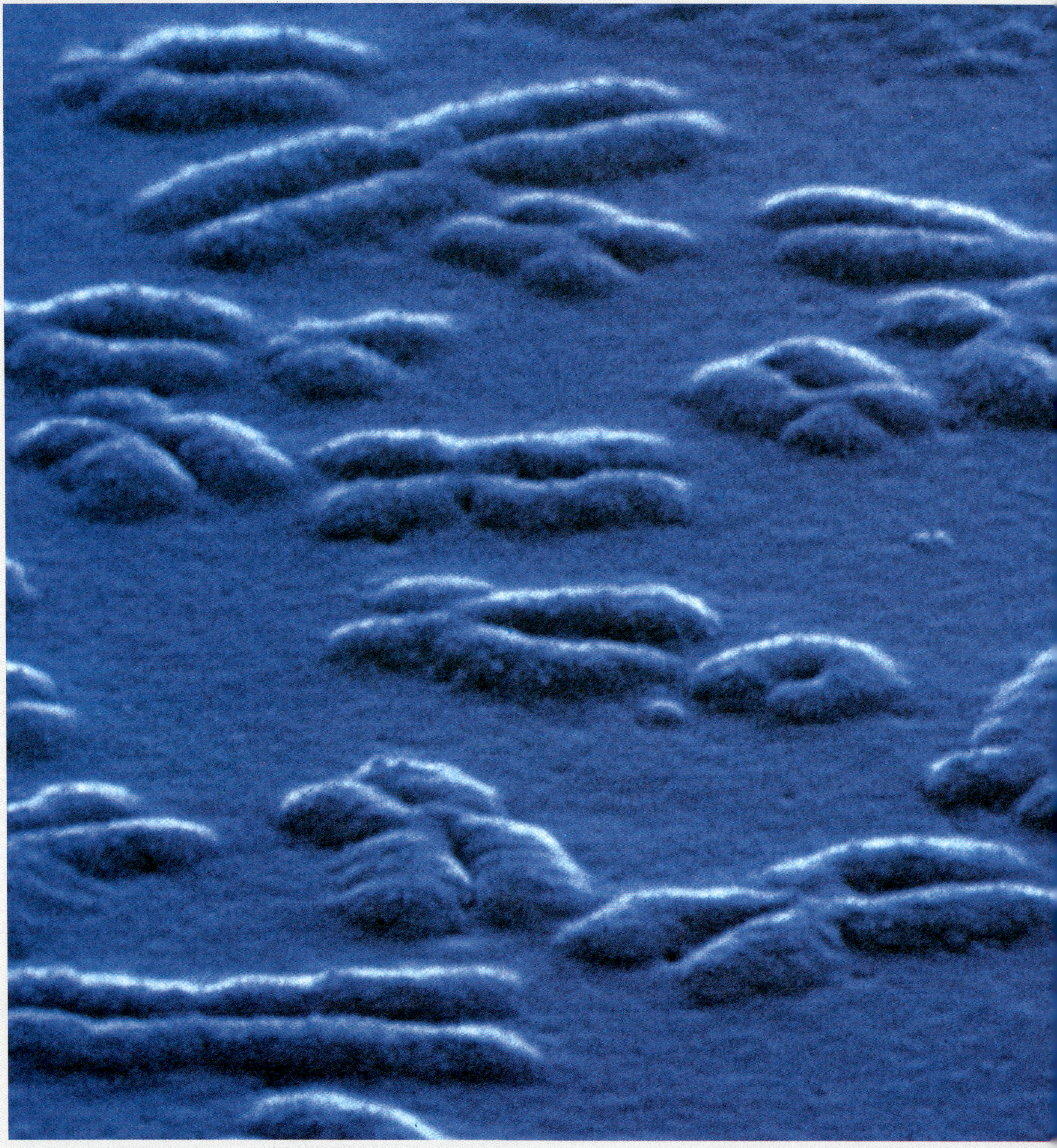

Die Landschaft der menschlichen Chromosomen; wie sonnenbeschienene Bergketten beherrschen die 23 Chromosomenpaare die Szene.

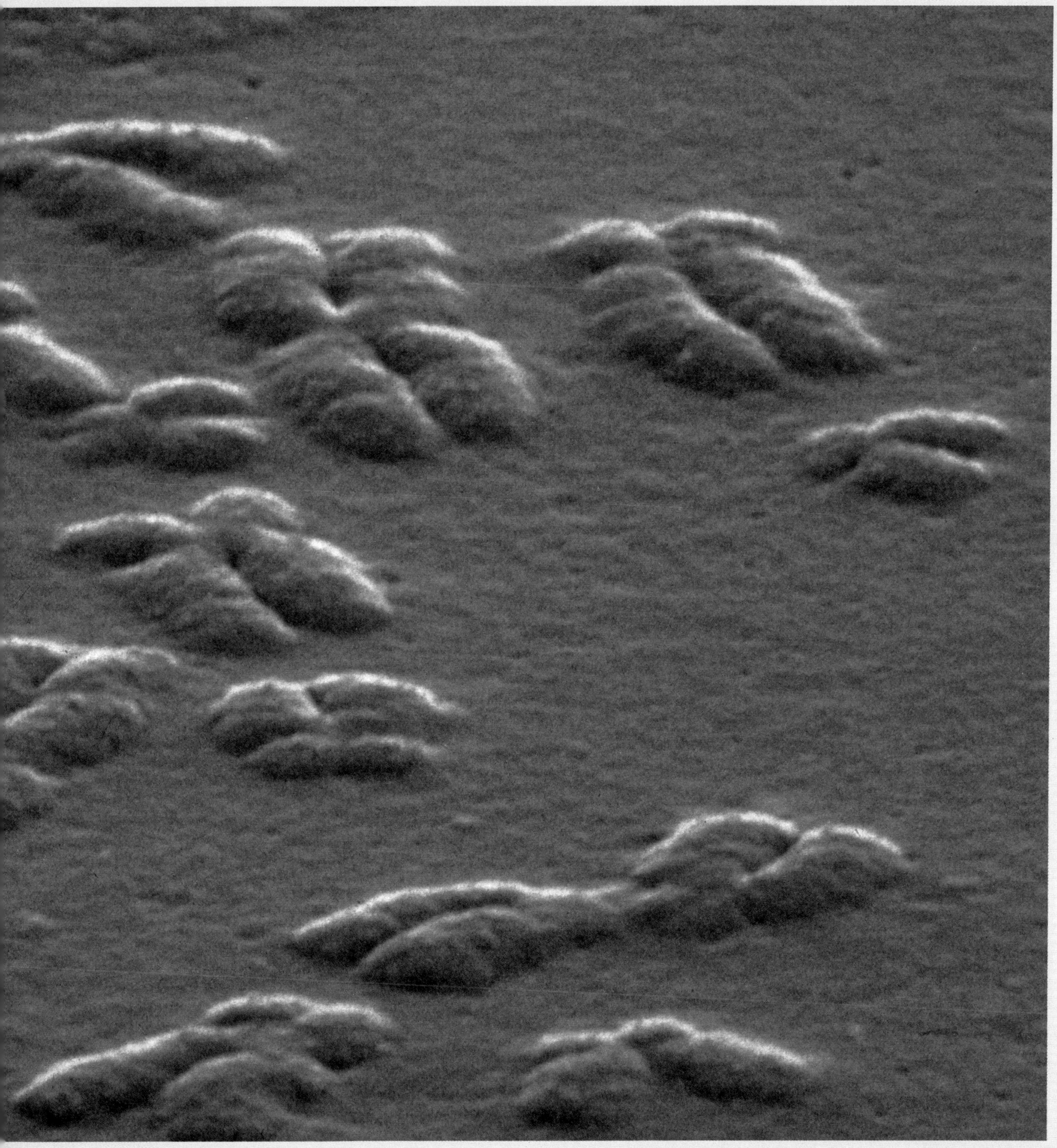

Chromosomen

Tief im Inneren der Zelle, in ihrem mikroskopisch kleinen Kern, wird das wertvollste Material des Körpers aufbewahrt – das Genom, die genetische Information. Beim Menschen liegt es in Form von 46 typisch geformten Strukturen vor, die als Chromosomen bezeichnet werden. In der Abbildung auf der Vorseite ähneln sie der geheimnisvollen Schrift einer Zivilisation, die vor langer Zeit untergegangen ist.
Die Chemie der Chromosomen wird von der Nukleinsäure dominiert, einer Substanz, die am Anfang des Lebens mit Fetten, Kohlenhydraten und Proteinen die Verbindung zu Chromatin eingegangen ist und damit den Weg für eine unvergleichliche Entwicklung der Organismen bereitet hat. Dieses Chromatin hat ein gutes Gedächtnis – es ist selbst der Stoff des Gedächtnisses. Und wenn es etwas gibt, das ein Genom benötigt, dann ist es ein Gedächtnis, das nie versagt. Im Chromatin ist tatsächlich all die Information gespeichert, die zum Leben benötigt wird.
Wenn wir in die Mikroanatomie der Chromosomen eindringen, stellen wir fest, daß sie aus unendlich feinen und extrem langen Strängen aus der Nukleinsäure DNS (Desoxyribonukleinsäure) bestehen. Die DNS-Stränge des Erbmaterials einer einzelnen Zelle sind zusammen 150 Zentimeter lang. Wenn es möglich wäre, die DNS der Milliarden von Zellen eines menschlichen Körpers aneinanderzureihen, ergäbe dies einen Faden, der sich von der Erde bis zum Mond erstrecken würde.
Es sind diese DNS-Stränge, die – codiert – die genetische Information tragen. Die Gene, das Erbmaterial, sind wie Eintragungen in einem gigantischen Lexikon. Wenn ihre Informationen in Form von Buchstaben aufgeschrieben wären, würden sie 1000 tausendseitige Bücher mit 3000 Zeichen pro Seite füllen – und dies ist nur die Erbinformation in einer Zelle.
Ohne diese genetische Blaupause wäre menschliches Leben nie entstanden und könnten wir auch nicht weiterleben. Sie überwacht alle Funktionen der Zelle und ihre Teilungen bis ins kleinste Detail hinein. Wir sind heutzutage zu Recht von der ungeheuren Speicherkapazität und Geschwindigkeit der Computer beeindruckt, aber die Leistungsfähigkeit eines DNS-Moleküls ist ein noch viel größeres Wunder.
Unsere rund 100 000 genetischen Merkmale geben der Zelle präzise Hinweise, damit sie all die nützlichen Dinge herstellen kann, auf die sie programmiert ist: ein Hormon, ein paar Enzyme, Schleim, Talg, die Waffen des Immunsystems bis hin zu den Impulsen in den Nervenzellen des Zentralnervensystems.
Man kann nun fragen, wie die codierte Information entschlüsselt wird und wie diese abstrakte Wortschrift in konkrete Proteinmoleküle und andere Substanzen umgewandelt wird. Dies ist ein unaufhörlicher Prozeß in unseren Zellen – es ist das Leben selbst –, und er findet auf einem unglaublich kleinen Raum statt, in Zellen nämlich, die nur ein paar Hundertstel eines Millimeters als Durchmesser haben.
Er geht wie folgt vor sich. Spezielle Moleküle suchen ein bestimmtes Stück der Information – ein Gen – aus, kopieren es und fertigen einen Boten an, einen chemischen Verwandten der DNS mit Namen Boten-RNS. Er wird aus dem Kontrollzentrum im Zellkern heraus- und zu den Ribosomen gebracht. Dies sind kleine Körnchen, die sich im Zytoplasma der Zelle befinden und die als Orte der Proteinsynthese dienen. Die Boten treffen hier ein und sagen, was zu tun ist, das heißt in welcher Reihenfolge die Bausteine der Proteine, die 20 Aminosäuren, zusammengestellt werden müssen. Die Proteinmoleküle werden wie Häuser Stein auf Stein zusammengebaut und dann losgeschickt, um bei den Lebensvorgängen zu helfen.
In Wirklichkeit ist dieser Aufbau von Molekülen zu immer größeren Makromolekülen nicht so einfach, wie es nun erscheinen mag. Der bemerkenswerteste Aspekt bleiben dabei der genetische Code und die Konstruktion der genetischen Moleküle. Sie bilden die Grundlage für das, was uns zu dem macht, was wir sind. Sie sorgen dafür, daß wir Menschen werden und keine Tiere. Sie bestimmen unser Geschlecht, unsere Körpergröße, unsere Augen-, Haut- und Haarfarbe. Sie steuern die Intelligenz, die Gesundheit und sogar einige Krankheiten; unter den Genen gibt es einige, die defekt und Ursache von Erbkrankheiten sind, die früher oder später ausbrechen können.
Und all diese Eigenschaften werden in dem Augenblick festgelegt, wenn die Chromosomen aus dem männlichen Samen mit den Chromosomen der weiblichen Eizelle zusammenkommen.
Der Augenblick der Befruchtung mit seiner unkontrollierbaren Verschmelzung von Genen zweier Individuen ist die Ziehung in der Lotterie des Lebens. Unsere Nachkommen ziehen Nieten oder Preise; in diesem Augenblick wird ein für allemal entschieden, ob sich in der DNS fehlerhafte Gene befinden, die Schaden anrichten können, oder ob einwandfreie Gene die Oberhand erhalten. Das Immunsystem ist dafür ein Beispiel: Es kommt immer wieder einmal vor, daß sich die Gene der Eltern so zusammenfinden, daß das Kind ein schwaches Immunsystem bekommt. Es ist dann sein Schicksal, von Infektionen geplagt zu werden und vielleicht sogar früh zu sterben. Bei seinem Bruder oder seiner Schwester legen sich die Gene möglicherweise richtig zusammen und liefern ein ausgezeichnet funktionierendes Immunsystem.
Was das Immunsystem angeht, so ist das hierfür wichtigste Chromosom dasjenige, dem die Genetiker die Zahl 6 gegeben haben. Zunächst und vor allem reguliert es die sogenannten T-Lymphozyten, die für das gesamte Immunsystem von Bedeutung sind. Sie fungieren als eine Art Kommandoeinheit für das große Heer der

Verteidigungszellen. Einige von ihnen stimulieren, andere unterdrücken und gleichen aus; eine dritte Art arbeitet in Verbindung mit den B-Lymphozyten, die Antikörper produzieren.
Menschen, die das Pech hatten, mit einem beschädigten sechsten Chromosom geboren zu werden, werden häufig zu sogenannten immunologischen Invaliden. Sie leiden unter wiederkehrenden Infektionen und sterben oft als Kinder oder Jugendliche.
Die gegenwärtige Erforschung der Körperabwehr konzentriert sich daher auf dieses Chromosom. Die Wissenschaftler hoffen, bald dazu in der Lage zu sein, seine Geheimnisse zu enträtseln und so die Leiden zu verringern, die durch diese Immunschwäche verursacht werden. Diese Bemühungen schließen den Kampf gegen AIDS ein, eine neuartige Krankheit, die mit der männlichen Homosexualität in Verbindung zu stehen scheint, aber auch durch Bluttransfusionen übertragen werden kann. Charakteristisch für AIDS ist eine stark herabgesetzte Aktivität lebenswichtiger T-Zellen. Die Sterblichkeit unter den Betroffenen ist sehr hoch.
Das Erbmaterial ist seiner Natur nach extrem konservativ. Dies ist daraus ersichtlich, daß sich die Menschen, die vor fünfzig- oder hunderttausend Jahren gelebt haben, nur wenig von den heutigen unterscheiden. Nichtsdestoweniger kann das genetische Material an verschiedenen Stellen geändert worden sein, wenn dies nützlich für die Art war. In der kurzfristigen individuellen Perspektive bringen Genveränderungen jedoch eher Schaden als Nutzen. Strahlung, Schwingungen, chemische Einflüsse und andere Umweltfaktoren können zu genetischen Mutationen führen. Wenn Änderungen dieser Art im fötalen Stadium eintreten, kommt es oft zu Fehlgeburten. Die Natur hat ihre Wege, sich zu schützen.
Die verbesserte medizinische Versorgung trägt dazu bei, gewisse Erbdefekte heute zu verbreiten, an denen ein Individuum früher gestorben wäre, bevor es die Geschlechtsreife erlangt hätte. Der Jugenddiabetes ist ein Beispiel und allergische Erkrankungen ein weiteres. Ihre Opfer erreichen nun ein normales Alter und haben Kinder, die den Keim zu der Krankheit in ihren Genen weitertragen.
Ob die moderne Gentechnik mit ihrer Fähigkeit zur Genmanipulation in Zukunft dieser Tendenz zur Ausbreitung beschädigter Gene entgegenwirken wird, bleibt abzuwarten. Tatsache ist jedenfalls, daß die genetische Manipulation eine neue Richtung für die Forschung freimacht, zu deren konkreten Ergebnissen neue Medikamente, Impfstoffe und Behandlungsmethoden gehören.
Plötzlich hält der Mensch einige der Schlüssel des Lebens selbst in seinen Händen.

Es sind die Gene, die die Hautfarbe, den Haartyp, die Schädelform und bestimmte Gesichtszüge wie Nasenform, Mund und Augenlid festlegen.

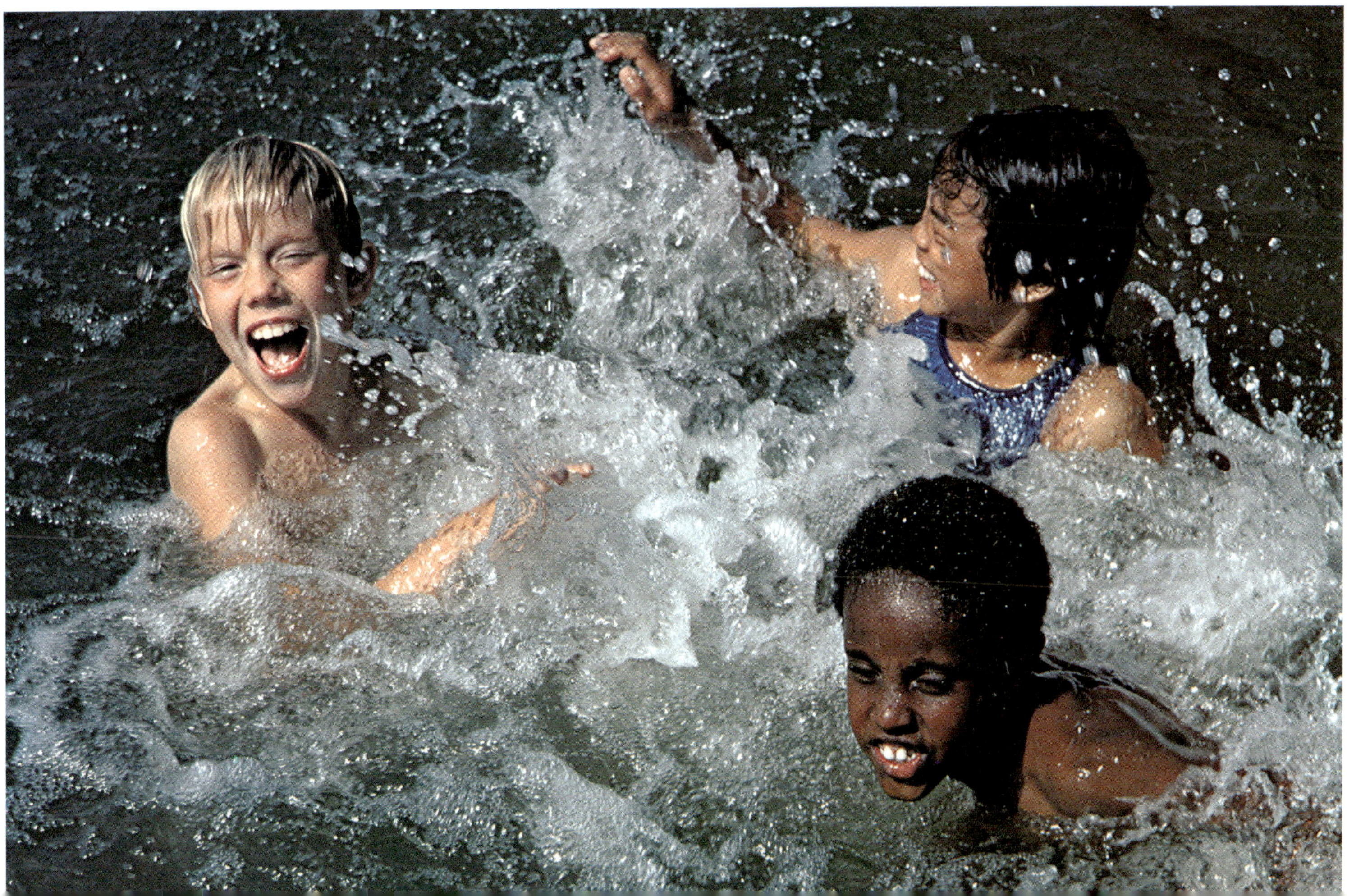

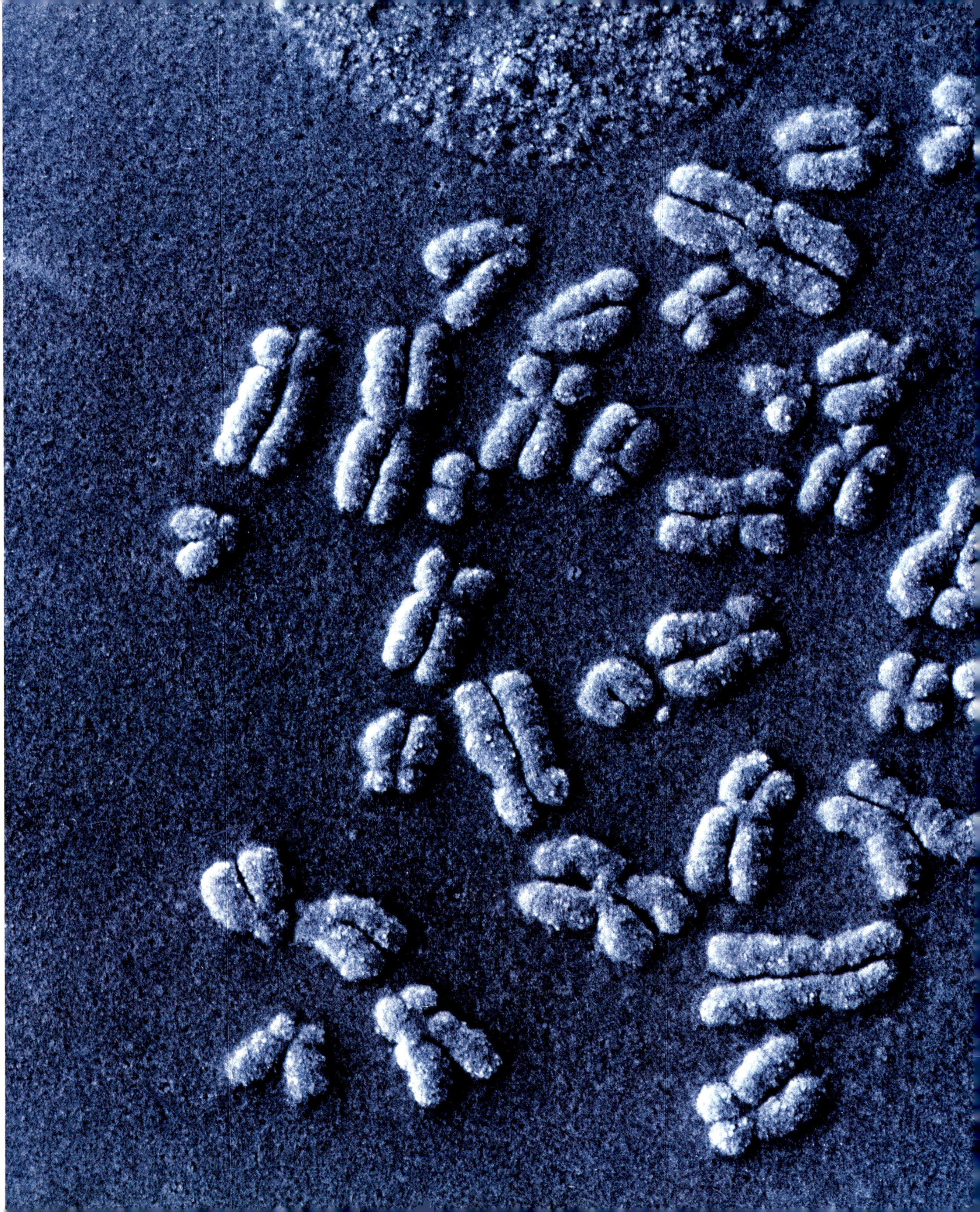

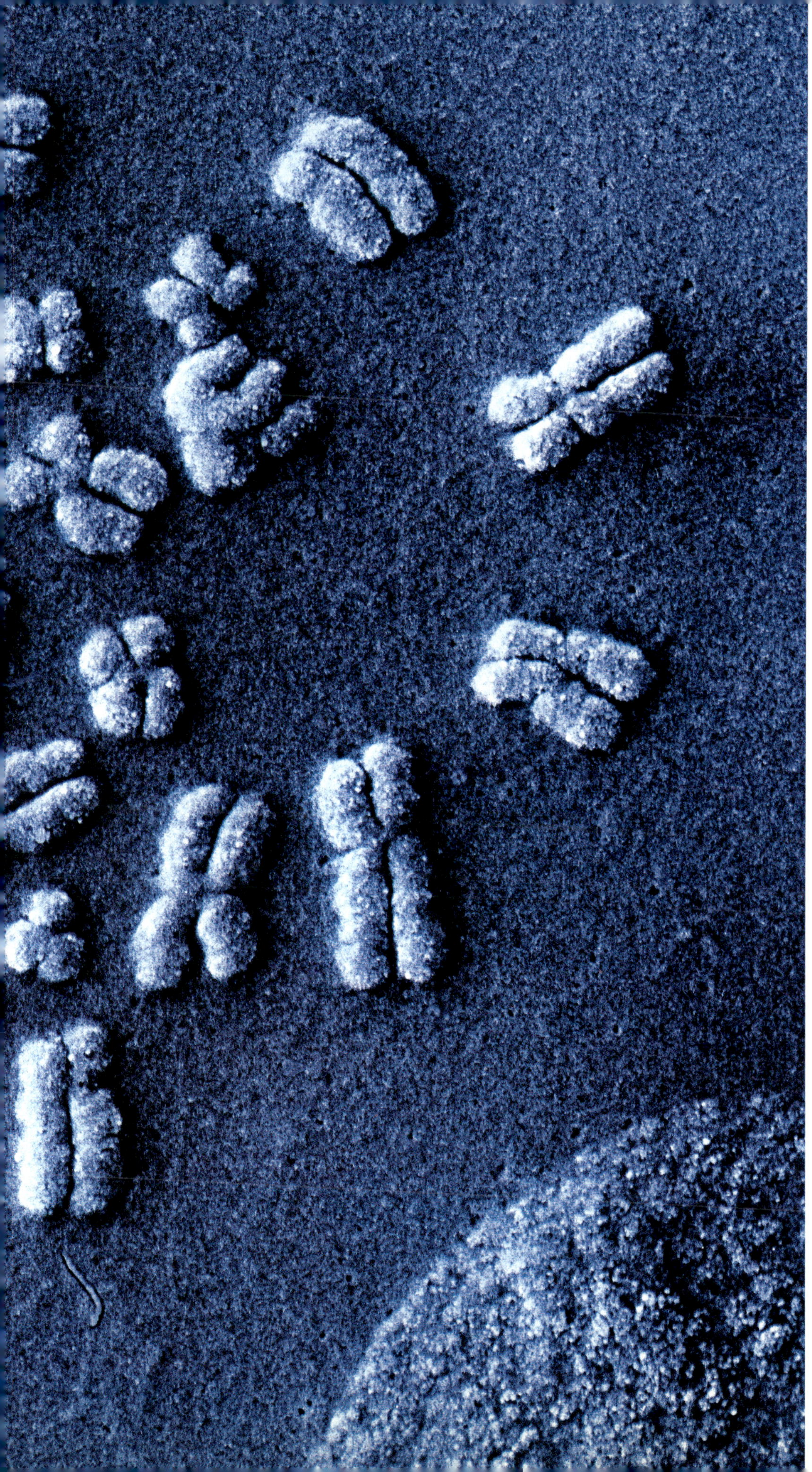

Die chemischen Lochkarten der Zelle

Menschliche Zellen enthalten 23 Chromosomenpaare. Die Größenunterschiede zwischen den Chromosomenpaaren sind beträchtlich: Die längsten sind etwa zehnmal so lang wie die kürzesten. Die Chromosomen enthalten Gene; eine Hälfte stammt vom Vater, die andere von der Mutter. Die Kombination liegt in dem Augenblick fest, in dem sich das genetische Material der Samenzelle mit dem einer Eizelle zusammentut. Samen und Eizelle können Variationen der Gene haben, die durch den Mechanismus des sogenannten Crossing-over kreiert werden. Damit sind genetische Modifikationen möglich, die eine Art an veränderte Bedingungen in der Umgebung anpassen können.

Die Gene können mit chemischen Lochkarten verglichen werden, auf denen die gesamte Information gespeichert ist, die eine Zelle braucht, um ihre Aufgaben durchzuführen. Die Information besteht aus vier Basen – Thymin, Adenin, Cytosin und Guanin –, die der Reihe nach angeordnet sind, um einen Code zu bilden, den genetischen Code. Es gibt eine unendliche Vielzahl von Möglichkeiten, vier Bausteine zu verschiedenen Sequenzen unterschiedlicher Länge anzuordnen. Bestimmte Sequenzen enthalten den Code für ein Protein; sie werden von der Zelle gelesen und an eine Einheit weitergegeben, die die Proteine zusammenbaut. Dies funktioniert bei allen Proteinen des Körpers auf die gleiche Weise: Die langen Chromosomenbänder enthalten die Gene für Proteine, deren Manufaktur in den Zellfabriken erfolgt.

Der Mensch hat etwa hunderttausend Gene, und sie sind in jedem Zellkern der Milliarden von menschlichen Zellen enthalten. Zellen verwenden aber immer nur ein paar tausend Gene; der Rest bleibt schlafende oder stumme Information. Wie eine Zelle verschiedene Gene »ein- oder abschaltet«, ist heute noch nicht vollständig entschlüsselt.

Die dominierende Substanz in den Chromosomen ist DNS, also Desoxyribonukleinsäure. Sie ist das Erbmaterial (fast) aller lebenden Dinge, sowohl der Tiere als auch der Pflanzen, und sie ist seit Beginn des Lebens vor vier Milliarden Jahren von einer Generation an die nächste weitergegeben worden. Es ist schwer, eine chemische Substanz zu finden, deren Potential das der DNS übertrifft.

Menschliche Chromosomen (40 000fache Vergrößerung)

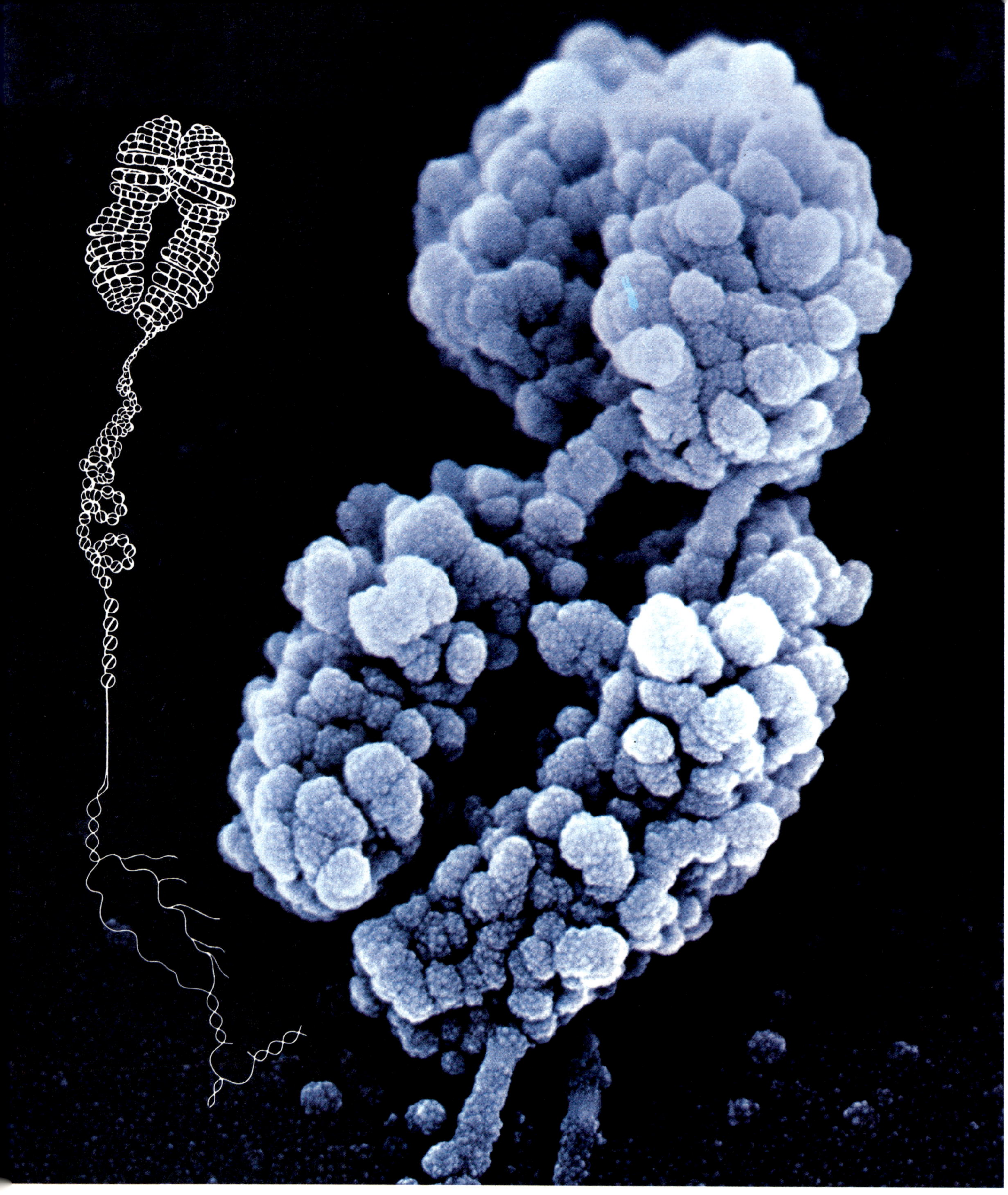
1

Auf der gegenüberliegenden Seite sehen wir ein Chromosomenpaar, das mit einem Rasterelektronenmikroskop 125 000fach vergrößert worden ist. Die nebenstehende Zeichnung veranschaulicht den Aufbau der Chromosomen. Sie bestehen aus extrem dünnen, meterlangen DNS-Fäden, die um einen Proteinkern herumgewunden sind. Wenn wir zum großen Bild zurückkehren, sehen wir die Haufen der DNS-Stränge auf dem Chromosom. Wenn sich die Zellen teilen, wird jeder Strang geteilt, und es wird von ihm eine exakte Kopie angefertigt. Aus einer Zelle werden zwei genetisch identische Zellen geschaffen – eine Voraussetzung für das richtige Funktionieren von Zellen, Gewebe und Organen.

Die Abbildung unten zeigt einzelne und manchmal doppelte DNS-Stränge, dargestellt als punktierte Linien und Rosetten. Die umliegenden körnigen Partikel sind Proteine. Dieses bemerkenswerte Bild wurde von einem Transmissionselektronenmikroskop aufgenommen. Wie wird nun die Information zwischen den 46 Chromosomen aufgeteilt? Die Technik der DNS-Hybride hat die Möglichkeiten des Menschen verbessert, die Gene in unseren Chromosomen zu kartieren. Heute kennen wir die genaue Lokalisation von mehreren hundert Genen; in Zukunft werden wir vielleicht Zugang zu allen Eintragungen in der riesigen Bibliothek des Zellkerns haben.

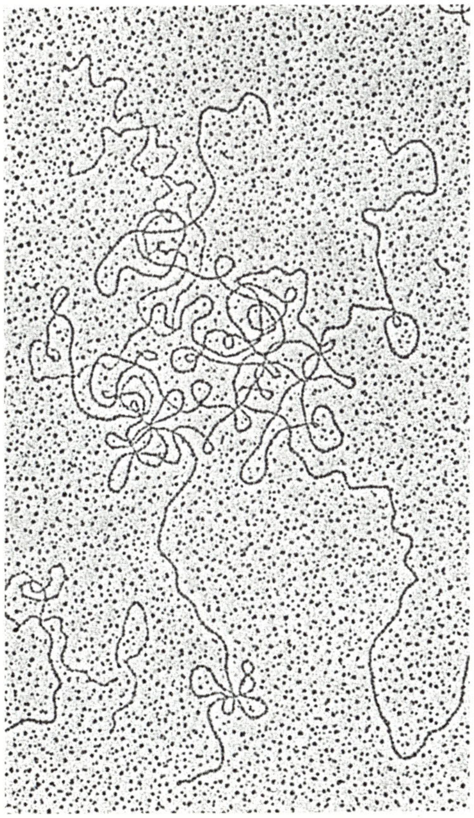

2

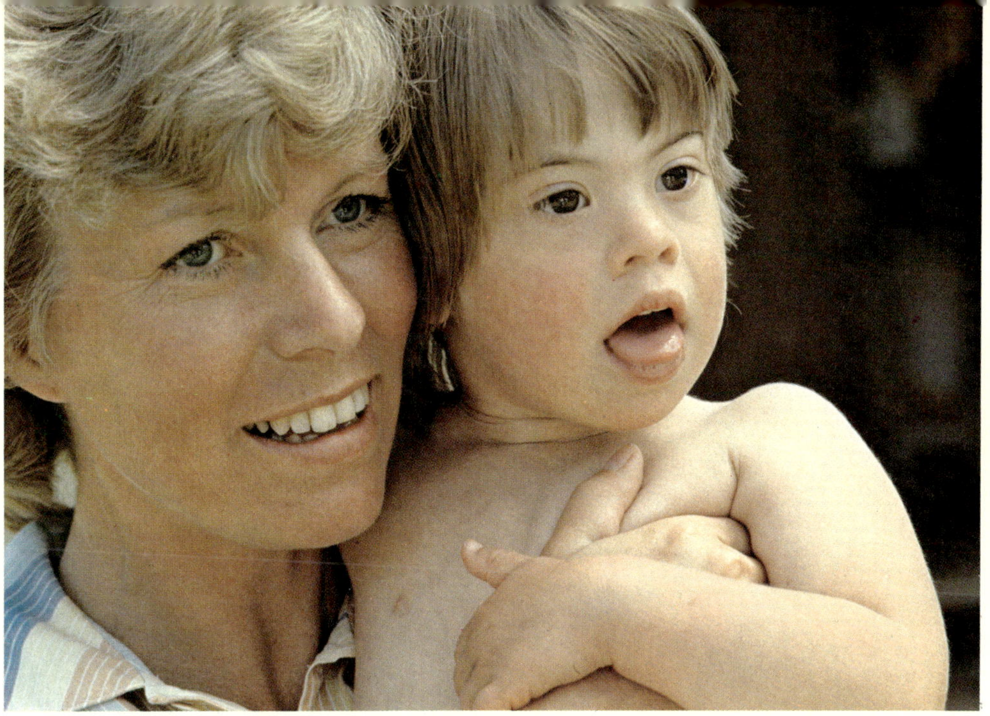

3

4

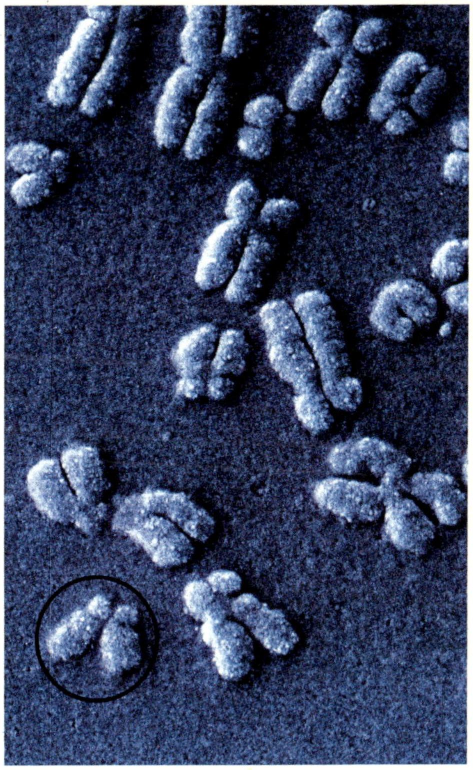

1. *Menschliches Chromosomenpaar, etwa 125 000fach vergrößert, mit einer Zeichnung, die den Aufbau der DNS-Stränge zeigt*
2. *DNS-Stränge*
3. *Eine Mutter mit ihrem Kind, das vom Down-Syndrom betroffen ist*
4. *Detail der normalen menschlichen Chromosomen; um das sogenannte Chromosom 21 ist ein Kreis gezeichnet. Bei mongoloiden Kindern ist ein Chromosom 21 zuviel vorhanden.*

Das Down-Syndrom

Die Chromosomen und ihre Gene enthalten den Entwurf für die Konstruktion von Zellen und Gewebe. Selbst kaum sichtbare Defekte in den Chromosomen können fürchterliche Konsequenzen haben.

Ein Beispiel dafür ist das auch als Mongolismus bezeichnete Down-Syndrom. Diese Mißbildung bringt Herzfehler mit sich, hat schwerwiegende Hirnschäden zur Folge, die sich als Retardierung zeigen, führt zu extremer Anfälligkeit gegenüber Infektionen und zu einem hohen Risiko, an Leukämie zu erkranken – um nur einige Charakteristiken zu nennen. Es wird durch einen Überschuß an Chromosomen verursacht: Das Kind hat 47 statt 46 Chromosomen. Chromosom 21 (in Abbildung 2 mit einem Kreis gekennzeichnet) ist dreifach vorhanden.

Wenn die überschüssigen Gene auf Chromosom 21 in die Entwicklung des Körpers eingreifen, treten Steuerungsfehler auf. Die äußerlichen Kennzeichen sind Schlitzaugen und mißgebildete Ohren, doch der innere Schaden ist noch größer. Ein Kind von 600 bis 700 Neugeborenen ist vom Down-Syndrom betroffen. Das Risiko erhöht sich mit dem Alter der Mutter: Wenn sie 40 Jahre alt ist, liegt es bei 1:100, wenn sie 45 Jahre alt ist, bei 1:16. Chirurgische Eingriffe am Herzen und am Darm ermöglichen heute in Verbindung mit anderen medizinischen Behandlungen, daß mongoloide Kinder nahezu eine normale Lebenserwartung haben. In der Vergangenheit sind sie früh gestorben. Das Down-Syndrom kann mit einer Fruchtwasseruntersuchung noch vor der Geburt entdeckt werden.

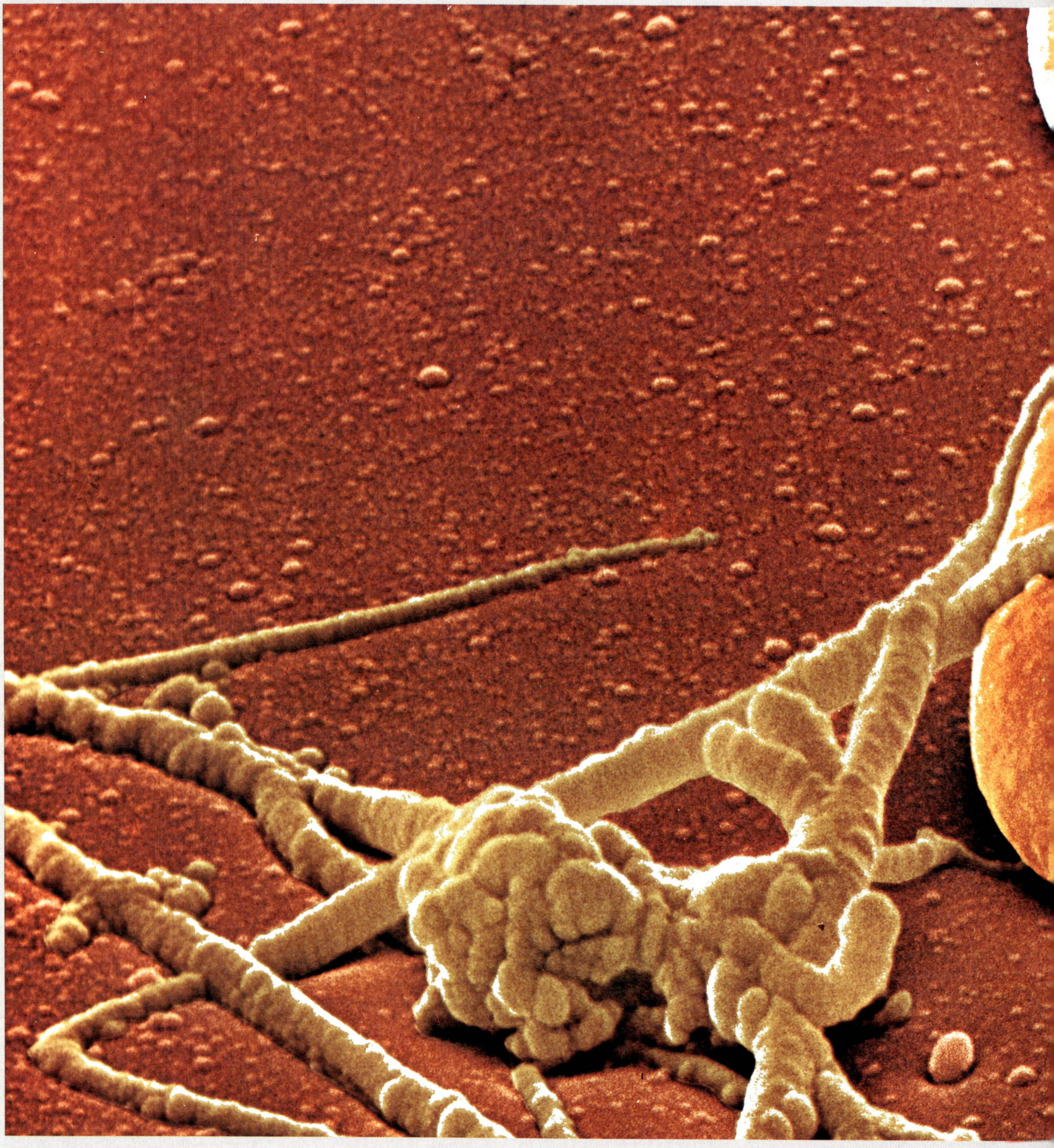

Eine rote Blutzelle, die in Fibrinfäden gefangen ist

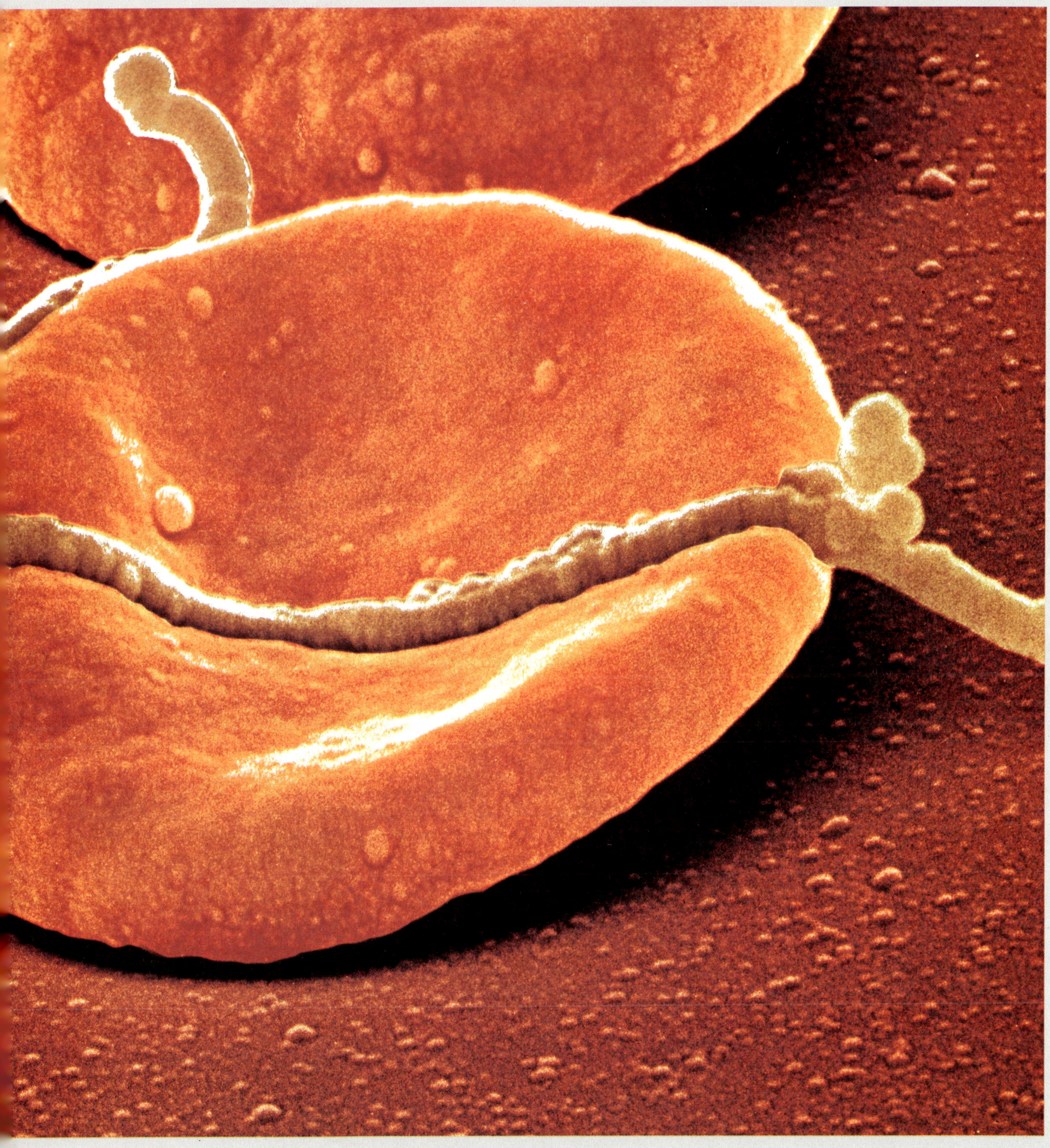

Blutgerinnung

Ein Blutgerinnsel in einer Herzarterie mag nicht mehr als zwei Millimeter dick sein und nur Bruchteile eines Gramms wiegen. Und doch kann es einen Menschen in weniger als einer Stunde töten.

Ein Thrombus am falschen Ort ist eine biologische Fehlentwicklung in eine Richtung; anhaltendes Bluten ist eine Fehlentwicklung in die andere Richtung. In beiden Fällen manifestiert sich eine Störung in einer der kompliziertesten Kettenreaktionen des Körpers, nämlich bei der Blutgerinnung (Koagulation).

Es ist leichter zu verstehen, wie eine unkontrollierte Blutung im Wortsinne dafür sorgt, daß das Leben ausläuft, als zu verstehen, wie ein scheinbar bedeutungsloser Blutklumpen die Flamme des Lebens auslöschen kann. Die Erklärung für das letztere Phänomen liegt darin, daß ein lebenserhaltendes Netzwerk an zentraler Stelle blockiert und dadurch die Blutzufuhr für bestimmte Zellen unterbrochen wird, was diese ersticken läßt. Große Teile des Herzmuskels hören mit ihrer Arbeit auf, und der Rest kann die Blutzirkulation nicht aufrechterhalten. Falls ein Gerinnsel im Gehirn auftritt, werden hier wesentliche Zentren lahmgelegt, und es gibt keine Impulse mehr zwischen den Nervenzellen.

Eine andauernde Blutung und die Bildung von Thrombosen sind pathologische Extremfälle eines Systems, das normalerweise mit unnachgiebiger Präzision funktioniert und das eine wesentliche Voraussetzung für das Leben ist. Wenn der Gerinnungsvorgang nicht automatisch die Wunden heilen ließe, wäre das Leben unmöglich. Und wenn das Gerinnungssystem nicht mit Sicherheitsvorkehrungen ausgestattet wäre, die verhindern, daß es zu einer Koagulation an einer falschen Stelle kommt, dann könnten sich überall solche Klumpen bilden.

Die Fähigkeit oder Unfähigkeit des Blutes zu gerinnen, ist daher ein gutes Beispiel dafür, wie der Körper gelernt hat, biologisches Dynamit in einem raffinierten und feinabgestimmten Gleichgewicht anzuwenden. Die erfolgreiche Anwendung beruht auf der Tatsache, daß die Blutgerinnung ein Prozeß ist, der Schritt für Schritt abläuft. Außerdem hat der Körper keine Blutklumpen auf Lager, die zur Verwendung bereitliegen. Alles muß an Ort und Stelle getan werden. Die Werkzeuge und Hilfsmittel für diesen Vorgang zirkulieren im Blut. Wenn ein Blutgefäß beschädigt wird, geht ein Alarmsignal auf die Reise, das den Gerinnungsvorgang startet. Er umfaßt nicht weniger als 15 Schritte.

Der erste Schritt besteht in einer unmittelbaren Änderung der Natur der Blutplättchen (Thrombozyten), wenn diese mit der Wunde in Kontakt kommen. Normalerweise bewegen sie sich frei im Blut umher, ohne an irgendeiner Wand der Blutgefäße hängenzubleiben. Wenn aber Gewebe verletzt ist, treffen sie im Bindegewebe auf Substanzen, die die Eigenschaften der vorbeikommenden Plättchen ändern. Die Thrombozyten werden dann klebrig und fangen an, mit dem verletzten Blutgefäß und untereinander zu fusionieren. Rasch errichten sie einen vorläufigen Damm, und gleichzeitig produzieren sie Substanzen, die die eigentliche Blutgerinnung in die Wege leiten.

Schritt für Schritt werden nun im Blut verschiedene Substanzen aktiviert. Zuletzt greifen noch zwei essentielle Stoffe ein, und zwar ein Enzym mit Namen *Thrombin* und ein Protein mit Namen *Fibrin.* Die Aufgabe des Thrombins besteht darin, den ganzen Prozeß voranzutreiben, die Rolle des Fibrins darin, das Gerinnsel mit einem feinmaschigen Netz zu versorgen, das Korpuskel einfangen kann.

Die starken und festen Fibrinfäden werden mit Hilfe eines Verfahrens hergestellt, das die Chemiker Polymerisation nennen. Es ist dasselbe Verfahren, das eine Spinne verwendet, wenn sie ihr Netz baut, und das die Industrie benutzt, wenn sie Nylonfäden herstellt. Gummi ist ein weiteres Beispiel für die vielen natürlichen Polymere – das heißt kettenförmige Moleküle –, die durch die Verknüpfung von kleinen Molekülen entstehen.

Unser eigener Körper hat also den Weg geebnet, den die moderne Technik nun beschreitet. Mit Hilfe des Enzyms Thrombin wird eine lösliche Substanz mit Namen Fibrinogen in ein feste mit Namen Fibrin umgewandelt.

Wenn Thrombin das Fibrinogen zur falschen Zeit aktiviert und das Netzwerk aus Fibrinfäden an der falschen Stelle im Kreislaufsystem errichtet wird, kann es zur Katastrophe kommen. Dann können Blutgerinnsel entstehen, die tödlich sein können. Um dies zu verhindern, hat die Natur eine Reihe von Sicherheitsvorkehrungen getroffen: Mehrere chemische Stufen müssen durchlaufen werden, bevor das Thrombin einsatzbereit ist.

Damit sich ein Blutgerinnsel bilden kann, ist es wesentlich, daß die Gerinnungsfaktoren in einer ganz bestimmten Reihenfolge in Aktion treten. Einigen Menschen fehlt der eine oder andere dieser Faktoren, was zur Folge hat, daß ihr Blut nicht normal gerinnen kann. Am härtesten sind davon die Bluter betroffen, die bei einer Verletzung sofort behandelt werden müssen, damit sie nicht verbluten.

Neben dem *chemischen* Vorgang der Blutgerinnung besitzt das Blut auch mechanische Methoden, um einen Blutverlust gering zu halten. Diese greifen ein, wenn ein Blutgefäß verletzt wird. Die Gefäße ziehen sich an der verletzten Stelle zusammen, und das ausgelaufene Blut übt von außen Druck auf das Gefäß aus. Abwehrmaßnahmen dieser Art sind wichtig, da schon der Verlust eines halben Liters Blut einen gefährlichen Schock herbeiführen kann.

Es gibt also Substanzen im Blut, die im Verlauf einer komplexen Folge von Ereignissen dafür sorgen, daß das Blut gerinnt. Es gibt

auch Substanzen, die der Gerinnung entgegenwirken, die das Fibrin auflösen.
Das Gerinnungssystem auf der einen und das Auflösungssystem auf der anderen Seite müssen im Gleichgewicht funktionieren. Wenn ein Gerinnsel zu früh aufgelöst wird, fängt eine Wunde wieder an zu bluten. Wenn es zu spät beseitigt wird, kann es zu Gewebeschäden kommen, da nun zu wenig Blut durchfließen und die Zellen versorgen kann.
Das große und wachsende Problem in der westlichen Welt besteht darin, daß die Gerinnung an der falschen Stelle der Blutgefäße eintritt. Schäden an den Wänden führen zur Arteriosklerose. Die erkrankten, rauhen Gefäßwände begünstigen Blutgerinnsel und Thrombosen.
Heutzutage kann die Anfangsphase einer Arteriosklerose schon bei jungen Leuten zwischen 20 und 25 Jahren beobachtet werden. Obwohl auch Erbfaktoren eine Rolle spielen, sind falsche Ernährung und unsere Lebensgewohnheiten von entscheidender Bedeutung: ein zu hoher Verbrauch an tierischen Fetten und Kohlenhydraten, unzureichende körperliche Betätigung, Streß und ein hoher Nikotinkonsum. Oft werden bereits junge Männer von Gefäßerkrankungen betroffen, und heute trifft es auch immer mehr Frauen.
Die dramatische Schlußphase muß nicht immer darin bestehen, daß ein Gerinnsel in den Herzkranzgefäßen auftritt. Die Hinweise aus Autopsien legen vielmehr die Vermutung nahe, daß die Ursache eines plötzlichen Todes eher ein Spasmus ist – also die plötzliche Verengung der koronaren Arterien – und daß meist kein Blutgerinnsel entsteht. Dennoch liegt diesem Phänomen das Auftreten einer pathologischen Veränderung in den Herzkranzgefäßen zugrunde. Sie werden zunehmend blockiert.

Rote Blutkörperchen – sie haben einen Durchmesser von sieben Tausendstel eines Millimeters – auf ihrem Weg durch die kleinsten Gefäße des Körpers, die Kapillaren (1200fache Vergrößerung).

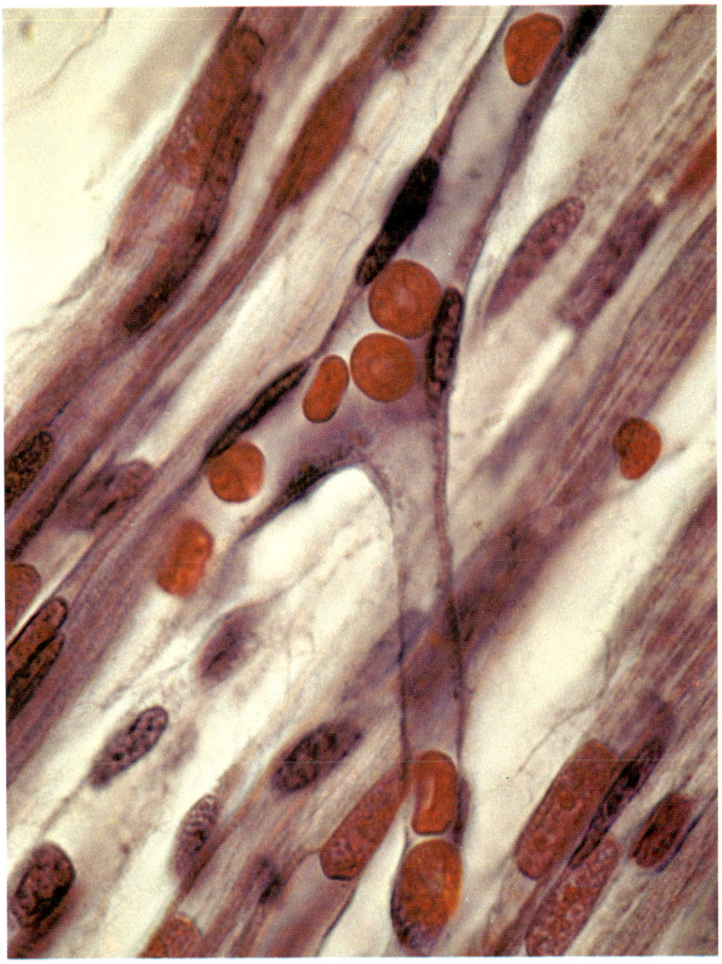

Ein junger Bluter, ausgerüstet mit einem Helm und Gelenkschutz, die das Risiko vermindern, eine gefährliche Blutung zu erleiden. Bei Blutern können Verletzungen selbst kleiner Blutgefäße schlimme Konsequenzen haben; deshalb sind vorbeugende Maßnahmen von großer Bedeutung.

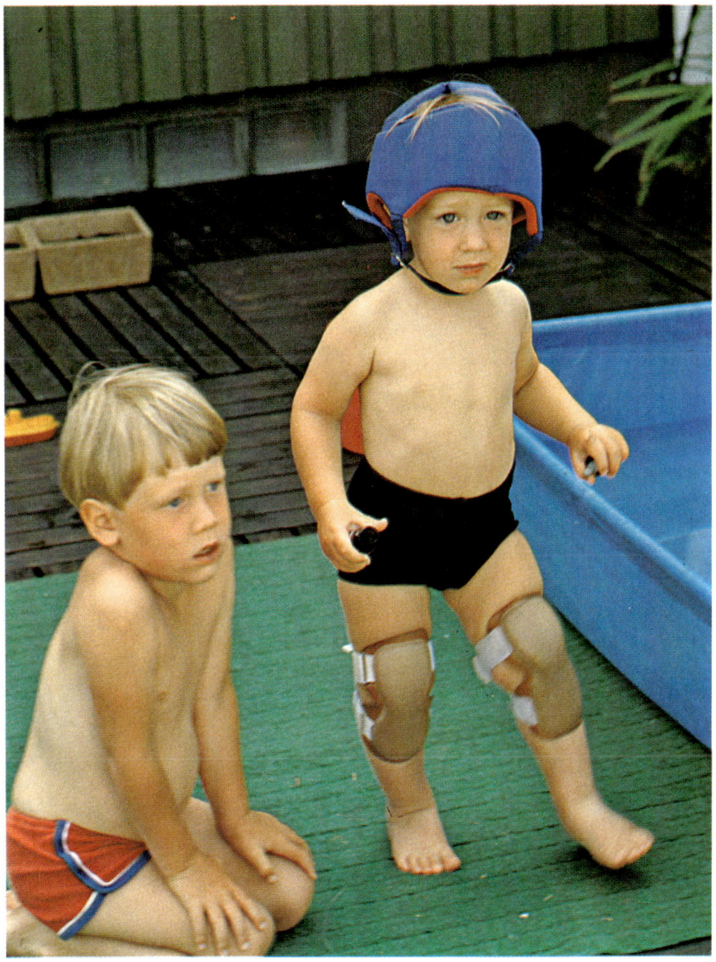

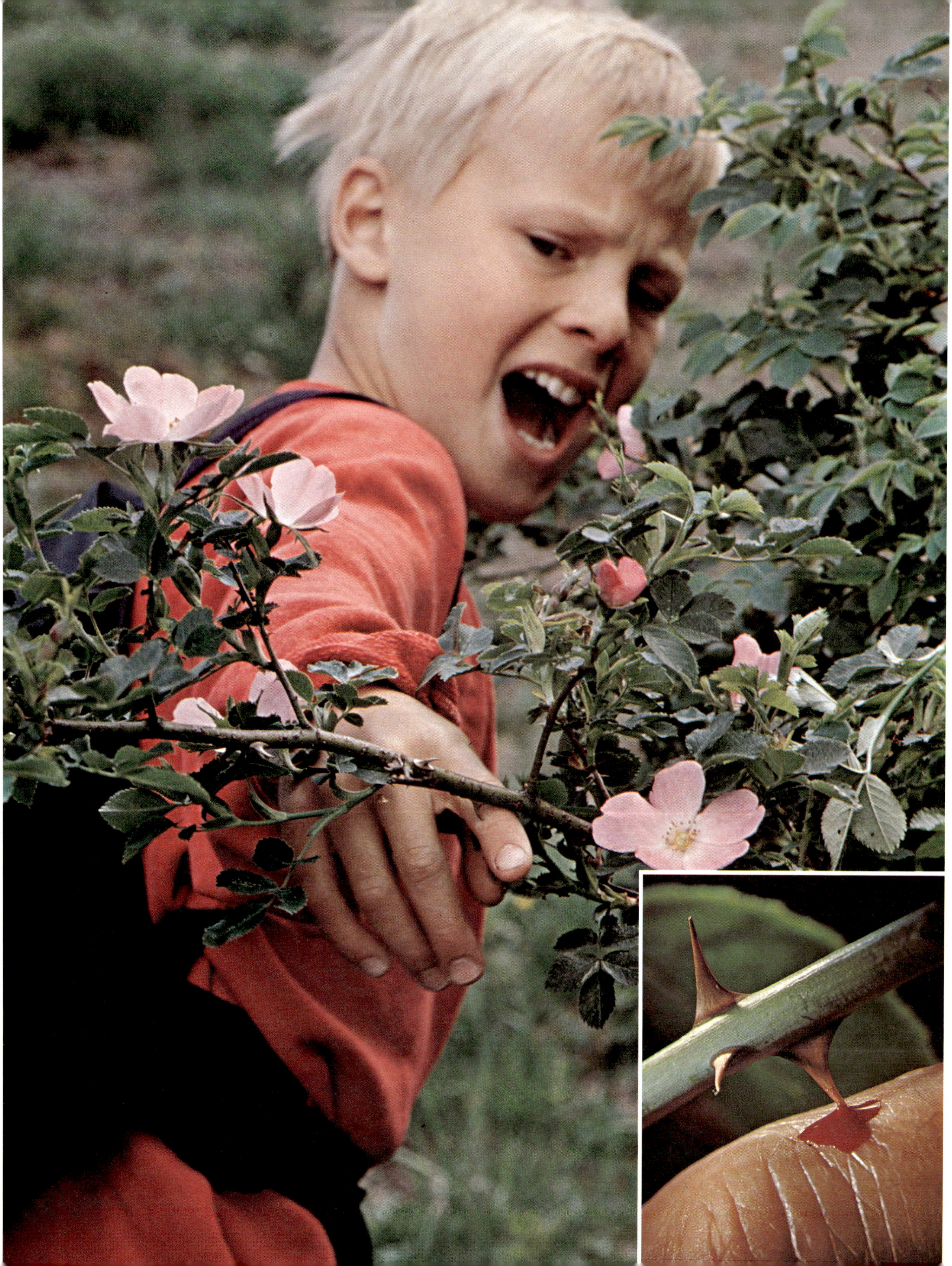

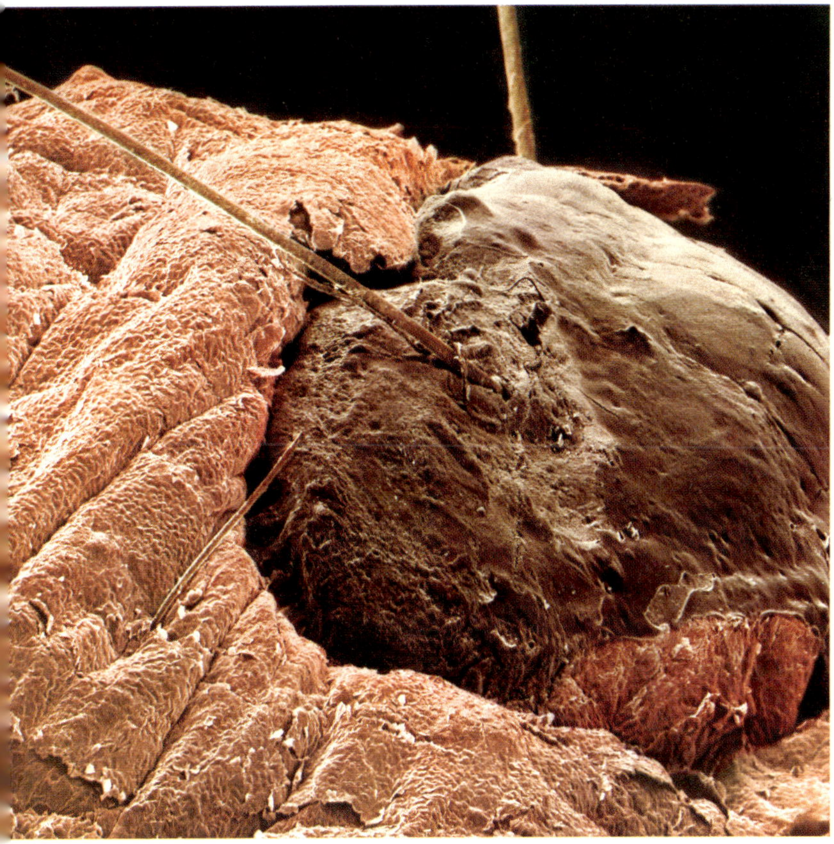

1

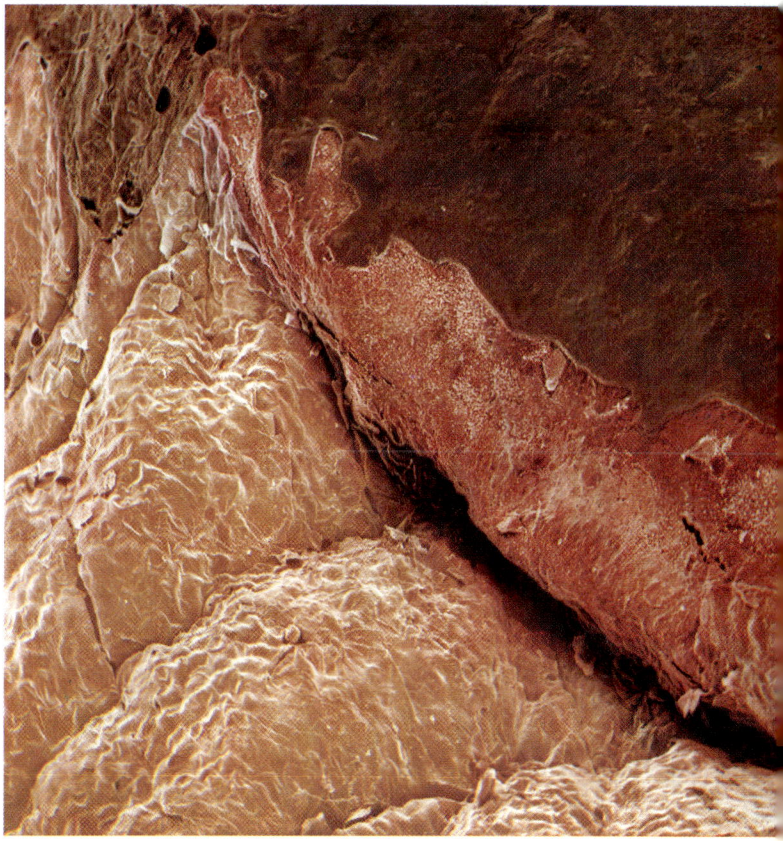

2

Ein alltägliches Drama: die Heilung einer Wunde

Es geschieht leicht, daß die Haut reißt – der Kratzer eines Rosendornes genügt. Damit bricht zugleich die erste Abwehrlinie des Körpers zusammen. Die auf der Haut lebenden Bakterien können nun in die darunterliegenden Gewebe gelangen, die reiche Nahrung bieten.

Schon eine kleine und oberflächliche Wunde stellt den Körper vor zwei Probleme: Er muß die Invasion der Bakterien stoppen und die Blutung aufhalten. Wenn das Immunsystem defekt ist, werden selbst harmlose Bakterien zu einer Bedrohung. Und wenn die Blutgerinnung nicht richtig funktioniert, kann eine kleine Wunde einen großen Blutverlust zur Folge haben.

Bei einem gesunden Jungen werden sofort und automatisch die richtigen Reaktionen ausgelöst. Die Verletzung des Gewebes veranlaßt die Freisetzung von Substanzen, die dafür sorgen, daß sich die Thrombozyten im Blut aneinanderhängen und damit beginnen, einen Klumpen zu bilden. Zur selben Zeit rasen die verschiedenen Fronttruppen des Immunsystems zur Wunde, wo sie die Eindringlinge angreifen und den Abfall aus dem beschädigten Zellgewebe entfernen.

Oben sehen wir (in 40facher Vergrößerung), wie sich eine Kruste über die Wunde gelegt hat (1). Es gibt eine deutliche Trennungslinie zwischen der Kruste und dem unbeschädigten Hautepithel. Einige Haare gehen durch die Kruste hindurch. Abbildung (2) (rechts oben) zeigt die Trennlinie zwischen Kruste und Haut in etwa 80facher Vergrößerung.

In Abbildung (3) (rechts in der Mitte) sehen wir, wie die Wunde nach einigen Tagen aussieht. Dies ist der Verband der Natur, ein Netz aus Fibrinfäden, vollgepackt mit roten Blutkörperchen und Thrombozyten. In Abbildung (4) (rechts unten) sehen wir, wie sich die Kruste ablöst. Darunter hat sich neue Haut gebildet. Bald wird die Kruste abgestoßen; das alltägliche Drama der Heilung erreicht seinen Abschluß.

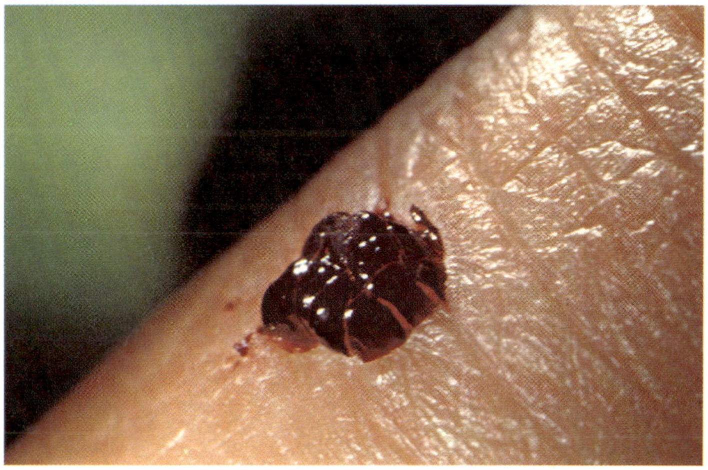

3

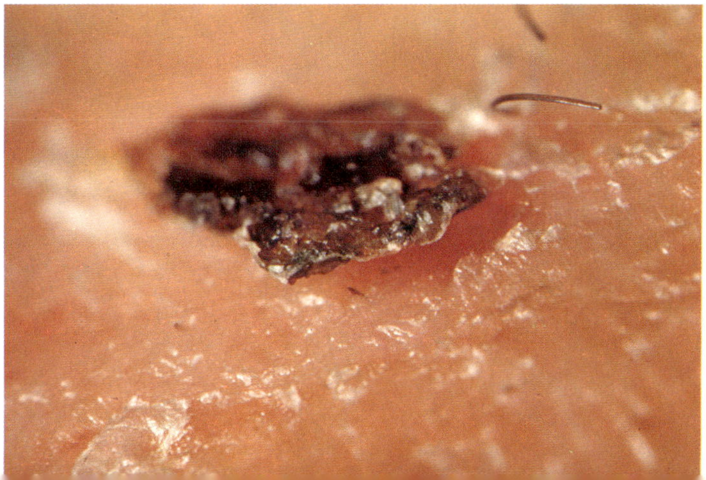

4

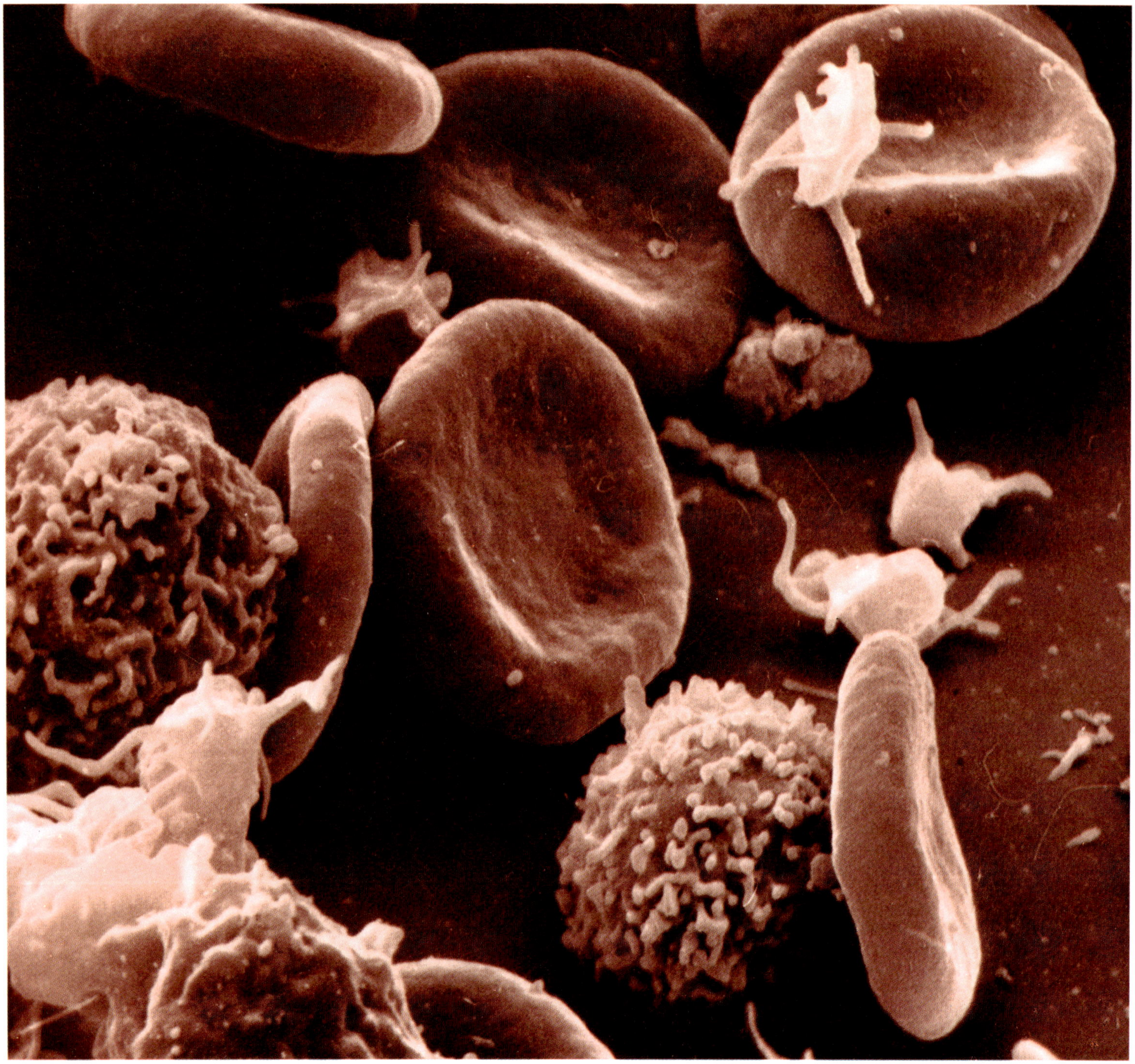

Das Blut – unser flüssiges Organ
Blut ist ein flüssiges Gewebe, das viele wichtige Aufgaben erfüllen muß. Es besteht einerseits aus gelblichem wäßrigem Plasma und andererseits aus roten und weißen Blutkörperchen und Thrombozyten (auch Blutplättchen genannt).
Links oben sehen wir doppelt konkave rote Blutkörperchen, runde weiße Zellen mit stachliger Oberfläche (Granulozyten) und winzige Thrombozyten von unregelmäßiger Gestalt, die aktiviert worden sind (10 000fache Vergrößerung). Die roten Blutzellen sind elastisch, damit sie sich durch enge Kapillaren quetschen können. Ihre Aufgabe besteht darin, den Sauerstoff aus den Lungen in die Körperzellen zu bringen und das Abfallprodukt Kohlendioxyd von den Zellen zur Lunge zu transportieren. Ein Erwachsener hat etwa 25 Billionen rote Blutkörperchen mit einer Gesamtoberfläche von rund 3000 Quadratmetern. Unsere Reserven für die Sauerstoffaufnahme sind also riesengroß!
Granulozyten sind weiße Blutkörperchen, die zum Immunsystem gehören. Sie kreisen im Blut und greifen fremde Substanzen wie etwa Bakterien an. Es sind kleine Freßzellen (Phagozyten), die sich sowohl in der

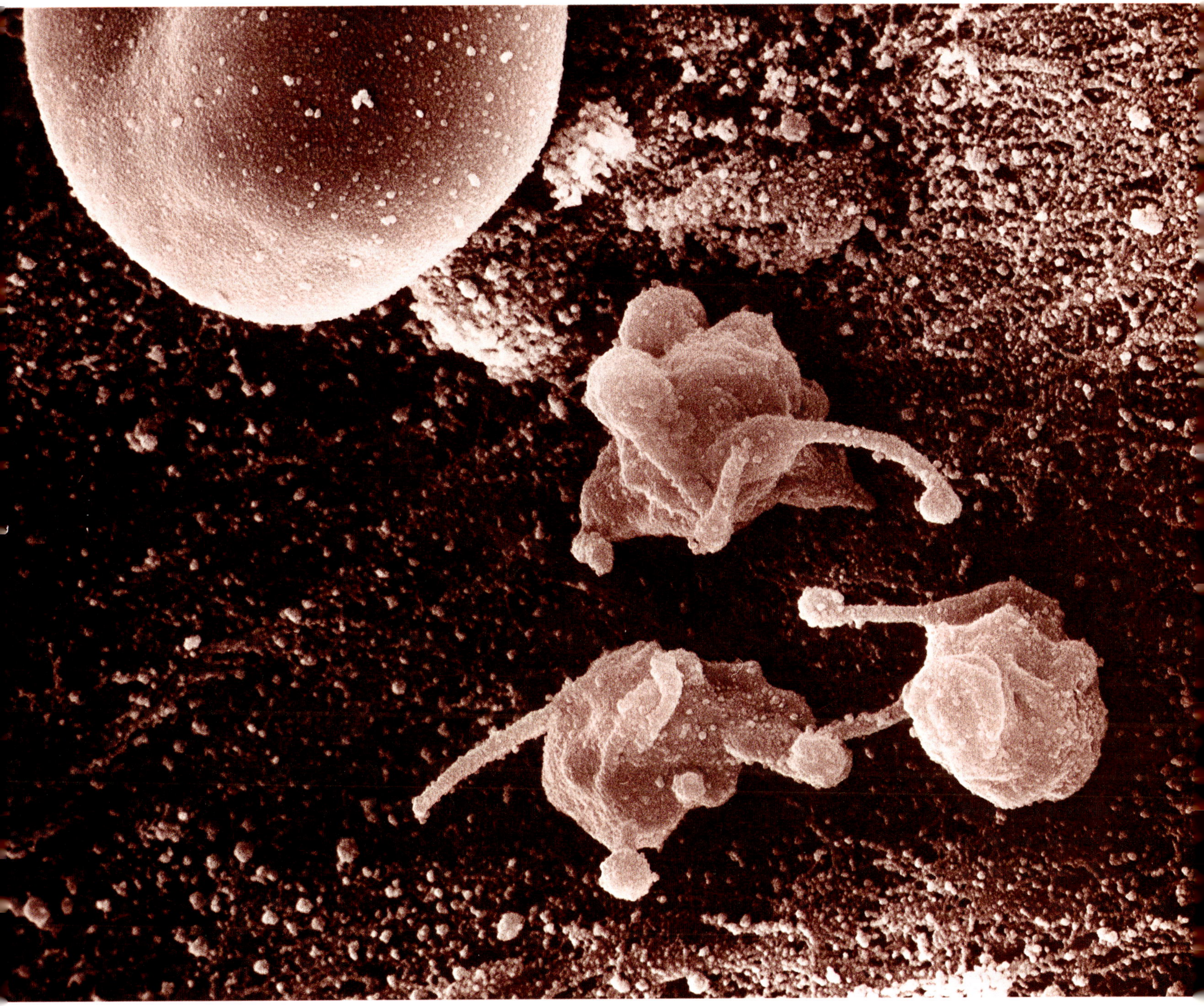

Größe als auch in der Kampfausdauer von den stärkeren großen Freßzellen unterscheiden, den Makrophagen.
Thrombozyten sind Zellfragmente, die sich von sogenannten Megakaryozyten abgetrennt haben, riesigen Zellen mit mehreren Kernen, die im Knochenmark stationiert sind. In einem Kubikmillimeter Blut gibt es zwischen 200 000 und 500 000 Thrombozyten. Sie kreisen unentwegt im Blut, ohne an irgendwelchen Zellwänden haftenzubleiben oder miteinander zu verkleben. Wenn aber eine Verletzung des Gewebes im Blutgefäß auftritt, ändern die Thrombozyten ihren Charakter. Unter dem Einfluß von Substanzen, die vom Ort der Verletzung ausgehen, ballen sie sich zusammen, um einen vorläufigen Damm zu bilden, der das Leck schließt. Die Thrombozyten geben anschließend das Signal, das den Vorgang der Blutgerinnung einleitet.
Die Abbildung rechts oben zeigt unregelmäßig geformte Thrombozyten in voller Aktivität (15 000fache Vergrößerung). Das rote Blutkörperchen in der oberen linken Ecke hat einen tatsächlichen Durchmesser von 0,007 Millimetern.

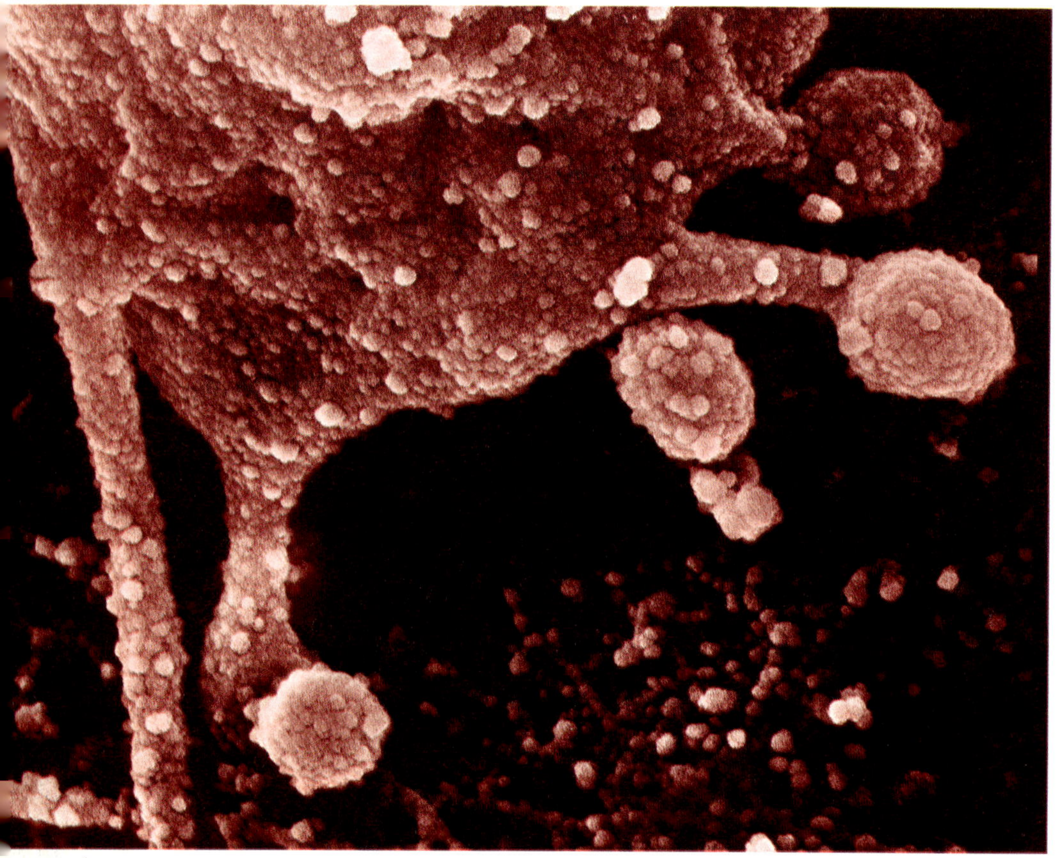

1

2

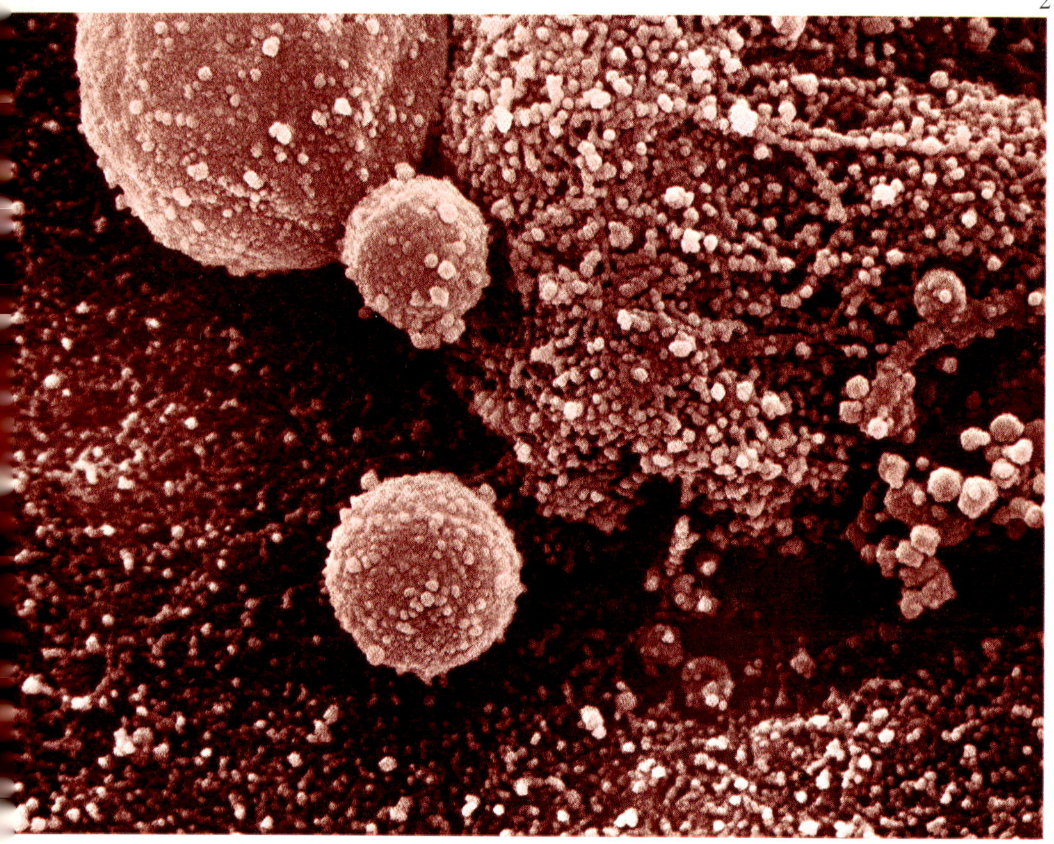

Der Körper macht sich selbst einen Verband

Eine weitere Vergrößerung (Abbildung links) zeigt, wie von den Ausstülpungen eines Thrombozyten Körnchen ausgeschieden werden. Diese Körnchen (sie sind in der Abbildung unten links nochmals vergrößert) enthalten Substanzen, die für die Blutgerinnung wichtig sind. Die Thrombozyten sammeln auf ihrer Oberfläche biologisch aktive Substanzen aus dem Blutplasma. Schließlich wird das zur Gerinnung beitragende Enzym Thrombin gebildet.

Die Aufgabe des Thrombins besteht darin, eine Substanz im Blutplasma – das Fibrinogen – zu aktivieren, das dann rasch zum Fibrin umgewandelt wird. Das Fibrin bildet ein Gewirr von Fäden, die das Blutgerinnsel umhüllen. Die Abbildung oben ganz rechts auf der gegenüberliegenden Seite zeigt, wie die Bildung der Fäden angefangen hat, und die Abbildung darunter zeigt einen Teil des vollständigen Netzes aus Fibrin, das rote Blutkörperchen und Thrombozyten eingefangen hat.

Die Blutgerinnung ist ein komplexer Vorgang, der 15 Stufen durchlaufen muß, bevor er vollständig ist. Diese Stufen müssen in der richtigen Reihenfolge ablaufen; sonst entsteht kein Blutgerinnsel.

Das Blutgerinnsel soll aber nicht für lange Zeit bestehen bleiben. Es ist nur ein vorübergehender Verband, der eine Schutzschicht bildet, unter der die eigentliche Reparatur stattfindet. Deshalb gibt es ein System, das mit Hilfe des Enzyms Plasmin die Auflösung des Blutgerinnsels betreibt, wenn dieses seine Aufgabe erfüllt hat.

Fibrin wird auf dieselbe Weise hergestellt, die die Kunststoffindustrie anwendet, um Nylonfäden zu machen: Polymerisation. Dabei werden einfache Fibrinogenmoleküle zusammengebunden, wobei Fibrinketten entstehen. Auf der gegenüberliegenden Seite oben links sehen wir den Faden, der aus dem Thrombozyten im Vordergrund herauswächst. Es ist dieser Faden, der den Vorgang der Gerinnung auslöst, sobald er mit beschädigtem Gewebe in Kontakt kommt. Die ganze Region um die Wunde verändert sich. Die Thrombozyten kleben zusammen, Fibrinogen, ein bislang unsichtbarer Bestandteil des Blutes, wird unter dem Einfluß des Enzyms Thrombin in Fibrin verwandelt. Das Fibrin bildet Fäden aus, die zu einem Netz versponnen werden. Schließlich werden die Thrombozyten und Blutzellen darin eingefangen, und ein Damm entsteht.

1. *Ein Thrombozyt (40 000fache Vergrößerung)*
2. *Detail des Thrombozyten (60 000fache Vergrößerung)*

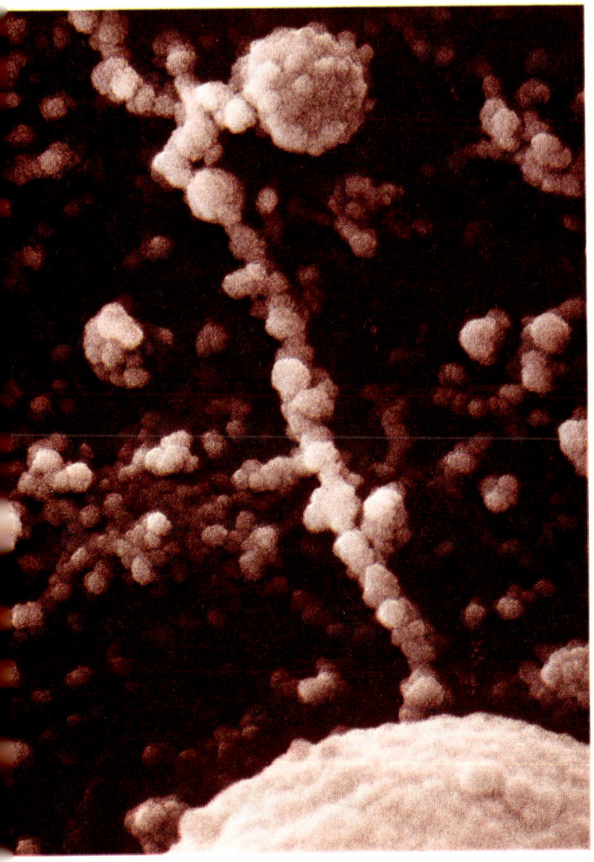

3

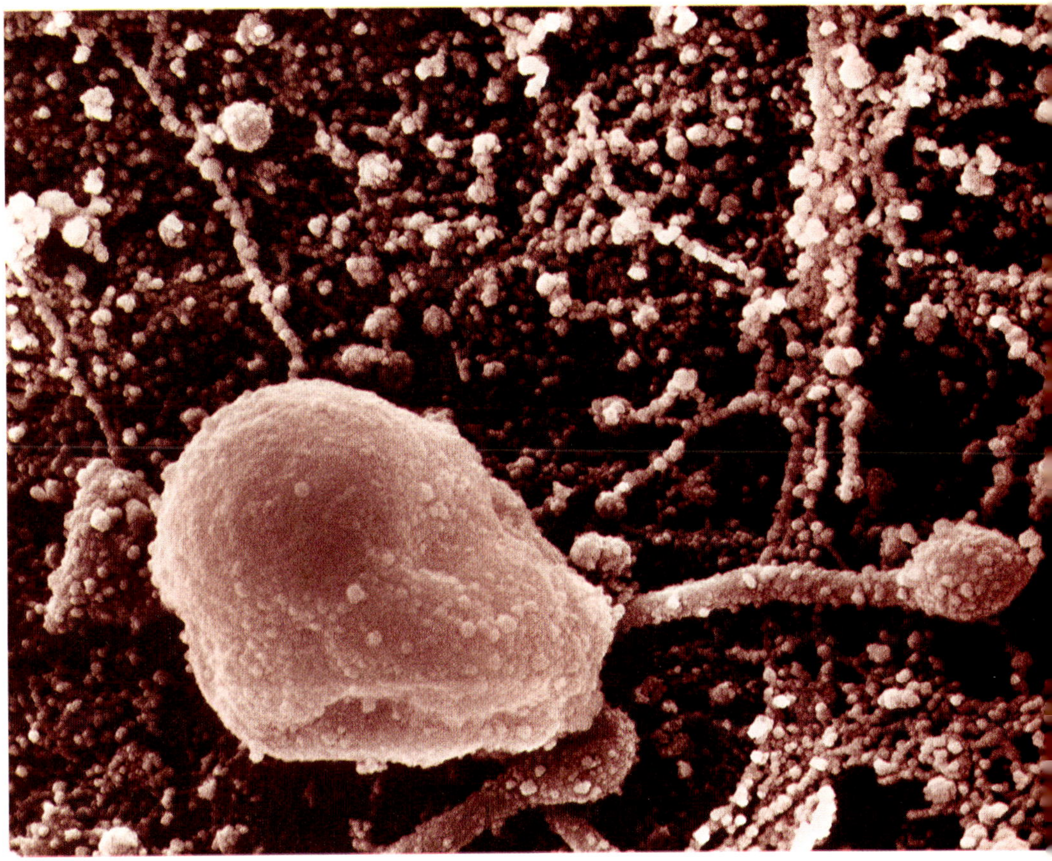

4

6

3. *Nahaufnahme des Fadennetzwerkes aus Fibrin (50 000fache Vergrößerung)*
4. *Thrombozyt und die Fäden, die gebildet werden (20 000fache Vergrößerung)*
5. *Ein Fibrinogen-Molekül (235 000fache Vergrößerung)*
6. *Rote Blutkörperchen, die im Fibrinnetz gefangen sind (75 000fache Vergrößerung)*

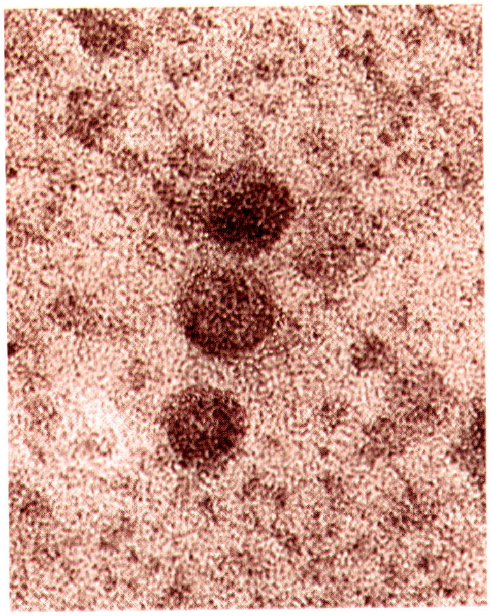

5

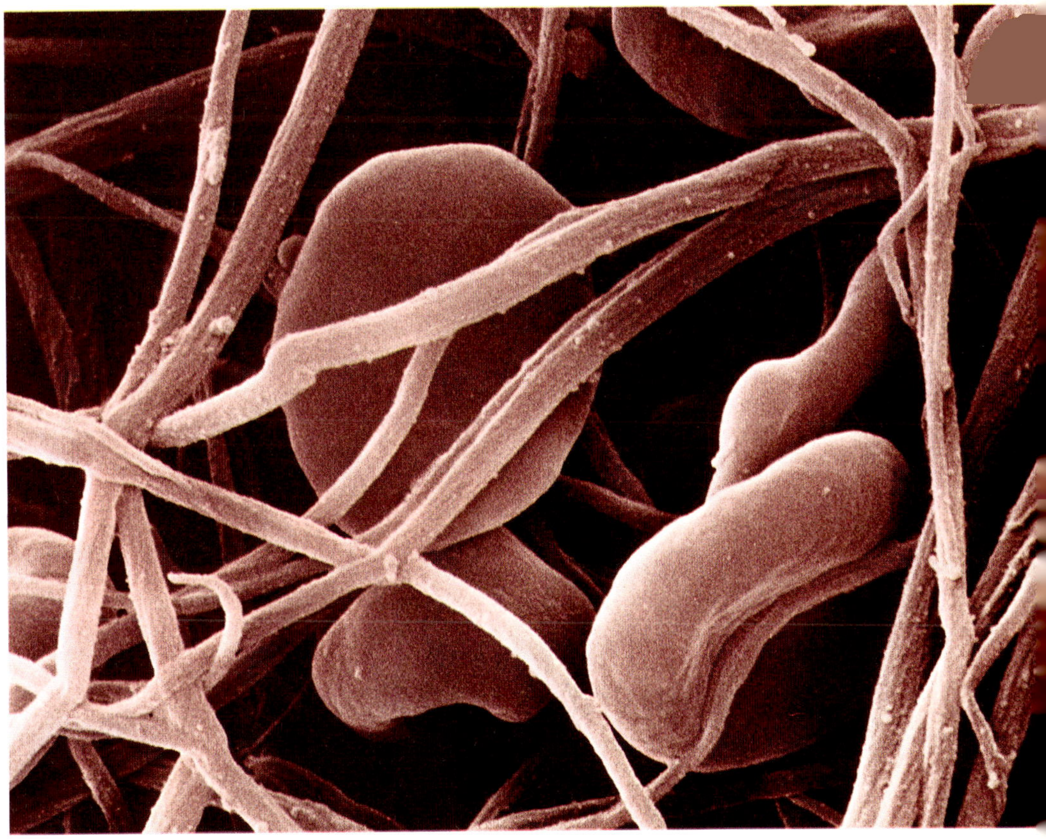

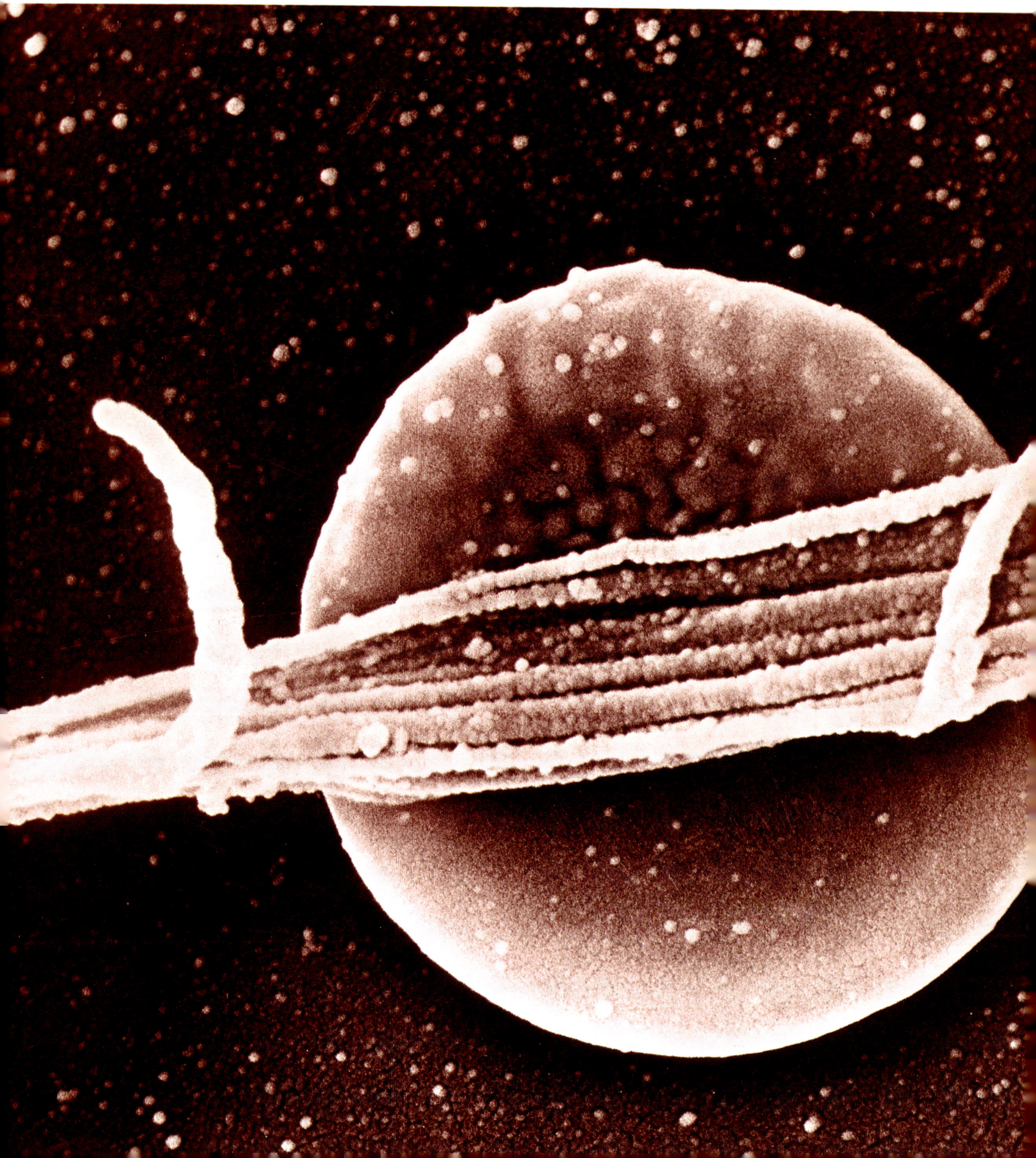

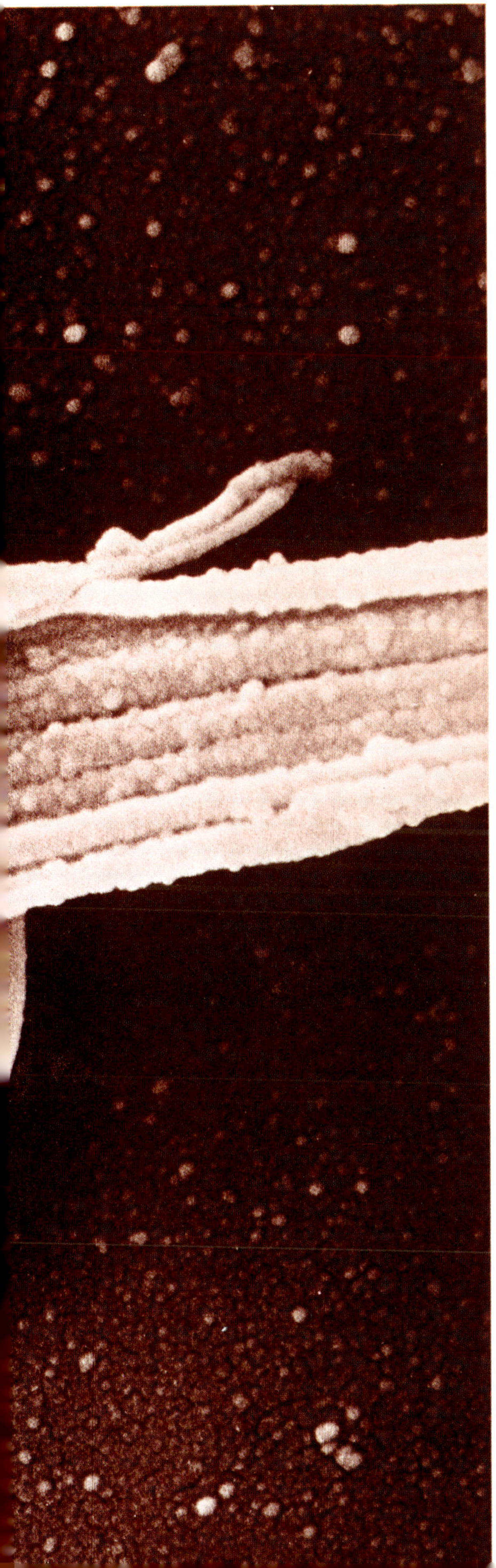

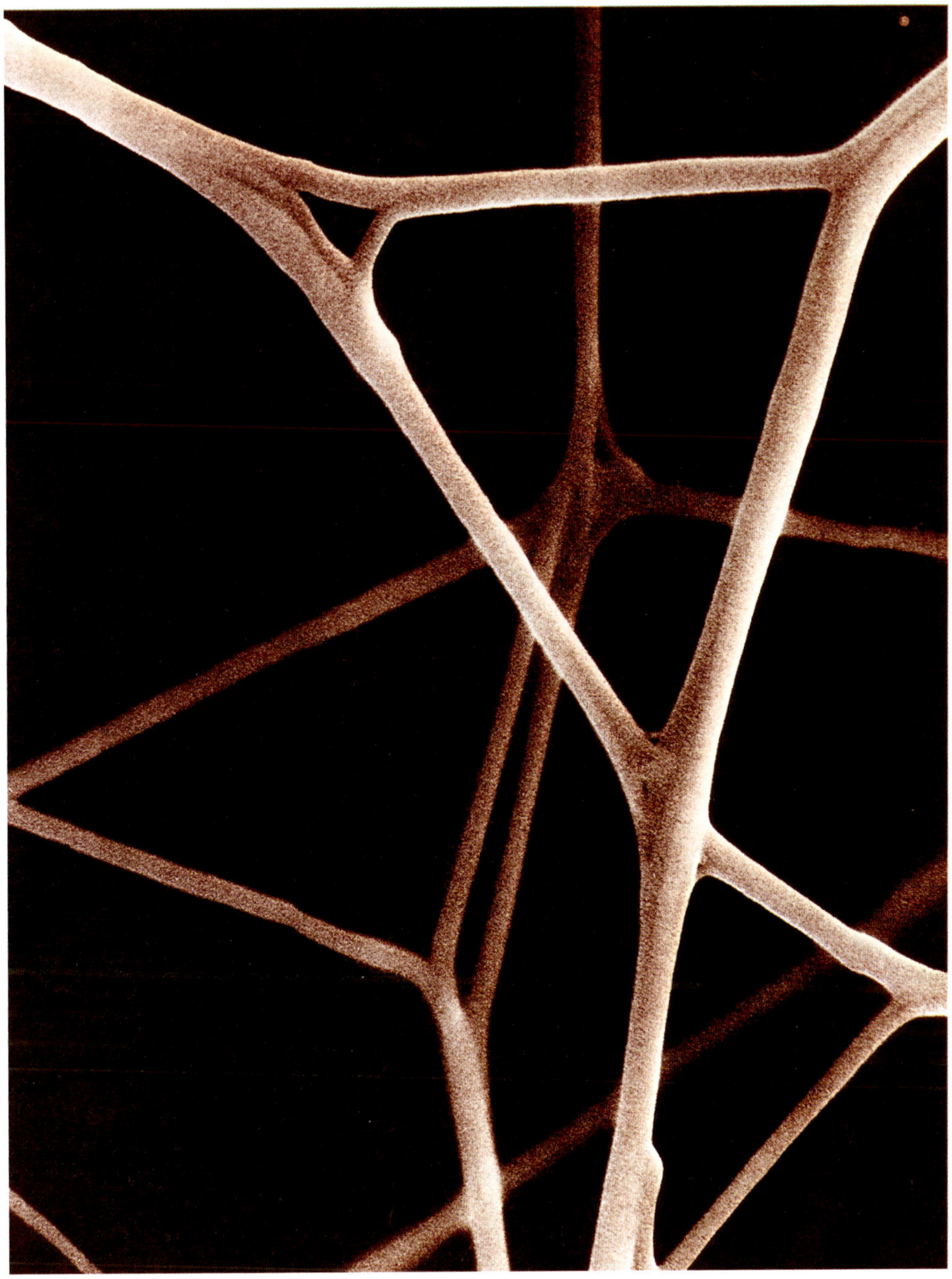

Die Natur als Designer
Dies könnte eine Abbildung des Planeten Saturn mit seinen Ringen sein; es ist aber ein rotes Blutkörperchen, das in einem Bündel von Fibrinfäden gefangen ist. Der Durchmesser der Zelle ist in Wirklichkeit nicht größer als sieben Tausendstel eines Millimeters; die Vergrößerung liegt etwa bei dem Faktor 25 000.
Die Geschicklichkeit der Natur als Designer wird auch in der Abbildung oben deutlich, die (bei 75 000facher Vergrößerung) einige Fäden des zerbrechlichen Fibrinnetzes zeigt, das am Anfang der Blutgerinnung gebildet wird. Diese Fäden fangen die Blutzellen und Blutplättchen ein; gemeinsam bilden sie einen Klumpen, der die offenen Stellen in Blutgefäßen versiegelt. Fibrinfäden sind für einen Blutklumpen, was die Stahlstreben für den Stahlbeton sind.

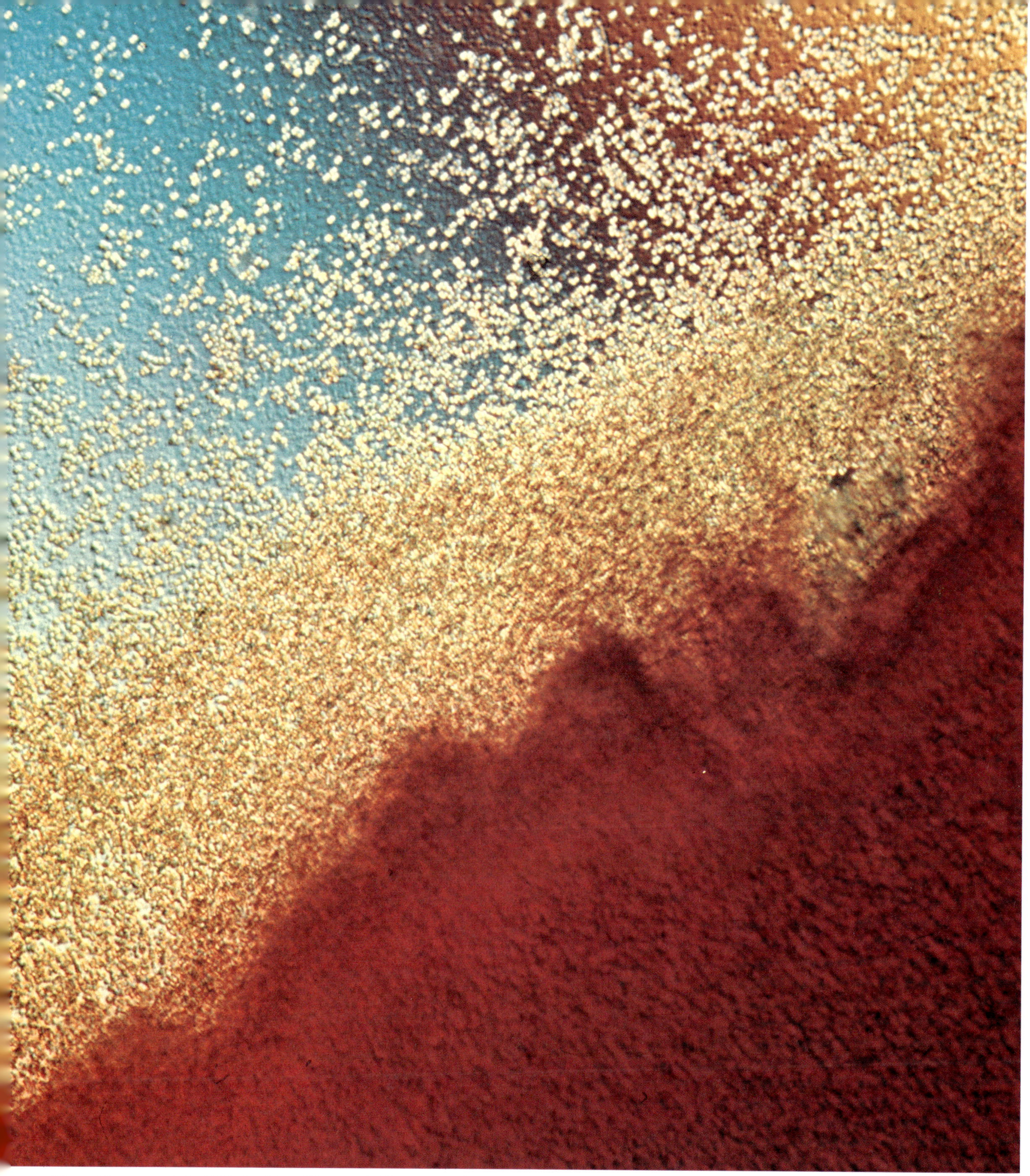

Oben sieht man, wie in 200facher Vergrößerung ein Blutgerinnsel unter dem Lichtmikroskop aussieht. Rote Blutkörperchen haften am Netz aus Fibrin. Rechts ist das Fibrinnetz in 2100facher Vergrößerung abgebildet. Wir sehen, wie das Fibrinnetz mit gefangenen roten Blutkörperchen aufgefüllt wird.

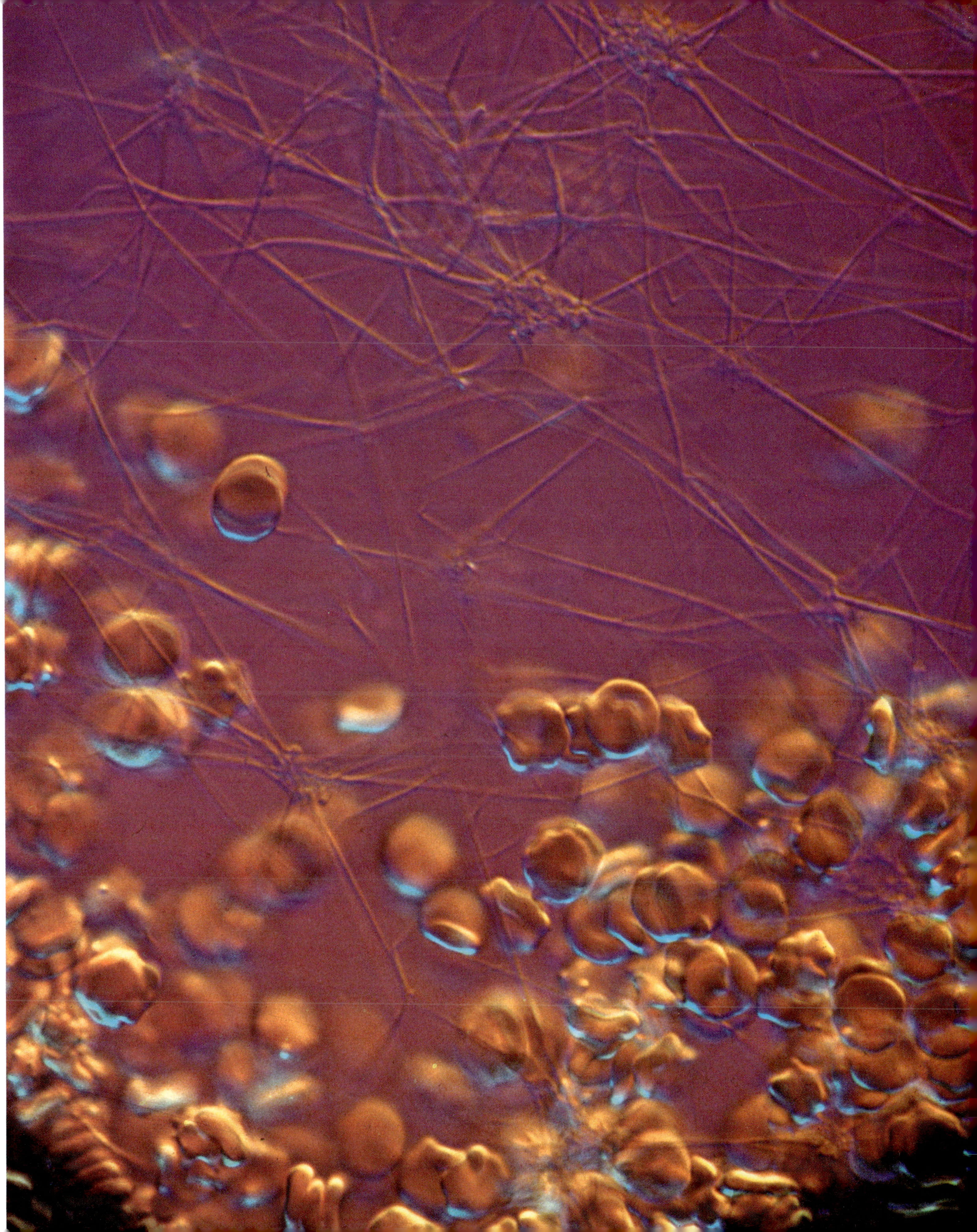

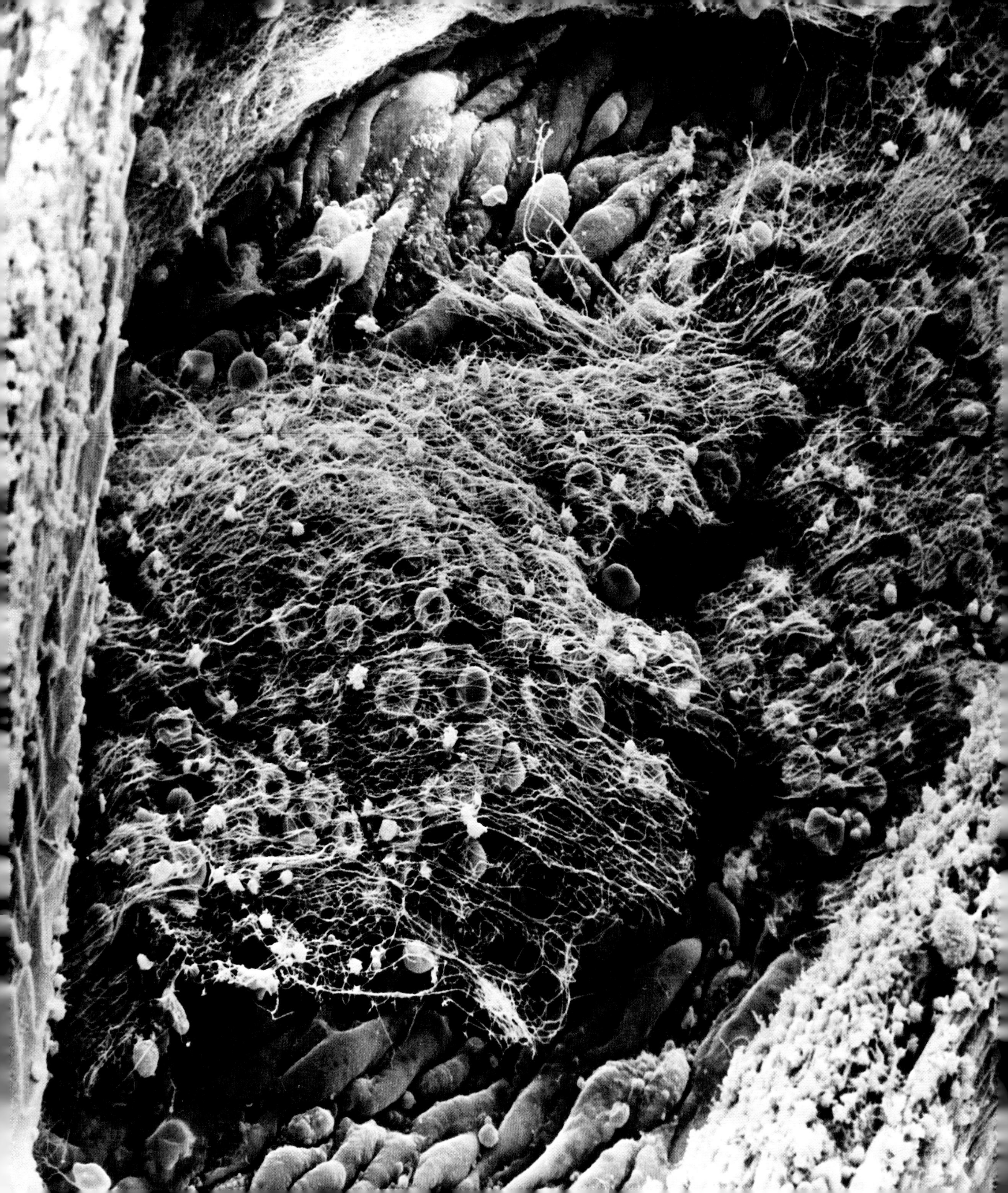

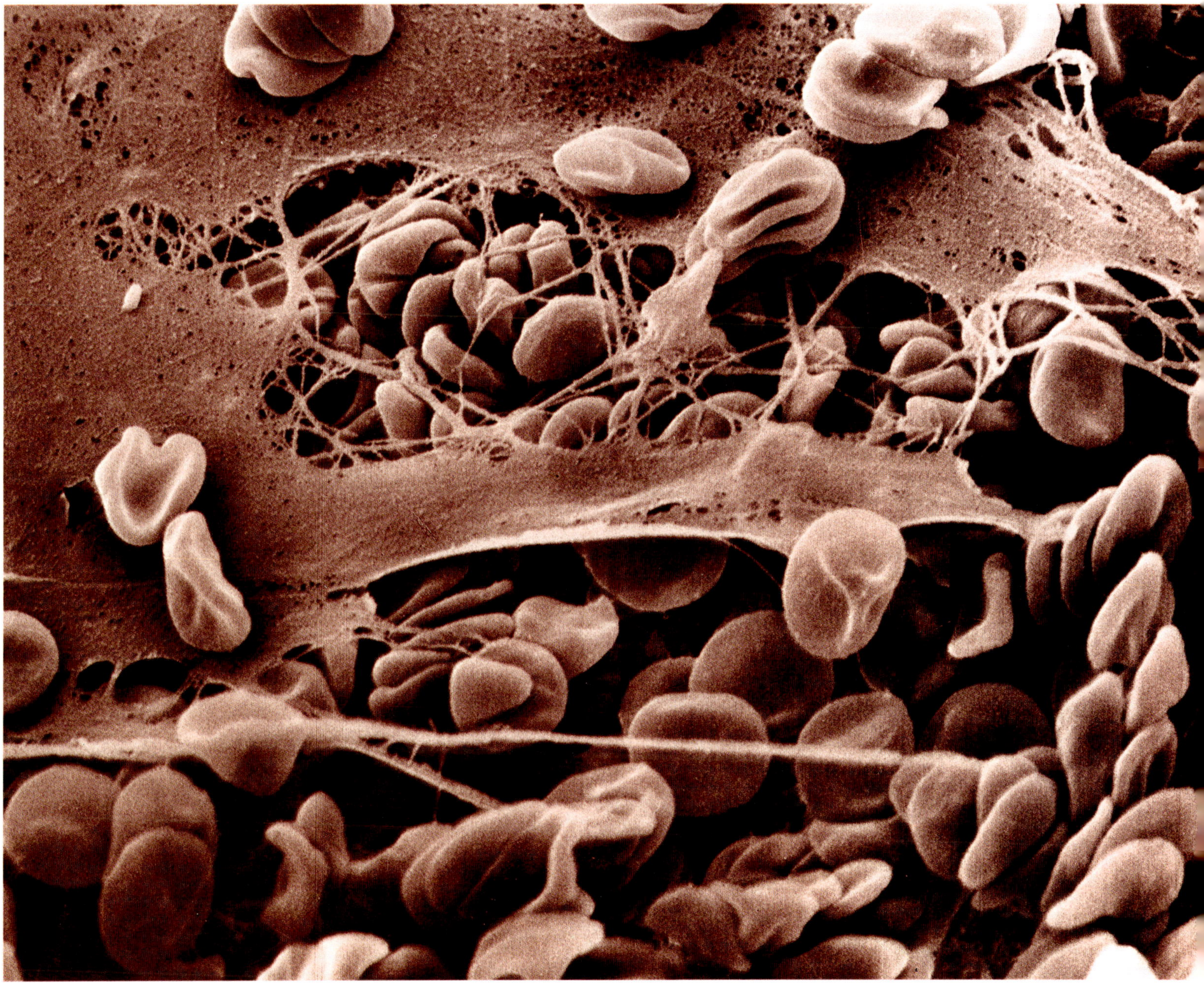

Oben: Blutgerinnsel im Rasterelektronenmikroskop (3400fache Vergrößerung)
Links: Geburt eines Blutgerinnsels im Blutgefäß; die roten Blutzellen sind im Fibrinnetz gefangen (1300fache Vergrößerung).

Immer feinere Maschen

Wenn die Thrombozyten das Startsignal gegeben haben, wächst das Blutgerinnsel schnell. Es herrscht kein Mangel an verwendbarem Material: Jeder Kubikmillimeter Blut enthält etwa fünf Millionen rote Blutkörperchen und zwischen 200 000 und 400 000 Thrombozyten. Sie werden in den Maschen aus Fibrin, die immer feiner werden, gefangen und schließlich zu einem dichten Pfropfen an der Stelle der Blutung umgeformt.

Die Abbildungen auf diesen Seiten zeigen im Rasterelektronenmikroskop die Entstehung und das Wachstum eines Blutgerinnsels.

Links werden wir Zeugen des dramatischen Augenblicks, in dem ein Blutgerinnsel in einem Gefäß entsteht. In der Mitte des Bildes sehen wir, daß die roten Blutzellen im Fibrin gefangen sind wie Fische in einem Netz.

Oben sehen wir (in stärkerer Vergrößerung) das Gerinnsel einige Minuten später. Der Prozeß der Koagulation ist schon fortgeschritten, und das Fibrinnetz sieht wie ein Stoffgewebe aus. Vorbeikommende Blutzellen werden immer dichter zusammengepackt.

Das Blutgerinnsel wird lebensbedrohlich
Die größte Plage unserer Zeit sind die Gefäßerkrankungen, die sich am drastischsten als Hirnblutung, Hirnschlag oder Herzinfarkt zeigen. Bei Infarkten – sie können in vielen Organen vorkommen – stirbt ein Teil des betroffenen Gewebes ab. Der Grund dafür liegt in einer unzureichenden Versorgung mit sauerstoffhaltigem Blut. In einigen Fällen hat sich in einem Gefäß ein Blutgerinnsel gebildet, das die Durchblutung behindert; in anderen Fällen ist ein Gerinnsel aus einem anderen Teil des Körpers in das betroffene Gefäß gekommen und hier hängengeblieben. Drittens kann der Grund in einem Gefäß liegen, das durch Arteriosklerose verengt ist; die Menge des durchfließenden sauerstoffhaltigen Blutes reicht für das Überleben der Zelle nicht aus.
Arteriosklerose scheint viele Ursachen zu haben: genetische Veranlagung, eine Ernährung mit zuviel Fett und Cholesterin, Übergewicht, Bluthochdruck, Streß, Rauchen und zu wenig körperliche Betätigung. Das Innere der Gefäße wird geschädigt. Kristalle aus Cholesterin lagern sich ab, die Wand wird an diesen Stellen rauher, und Thrombozyten mit fehlgeleitetem Eifer leiten den Gerinnungsvorgang ein. Die Gefäße werden ständig enger und verlieren die Elastizität.

Rechts sieht man ein Blutgerinnsel in der linken Herzkammer. Die rötlich-braunen Stränge sind Ligamente in der Kammerwand, und die gelblichen Abschnitte sind dünne Wandpartien. Das abgebildete Blutgerinnsel ist so lange nicht gefährlich, wie es seine Lage nicht verändert. Doch können sich Bruchstücke lösen und andere Arterien blockieren, was zum Tode führen kann.
Unten sieht man ein Blutgerinnsel, das die linke absteigende Koronararterie (die Arterie des plötzlichen Todes, wie sie auch genannt wird) eines 48jährigen Mannes mit Übergewicht blokkiert.

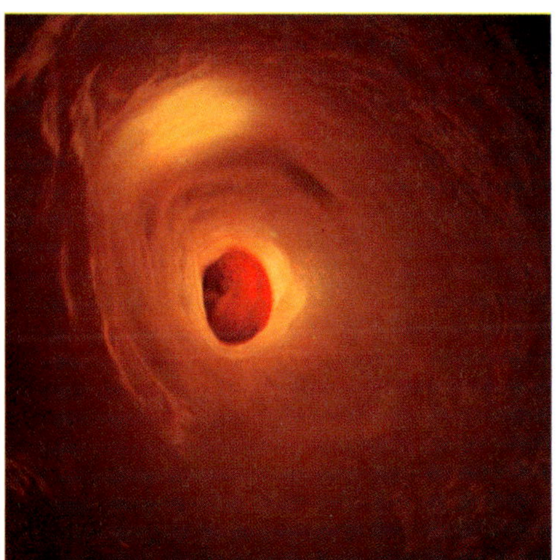

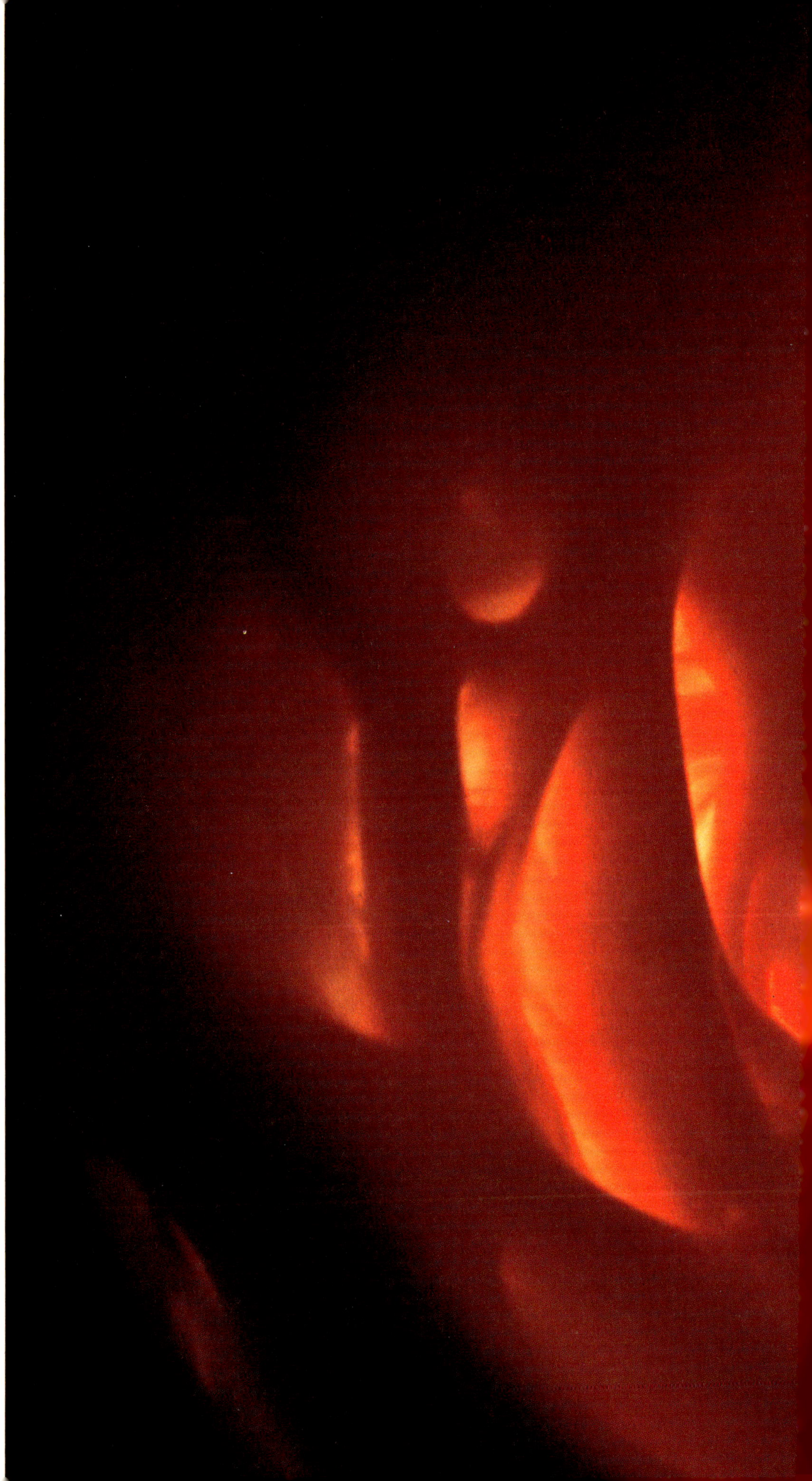

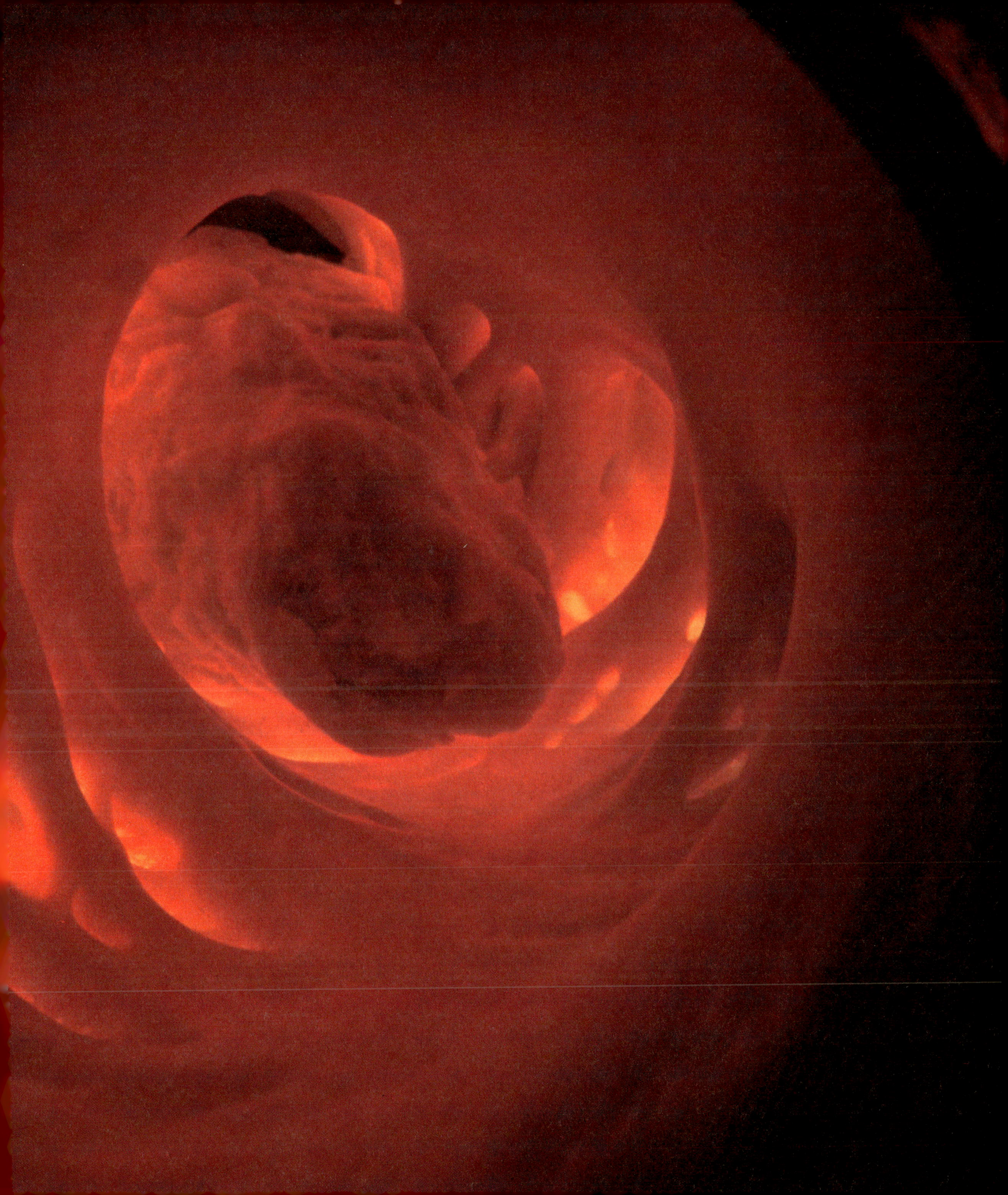

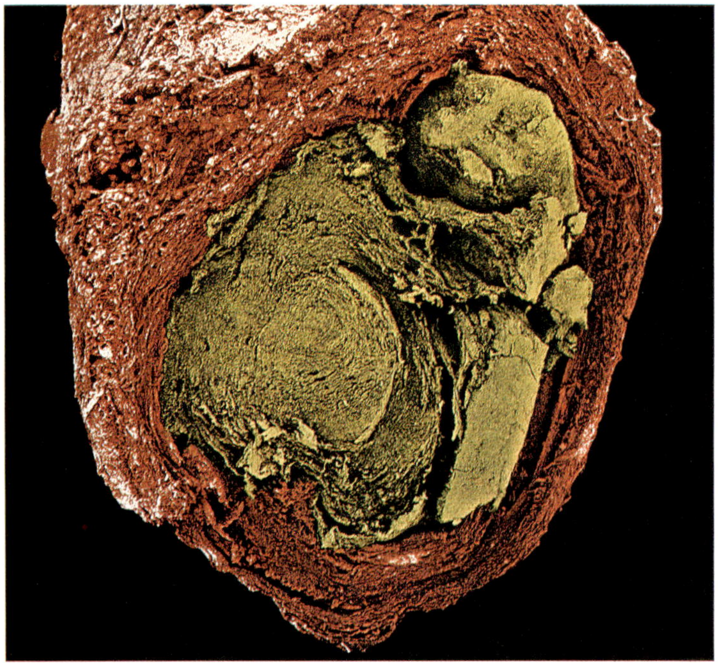

Arteriosklerose kann zum Herzinfarkt führen

Bei einem jungen Menschen haben die den Herzmuskel versorgenden Blutgefäße einen Durchmesser von etwa drei Millimetern. Ihre inneren Wände sind glatt und blankpoliert; das Blut kann ungehindert durchfließen. Die inneren Wände können sich aber verändern; die Oberfläche kann uneben, die Wand selbst kann dicker werden und ihre Elastizität verlieren. Das Ergebnis ist eine schlechtere Durchblutung, manchmal bis zur vollständigen Blockade.

Nicht alle Ursachen der Arteriosklerose sind bekannt. Zu den wichtigsten Risikofaktoren, bei denen das Herz betroffen ist, gehören ein Übermaß an Cholesterin im Blut und ein hoher Blutdruck. Auch das Rauchen ist ein Risikofaktor.

Links sieht man das Koronargefäß eines Mannes im mittleren Alter, der übergewichtig und ein starker Raucher ist; es ist vollständig verstopft. In diesem mit einem Rasterelektronenmikroskop aufgenommenen Bild sind die Gefäßwände verdickt und bräunlich-rot. Die gelben Teile sind verkalktes Material, das das Gefäß vollständig verschließt.

Die Abbildung unten zeigt einen Infarktbezirk im Herzmuskel (3000fache Vergrößerung). Die gelben Zellen sind weiße Blutkörperchen.

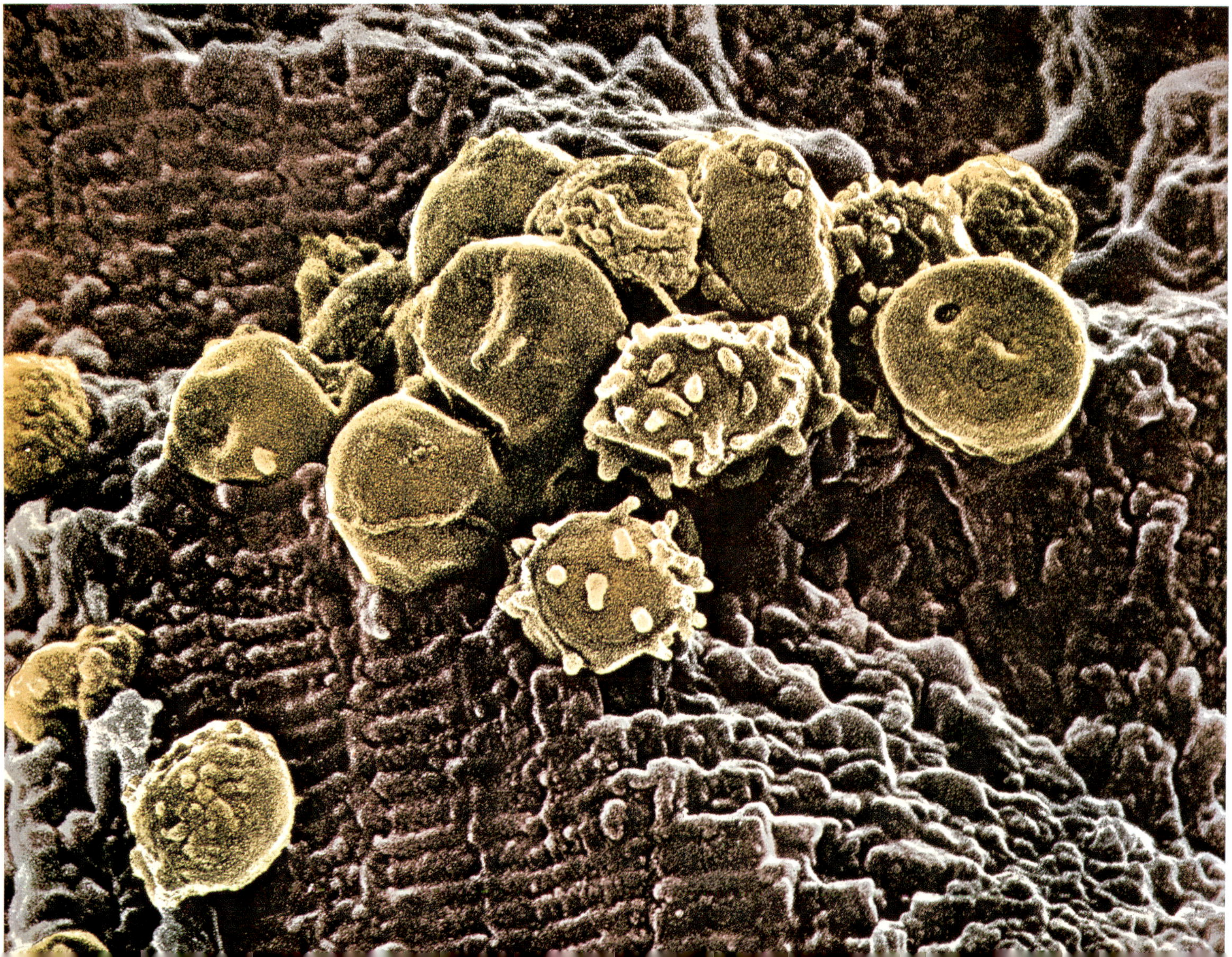

Bewegung vermehrt das »gute« Cholesterin
Cholesterin kommt im Körper in vielen verschiedenen Formen vor. Es ist auch ein wichtiges Rohmaterial für die Herstellung von Vitaminen und Hormonen. Einige Formen des Cholesterins sind gut für die Gefäße, andere fügen ihnen Schaden zu. Bei regelmäßiger Bewegung (unten) ist es möglich, das »gute« Cholesterin auf Kosten des »schlechten« zu vermehren. Dadurch sinkt das Risiko, daß die Gefäßwände beschädigt oder von einer beginnenden Arteriosklerose betroffen werden.
Ebenso wichtig wie regelmäßige körperliche Betätigung sind Streßabbau, Reduzierung der tierischen Fette in der Ernährung, Verringerung des Nikotinkonsums und eine regelmäßige Kontrolle des Blutdrucks.
Auf der nebenstehenden Abbildung sieht man Teilchen aus »gutem« Cholesterin (Lipoproteine mit hoher Dichte, HDL); die Abbildung rechts außen zeigt Teilchen aus »schlechtem« Cholesterin (Lipoproteine mit niedriger Dichte, LDL).

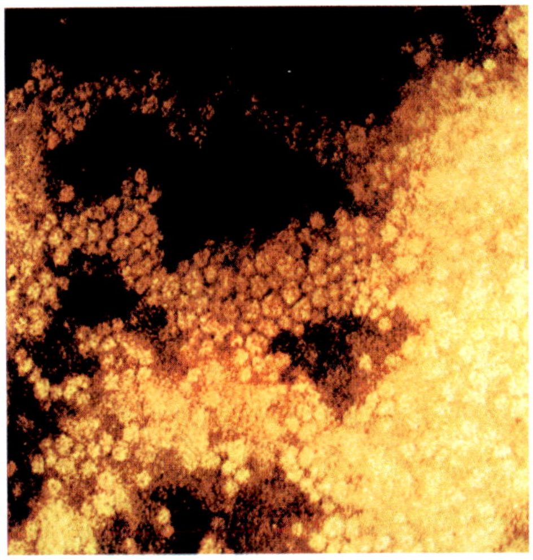

Das »gute« Cholesterin – die gelben Teile des Bildes oben – reinigt die Blutgefäße; Frauen haben mehr hiervon als Männer; dies ist vermutlich einer der Gründe, weshalb Frauen seltener unter Herz- und Gefäßkrankheiten leiden als Männer.

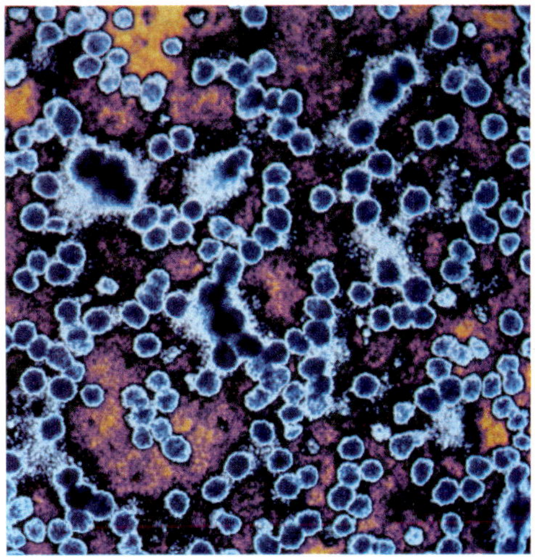

Das »schlechte« Cholesterin kann in überhöhten Konzentrationen zur Arteriosklerose beitragen. Die Bilder wurden von einem Computer produziert, der für die Farbsimulation von elektronenmikroskopischen Aufnahmen eingerichtet ist (100 000fache Vergrößerung).

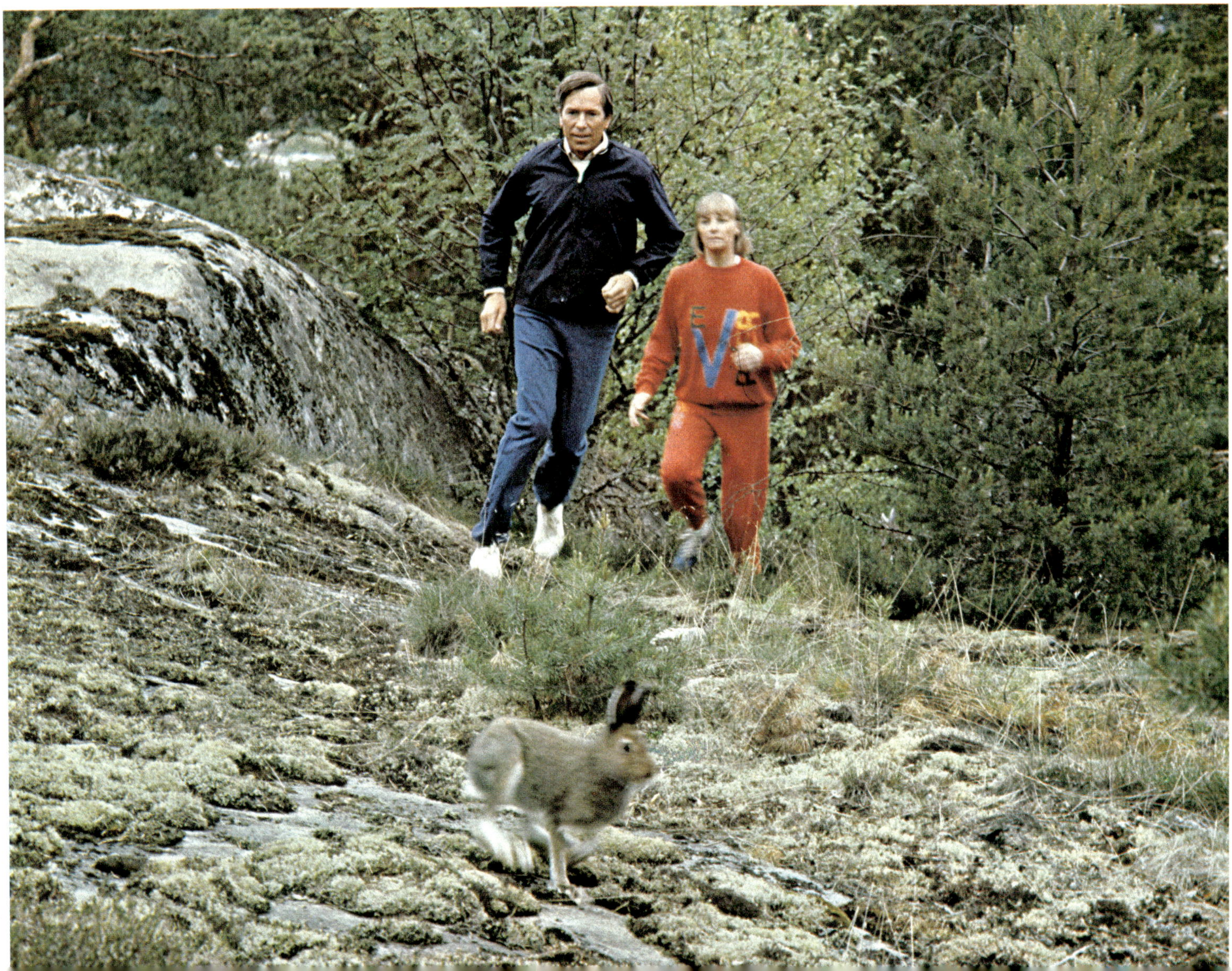

Was für einen Bluter lebensgefährlich ist . . .

Damit Blut normal gerinnt, müssen 15 Gerinnungsfaktoren in Folge aktiviert werden. Wenn auch nur *einer* dieser Faktoren fehlt, wird der ganze Ablauf gestört; und wenn dies der achte Faktor ist, kommt es zur *Bluterkrankheit.*

Das Blut eines gesunden Menschen gerinnt *in vitro* in sechs Minuten. Das Blut eines Bluters braucht mehr als eine halbe Stunde (und manchmal mehrere Stunden). Diese verlängerte Gerinnungszeit bedeutet, daß selbst kleinste Wunden und Bruchstellen in Kapillaren sich zu ernsten Bedrohungen für das Leben des Betroffenen ausweiten können.

Die Bluterkrankheit ist erblich, und das verursachende Gen liegt auf dem weiblichen Geschlechtschromosom. Die klassische Bluterkrankheit trifft nur Männer. Sie wird von einem betroffenen Mann über die weibliche Linie auf die Hälfte seiner Enkel übertragen. Obwohl seine Töchter nicht unter der Krankheit leiden, geben sie sie an ihre Söhne weiter.

Die Bluterkrankheit (Hämophilie) wurde schon im 5. Jahrhundert v. Chr. in jüdischen Schriften in Zusammenhang mit tödlich verlaufenden Beschneidungen erwähnt. Sie blieb bis zum 19. Jahrhundert rätselhaft, als sie den Status einer königlichen Krankheit annahm. Die britische Königin Viktoria trug ein entsprechendes Gen und gab es über ihre Töchter an die spanischen und russischen Königshäuser weiter. Nicht weniger als zehn männliche Nachfahren aus der ersten und zweiten Generation litten unter dieser Krankheit.

Es dauerte bis 1947, bevor die Wissenschaft erkennen konnte, daß den Blutern ein Faktor im Blut fehlt und daß dieser Mangel die Krankheit verursacht. Etwa 85 Prozent aller Bluter müssen ohne diesen Faktor – den achten im Gerinnungsprogramm – auskommen. Weitere Forschungen zeigten, daß es verschiedene Formen der Bluterkrankheit gibt, von denen eine (die Willebrandsche Erkrankung) beide Geschlechter trifft. Es wurde auch festgestellt, daß es in manchen Fällen der neunte Faktor der Gerinnung ist, der fehlt.

Die Symptome sind je nach Schweregrad der Krankheit verschieden. In einigen Fällen liegt die Menge des kritischen Faktors nur knapp unter dem Soll, und die Betroffenen kommen ohne Probleme im alltäglichen Leben zurecht. In anderen Fällen, in denen der Mangel stärker ausgeprägt ist, treten spontan innere Blutungen auf, vor allem in den Gelenken und unter der Haut. Für solche Personen kann auch die kleinste Operation – etwa wenn ein Zahn gezogen werden muß – nicht ohne besondere Maßnahmen durchgeführt werden.

Die Behandlung besteht heute zumeist darin, daß der fehlende Faktor injiziert wird. Vor einer Operation werden dann große Mengen gespritzt. Bluter können relativ normal leben, wenn sie alle paar Monate Nachschub von dem fehlendem Faktor bekommen. Sie dürfen aber keine Medikamente – etwa Kopfschmerztabletten, die von der Salicylsäure abgeleitet sind – ohne ärztliche Konsultation einnehmen, denn viele von ihnen beeinflussen die Gerinnungsfähigkeit des Blutes.

Bei etwa 10 Prozent der Bluter greift das Immunsystem den kritischen Gerinnungsfaktor an. Diese Probleme können in manchen Fällen chemotherapeutisch geklärt werden.

Da das Gen, das die Bluterkrankheit verursacht, nur von den Töchtern eines Bluters übernommen werden kann, wird in manchen Ländern in entsprechenden Fällen eine Abtreibung empfohlen. Das Geschlecht eines Fötus kann heute diagnostisch ermittelt werden.

Heutzutage kann ein Bluter seine Krankheit kontrollieren, wenn er sich den Gerinnungsfaktor 8 zuführt, der ihm fehlt.

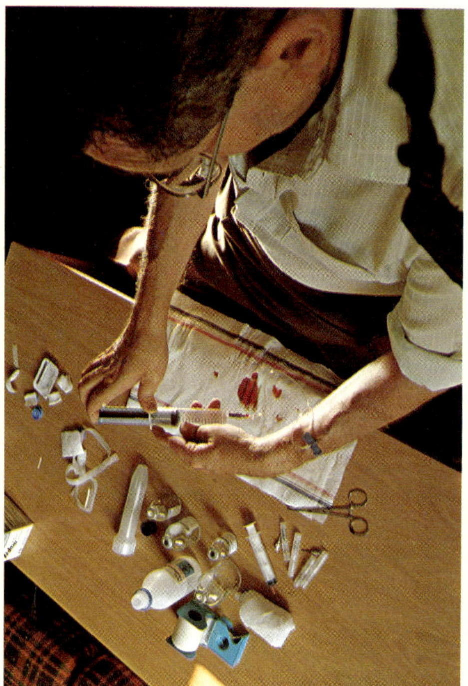

In vielen Fällen reicht pro Woche eine Ampulle von 100 Millilitern aus. Wenn eine akute Blutung auftritt, werden mehrere Ampullen am Tag benötigt. Sie müssen sterilisiert sein.

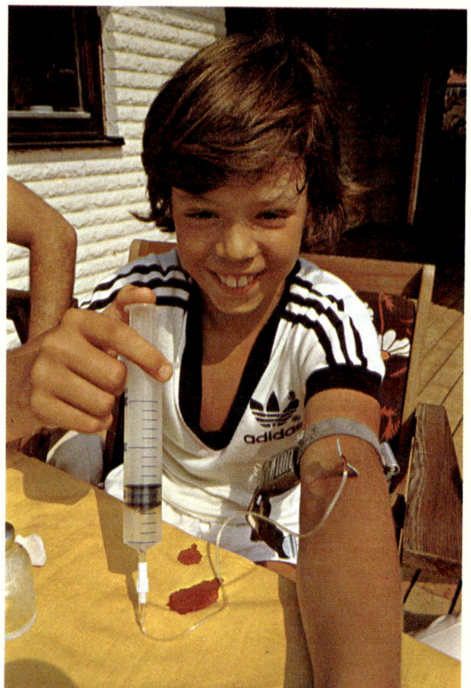

Ein Bluter ist täglich ernsthaften Bedrohungen ausgesetzt – etwa einer zerbrochenen Glasflasche. Auch kleine innere Blutungen sind lebensbedrohlich; ihnen muß mit dem Faktor 8 begegnet werden.

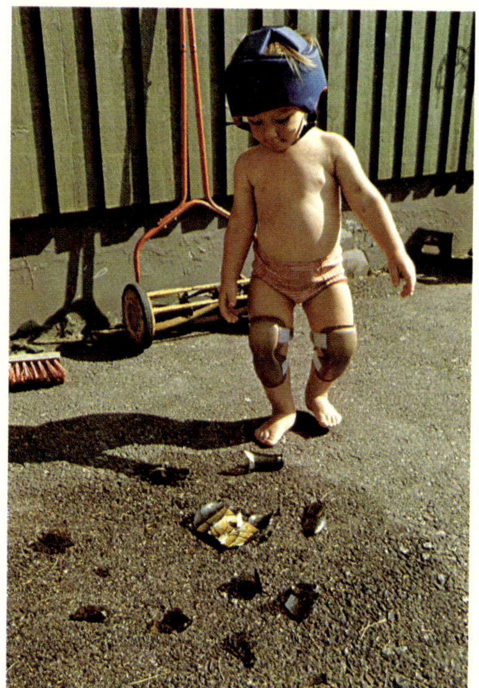

. . . ist für die weibliche Mücke lebenswichtig

Unser Blut beginnt normalerweise zu gerinnen, sobald die Gefäßwand reißt und die Thrombozyten auf die Verletzung reagieren. Damit setzt die Koagulation ein, die das Leck verschließt. Es gibt aber dabei Ausnahmen, und eine davon sind die blutsaugenden Stechmücken.

Wenn die Stechmücken sich mit ihren sieben messer- und sägeartigen Instrumenten einen Weg in die Blutgefäße der Haut bohren, werden die Gefäßwände beschädigt, was normalerweise zur Gerinnung führt. Die Stechmücken injizieren zugleich aber eine Art Speichel, der Substanzen enthält, die das Blut nicht gerinnen lassen. Sie wissen also schon seit langem – und nicht erst, wie der Mensch, seit 40 oder 50 Jahren –, wie man mit Antikoagulantien die Gerinnung blockiert.

Der Speichel der Stechmücken, der in die mikroskopische Wunde gepumpt wird, enthält daneben noch einzellige Pilze, die das Gewebe reizen und Blut an diese Stelle verlagern. Nur das Weibchen saugt Blut; sie benötigt das Blutprotein, damit sich die Eier entwickeln können. Später legt sie die Eier in kleinen Tümpeln ab.

Der Speichel verursacht das Jucken und die allergischen Reaktionen nach einem Mückenstich. Die meisten von uns entwickeln zu Beginn der Mückensaison eine gewisse Immunität dem Stich gegenüber. Untersuchungen in mückenverseuchten Gebieten haben gezeigt, daß 300 Stiche pro Minute in einen nackten Arm keine Seltenheit sind. Wäre der ganze Körper zugänglich, ergäbe dies etwa 9000 Stiche pro Minute und damit einen schnellen Tod durch Blutverlust.

Doch die Menschen können sich bis zu einem gewissen Grad durch Kleidung und Sprays schützen, die Haustiere allerdings nicht. Es ist schon oft vorgekommen, daß Kühe oder Pferde nach einem massiven Mückenangriff gestorben sind.

Die roten Blutkörperchen kleben nicht zusammen, da eine Stechmücke ein Antikoagulans (Heparin) in die Wunde injiziert. Sonst würde ihr »Strohhalm« verstopfen.

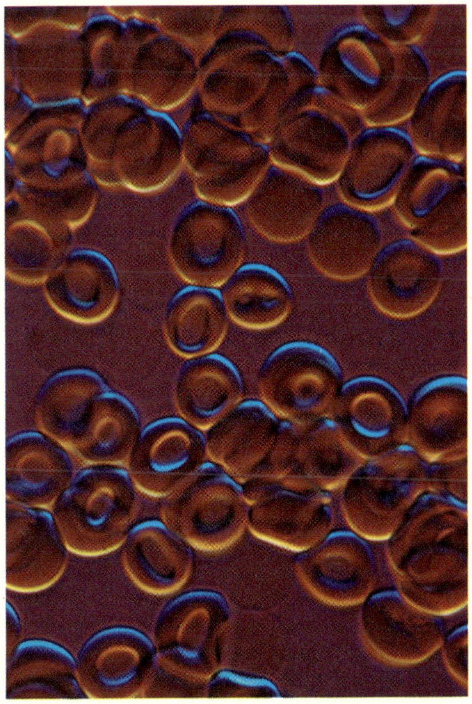

Es ist bei den Mücken nur das Weibchen, das Blut aus Mensch und Tier saugt. Das Männchen gibt sich mit Pflanzensäften zufrieden. Das Weibchen bohrt seinen Stachel durch die Haut, injiziert ein Drüsensekret, das die Gerinnung verhindert, und saugt sich voll.

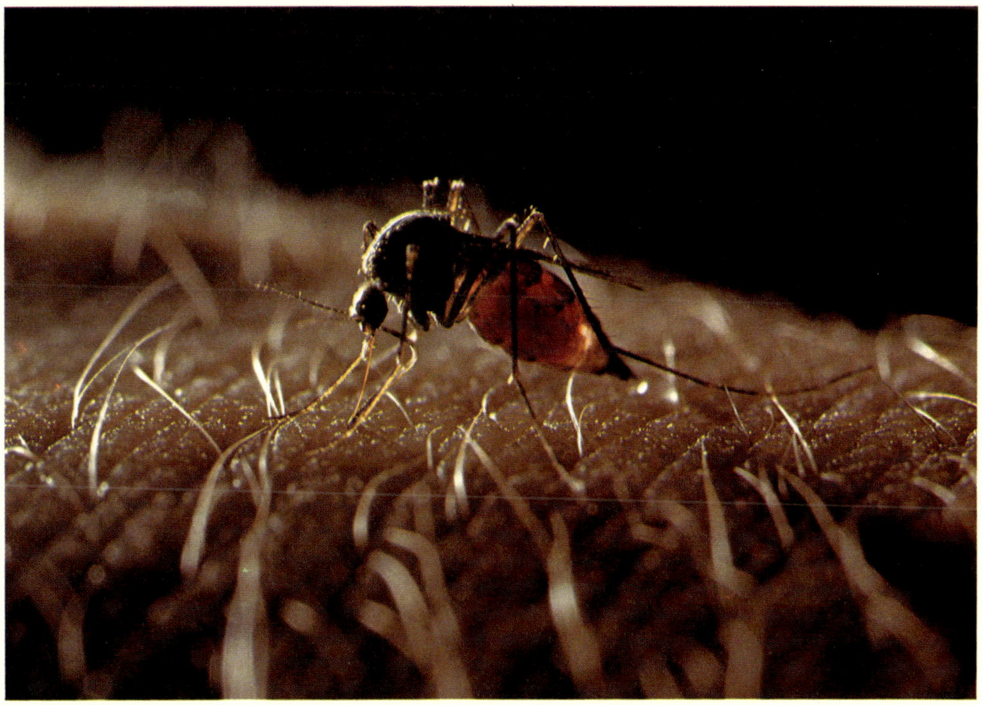

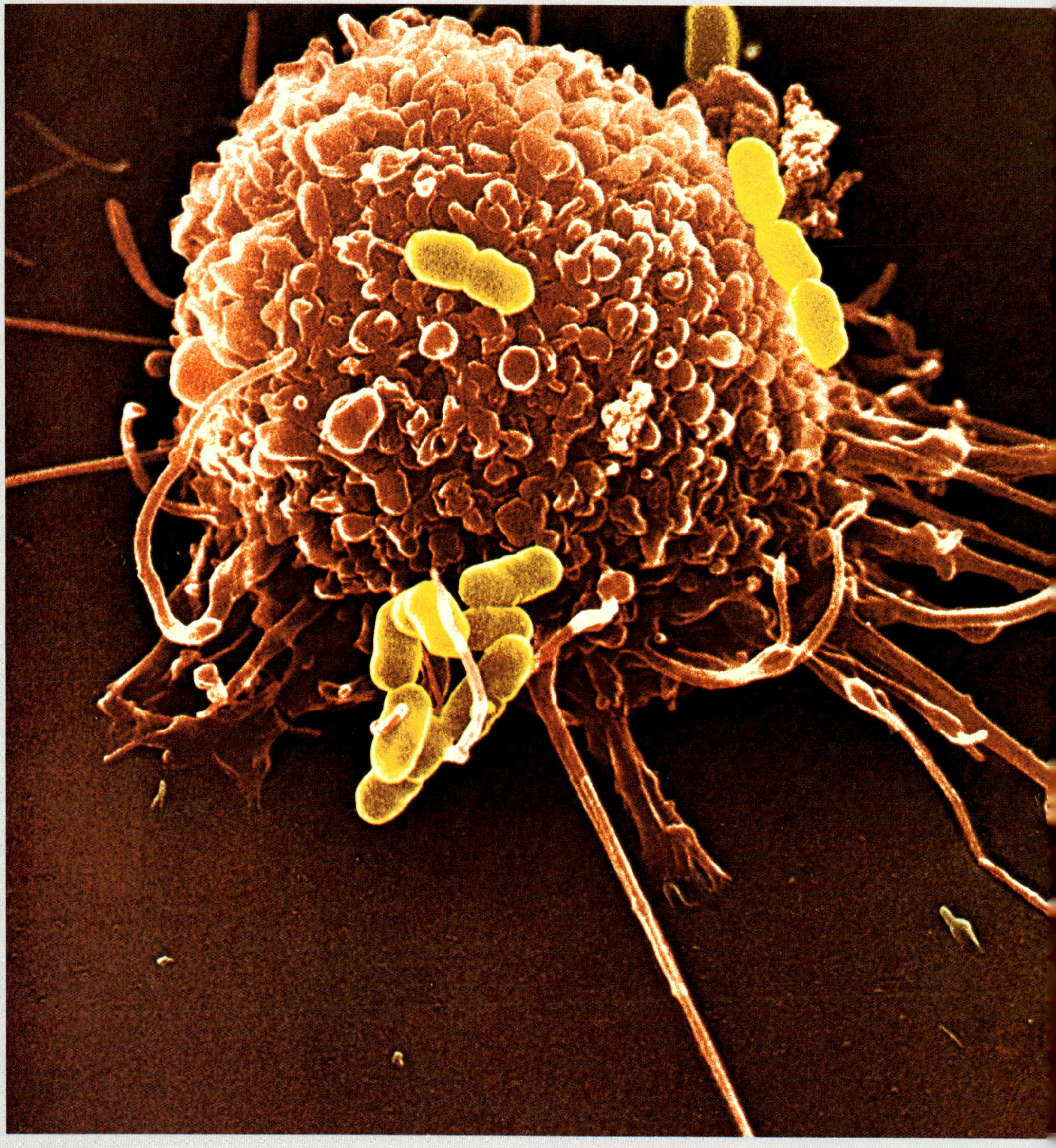

Bakterien, die in den lassoartigen Armen eines Makrophagen gefangen sind

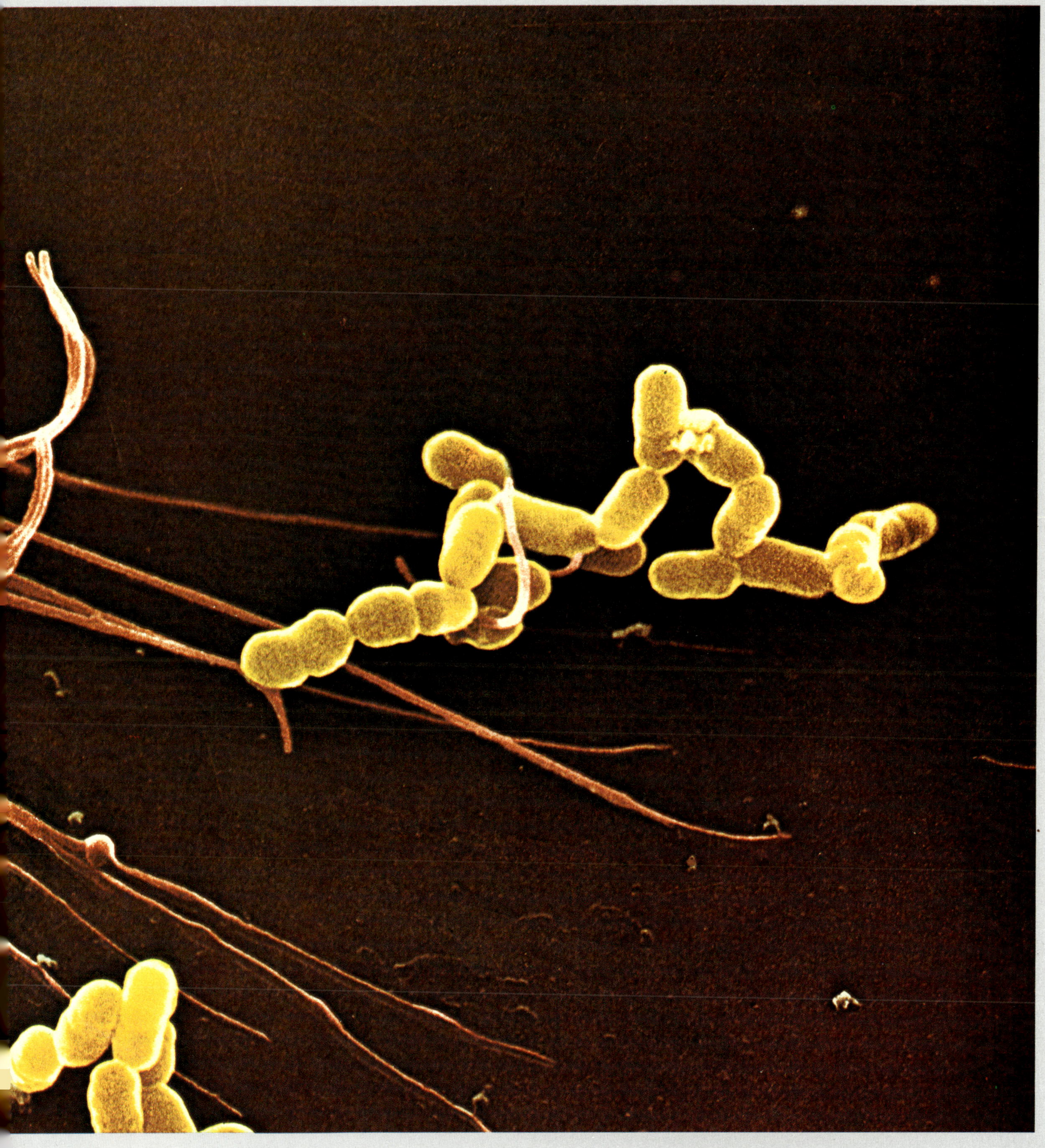

Bakterien

Während seiner Entwicklung hat der Mensch stets in Koexistenz mit Bakterien gelebt. Diese einzelligen Organismen, die es in Form von Kugeln, Stäbchen, Kommas und Spiralen gibt und die nur einige Tausendstel eines Millimeters dick werden, leben weit verbreitet in der Luft, im Boden und im Wasser. Die bakterielle Biomasse, die sich in den oberen zehn Zentimetern eines einzigen Hektars Farmland befindet, kann bis zu zwei oder drei Tonnen betragen. Die meisten Bakterien, die auf unserer Haut oder in unserem Verdauungstrakt leben, sind entweder harmlos oder ausgesprochen gut für uns. Sie helfen mit, die Stoffe der Nahrung zu zerlegen und Vitamine aufzubauen, zum Beispiel das Vitamin K, das für die Blutgerinnung erforderlich ist. Unser Dickdarm beherbergt mindestens einhundert Sorten von Bakterien, die keinen Schaden anrichten, und die menschlichen Ausscheidungen bestehen etwa zur Hälfte aus Bakterien.

Beide Parteien, der Mensch und das Bakterium, profitieren von dieser symbiotischen Koexistenz, solange das Gleichgewicht nicht gestört ist. Wenn uns eine Krankheit befällt, sinkt unsere Widerstandskraft; dann kann es passieren, daß einige der bislang freundlichen Bakterien zum Angriff übergehen. Das Gleichgewicht kann auch in die andere Richtung umkippen. Wenn wir zum Beispiel zu viele Antibiotika einnehmen, sterben die Darmbakterien *en masse.*

Eine vollständig andere Situation liegt jedoch vor, wenn wir von Bakterien befallen werden, die Krankheiten verursachen. Sie können in der Luft sein, die wir atmen, oder in der Nahrung, die wir zu uns nehmen. Sie können auch durch Wunden eindringen. Bakterien sind daran gewöhnt, im menschlichen Körper zu leben. Viele sind so spezialisiert, daß sie sich nur im menschlichen Gewebe entwickeln und ausschließlich beim Menschen Krankheiten verursachen können. Unsere erste Abwehrreihe gegen Bakterien ist mechanisch und chemisch organisiert. Unverletzte Haut ist für Bakterien nahezu undurchdringlich, und die talgartige Fettschicht, die den Körper überzieht, enthält Antikörper. Dasselbe trifft für die Augenflüssigkeit, das Ohrenschmalz und den Speichel in unserem Mund zu. Intakte Schleimhäute sind kaum in Gefahr, einem bakteriellen Angriff zu erliegen, und die Salzsäure im Magensaft wirkt stark antibakteriell.

Die weibliche Vagina enthält einen speziellen Abwehrmechanismus, die sogenannten Döderlein-Bakterien, die Milchsäure produzieren und so für eine saure Umgebung sorgen, die für andere Bakterien, die eindringen wollen, tödlich ist. Der Säuregehalt macht es auch für die Spermatozoen schwieriger, sich in der Vagina vorwärtszubewegen, so daß ein großer Teil der männlichen Samenflüssigkeit damit beschäftigt ist, das Gebiet zu neutralisieren.

Und für die Bakterien, die die Haut- und Schleimhautschranken durchbrechen, hält der menschliche Körper eine ganz andere Art der Abwehr bereit. Es handelt sich um die Freßzellen oder Phagozyten. Dies sind weiße Blutkörperchen, die ihre Gegenspieler einfangen, in einem magensackähnlichen Loch einsperren, mit Verdauungsenzymen überschütten und so vernichten. Die Freßzellen registrieren die Substanzen, die von beschädigten Bakterien und Gewebezellen ausgehen, und spüren so ihre Opfer auf (ein Vorgang, der als Chemotaxis bekannt ist). Sie haben auch die Fähigkeit, das Zellgewebe zu durchdringen und sich außerhalb des Blutkreislaufs und der Lymphgefäße zu bewegen.

In den vielen, vielen Jahrtausenden, die Menschen und Bakterien miteinander Kontakt hatten, sind verschiedene Arten von Freßzellen entstanden. Granulozyten, auch neutrophile Zellen genannt, stellen eine davon dar – sie sind klein und flink, aber nicht besonders stark. Sie brechen rasch zum Kampf auf, greifen sofort an, stecken hohe Verluste ein, tragen aber zugleich entscheidend dazu bei, die bakterielle Invasion zu orten. Könnten die Bakterien nämlich ungehindert in die Blut- und Lymphgefäße vorstürmen, wären sie bald im ganzen Körper verbreitet.

Die Substanzen von zerfallenden Zellen breiten sich vom Schlachtfeld aus im Blut weiter aus und alarmieren die Verstärkung. Es gibt eine Art »Duft«, der die Soldaten auf einem genau gekennzeichneten Weg zum Schlachtfeld führt. Über diesen Weg treffen die Panzer des Immunsystems ein, die Makrophagen. Sie bewegen sich langsamer, haben aber im Vergleich zu den Granulozyten eine weitaus größere Ausdauer; jede einzelne Makrophage verspeist mehr Bakterien.

Andere Teile des Immunsystems haben ebenfalls ihre Rolle zu spielen, nämlich die Antikörper und die Proteine des Komplementsystems. Sie hängen sich an die Bakterien, markieren sie und machen sie »appetitlicher« für die Freßzellen. Diese Antikörper sind sozusagen ein Aperitif für die Phagozyten.

Sobald sich die Freßzellen einem Bakterium nähern, strecken sie lassoartige Arme aus Zytoplasma aus, binden das Bakterium fest, schließen es in eine Höhle aus Zytoplasma ein – dem Phagosom –, setzen es einem Schwall starker Enzyme und dem zerstörerischen Wasserstoffperoxyd aus. Dabei wird das Bakterium in seine Bestandteile zerlegt, von denen einige weiterverwendet und andere ausgeschieden werden.

Die Komplementfaktoren funktionieren sozusagen als »magnetische Minen«; sie werden zum Bakterium hingezogen, durchlöchern es und sorgen für seine Explosion. Das Komplementsystem ist mit einem fürchterlichen chemischen Arsenal ausgestattet, zu dem unter anderem ein Baustein gehört, der identisch mit dem Gift der Kobra ist!

Es sind jedoch nicht immer die Bakterien, die im Kampf mit den Freßzellen den kürzeren ziehen. So, wie sich der Mensch den Bakterien angepaßt hat, so haben sich auch die Bakterien dem Menschen angepaßt. Einige von ihnen haben eine Oberfläche, die für Freßzellen schwer zu greifen ist. Diese rutschen aus. Andere Bakterien haben eine Zelloberfläche, die so resistent ist, daß sie die Enzymdusche im Phagosom überstehen. Sie gehen in einen Winterschlaf, um später wieder aufzutauchen und eine Infektion zu verursachen. Infektionen, die wieder aufleben, nachdem sie schon einmal verschwunden zu sein schienen, können das Ergebnis von unbesiegten Nischen des Widerstandes innerhalb der Freßzellen sein. Im Extremfall kann die Ausbreitung der Infektion in verschiedene Teile des Körpers zu einer allgemeinen Blutvergiftung (Sepsis) führen. Dieser einstmals so gefürchtete Zustand wird heute – gewöhnlich erfolgreich – mit Hilfe von Antibiotika bekämpft. Die Medikamente geben dem Immunsystem Zeit, seine Abwehrkräfte zu mobilisieren und einen vollen Gegenangriff in die Wege zu leiten.

Eine hochentwickelte Methode, das Immunsystem zu hintergehen, führt der »Krankenhauskeim« *Staphylococcus aureus* vor. Wenn dieses Bakterium im »Magen« der Freßzelle eingeschlossen ist, setzt es eine Substanz frei, die die Verdauungsenzyme veranlaßt, sich *außerhalb* des Magens zu tummeln. Zusätzlich ist es resistent gegenüber vielen Antibiotika geworden.

Sulfonamide und Antibiotika, die nach dem Zweiten Weltkrieg allgemein eingesetzt wurden, legten die Grundlage für eine der größten Revolutionen in der Geschichte der Medizin. Bakterielle Infektionen, die so lange ein Fluch für die Menschheit waren, verschwanden von der Spitze der Sterblichkeitsliste. Sie machten Platz für die heutigen Plagen, Gefäßerkrankungen und Krebs.

Bakterien und vor allem Viren sind Globetrotter par exellence. In wenigen Stunden kann ein Grippevirus von Hongkong nach London oder Los Angeles fliegen. Danach reist es im Zug, im Bus und in der Untergrundbahn weiter. Jeder Husten, jedes Schneuzen schleudert viele Millionen von Viren in die Luft – es sind die blinden Passagiere auf den unsichtbaren Wassertropfen oder Staubteilchen. Menschen in der Nähe erliegen einer Infektion. Wer die Krankheit schon einmal gehabt hat, ist immun. Wer noch keine Antikörper gegen das Virus hat, kann erkranken.

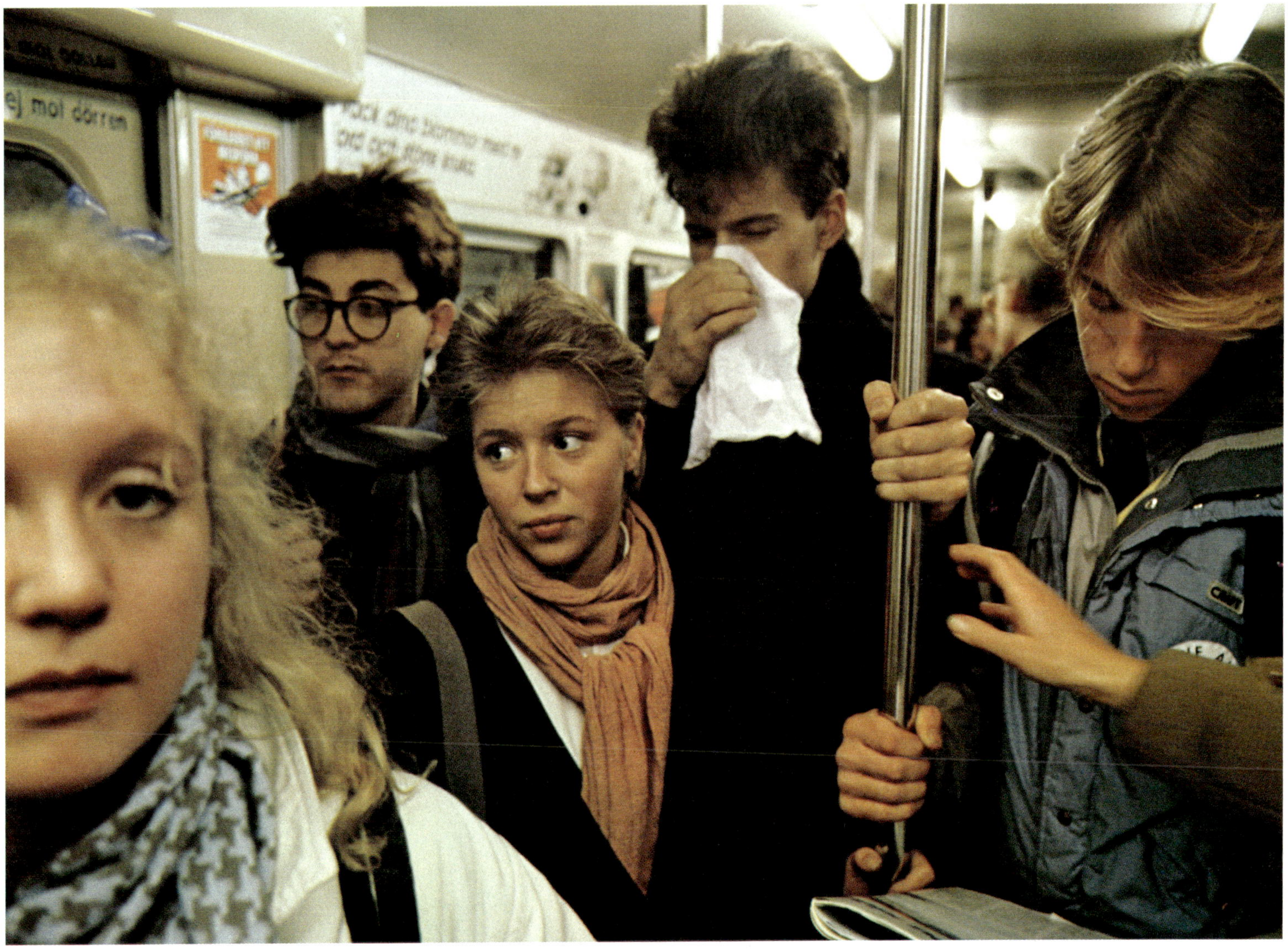

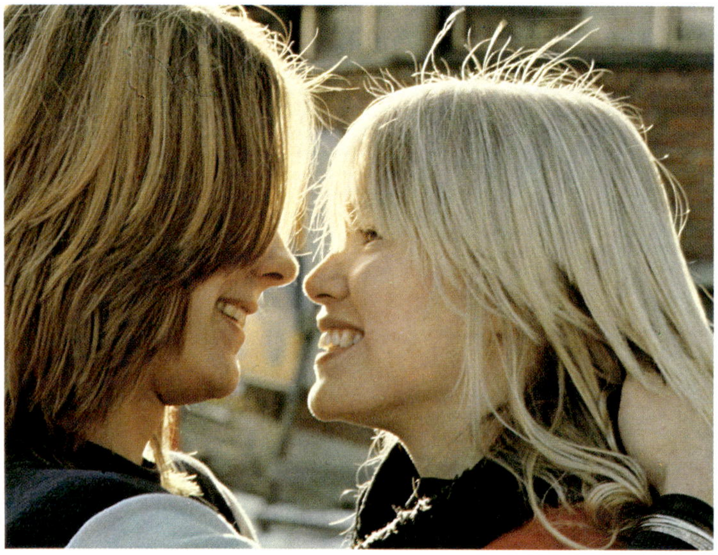

1

Die Verbreitung einer Infektion

Bakterien und Viren sind Mitreisende in den mikroskopischen Wassertropfen, die wir dauernd ein- und ausatmen. Wenn Menschen zusammenkommen, ist es praktisch unmöglich, die Übertragung von Krankheitserregern zu verhindern. Das Großstadtmilieu begünstigt die Ausbreitung einer Infektion.

Die große Abbildung rechts zeigt den Schleim und die Bakterien bei einem normalen Husten. Die Bakterien rechts unten im Bild sehen wie Eicheln am Rand des faserigen »Gewebes« aus Schleim aus. Einige Bakterien sind besonders flauschig; sie besitzen eine klebrige Schicht, die es ihnen erleichtert, an den meisten Substanzen hängenzubleiben. Oben rechts sehen wir in einer Nahaufnahme einige Bakterien von beiden Sorten, und die Abbildung darunter zeigt, wie Bakterien an den Oberflächenzellen der Nasenschleimhaut kleben. Die untere Nahaufnahme zeigt in starker Vergrößerung, wie ein Bakterium seine speziellen Haftorgane verwendet, um sich an einer glatten Oberfläche festzuhalten.

1. *Eine zärtliche Begegnung – aber auch für die Bakterien der beiden Personen!*
2. *Bakterien (unten) und Schleim (oben), die beim Husten ausgeworfen werden (4000fache Vergrößerung)*
3. *Nahaufnahme einiger Bakterien (25 000fache Vergrößerung)*
4. *Zwei Bakterien haften an den Epithelzellen der Nasenschleimhaut (35 000fache Vergrößerung).*
5. *Details der klebrigen Haftorgane eines Bakteriums (90 000fache Vergrößerung)*

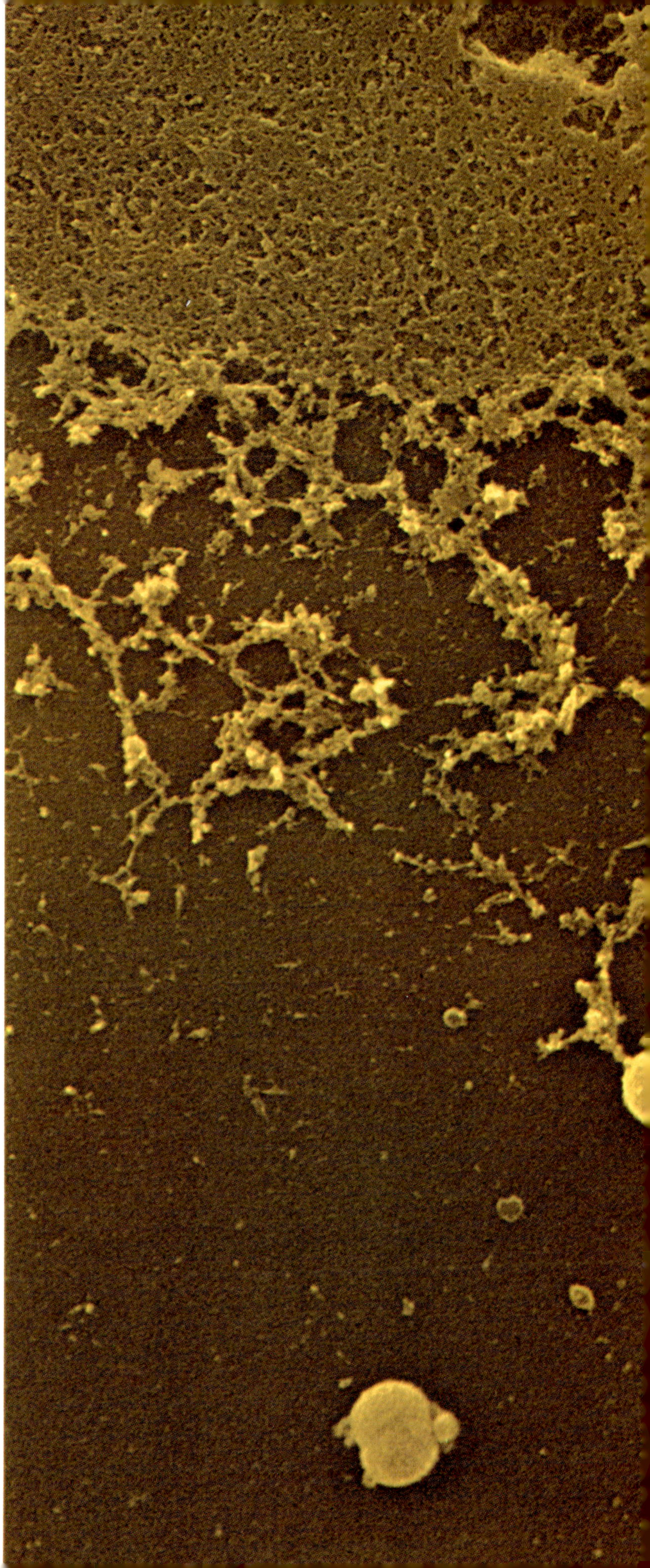

2

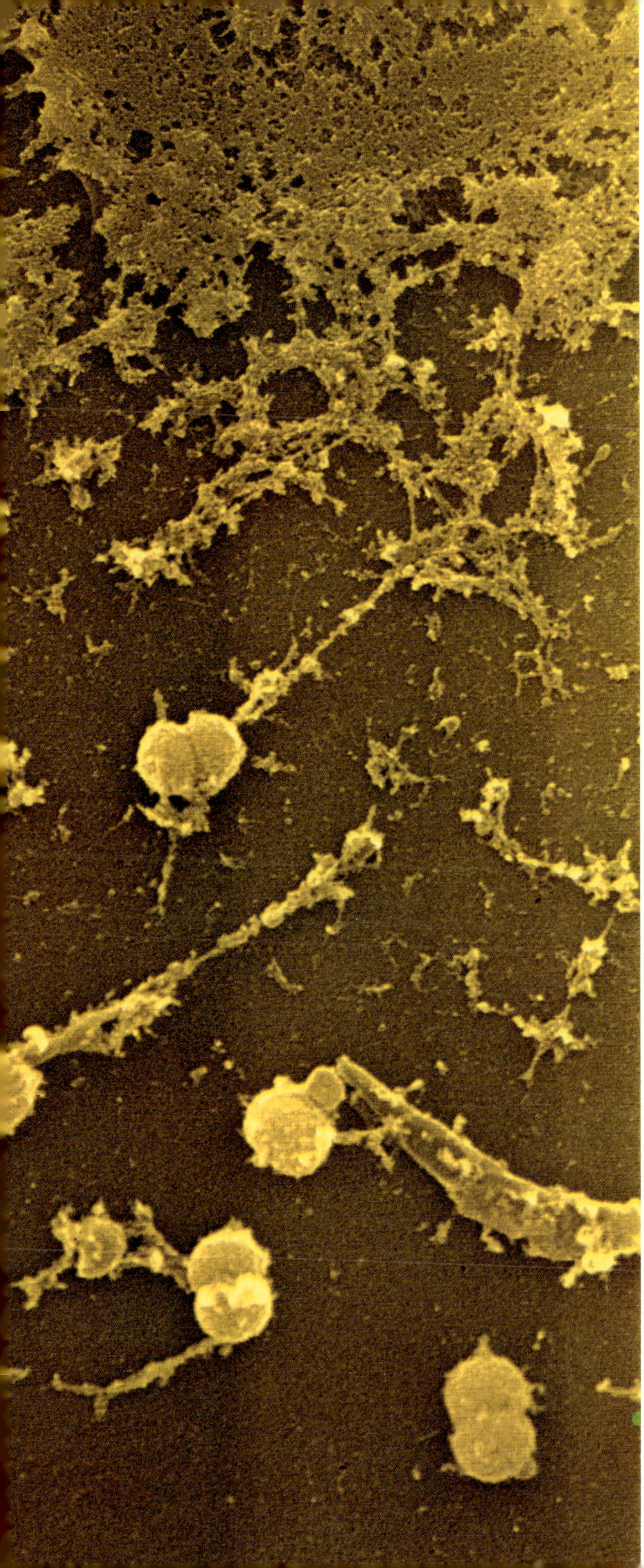

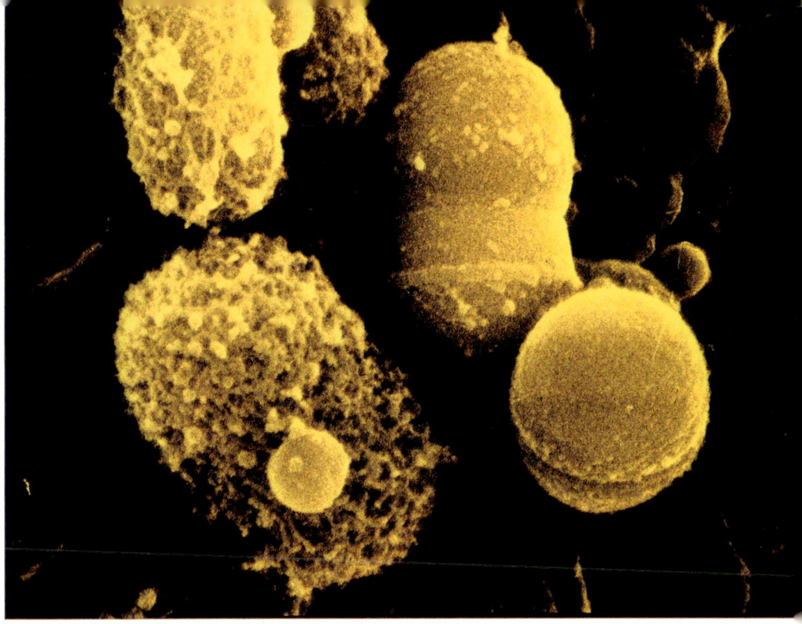

3

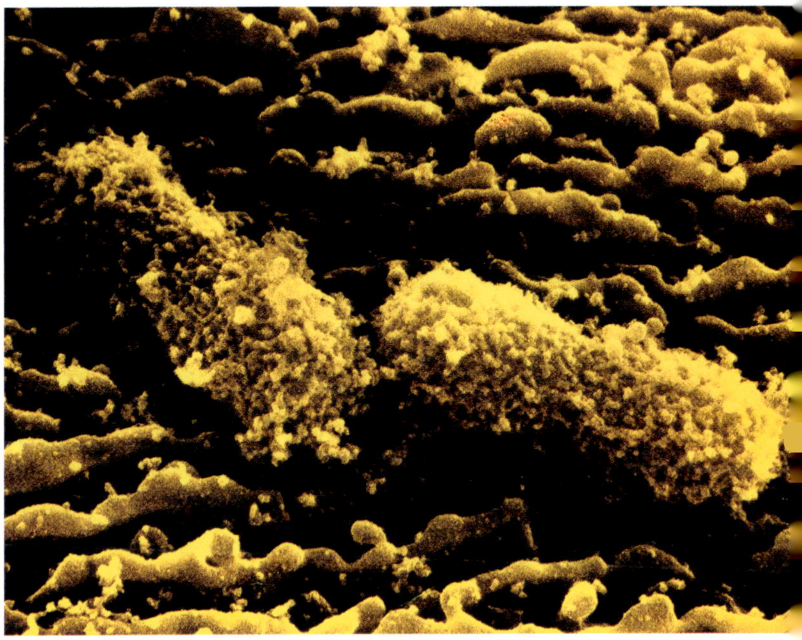

4

5

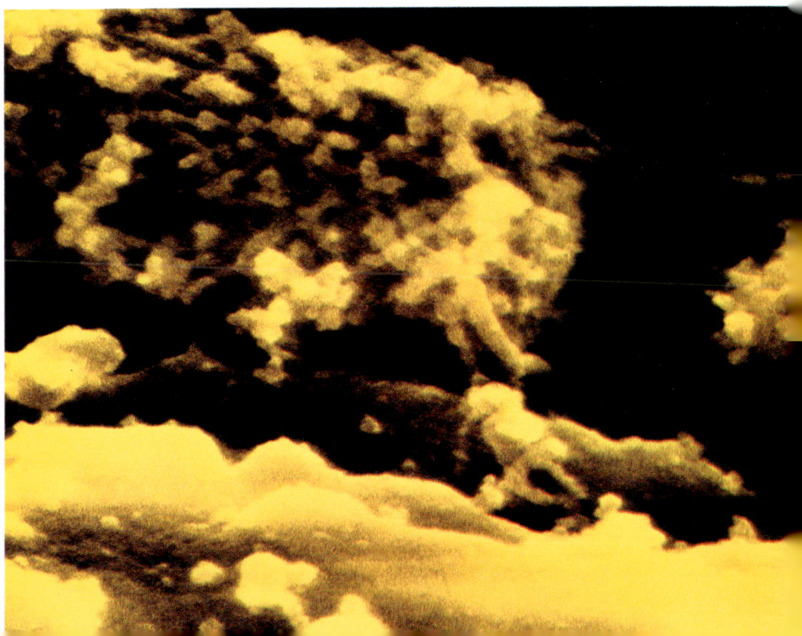

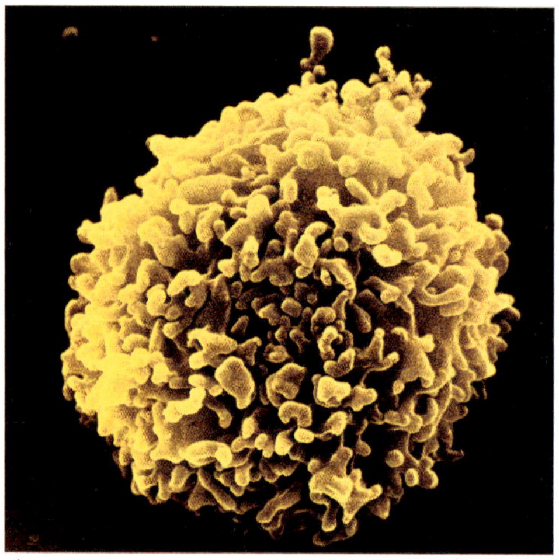

1

2

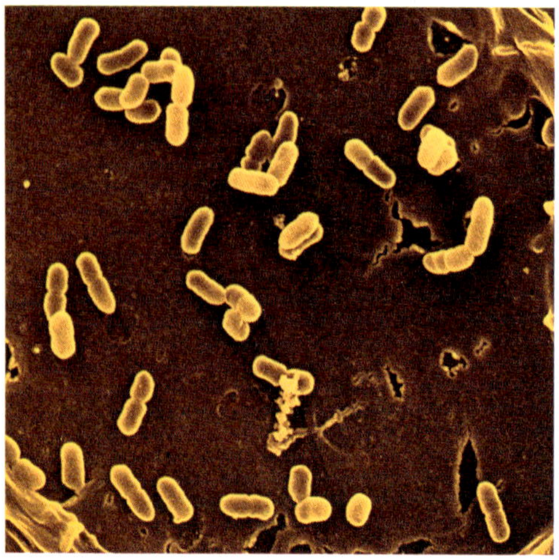

3

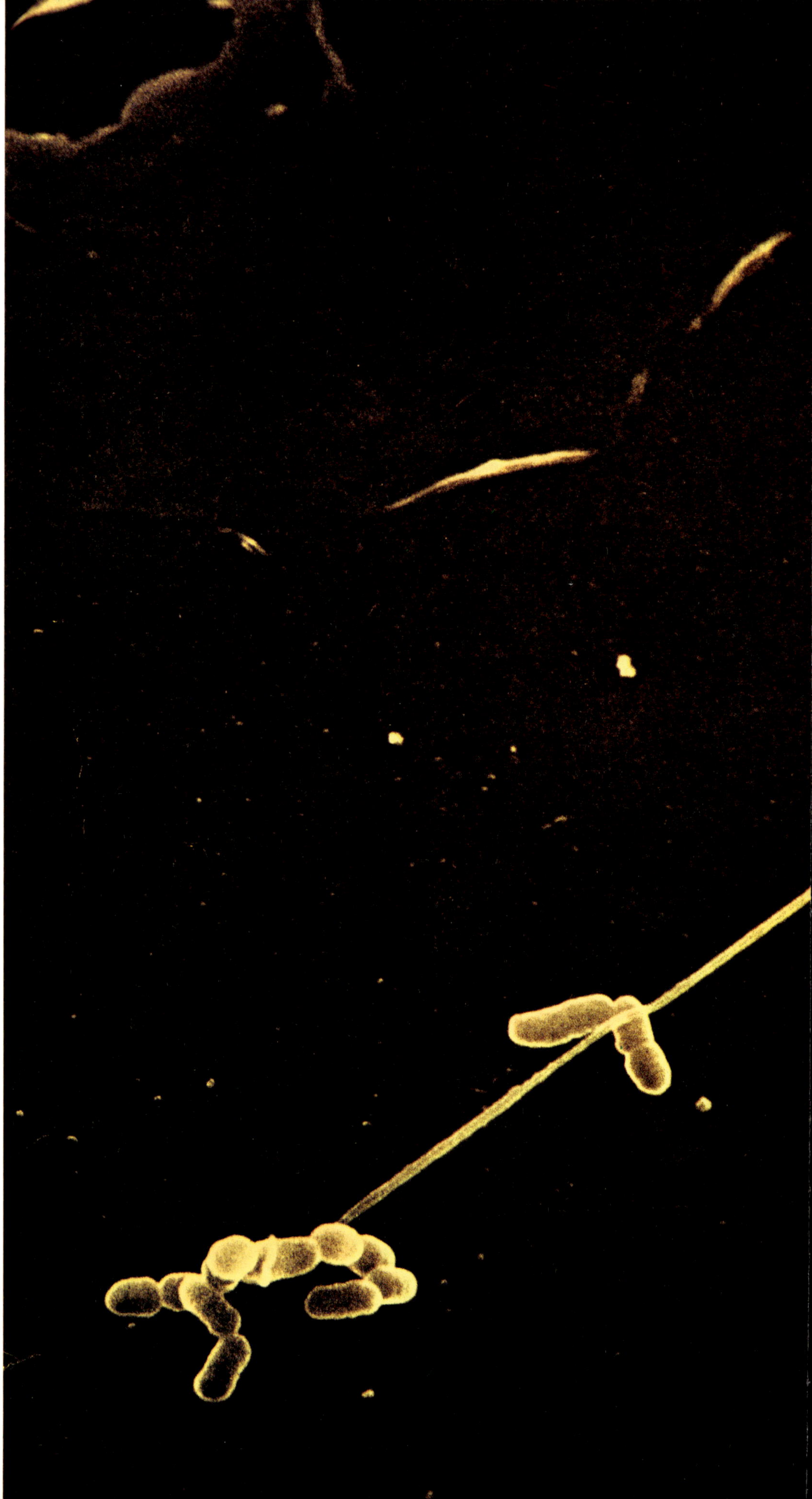

Makrophagen fangen Bakterien ein

Ein Makrophage, eine große Freßzelle, hat den Nahkampf mit den Kolibakterien aus dem Darm begonnen. Er schleudert eine Art »Fliegenfänger« aus, einen klebrigen Auswuchs des Zellplasmas, an dem die Bakterien festkleben. Der Makrophage zieht dann sein Opfer heran, oder er bewegt sich in dessen Richtung. Schließlich werden die Bakterien in einer Höhle eingeschlossen, einer Vakuole im Zellkörper des Makrophagen. Diese Vakuole ist eine »Todeszelle«, in der die Bakterien mit Enzymen überschüttet werden, die Proteine auflösen. Die Bakterien zerfallen und werden als Abfall ausgeschieden.

Die Makrophagen haben wesentlich mehr Kapazität zur Bakterienvernichtung als die kleineren Granulozyten.

1. *Ein Makrophage, etwa 5000fach vergrößert*
2. *Bakterien in 3000facher Vergrößerung*
3. *Der Makrophage im Kampf mit kleinen würstchenartigen Kolibakterien*

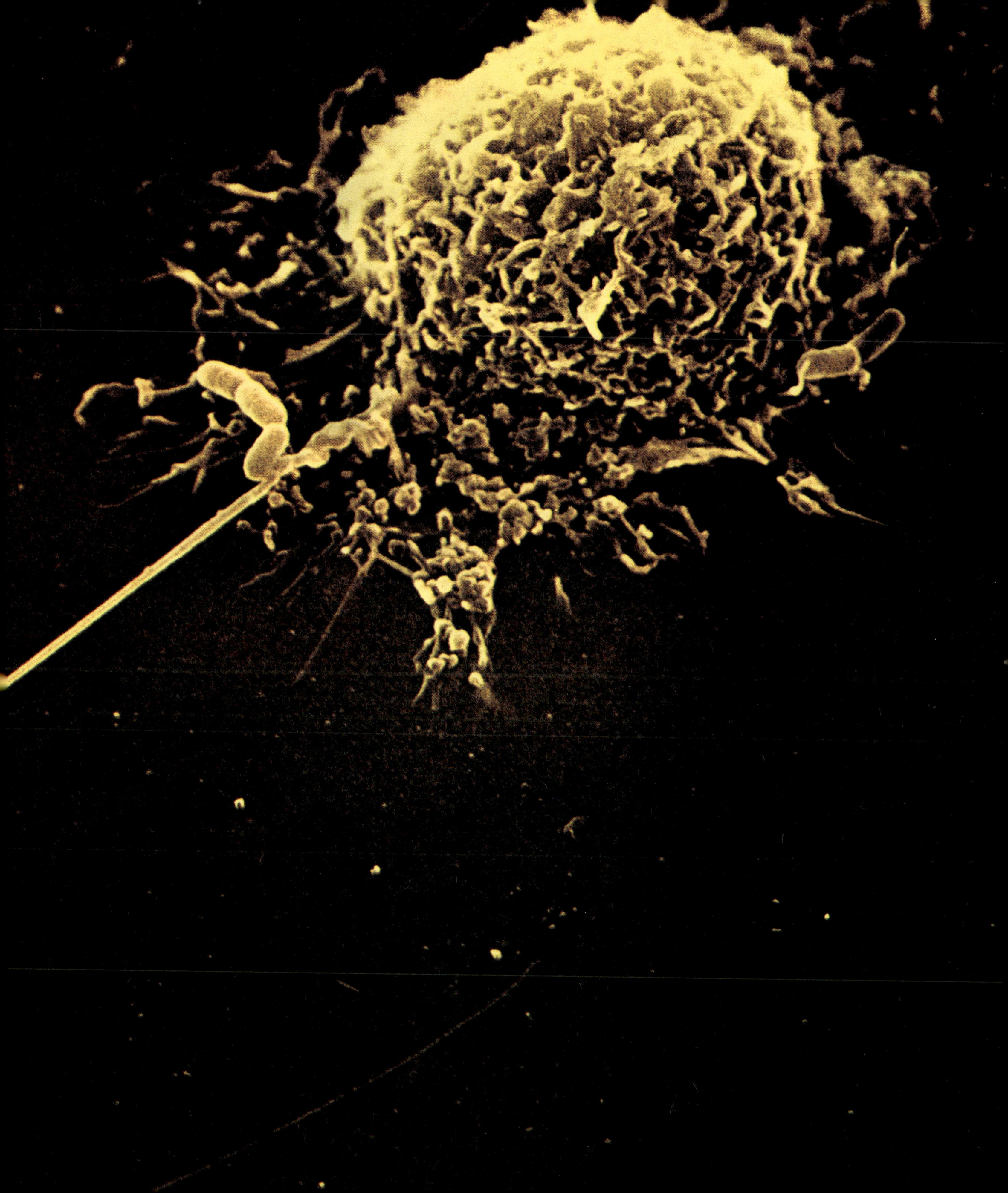

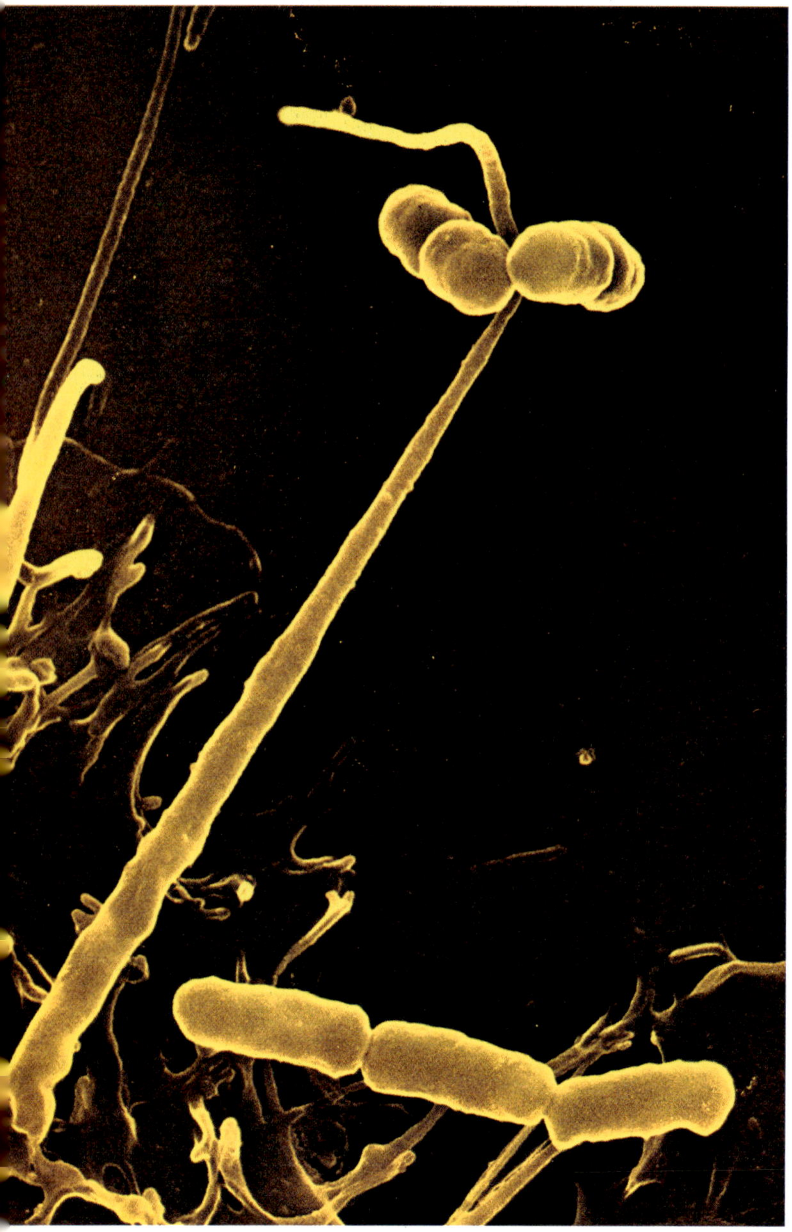

1

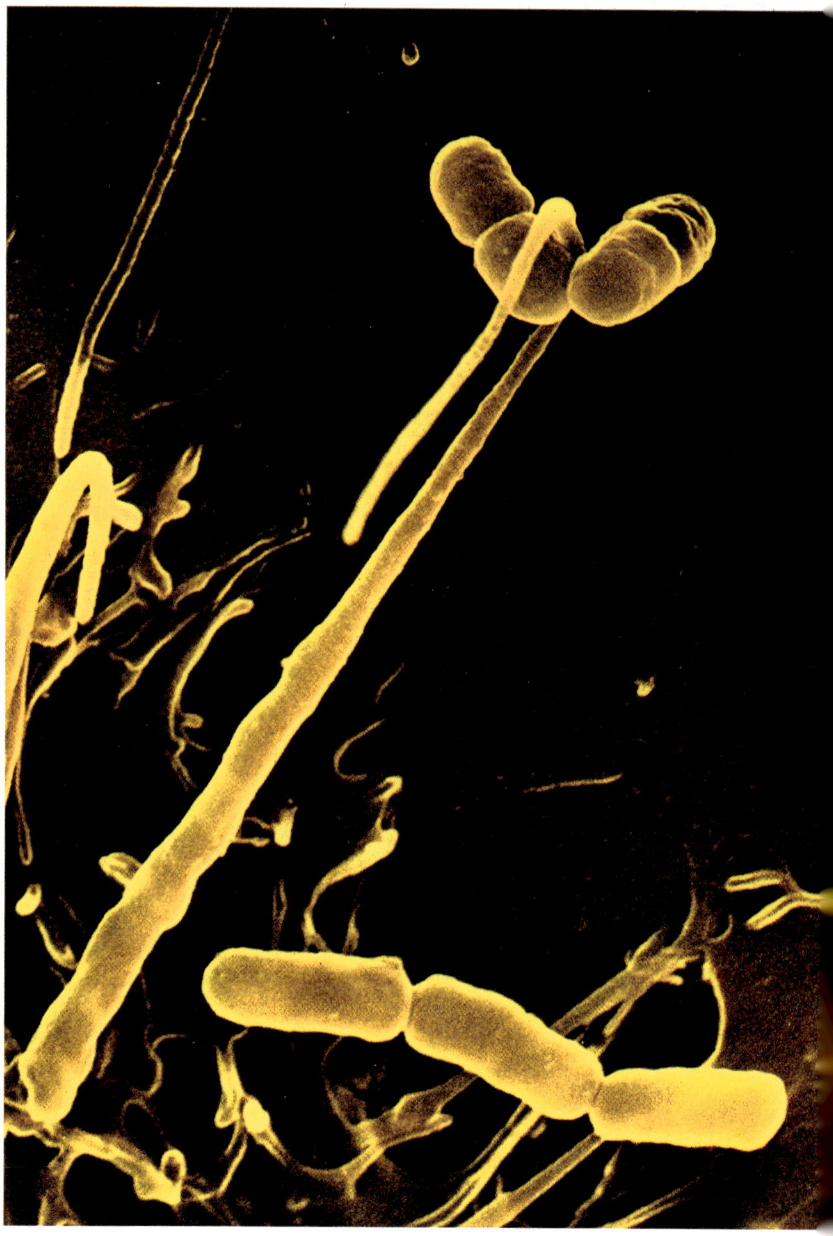

2

Ein Makrophage trifft auf ein Bakterium
Diese bemerkenswerte elektronenmikroskopische Bilderserie zeigt die verschiedenen Stufen des Zugriffs eines Makrophagen auf ein Bakterium. Abbildung oben links (1): Die stabförmigen Kolibakterien – gewöhnliche Bewohner unseres Darms – wurden vom zytoplasmatischen Auswuchs erwischt, dem »Fliegenfänger« des Makrophagen. In Abbildung (2) werden die Stricke festergezogen, und der Gefangene wird herangeholt. Die große Abbildung rechts (3) zeigt das Ende des Kampfes: Der Makrophage zieht das Bakterium ganz nah heran, um ihm den Todesstoß zu versetzen. Antikörper und Komplementfaktoren spielen eine große Rolle beim Einfangen der Bakterien. Sie gehen auf dem Bakterium in Position und fungieren als Appetitanreger. Nun fällt es den Makrophagen leichter, den Feind in dem Durcheinander aus Blut und Zellfragmenten in der Wunde zu orten.

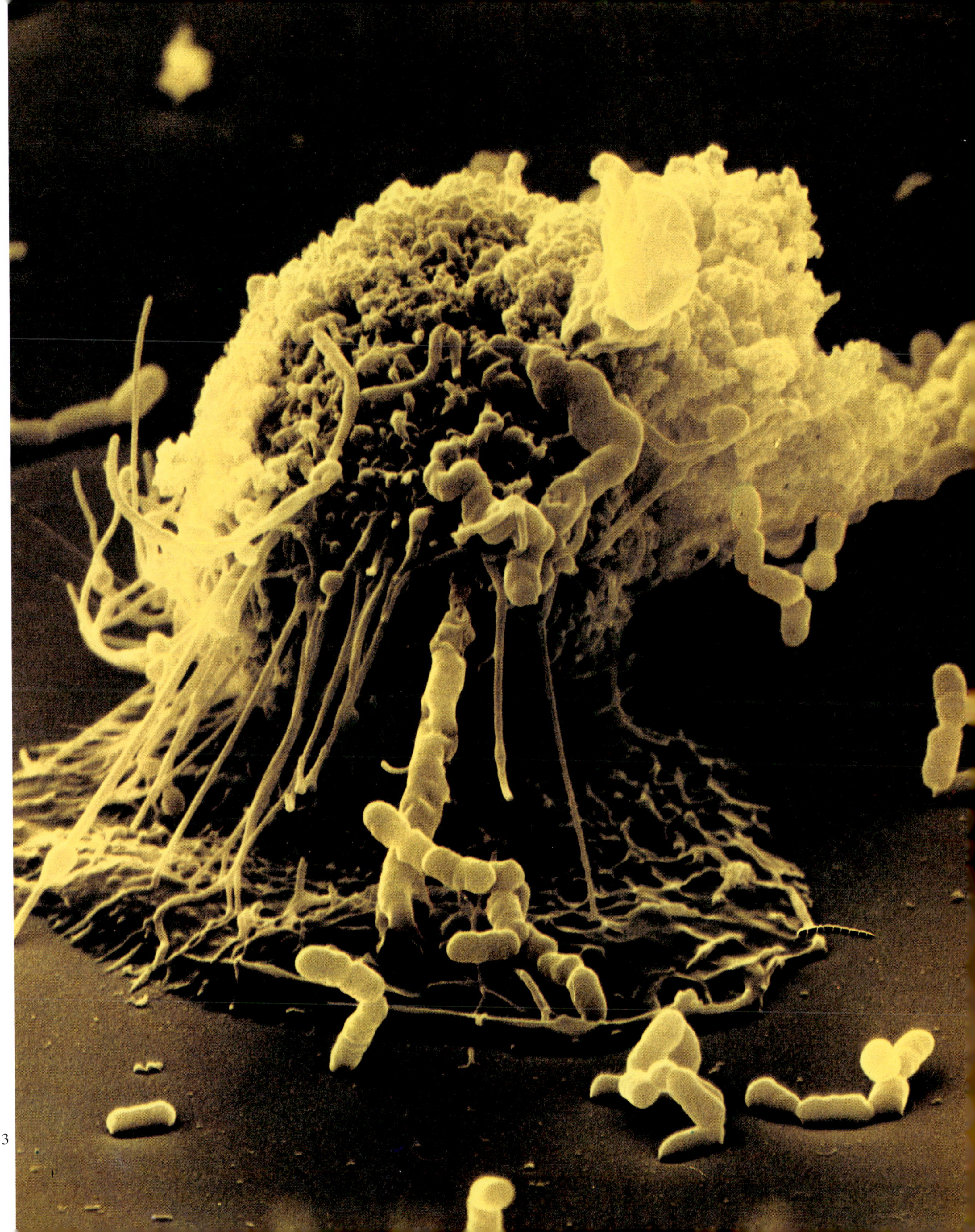

3

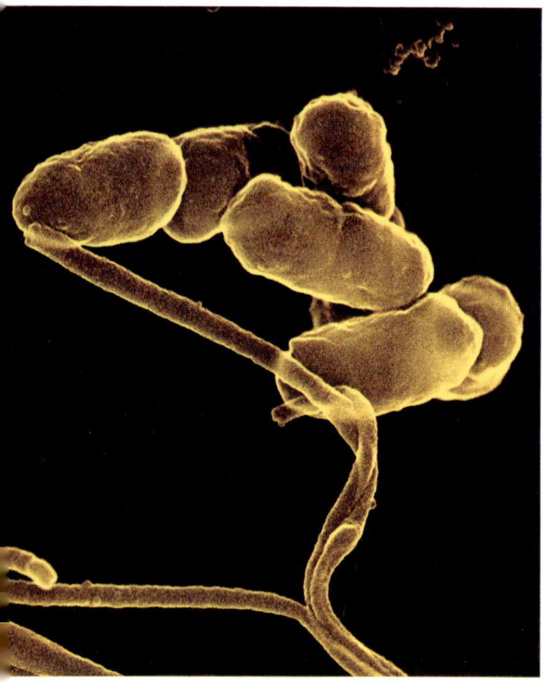

1

Die Freßzelle fängt Bakterien mit dem Lasso
Wenn eine Freßzelle in die Nähe der eindringenden Bakterien gekommen ist, schiebt sie zytoplasmatische Fäden nach vorn, die diejenigen Bakterien infiltrieren, die von den Antikörpern »appetitlicher« gemacht worden sind. Die Freßzelle scheint ihre Feinde wie mit einem Lasso einzufangen.
Diese Methode des Körpers, eindringende Mikroorganismen zu entwaffnen, wurde vor Millionen von Jahren entwickelt. Schon Würmer haben Freßzellen in ihrem Blut. In den höheren Organismen (bei Mensch und Tier) sind die Verfahren feiner und raffinierter geworden.
Die Bilder wurden mit einem Rasterelektronenmikroskop aufgenommen; die Vergrößerung liegt etwa bei dem Faktor 45 000.

1. *In den Fäden einer Freßzelle gefangene Kolibakterien*
2. *Die Bakterien werden immer näher herangezogen.*
3. *Ein Staphylococcus-Bakterium, das fast von einer Freßzelle eingeschlossen ist*

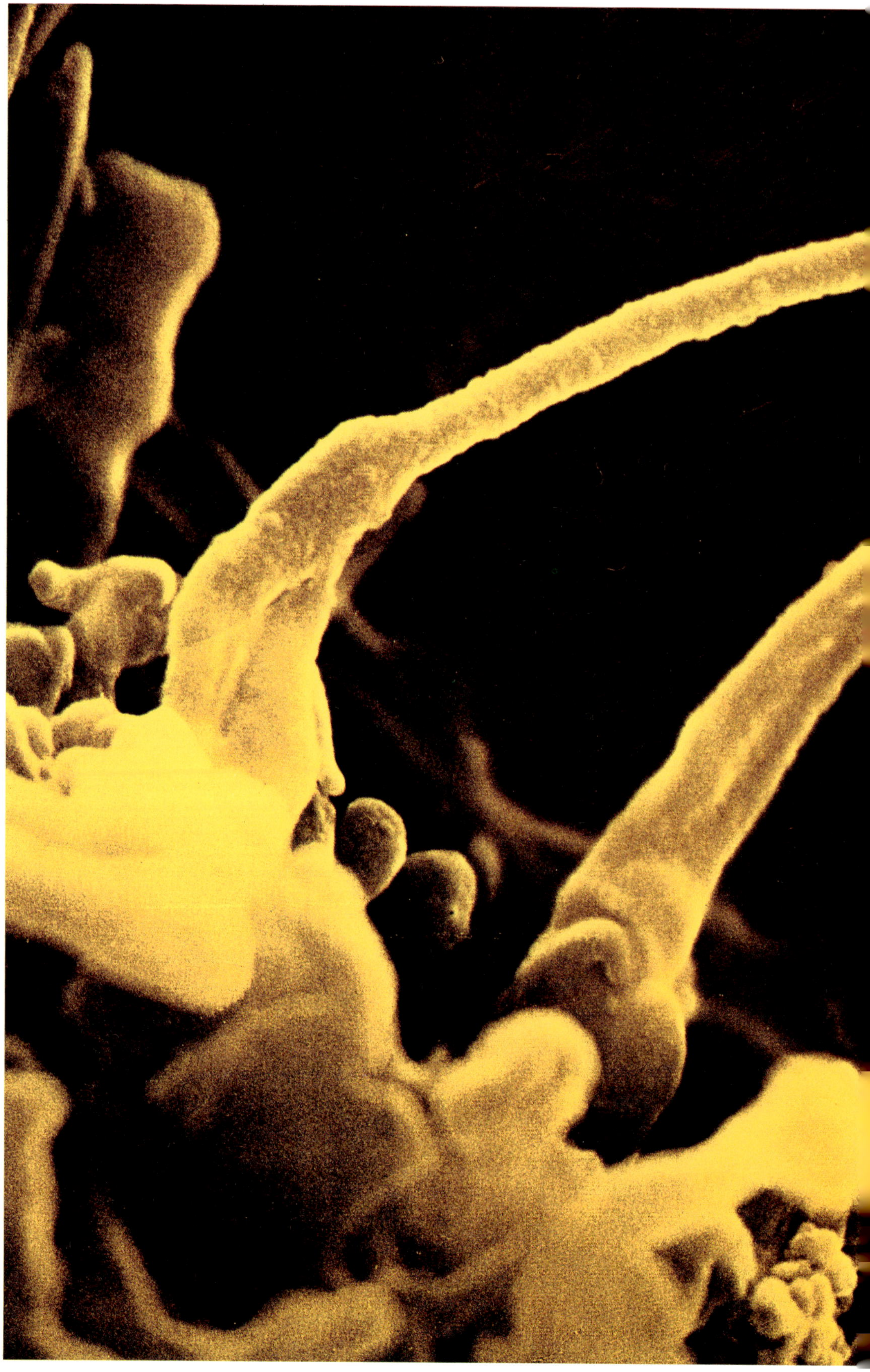

2

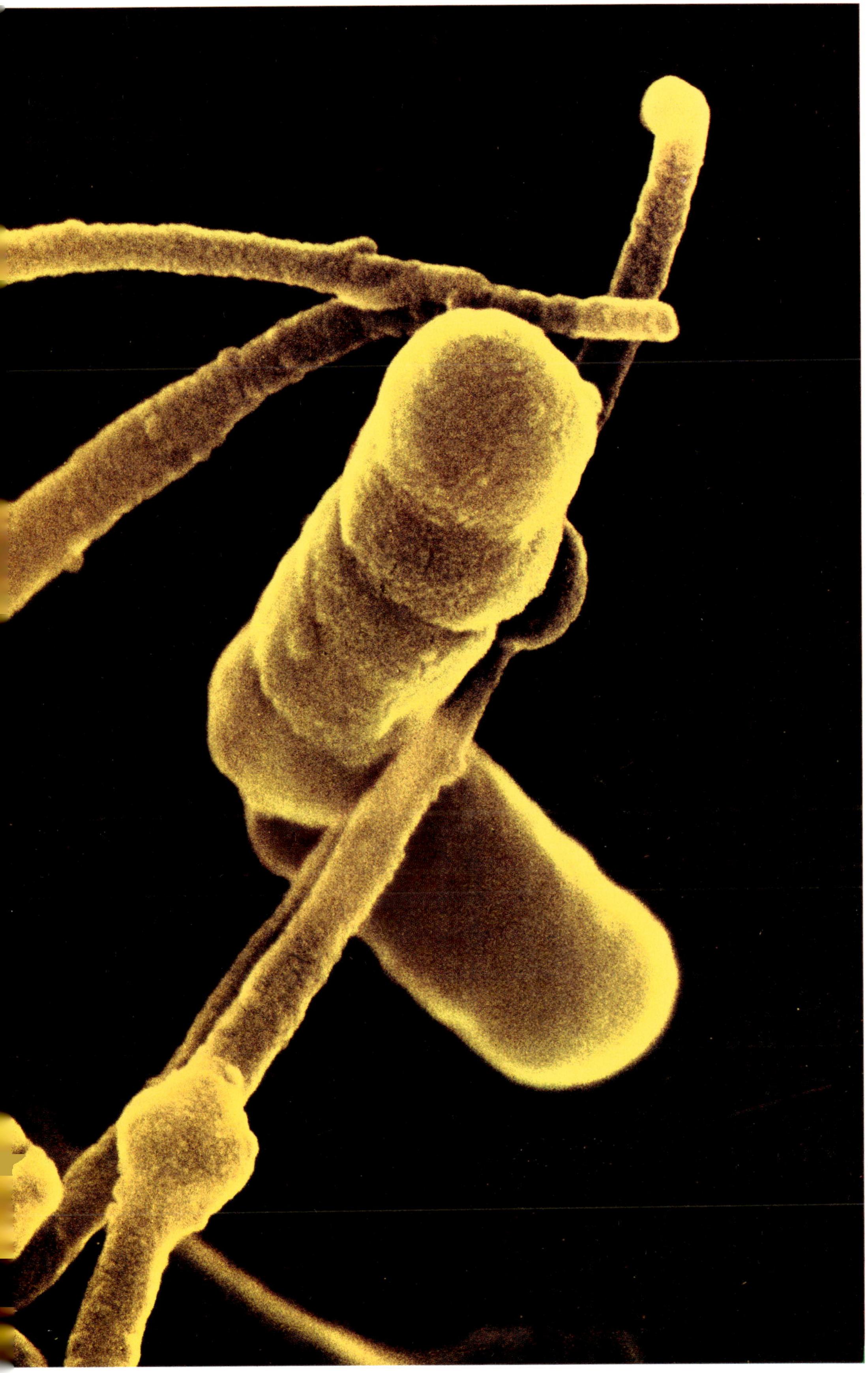

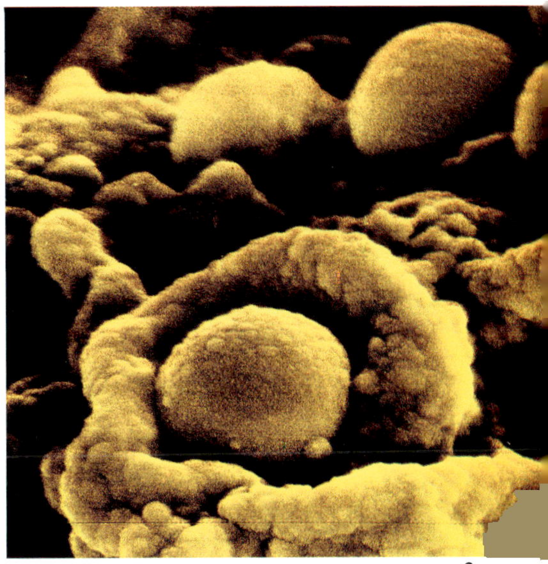

3

Wie nimmt die Freßzelle das Bakterium in sich auf?

Der Krieg zwischen Bakterien und Makrophagen tobt in Wirklichkeit zwischen Zellen, die nur ein paar Tausendstel eines Millimeters an Durchmesser haben. In den Fotografien sind sie zwischen 10 000- und 45 000fach vergrößert. Das *Staphylococcus*-Bakterium oben ähnelt einem Ei in einem Vogelnest. Die Umarmung des Makrophagen schließt sich allmählich und wird zur »Todeszelle«.

Eine der bemerkenswertesten Eigenschaften der Makrophagen besteht darin, daß sie ihre Oberfläche plötzlich vergrößern können, um einen Gegner zu verschlucken, der wesentlich größer ist als sie selbst – etwa eine Asbestfaser, ein Pollenkorn oder eine andere Substanz, die von der Lunge eingeatmet worden ist. Die in den Fotografien gezeigten Bakterien sind jedoch viel kleiner als die Makrophagen.

Wenn die Wände sich um den Feind geschlossen haben, beginnt die Exekution, die Phagozytose. Der Gefangene wird mit Wasserstoffperoxyd und anderen tödlichen Giftstoffen überschüttet. Verdauungsenzyme werden in die Todeskammer geschickt, um das Bakterium in seine Bestandteile aufzulösen.

Diese Zerlegung fremder Proteine während der Phagozytose stellt einen der wichtigsten Aspekte des Immunsystems dar. Die Antikörper und Komplementfaktoren sorgen dafür, daß dieser Vorgang effektiver abläuft. Dies zeigt sich vor allem beim Beginn eines bakteriellen Angriffs, wenn sich Antikörper an die eindringenden Bakterien binden, um sie für die Freßzellen zu markieren, die sie nun rasch mittels der Phagozytose erledigen.

Antibiotika in Aktion

Das Aufkommen des Penicillins in der Mitte der vierziger Jahre bedeutete, daß der Mensch ein aus der Natur selbst stammendes Bakterizid für sich ausnutzen konnte. Das Rohmaterial wird von einem Pilz mit Namen *Penicillium notatum* hergestellt, der im Boden wohnt und das Penicillin braucht, um sich gegen eindringende Bakterien zu verteidigen. Schon 1928 hatte der Mikrobiologe Alexander Fleming die Wirkung dieses Pilzes auf eine Bakterienkultur beobachtet, doch dauerte es noch ein Jahrzehnt, bevor die richtigen Schlußfolgerungen gezogen werden konnten und die größte medizinische Entdeckung unseres Zeitalters gemacht war.

Unten sehen wir, wie Penicillin eine Kolonie von kugelförmigen Bakterien der Art *Staphylococcus* angreift. Das Penicillin greift ein, wenn sich Bakterien geteilt haben und dabei sind, neue Membranen und Wände herzustellen. Dieser Vorgang umfaßt viele Schritte, und Penicillin verhindert den letzten. Damit werden die Bakterien mechanisch instabil, ihre Wand hat Risse und kann dem steigenden Druck des Zellplasmas nicht standhalten. Das Bakterium explodiert.

Rechts innen sehen wir zunächst eine Versammlung von Staphylokokken im Eiter; von ihnen teilt sich das mittlere gerade. Die Kolonie wird von Penicillin angegriffen. Die Abbildung darunter zeigt die leere Hülle von einem der Staphylokokken nach der Explosion. Es ist nun die Aufgabe der Freßzellen, den Abfall zu beseitigen. Rechts außen sehen wir die Teilung eines stabförmigen Bakteriums und darunter die Zerstörung. Das Penicillin verhindert die Zellwandsynthese, und die Bakterien platzen.

Penicillin greift eine Kolonie von Staphylokokken an. Oben links sehen wir stark angeschlagene und sterbende Bakterien und in der Mitte das Penicillin.

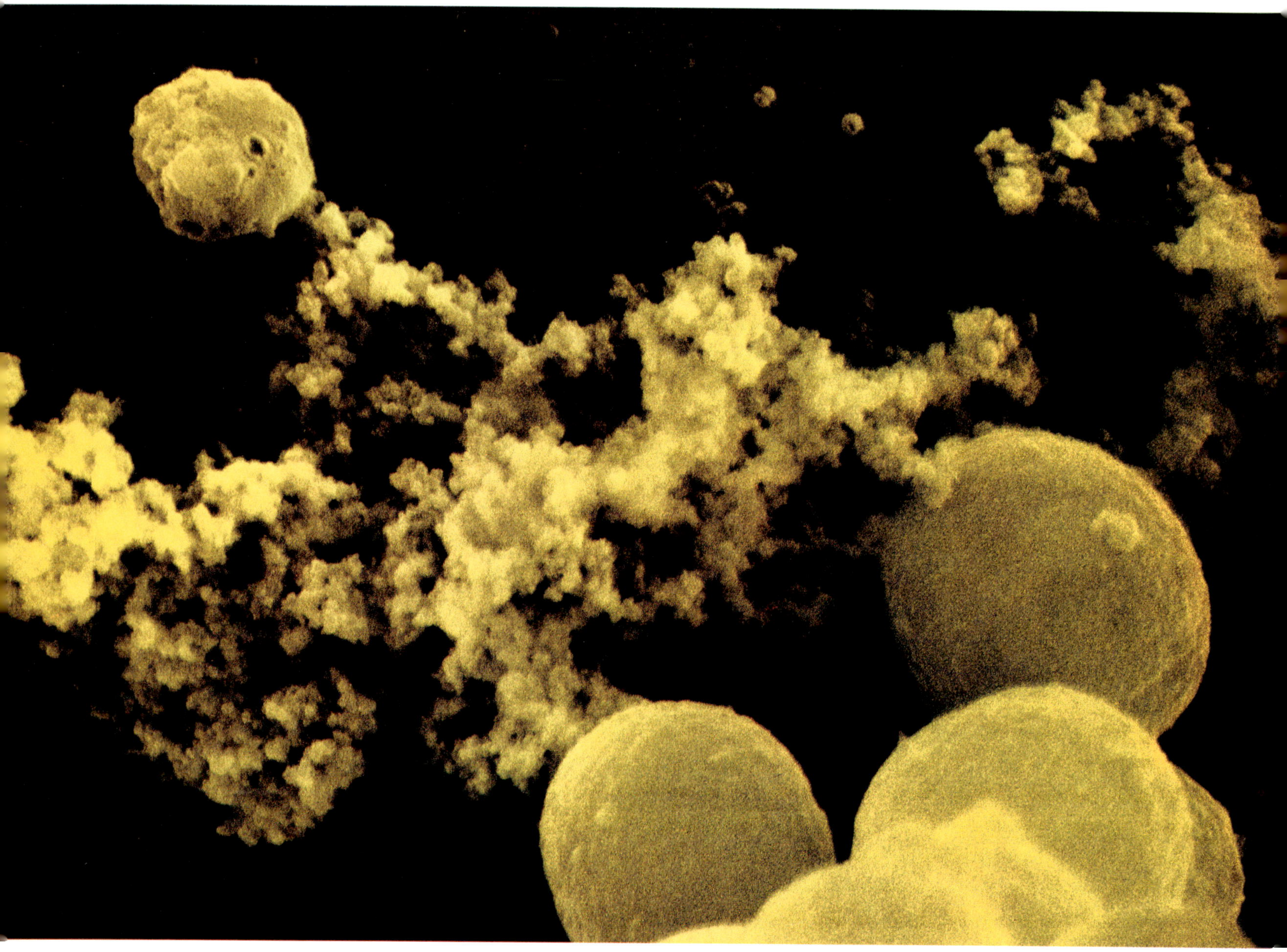

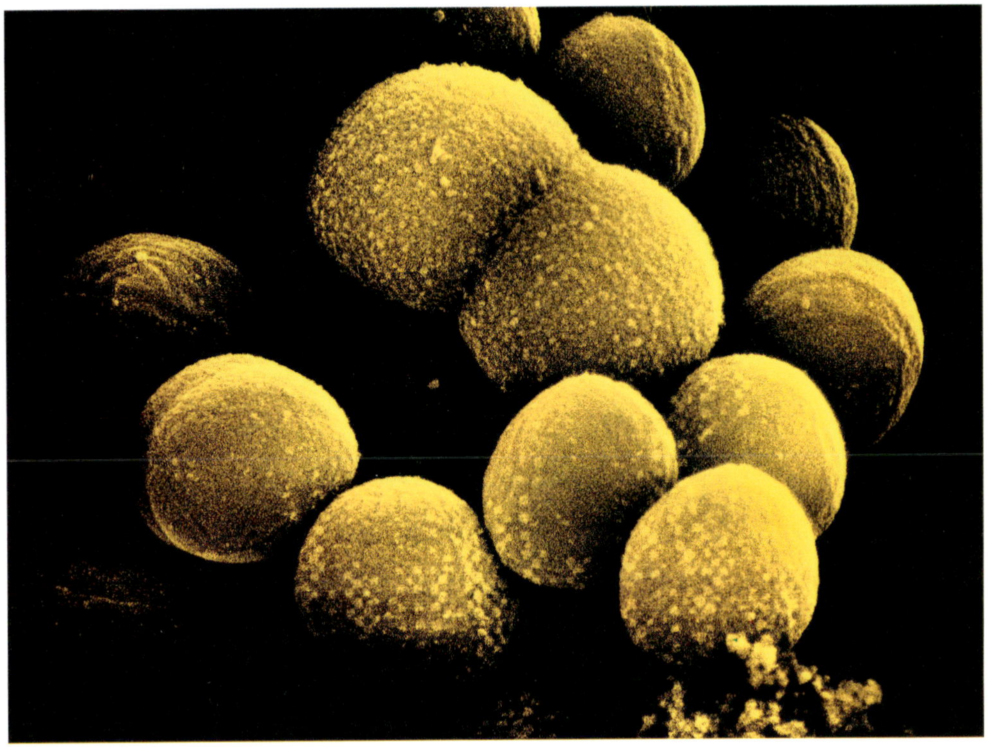

Staphylokokken – die große Zelle teilt sich gerade.
Ein totes Bakterium – es sieht wie ein Totenkopf aus (75 000fache Vergrößerung).

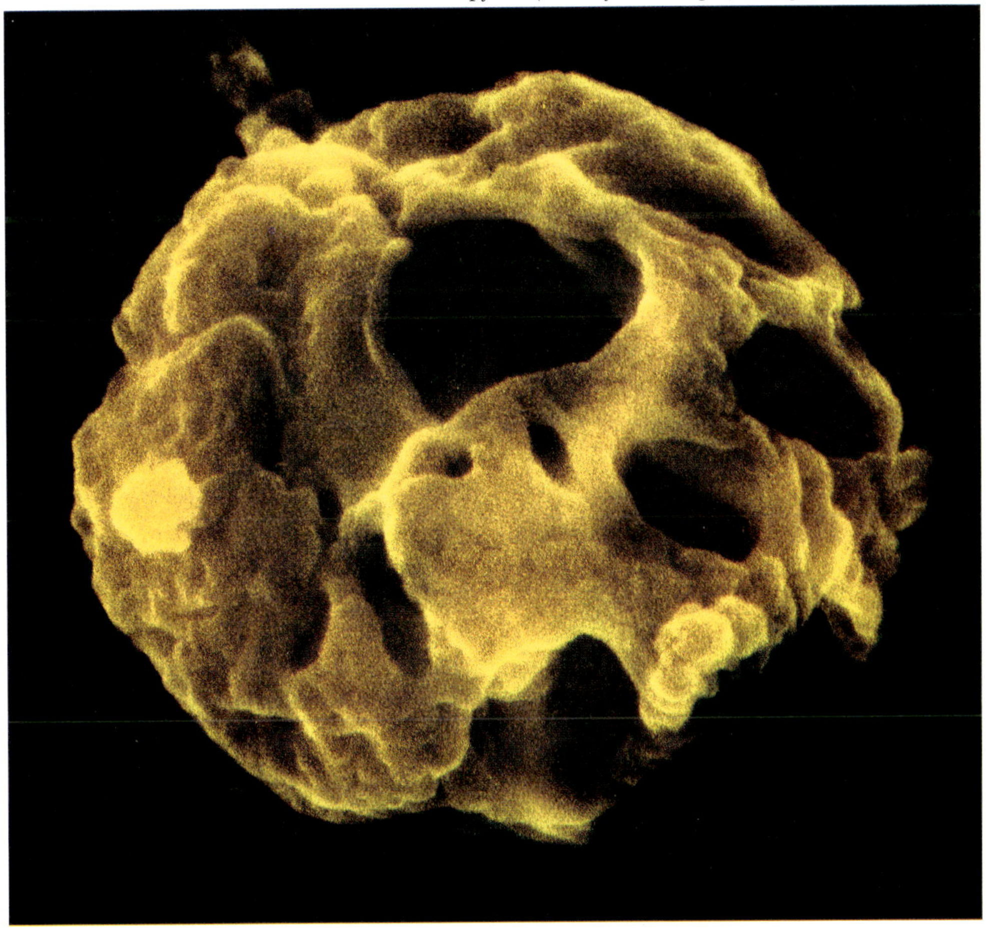

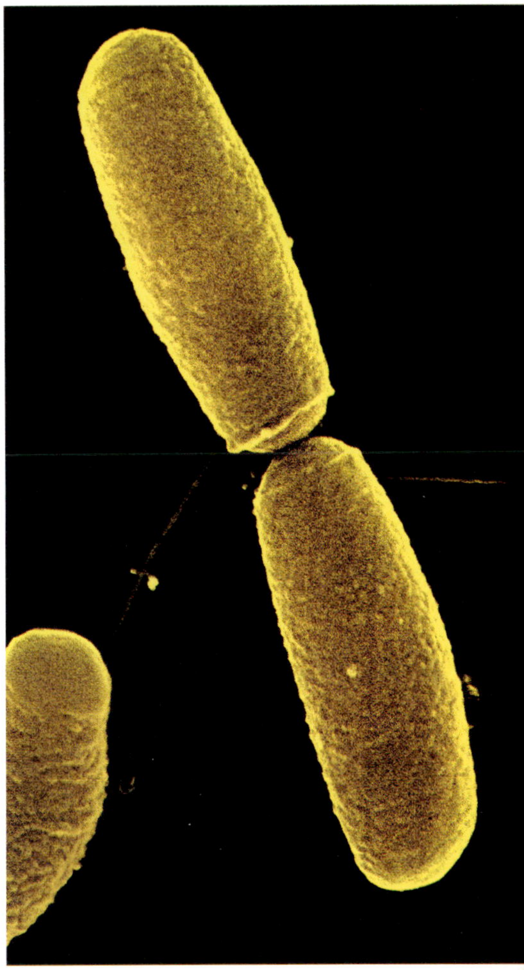

Ein stabförmiges Bakterium
Das Bakterium nach einem Penicillin-Angriff

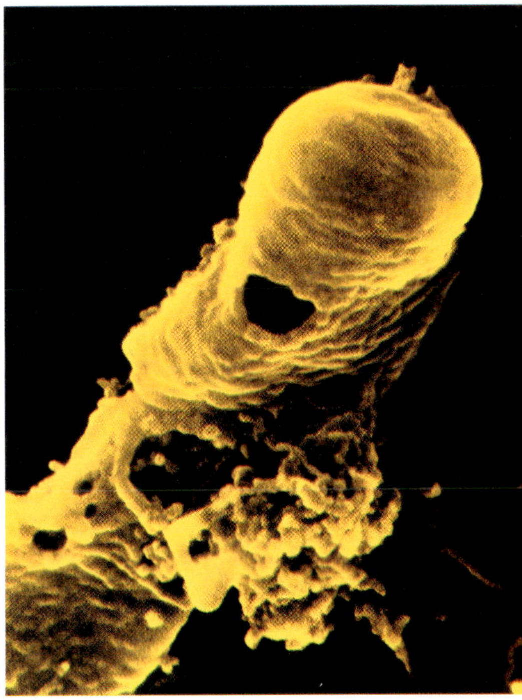

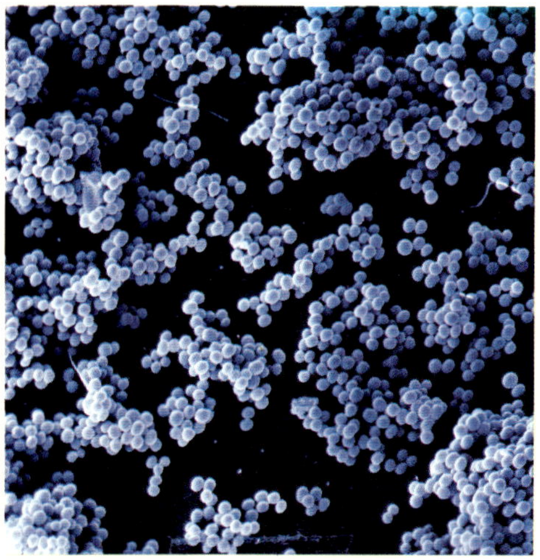
1

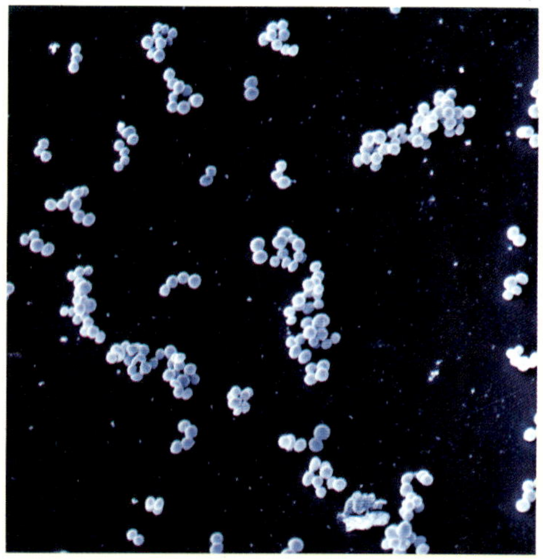
2

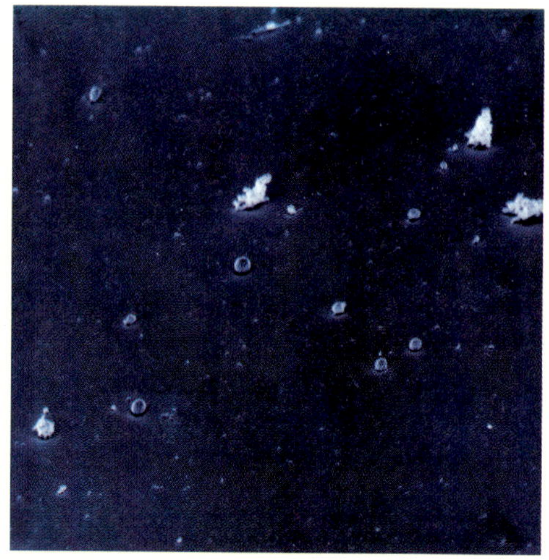
3

Resistente Bakterien
Zunächst wurde Penicillin ohne jeden Unterschied bei schweren Infektionen und einfachen Erkältungen angewandt. Die Menschen nahmen es in großen Mengen, als plötzlich ein Problem auftauchte. Einige Bakterien entwickelten eine Resistenz dem Penicillin gegenüber. Durch eine zufällige Mutation war ein Bakterienstamm entstanden, der das Enzym Penicillinase besaß, welches Penicillin vernichten kann. Wer von solch einem resistenten Bakterium befallen wird, kann nicht mehr auf die Hilfe von Penicillin rechnen. Die Bakterien wachsen trotz der Anwendung von Penicillin unkontrolliert weiter und machen die betroffene Person krank.
Ein Phänomen, das große Sorgen bereitet, ist die »Krankenhauskrankheit«, die von Bakterienstämmen verbreitet wird, die resistent gegenüber Penicillin sind, wie zum Beispiel *Staphylococcus aureus* (das sehr häufig im Eiter vorkommt). Die Abbildung rechts (4) zeigt das Ausmaß der Isolation, das ein von der »Krankenhauskrankheit« Betroffener ertragen muß. Jeder um ihn herum muß eine Maske tragen; er wird in seinem Zimmer isoliert, und seine Verwandten dürfen ihn nur durch eine Glasscheibe sehen.
Bevor ein Fall von Penicillin-Resistenz behandelt werden kann, muß eine Kultur der Bakterien des Patienten angelegt und mit verschiedenen Antibiotika getestet werden. Verschiedene Antibiotika werden auf eine Schale gebracht, die eine bakterielle Kultur enthalten. Das Antibiotikum mit der größten Zone der Zerstörung in seiner Umgebung ist am wirksamsten.

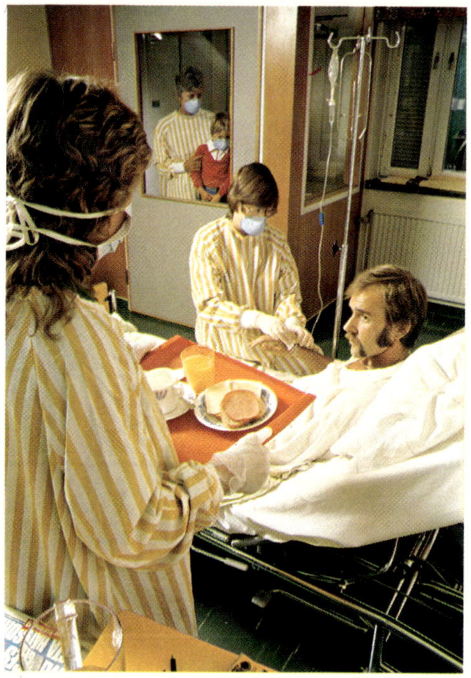
4

Die Bildfolge oben (1–3) zeigt die normale Situation, wenn Bakterien von Penicillin betroffen werden. Im mittleren Bild hat das Medikament die meisten der Bakterien getötet, und im dritten Bild sind nur noch ganz wenige übrig.
Die Bildfolge unten (5–7) zeigt, was passiert, wenn resistente Bakterien mit Penicillin behandelt werden. Es tut sich fast nichts. In der Abbildung (8) sehen wir, wie sich eine Kolonie von resistenten Staphylokokken trotz Penicillins ausbreitet.

5
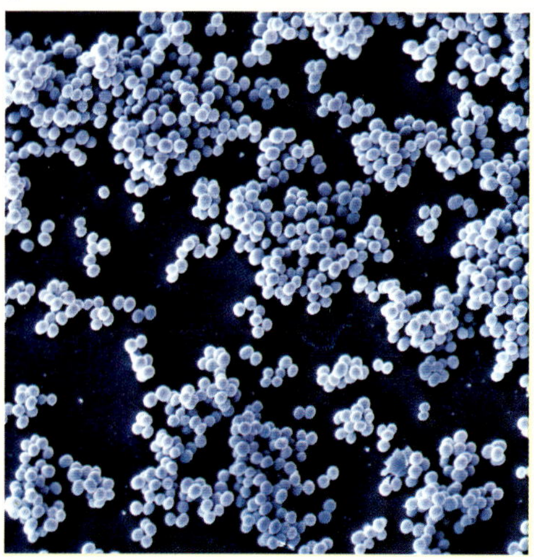

6
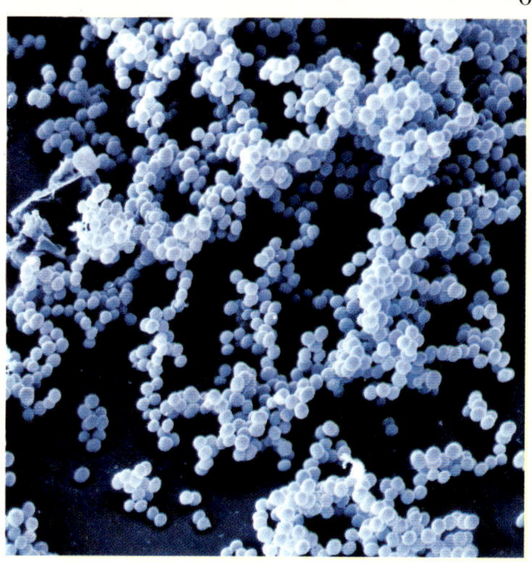

7
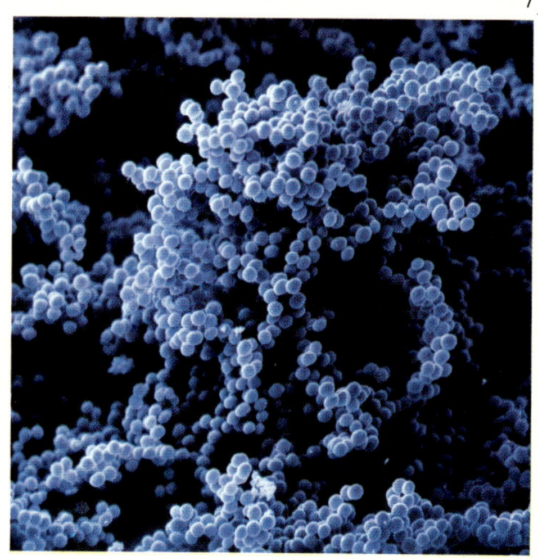

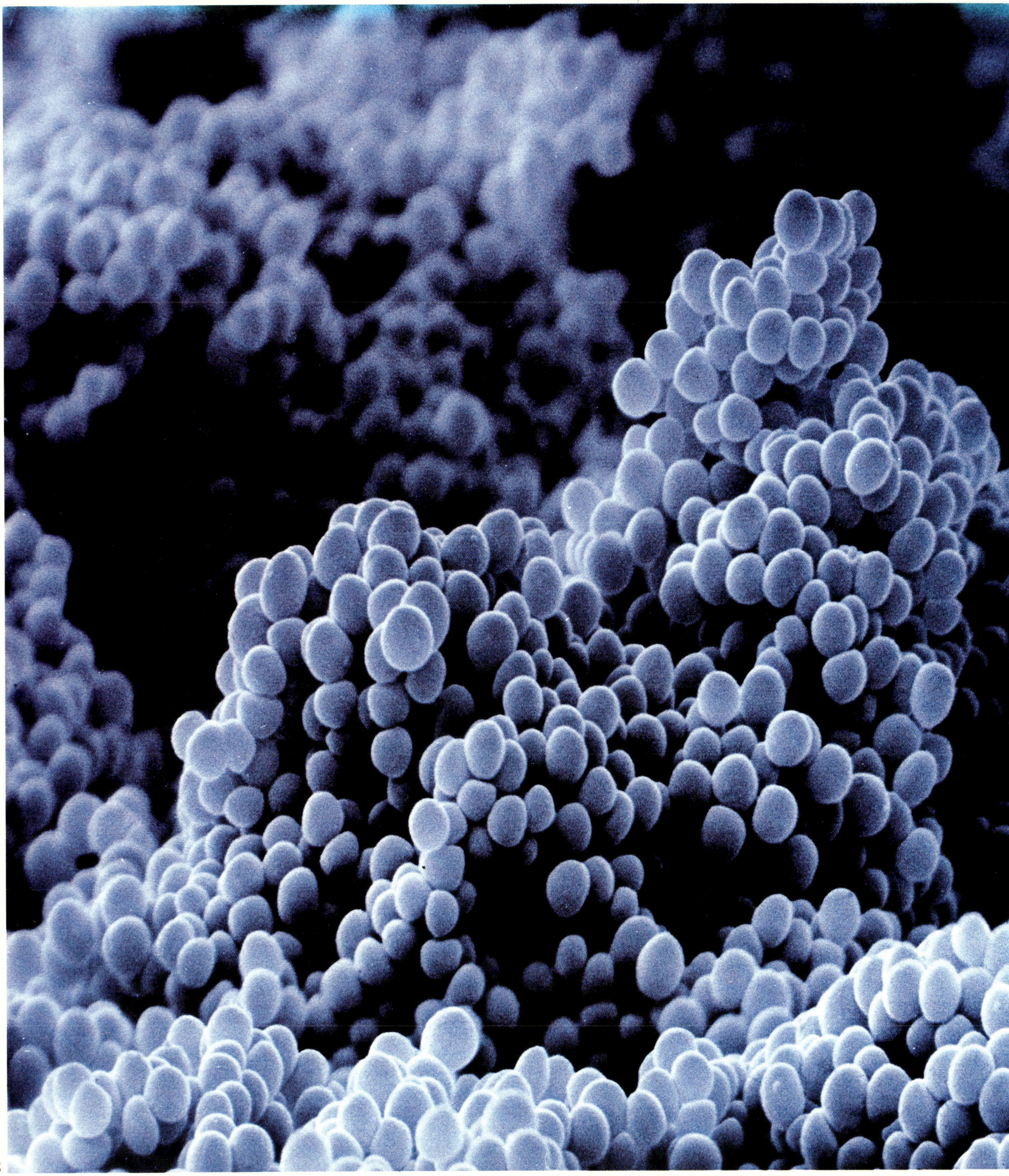

8

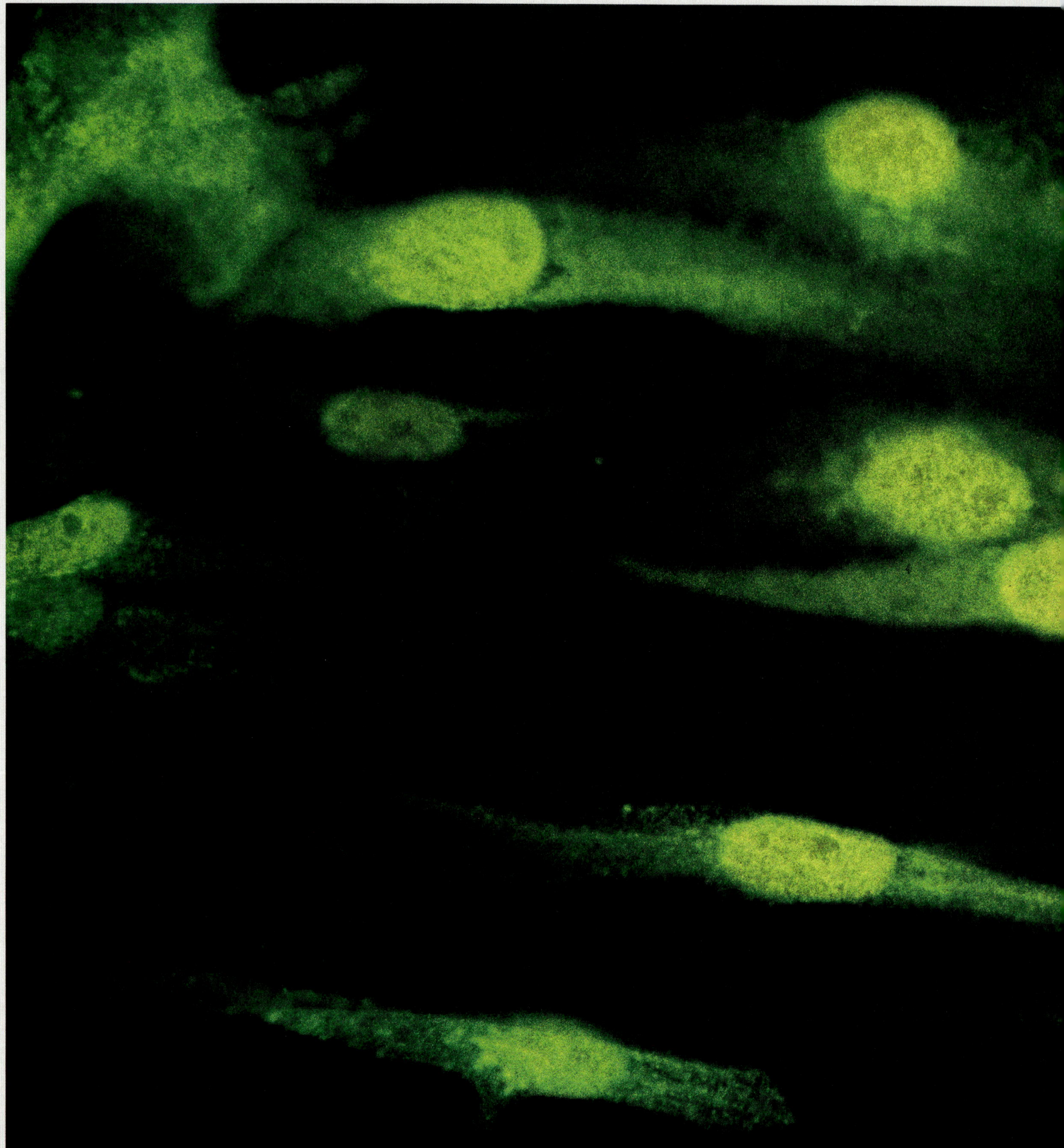

Epithelzellen aus dem Rachenbereich bei einer Grippevirus-Infektion. Die hellen Zonen sind die Zellkerne.

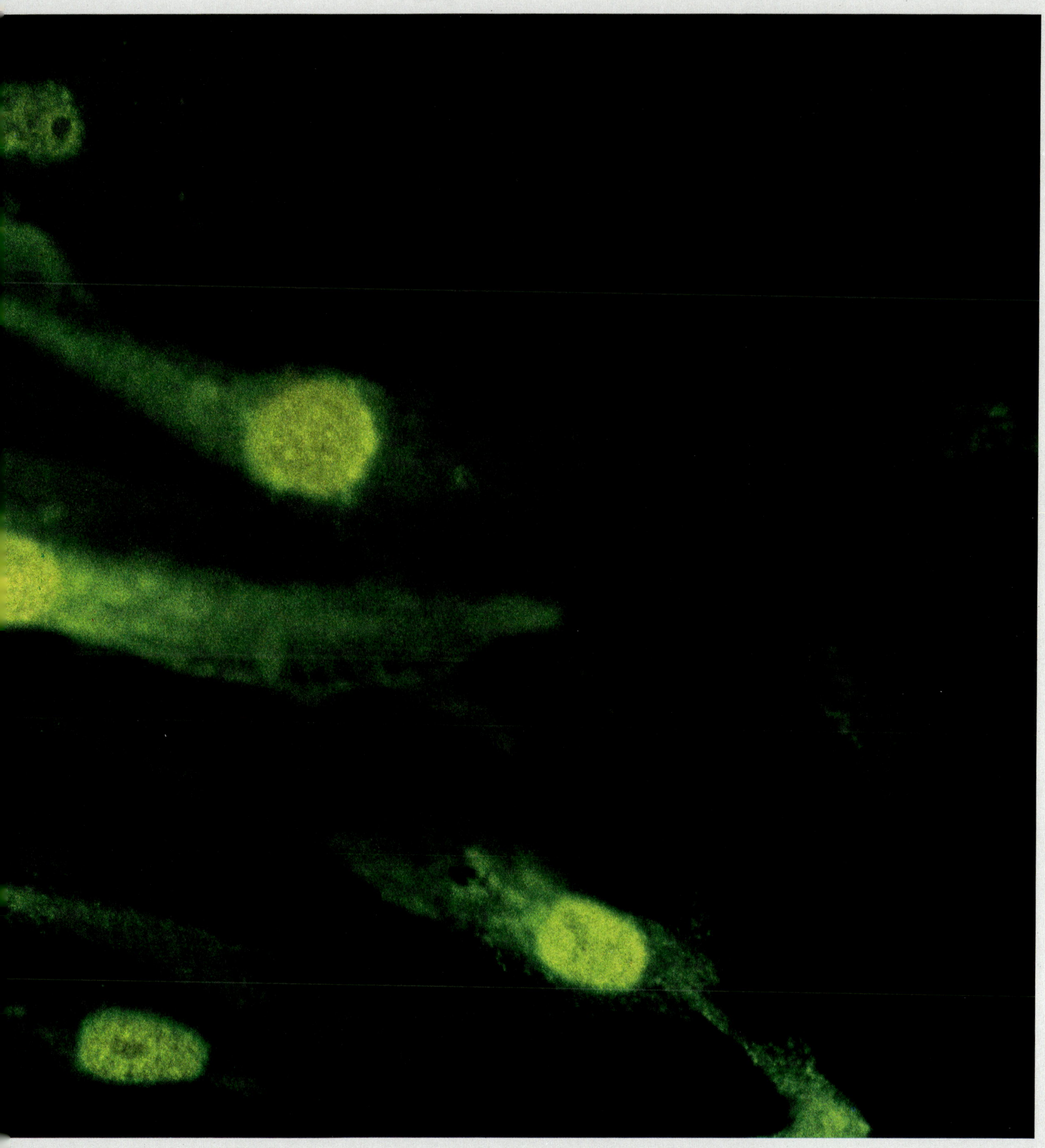

Viren

Ein Virus ist etwas Besonderes: Er gehört zum einen Teil zur lebenden Materie und zum anderen Teil zur toten Materie. In ihrer inaktiven Form können Viruspartikel für Jahre getrocknet oder tiefgefroren werden, um dann – bei geeigneten äußeren Bedingungen – plötzlich in voller Stärke aktiv zu werden, das heißt, lebende Organismen aller Art zu infizieren, von den Bakterien und Pflanzen bis zu den Tieren und Menschen.

Ein Virus ist so etwas wie ein biologisches Rätsel. Sein Name ist das lateinische Wort für Gift, und obwohl seine Besonderheiten erst in den dreißiger Jahren entdeckt worden sind, waren seine Wirkungen schon den Römern bekannt. Sie meinten, daß der Biß eines tollwütigen Hundes dieselbe Art von Gift überträgt wie der Biß einer Schlange. Noch im späten 19. Jahrhundert kannten die großen Bakteriologen Pasteur und Koch nicht die Ursache für Pocken, Tollwut, Masern und andere Krankheiten, von denen wir heute wissen, daß sie durch Viren hervorgerufen werden.

Es ist nicht weiter verwunderlich, daß sie trotz aller Techniken der Zellkultivierung und trotz des Einsatzes von Lichtmikroskopen keinen Erfolg hatten. Die pathogenen Teilchen sind so klein, daß sie selbst durch die feinsten Filter rutschen. Die Größe der Viren liegt so dicht bei der Wellenlänge des Lichtes, daß das sichtbare Licht einfach an ihnen vorbeirauscht.

Alle Viren sind im Durchmesser kleiner als ein paar Millionstel eines Millimeters. Für ein Virus ist ein Bakterium so groß wie für uns ein Haus, und eine menschliche Zelle wirkt wie ein ganzer Häuserblock. Ein einzelnes rotes Blutkörperchen ist ungefähr 150mal so groß wie ein gewöhnliches Virus. Von der Welt der Viren aus gesehen sind alle lebenden Dinge größer; alles, was kleiner als ein Virus ist, ist tot.

Auch unter den Viren gibt es wie überall Variationen in der Größe. Das größte Virus – es mißt 300 Millionstel eines Millimeters im Durchmesser – ist etwa 20mal größer als das Poliovirus, das mit 16 Millionstel Millimeter das kleinste ist. Auch die Form eines Virus variiert. Die meisten sind kugelförmig, doch einige sind röhrenförmig und sehen wie Luftschiffe aus, andere sind den Kaulquappen ähnlich. Die bemerkenswerteste Struktur besitzt ein Insektenvirus, das 20 dreieckige Flächen in kugelförmiger Anordnung aufweist.

Woraus besteht ein Virus? Die Antwort kann nicht überraschen: aus Protein und Nukleinsäuren. Die Nukleinsäuren bestehen aus viralen Genen, DNS oder RNS, und sind in eine Proteinhülle eingeschlossen, die das Erbmaterial schützt. Diese einfache Konstruktion reicht für ein unabhängiges Leben nicht aus. Das Virus muß in eine Zelle schlüpfen, um den Übergang von der inaktiven zur aktiven Form zu bewerkstelligen, um lebendig zu werden und sich zu vermehren. Ein Virus verläßt sich bei seiner Entwicklung auf den Stoffwechsel der Zelle. Es ist ein Schmarotzer.

Viren halten sich im Wasser, in der Luft, im Boden, im Staub und in Lebensmitteln auf. Es geschieht also leicht, daß wir sie einatmen, mit der Nahrung zu uns nehmen oder über die Haut aufnehmen. Sind sie erst einmal in unserem Körper, landen sie auf Zelloberflächen. Wenn wir zuvor schon Kontakt mit ihnen hatten, können wir immun sein. Dann passiert nichts weiter, das Virus wird durch Antikörper neutralisiert. Sind wir nicht immun, wird das Virus aktiv und geht an die Arbeit, indem es sein genetisches Material durch die Zellwand schleust. Es kann die Wand auflösen und mit dem Zellinhalt verschmelzen. Andere Viren lassen es zu, daß sie vom Verteidigungssystem der Freßzellen geschluckt werden, sie vermehren sich dann im Innern weiter. Eine Virusart, die auf Darmbakterien spezialisiert ist, funktioniert wie eine Injektionsnadel. Das Virus injiziert dem Bakterium sein Erbmaterial.

Die viralen Gene machen das Erbmaterial der Zelle oder des Bakteriums vollständig wirkungslos. Bald arbeitet der ganze Zellapparat für das Virus. Sehen wir uns zum Beispiel das sogenannte T4-Virus an: Etwa 20 Minuten nach der Infektion platzt die betroffene Zelle und läßt ein paar hundert neue Viruspartikel austreten, von denen jedes eine neue Zelle befallen kann. Alle 20 Minuten schütten infizierte Körperzellen Tausende und bald Millionen von Virenpartikeln aus. In zwölf Stunden können dabei aus einem einzelnen Virus astronomisch viele werden, nämlich 10^{74} Stück, also eine 10, gefolgt von 73 Nullen. Und in zwölf Stunden kann ein unvorbereitetes Immunsystem auf keinen Fall so viele Gegengeschütze herstellen. Wir werden also krank.

Obwohl ein Virus die einfachste aller lebenden Formen repräsentiert – ein Haufen von Genen in einer Hülle aus Protein –, ist es zugleich ein Beispiel höchsten Raffinements. Indem es seine Ausrüstung auf ein absolutes Minimum reduziert und auf den Stoffwechselapparat verzichtet, der sonst ein Lebewesen charakterisiert, kann ein Virus Bedingungen ertragen und überleben, die sonst kein Leben zulassen. Umgekehrt hängt ein Virus von den Enzymen lebender Zellen ab, um dauernd existieren zu können.

Es gibt vermutlich viele tausend Viren, von denen einige für den Menschen pathogen sind. Einige wenige sind schädlich sowohl für Menschen als auch für Tiere – zum Beispiel das Grippevirus –, doch die Mehrheit kann nur in einer bestimmten Art leben – entweder im Menschen oder in einer Tierart. Die menschlichen Viren wiederum sind auf bestimmte Zelltypen spezialisiert.

Das Schnupfen- und das Grippevirus richten sich am häufigsten in Zellen der Schleimhaut ein, das Mumpsvirus begibt sich zu den Drüsenzellen – in der Speicheldrüse oder in den Geschlechts-

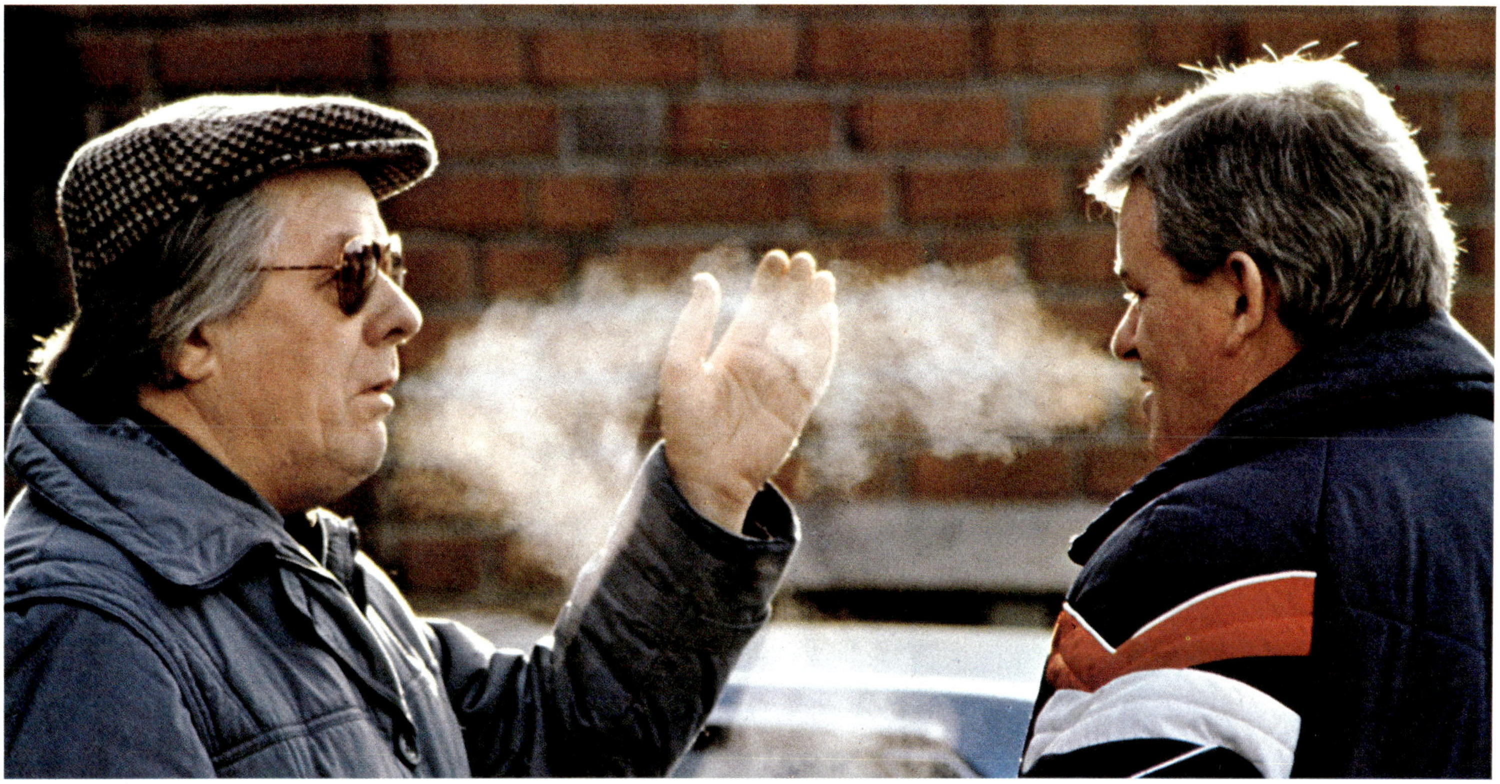

Wenn es kalt ist, können wir die Flüssigkeitströpfchen in unserem Atem sehen; ein Mensch, der in seinen Atemwegen von einem Virus infiziert ist, steckt andere an, da die Viren zu Millionen auf den Tröpfchen hocken.

drüsen –, und das Poliovirus geht ins Nervensystem. Das Pockenvirus ist wie das Rötel- und das Maservirus zunächst im Atemtrakt aktiv, wandert aber dann zur Haut, wo es sich auf seine charakteristische Weise, als Flecken, zeigt. Das Tollwutvirus greift zunächst die Zellen des peripheren Nervensystems an und frißt sich dann bis ins Hirn vor.

Das Eindringen eines Virus bringt die normalen Funktionen einer Zelle zum Erliegen. Wenn etwa ein Virus das Kommando über die Betazellen in der Bauchspeicheldrüse, die Insulin produzieren, übernimmt, resultiert ein Diabetes. In einigen Fällen werden die Enzyme einer Zelle, die andere Proteine zerlegen und die normalerweise in einem Sack mit Namen Lysosom aufbewahrt werden, freigesetzt, so daß sie umliegende Zellen angreifen und beschädigen können. Wenn rote Blutkörperchen von einem Virus attackiert werden, lassen ihre Membranen Flüssigkeit einströmen. Dies führt dazu, daß die Zelle platzt. Damit wird die Fähigkeit des Blutes, Sauerstoff zu transportieren, beeinträchtigt, und folglich gerät der Stoffwechsel der Körperzellen ins Stocken. Der Organismus wird geschwächt. In extremen Fällen kann es zu einer inneren Erstickung kommen.

Wenn eine Schwangere von gewissen Viren infiziert wird – zum Beispiel vom Rötel- oder Zytomegalovirus –, kann es zu Schädigungen beim Fötus kommen. Bei den Röteln – einer normalerweise harmlosen Kinderkrankheit – liegt die Häufigkeit einer Mißbildung bei 1:10. Der erlittene Schaden variiert, kann aber in extremen Fällen zu Blindheit, Taubheit oder zu Herzfehlern führen. Die Erklärung für die Mißbildungen liegt darin, daß die Mutter den Fötus ansteckt, der keine Möglichkeit hat, sich gegen das Virus zu verteidigen.

Gewisse Viren – einschließlich des Grippevirus – breiten sich rasch aus und führen zu Epidemien. Eine weltweite Epidemie dieser Art – genannt die »spanische Grippe«, weil das spanische Königshaus betroffen war – herrschte am Ende des Ersten Weltkriegs; sie tötete 20 Millionen Menschen, mehr, als im Krieg selbst ums Leben kamen. Die Grippe kehrt in bestimmten Abständen wieder, als »Hongkong-Grippe« oder als »asiatische Grippe«, und verseucht dann einen ganzen Kontinent. Der Grund für dieses zyklische Muster liegt vermutlich darin, daß sich bestimmte Charakteristika des Grippevirus wandeln können, so daß die Immunität, die für einen bestimmten Typus aufgebaut worden ist, unwirksam ist, wenn ein neuer Typus erscheint.

Gegen »stabile« Viren wie Masern, Mumps und Gelbfieber kann man eine lebenslange Immunität erwerben. Das einzige allgemeine Abwehrmittel des Körpers gegen Viren (wenn er nicht schon immun ist) heißt Interferon; dieser Stoff wird von Zellen produziert, wenn ein Virus angreift. Interferon hindert die Viren daran, sich zu vermehren, und die Zellen, sich zu teilen.

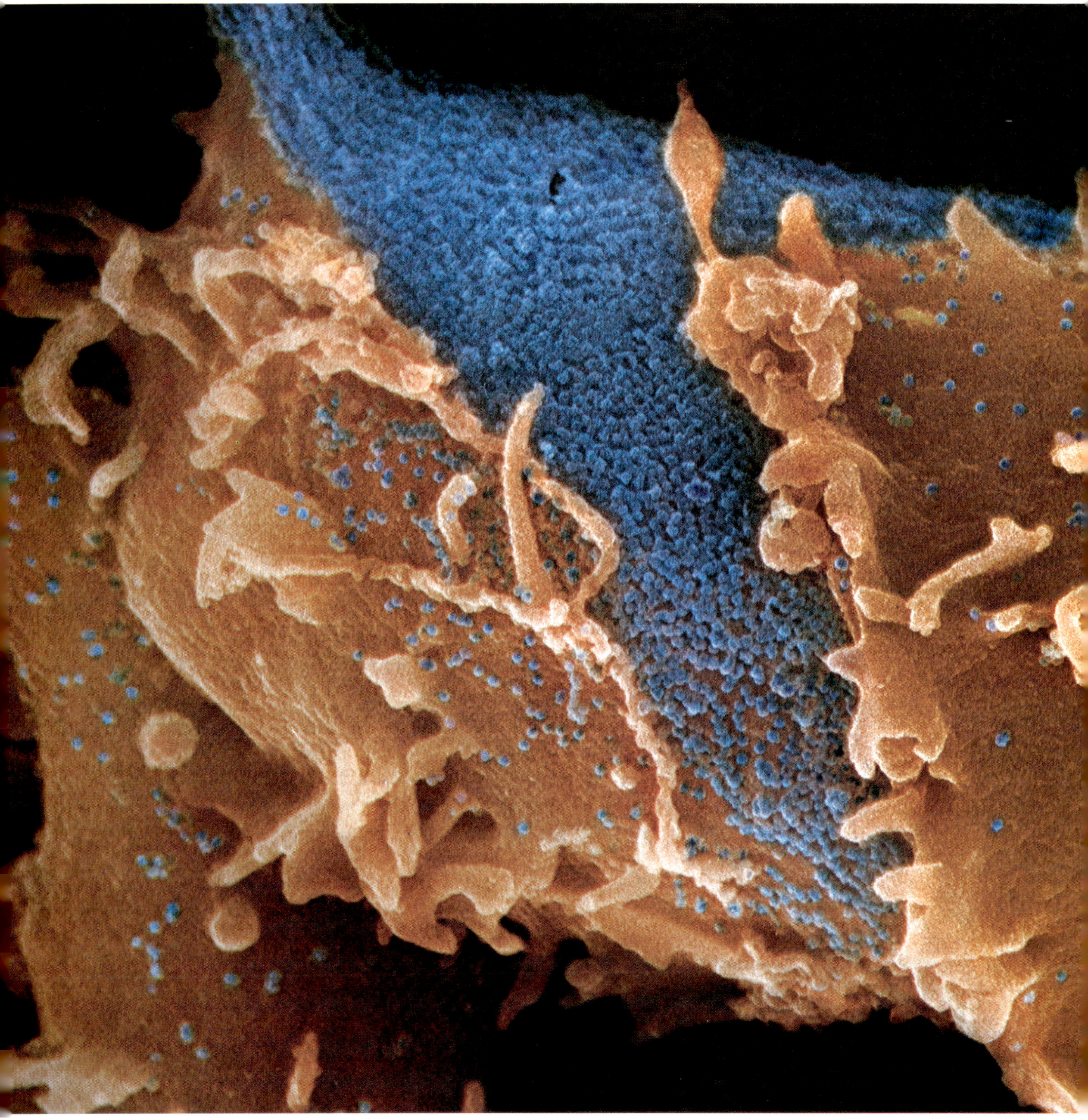

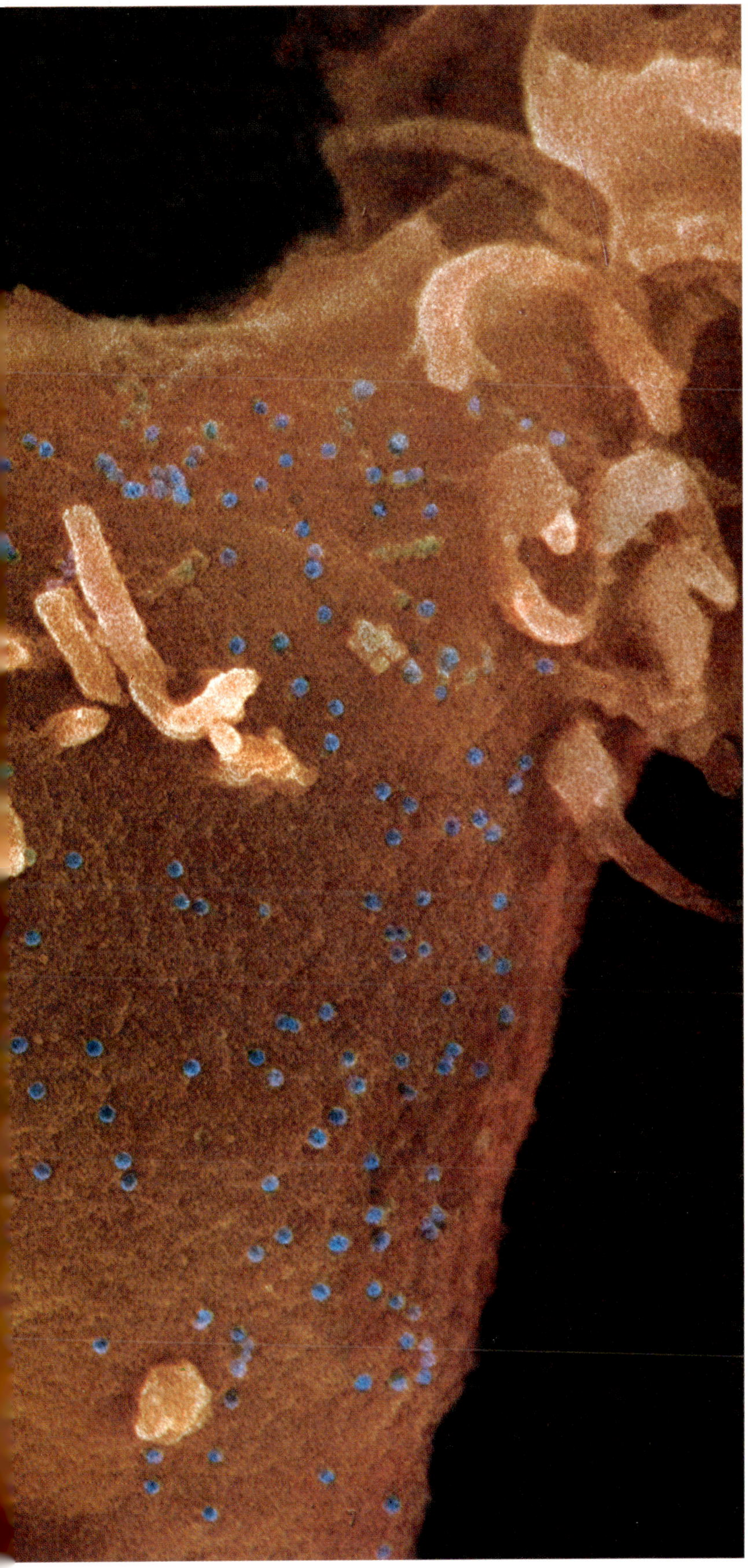

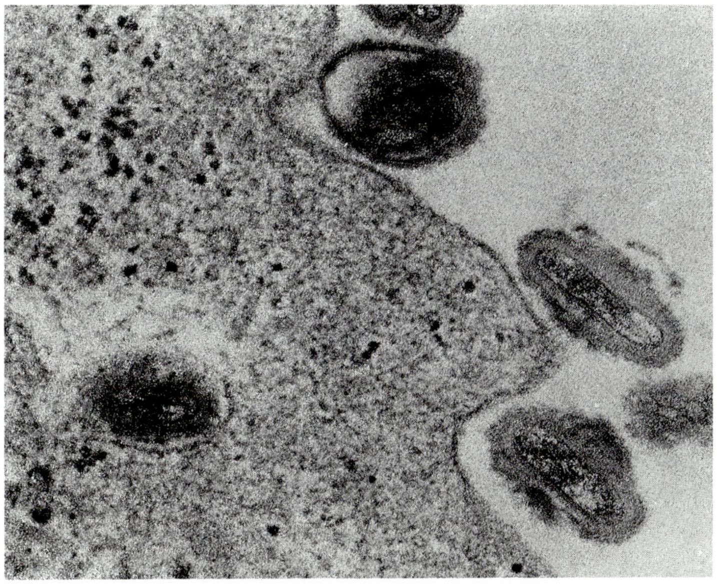

2

Tausende neuer Viren werden geboren
Oben (2) sehen wir, wie ein Virus durch eine Zellmembran dringt; ein Viruspartikel ist schon in der Zelle, andere warten, bis sie an der Reihe sind. Das erste Virus, das den Zellkern erreicht, übernimmt das Kommando und organisiert die Zellproduktion für seinen Zweck um, der darin besteht, neue Viren herzustellen. Schon neun Stunden später fluten Tausende von neuen Viruspartikeln durch die Zellwand, die manchmal reißt (1). Die kleinen blauen Punkte auf der Zelloberfläche sind die Teilchen auf ihrem Weg nach draußen. Die Zelle ist so voll von Viren, daß sie in der Mitte zerbrochen ist. Die austretenden Partikel greifen sofort andere Zellen an, es sei denn, dem Immunsystem gelingt es, ihnen zuvorzukommen. Unten sehen wir vier verschiedene Virusarten, das Tollwutvirus (3), das Grippevirus (4), das Poliovirus (5) und das Adenovirus (6).

3

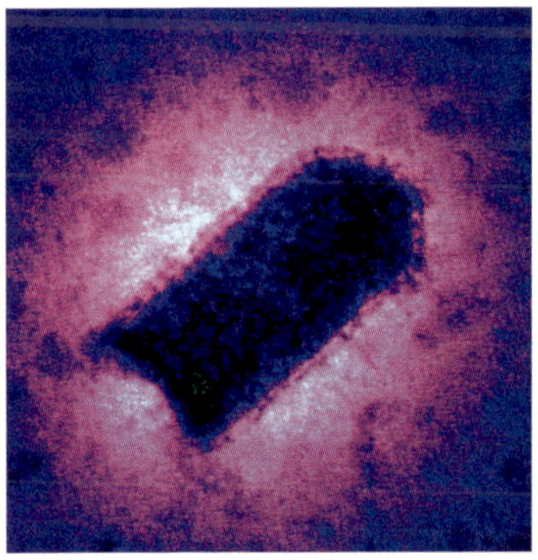

4

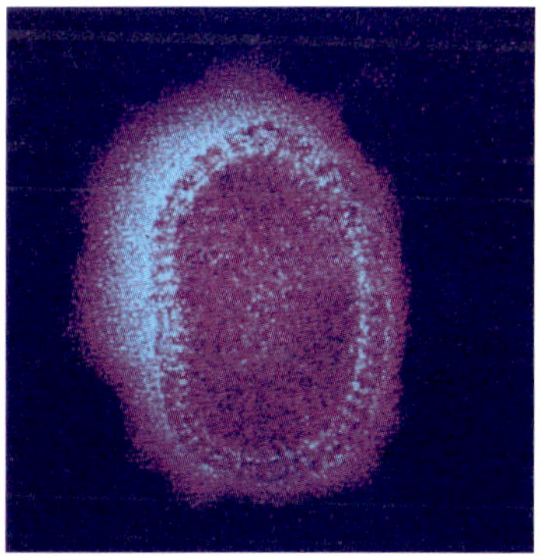

5

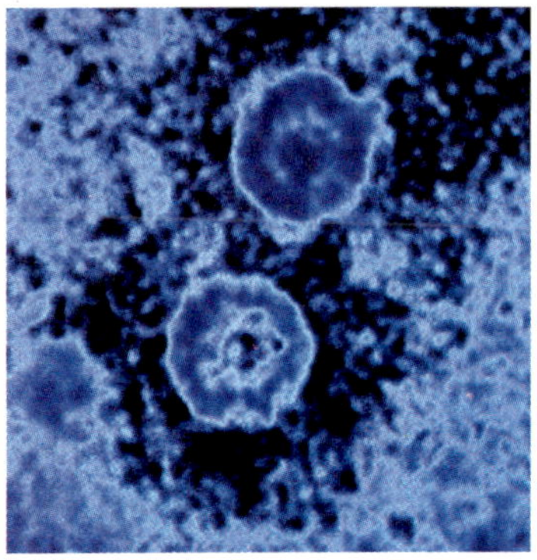

6

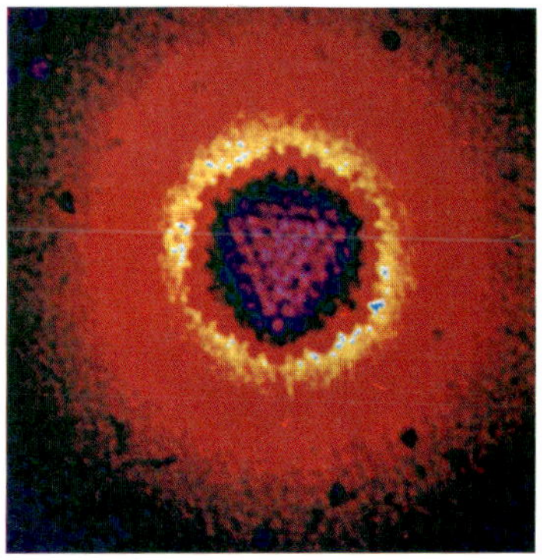

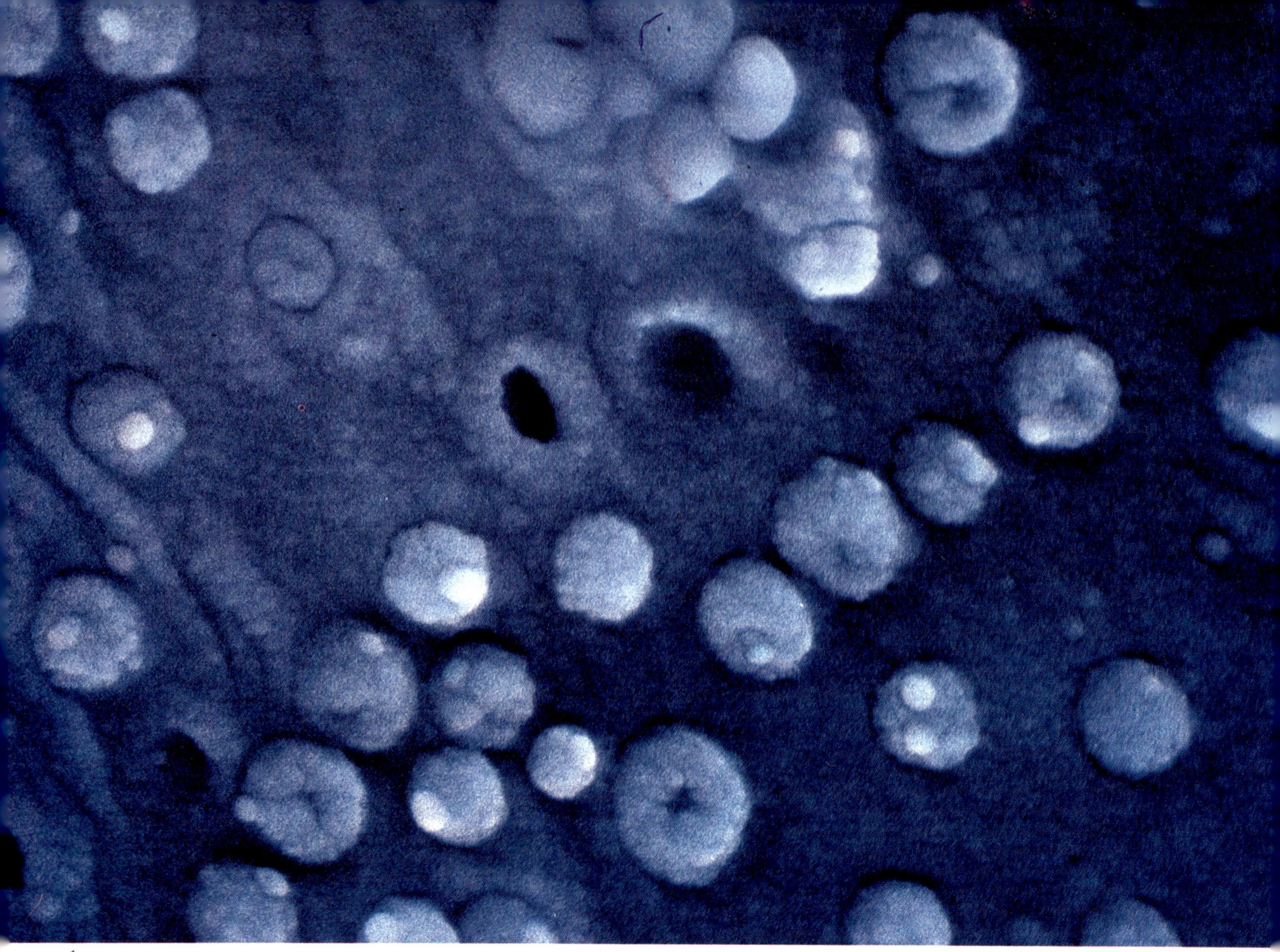

1

2

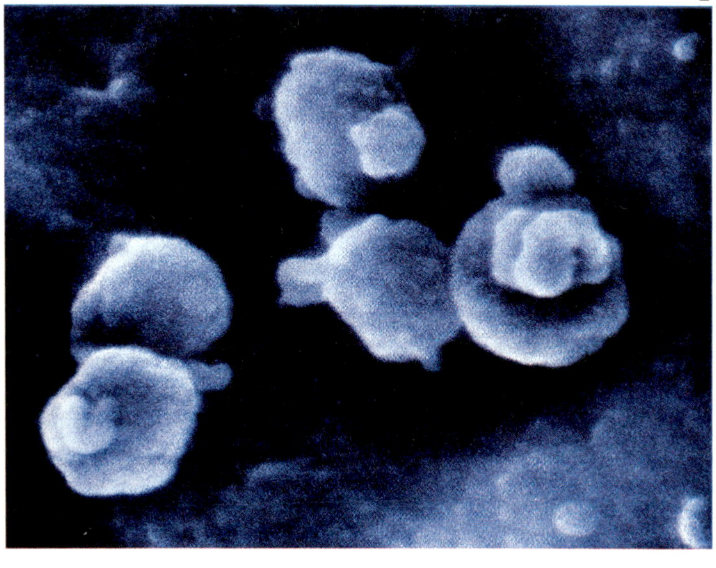

1. *Zelloberfläche mit dem Herpes-simplex-Virus; einige Viruspartikel sind gerade dabei, die Zellmembran zu durchdringen.*
2. *Ein Herpes-simplex-Virus im Detail; im Inneren des Virus ist das genetische Material, DNS, das von einer Proteinhülle umgeben ist.*
3. *Lippenbläschen, die von einem Herpesvirus stammen; sie heilen in ein oder zwei Wochen ab.*
4. *Von einem Herpesvirus infizierte Zelle; die winzigen hellen Punkte im zentralen Bereich der Zelle sind die Viruspartikel.*
5. *Ein Herpesvirus*

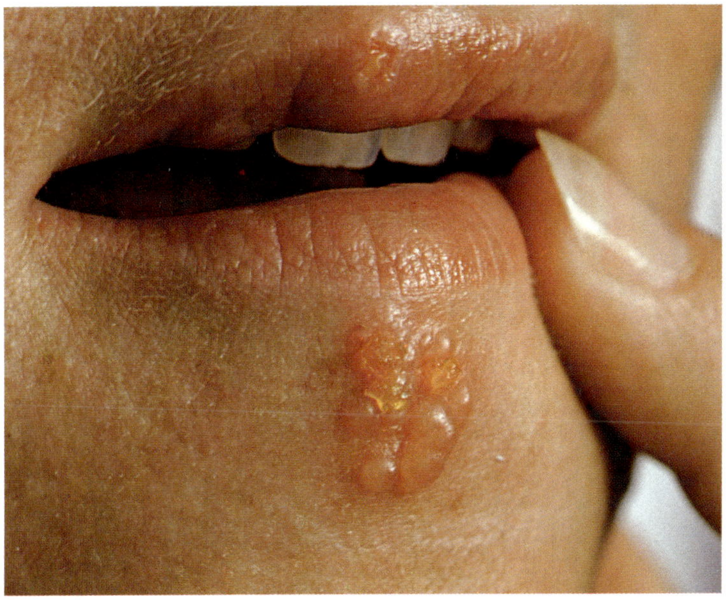

3

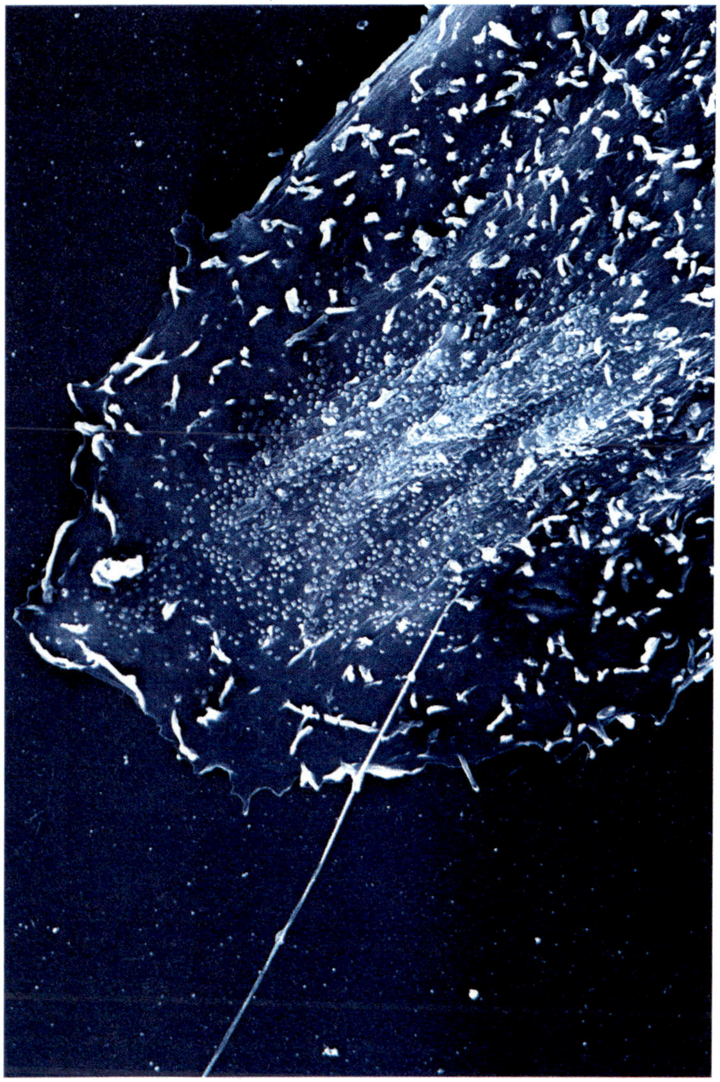

4

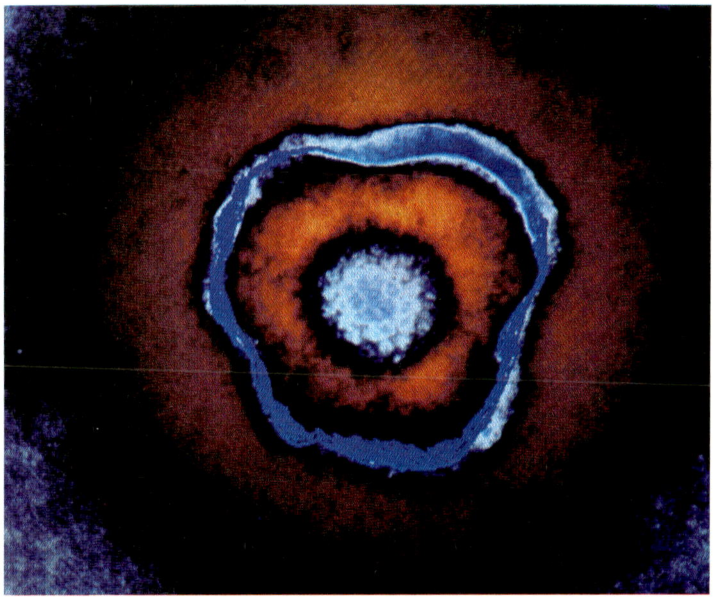

5

Ein schlafendes Virus erwacht und greift an
Nahezu jedermann wird in seiner frühen Kindheit von dem Virus mit Namen Herpes simplex betroffen und trägt es in schlafender Form sein Leben lang mit sich herum. Im Zusammenhang mit Erkrankungen oder bei besonderen Anspannungen – auch zuviel Sonne im Frühling kann dazu führen – wird das Immunsystem schwächer, und das Herpesvirus bekommt seine Chance. Die Symptome sind relativ harmlos, hauptsächlich wäßrige Blasen oder wunde Stellen um Mund und Nase. Unter ungünstigen Umständen kann in wenigen Fällen die Hornhaut des Auges betroffen sein, und die Sehfähigkeit wird beeinträchtigt. Die Abbildung oben zeigt die typischen Herpesbläschen unter der Lippe.
Die in der Abbildung oben rechts gezeigte Zelle ist vor acht Stunden infiziert worden; wie Knospen brechen die neuen Viren hervor. Die Abbildung darunter zeigt ein Herpesvirus mit seinem genetischen Material in der Mitte.
Der Name »Herpes« bezeichnet eine Gruppe von ziemlich großen Viren. Sie haben einen Durchmesser von etwa 180 Nanometer (der millionste Teil eines Millimeters). Nicht alle sind in ihrer Wirkung so mild wie das Herpes-simplex-Virus. Eine häufig vorkommende Variante sorgt für die Windpocken, eine andere für die Gürtelrose (Herpes-Zoster-Virus), und eine dritte ist das Zytomegalie-Virus, das tödliche Folgen haben kann. Eine besonders gefürchtete Form heißt Herpes simiae; es breitet sich von Affen auf Menschen aus und kann tödlich sein. Bei Tieren können Herpesviren zur Bildung von Tumoren führen.
Sechs Stunden nachdem das Herpesvirus die Zelle, die auf der großen Abbildung auf der gegenüberliegenden Seite zu sehen ist, infiziert, den Zellkern erreicht und den Zellorganen die Kontrolle entwunden hat, tauchen an der Oberfläche neue Viruspartikel auf. Einige Viren lassen die Zelle platzen, wenn sie keine weitere Verwendung für sie haben; doch das Herpesvirus schiebt sich durch die Membran mit einer Art von Knospung nach außen. Links in der großen Abbildung sehen wir ein Virus, das gerade dabei ist, die Membran zu durchstoßen; in der Mitte sieht man kraterartige Löcher, die vermutlich von Virusteilchen zurückgelassen wurden, die die Zelle bereits verlassen haben. Unter dem Loch sieht man eine Gruppe von Herpesviren mit unterschiedlich weit gediehener Knospung.

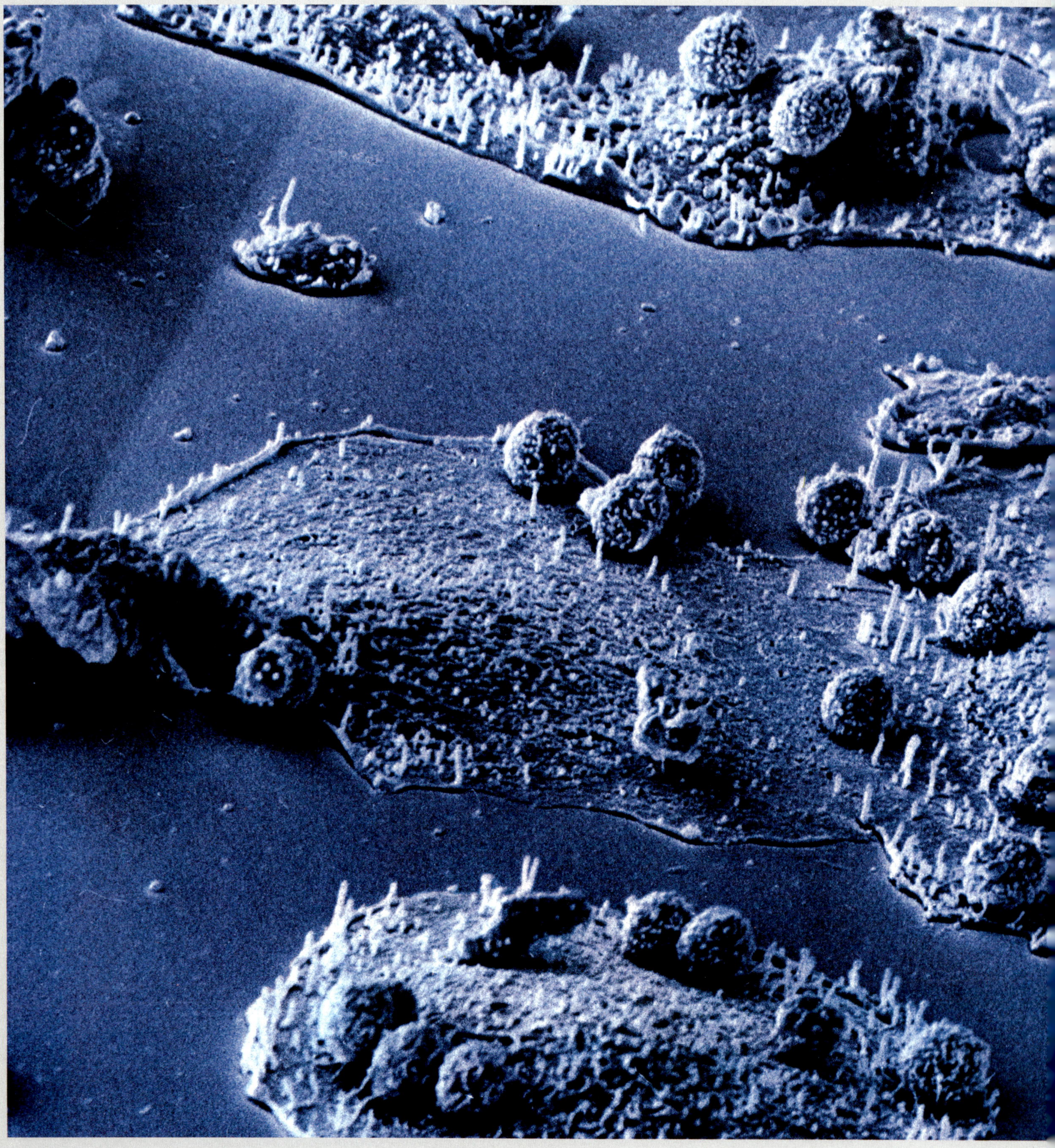

Krebszellen sehen in dieser Präparation wie Inseln aus, auf denen sich kugelförmige Killerzellen festgesetzt haben.

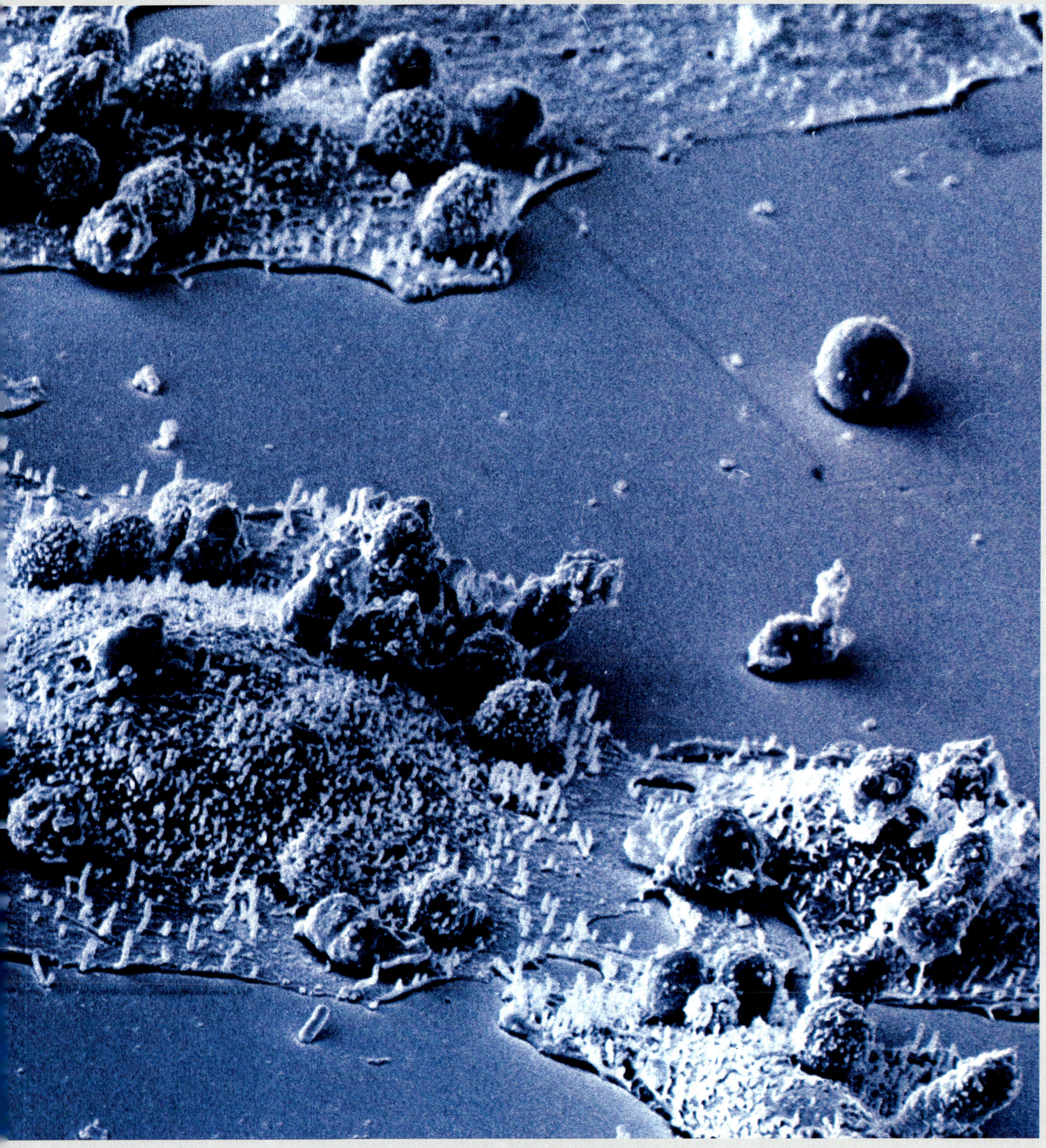

Krebs

Die Krankheitsmuster ändern sich im Laufe der Zeit. Noch vor einhundert Jahren überwogen die Infektionskrankheiten. In Entwicklungsländern trifft dies auch heute noch zu, doch im Westen haben die Gefäßerkrankungen und der Krebs die Oberhand gewonnen. Fortschritte in der Medizin, eine bessere Hygiene und hochwertigere Nahrung haben die Infektionen zurückgedrängt, während eine höhere Lebenserwartung und ungesunde Lebensumstände dafür sorgen, daß die Zivilisationserkrankungen zunehmen. Eine der gefürchtetsten Diagnosen unserer Zeit ist Krebs, also ein bösartiger Tumor. Dabei können heute mit Hilfe der modernen Medizin zwischen 45 und 50 Prozent aller Krebsfälle vollständig geheilt werden. Diese Tatsache wird leicht vergessen. Wenn man erfährt, daß man Krebs hat, denkt man sofort, damit sei das eigene Todesurteil gefällt.

Trotz der intensiven Forschungen der letzten Jahrzehnte ist es nicht gelungen, mit Sicherheit auszumachen, warum eine gewöhnliche Zelle des Körpers in eine Tumorzelle umgewandelt (transformiert) wird. Plötzlich streift sie die diktatorische Kontrolle des Zellapparates ab, fängt an, sich unkontrolliert zu vermehren, wird zu einem Klumpen und schickt Tumorzellen durch das Blut und die Lymphe. Diese Zellen bilden dann sekundäre Tumoren *(Metastasen)* an verschiedenen Stellen des Körpers.

Dieser Verlauf der Ereignisse ist wohlbekannt, doch bleibt umstritten, wie er ausgelöst wird. Einige Tatsachen stehen fest – zum Beispiel, daß den Zellen eine genetische Disposition für die Tumorbildung in Form von Onkogenen (= »Krebsgenen«) eingebaut ist. Es ist auch bekannt, daß radioaktive Strahlen, Viren und bestimmte krebserregende Chemikalien daran beteiligt sind, wenn eine Zelle von ihrem normalen Weg abweicht und zu einer Tumorzelle wird. Chemikalien dieser Art findet man in der Nahrung, im Tabakrauch und an bestimmten Arbeitsplätzen.

Alle diese Faktoren verfügen über die Fähigkeit, das genetische Material im Zellkern zu verändern. Der Kontrollapparat der Zelle marschiert in eine andere Richtung, und wenn der Vorgang nicht gestoppt wird, kann er nach einer kurzen Zeit den ganzen Organismus zerstören.

Sicher ist nur eins: Die Krebshäufigkeit wäre noch sehr viel höher, hätte der Körper nicht selbst Methoden gefunden, ausbrechende Zellen zu beherrschen. Noch fehlen viele Teile, um das Krebspuzzle zusammenzusetzen, doch wissen wir, daß das Immunsystem Interferon, Antikörper und vor allem Killerzellen im Kampf gegen Tumorzellen einsetzen kann. Auf diesem Feld der Immunologie konzentrieren sich die Forscher darauf, Methoden zu entwickeln, die die moderne Krebsbehandlung mit chirurgischen Eingriffen, Chemotherapie, Hormongaben und Bestrahlungen ergänzen können.

Noch völlig ungeklärt ist die Frage, warum das Immunsystem nicht dazu in der Lage ist, *alle* Tumorzellen anzugreifen, obwohl ihr Verhalten sich so deutlich von dem der normalen Zellen abhebt. Bei seinem üblichen Kontrollgang durch die Gewebe geht das Immunsystem an diesen Abweichlern vorbei, ohne von ihnen Notiz zu nehmen. Der lebensbedrohende Prozeß setzt sich ungehindert fort, entweder weil diesen Tumorzellen die antigenen Eigenschaften fehlen, die das Immunsystem normalerweise zum Angriff reizen, oder weil Suppressorzellen den Angriff zügeln. Diese sorglose und uninteressierte Einstellung des Immunsystems steht in starkem Kontrast zu seiner Aktivität in den Fällen, in denen eine Tumorzelle als feindlich erkannt worden ist. Die Killerzellen der Körperabwehr, die T-Lymphozyten, bringen sie um. Sie durchkämmen die Gewebe; wie Bluthunde nehmen sie Witterung auf, um Zellen zu finden, die sich vom Ursprungstumor gelöst und im Organismus verteilt haben. Die Killerzellen sind die speziellen Kampftruppen des Immunsystems im Krieg gegen den Krebs. Gewöhnliche Freßzellen folgen ihnen und räumen den Abfall weg, indem sie die Tumorzellen schlucken und verdauen.

Die Abwehrkräfte des Körpers bestehen jedoch nicht allein aus Killerzellen. Bestimmte Tumorarten besitzen Charakteristiken, die den Körper veranlassen, auf traditionelle Weise Antikörper gegen sie herzustellen. Die Antikörper kleben dann auf der Oberfläche der Tumorzellen, und die verschiedenen Faktoren des Komplementsystems bohren Löcher hinein. Die Tumorzellen werden so zu leicht identifizierbaren Zielen für die Freßzellen.

Krebs ist nicht *eine* Krankheit, sondern ein ganzes Spektrum von Krankheiten mit unterschiedlichen Charakteristiken. In einigen Fällen sind die veränderten Eigenschaften an der Oberfläche der Tumorzellen so deutlich zu erkennen, daß das Immunsystem diese sofort aufspürt und attackiert. In anderen Fällen ist die Veränderung weniger deutlich. Die Tumorzellen können dann einen Zeitvorsprung gewinnen und beginnen zu wachsen. Wenn das Immunsystem schließlich eingreift, kann es der großen Anhäufung von Tumorzellen, die sich inzwischen gebildet haben, vielfach nicht mehr Herr werden. In dieser Situation kann oftmals eine Operation, mit der die Tumormasse reduziert wird, den Immunkräften helfen, wieder die Oberhand zu gewinnen.

Die Erfahrungen zeigen weiter, daß es möglich ist, das Immunsystem zu stimulieren und seine Effizienz zu steigern, wenn man bestimmte Anreize in den Körper bringt. Lebende, aber abgeschwächte BCG-Bakterien *(Mycobacterium bovis)* verbessern die Aussichten bei der Behandlung eines Melanoms, einer gefährlichen Art von Hautkrebs. Auch tote Bakterien können die Aktivität des Immunsystems erhöhen. Sie haben den Vorteil, daß sie sich im Körper nicht weiter ausbreiten. Wenn zum Beispiel das *Corynebacterium parvum* direkt in einen Tumor injiziert wird, der zugleich mit Zytostatika behandelt wird, dann sind die Aussichten auf Heilung größer als beim alleinigen Einsatz der Zytostatika. Eine andere Methode, das Immunsystem zu stimulieren, besteht darin, den Tumor mit einem Kälteschock zu behandeln. Man nimmt an, daß dabei Tumorproteine in den Kreislauf gelangen und das Immunsystem zur Bildung von Antikörpern gegen den Tumor veranlaßt wird.

Die T-Lymphozyten sind die Hauptabwehrkräfte des Körpers gegen einen Tumor. Diese Killerzellen gehören zu den aggressivsten Einheiten des Immunsystems. Sie sind es daher, die bei der Transplantation von Nieren und anderen Organen Probleme bereiten. Dort, wo das körpereigene Gewebe auf fremdes Gewebe aus dem transplantierten Organ trifft, werden die T-Lymphozyten massenhaft mobilisiert. Um also das Risiko einer Organabstoßung zu verringern, sind die Chirurgen gezwungen, das Immunsystem mit verschiedenen Mitteln zu unterdrücken.

Der Nachteil dieser sogenannten immunosuppressiven Behandlung, bei der das Kortison eine wesentliche Rolle spielt, besteht darin, daß sie nicht nur das Risiko für Infektionen erhöht, sondern auch das für Tumoren. Die Statistik zeigt, daß bösartige Tumoren etwa hundertmal häufiger bei Personen vorkommen, die Transplantate erhalten haben, als bei solchen, bei denen dies nicht der Fall ist. Unter anderem wegen dieser unerwünschten Komplikationen wird nach selektiveren Maßnahmen gesucht, die spezifisch gegen die T-Lymphozyten gerichtet sind. Daneben wird mit einem besonderen Hormon aus den Lymphozyten experimentiert, das den Namen Lymphokin trägt und an der Regulation des Immunsystems beteiligt ist. Wenn diese Experimente die Erwartungen erfüllen, kann man hoffen, daß nur bestimmte Immunreaktionen »abgeschaltet« werden, ohne daß andere betroffen sind.

Die Fortschritte der Immunologie in den achtziger Jahren können auch neue verbesserte Methoden in der Behandlung von Tumorerkrankungen mit sich bringen. Die Erwartungen konzentrieren sich vor allem auf die monoklonalen Antikörper. Sie können auf der einen Seite eingesetzt werden, um die Krebsdiagnose zuverlässiger zu machen, und auf der anderen Seite, vollgestopft mit Zelltoxinen, als Geschosse dienen, die mit großer Genauigkeit ins Zentrum des Tumors treffen.

Eine Brustkrebsoperation muß nicht zu Beeinträchtigungen führen; schon nach kurzer Zeit kann die Frau ihr alltägliches Leben wieder aufnehmen.

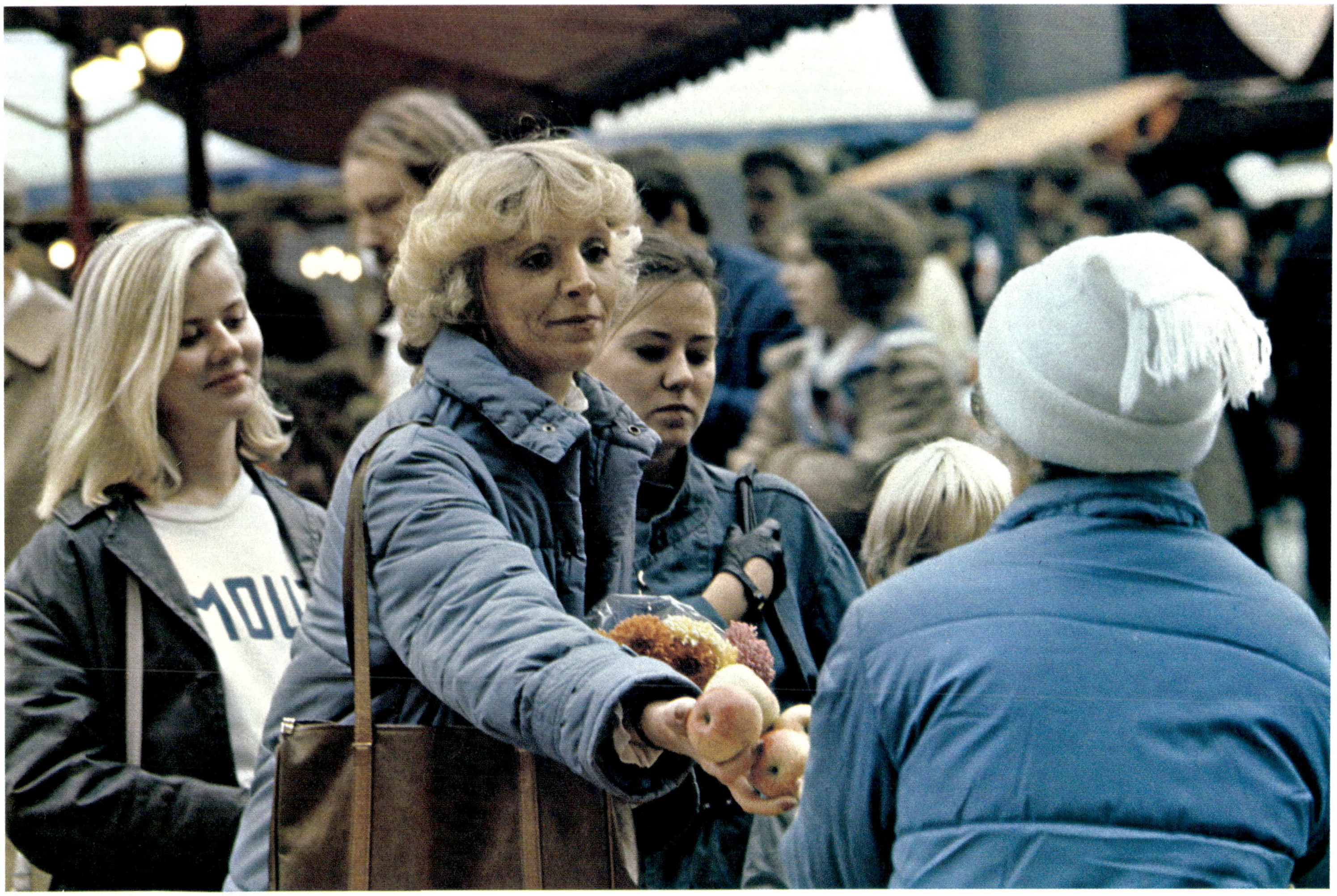

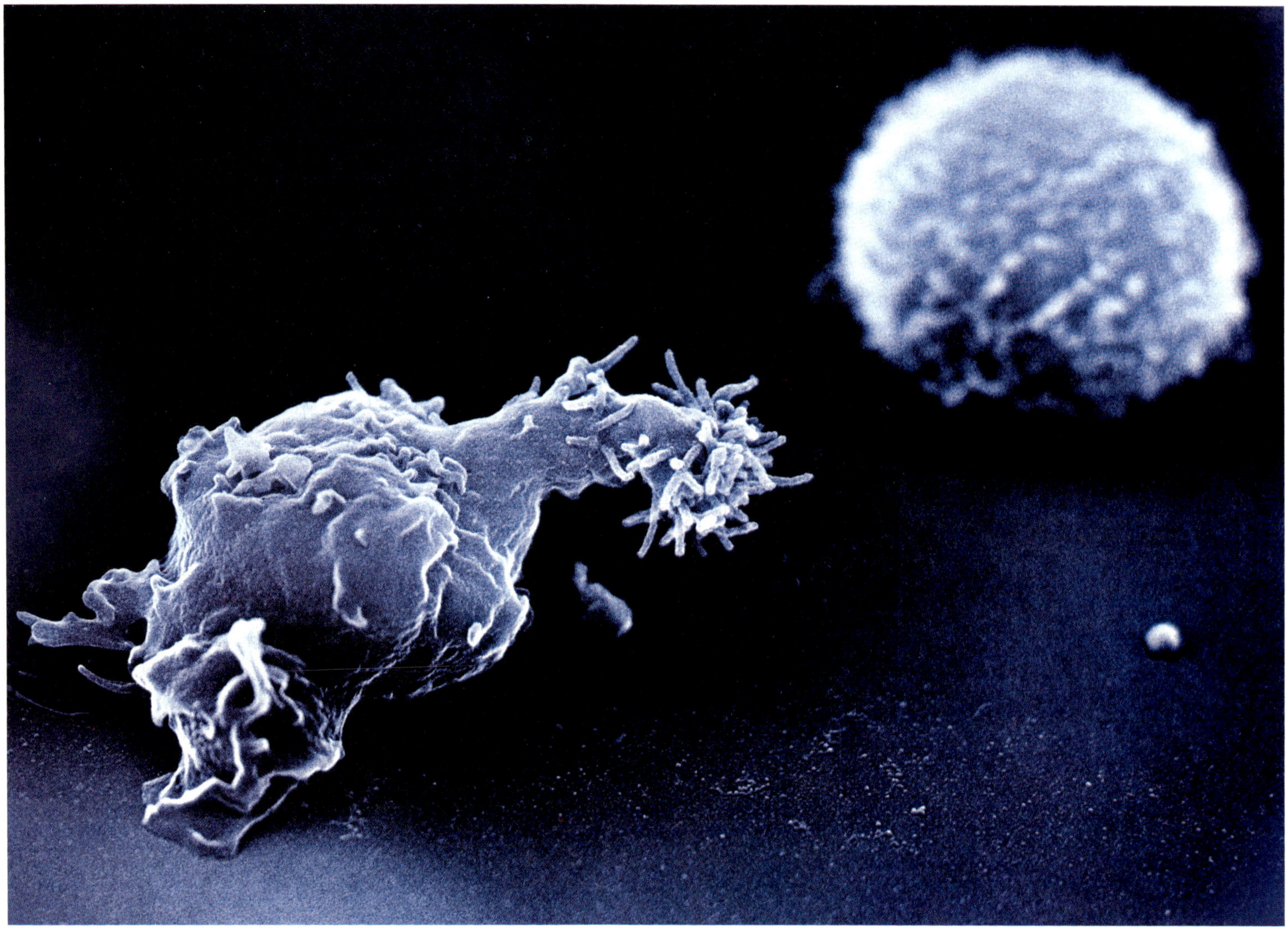

Die Killerzellen gehen auf Jagd

Obwohl die Hauptaufgabe des Immunsystems darin besteht, uns gegen die Vielfalt der externen Mikroorganismen und gegen andere fremde Gefahren zu schützen, sind einige seiner Waffen dafür reserviert, anormale Zellen zu bekämpfen. Diese Aufgabe erinnert an die der Geheimpolizei in einer Diktatur. Unaufhörlich streifen die Killerzellen durch die Gewebe des Körpers und durchkämmen sie nach abweichenden Zellen. Oben sehen wir zwei Killerzellen in unterschiedlicher Verkleidung; eine ist kugelförmig, und die andere sieht wie eine Kreatur aus einem Science-fiction-Film aus. Killerzellen, die eine Variante der T-Lymphozyten sind, können ihre Erscheinungsform ändern.

Die Killerzellen erhalten ihr Training im Thymus, einer Drüse hinter dem Brustbein. T-Lymphozyten entstehen im Knochenmark, gelangen in den Blutkreislauf und lassen sich für einige Zeit im Thymus nieder. Hier werden sie immunkompetent, das heißt, sie lernen, ihre Rolle im Immunsystem zu spielen. Einige von ihnen werden als Helferzellen klassifiziert, andere als Suppressoren; die extrem aggressiven Killerzellen bilden die dritte Kategorie. Die zuletzt genannten Zellen sind mit einem hochwirksamen Gift ausgestattet, mit dem sie die abweichende Zelle attackieren und so deren Tod herbeiführen.

Wie finden aber die Killerzellen ihre Opfer? Für das übrige Immunsystem sind es fremde Antigene – etwa auf der Oberfläche eines Bakteriums –, die den Feind anzeigen. Die Killerzellen benötigen aber etwas anderes. Sie sind darauf programmiert, nicht nur fremde Antigene aufzuspüren, sondern zugleich auch körpereigene Antigene. Aus diesem Grunde greifen sie nur erkrankte Körperzellen an. Es kommt zum Beispiel häufig vor, daß sich ein Virus im Innern einer Körperzelle verbirgt; es ist auf die Weise sicher vor Antikörpern, Komplementfaktoren und Freßzellen. Das Virus wird durch die Antigene der eroberten Zelle geschützt, auf die das Abwehrsystem des Körpers nicht reagiert. Eine Killerzelle jedoch findet das Virus in seinem Versteck gerade aus demselben Grund: Die Zelle trägt auf ihrer Oberfläche sowohl körpereigene als auch fremde Antigene, nämlich die des Virus. Die Killerzelle schlägt sofort zu. Dieselbe Reaktion wird von gewissen Tumorzellen ausgelöst: Eine unbedeutende Änderung in der Antigencharakteristik reicht aus, um den Angriff einer Killerzelle zu provozieren.

Rechts sehen wir eine Killerzelle vor dem Angriff auf die große Tumorzelle.

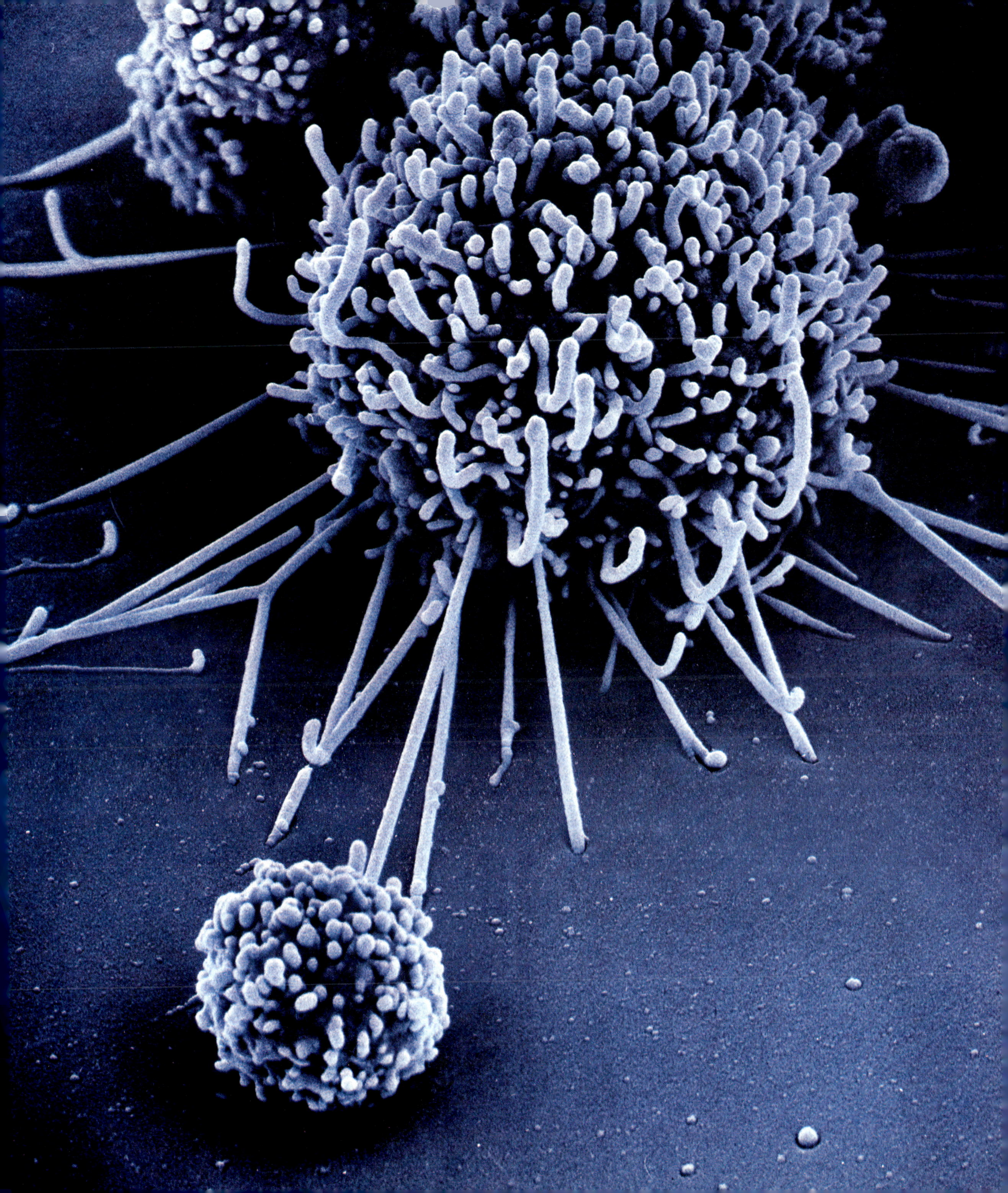

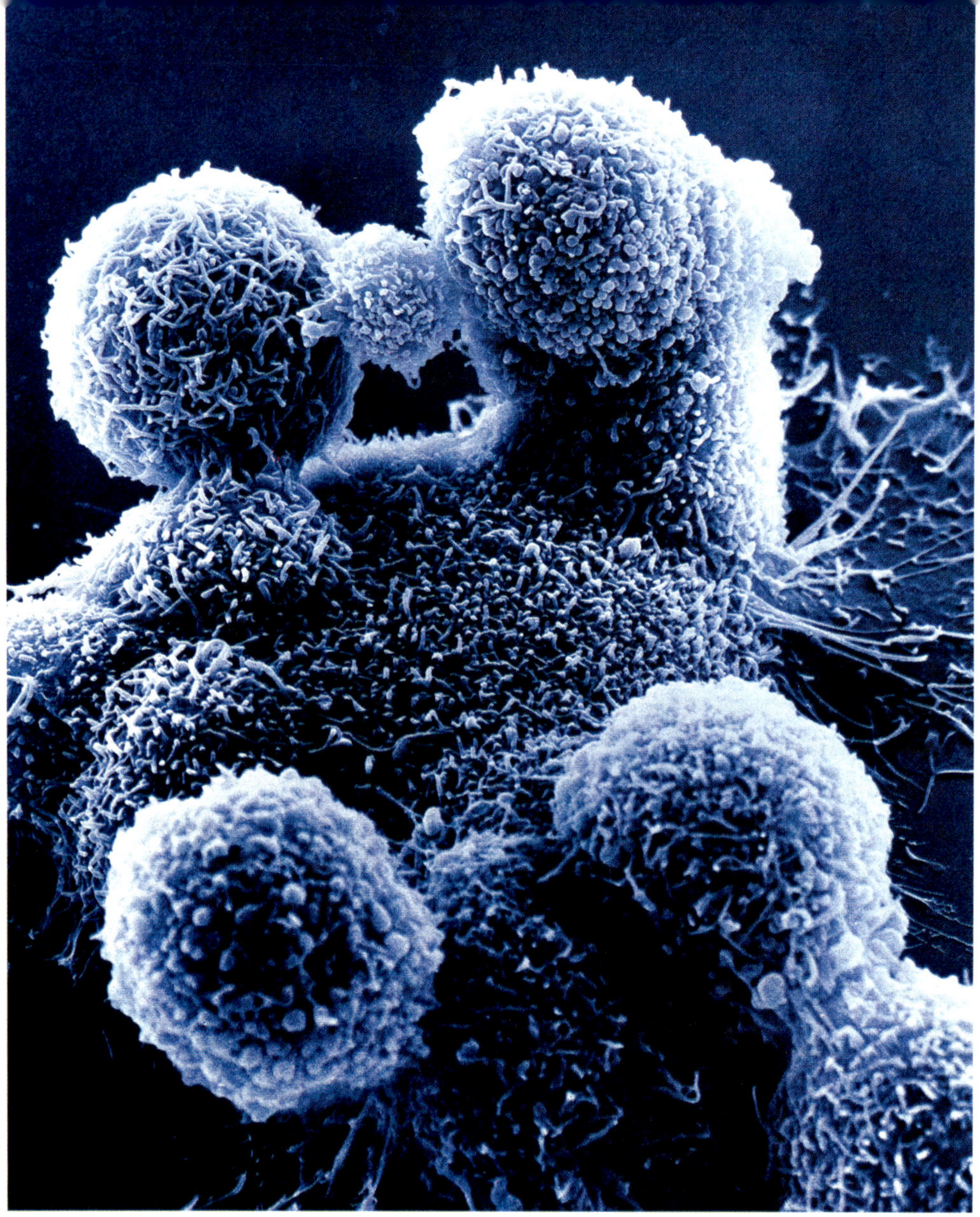

1

2

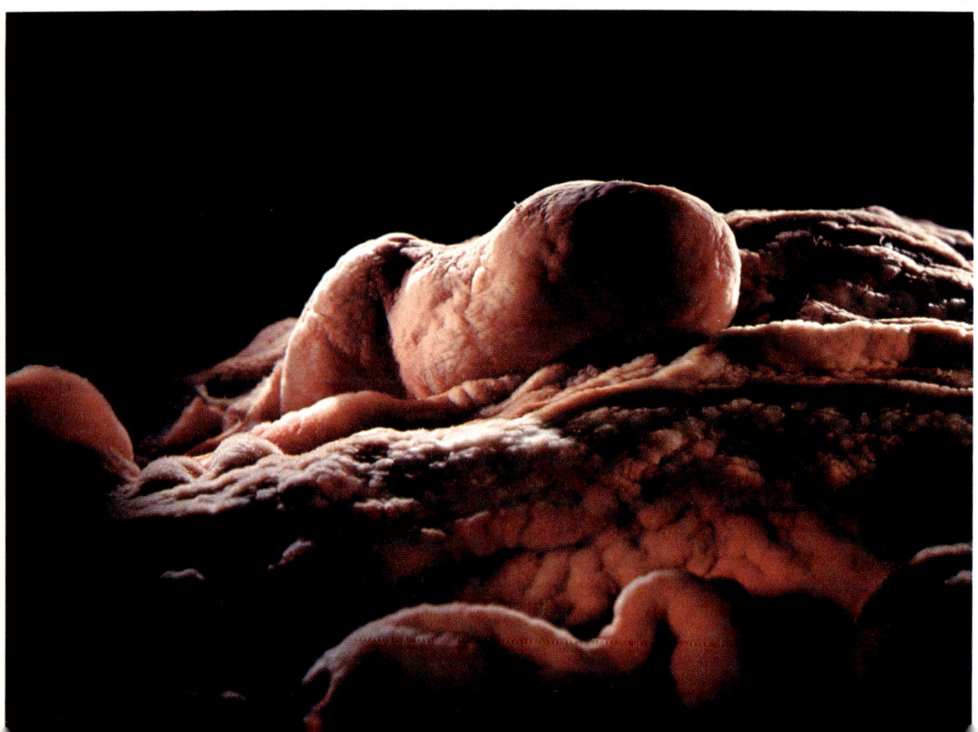

Abweichende Antigene besiegeln das Schicksal der Tumorzelle

Die Tumorzellen auf der Abbildung oben links – sechs bis sieben an der Zahl – scheinen zu gedeihen. Doch ihr Schicksal ist besiegelt: Eine Killerzelle (die kleine Zelle zwischen den beiden großen oben im Bild) ist in Aktion getreten. Sie ist mit dem Blut zu den Tumorzellen gebracht worden und konnte auf die Kombination von körpereigenen und abweichenden Antigenen auf der Oberfläche der Zellen reagieren. Die besondere Aufgabe der Killerzellen besteht darin, solche Körperzellen auszurotten, die von der Norm abweichen. Neben den normalen Antigenen besitzen diese abweichenden Zellen auch solche Antigene, die sich nur bei ihnen finden. Diese werden ihnen zum Verhängnis. Die Killerzellen hängen sich an die Oberfläche solcher Zellen, Gifte dringen ein, die Zellen sterben.

Unten links sieht man einen gutartigen Tumor im Magen, der im Nervengewebe entstanden ist. Er wurde so fotografiert, wie er dem unbewaffneten Auge erscheint. Er besteht aus Millionen von Tumorzellen, die – wenn sie zusammenbleiben – weder andere Organe infiltrieren, noch sekundäre Tumoren bilden.

Rechts sehen wir eine Killerzelle in monströser Verkleidung, die sich den protoplasmatischen Faden einer riesigen Tumorzelle greift und den Feind durchdringt. David trifft auf Goliath; der Riese überlebt das Zusammentreffen mit den kleinen Killerzellen nur sehr selten.

1. *Im oberen Teil des Bildes sieht man eine kleine Killerzelle, die zwischen zwei Krebszellen steckt. Darunter befinden sich weitere Krebszellen.*
2. *Ein gutartiger Magentumor*
3. *Eine kegelförmige Killerzelle (unten links) greift eine viel größere Krebszelle an.*

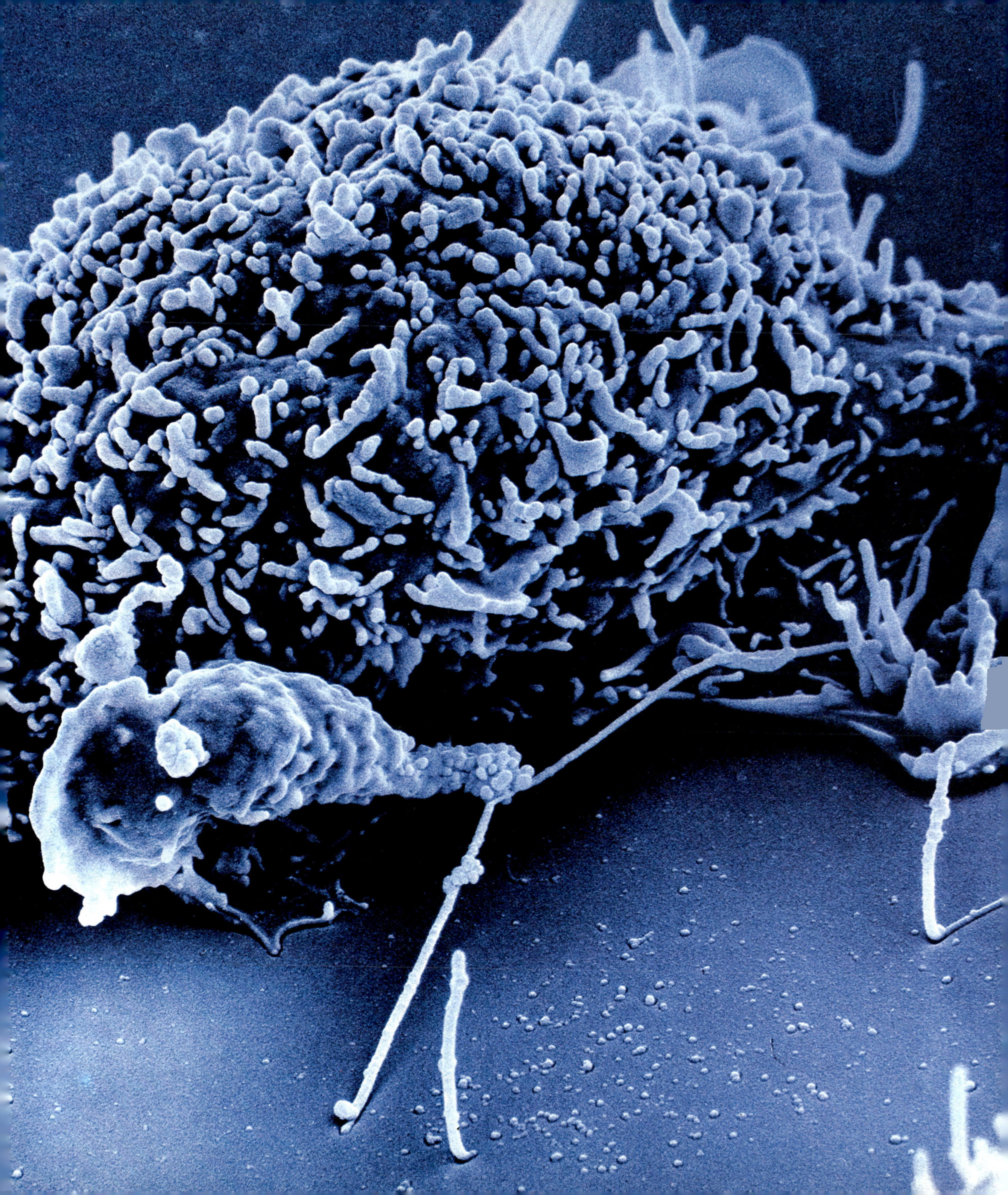

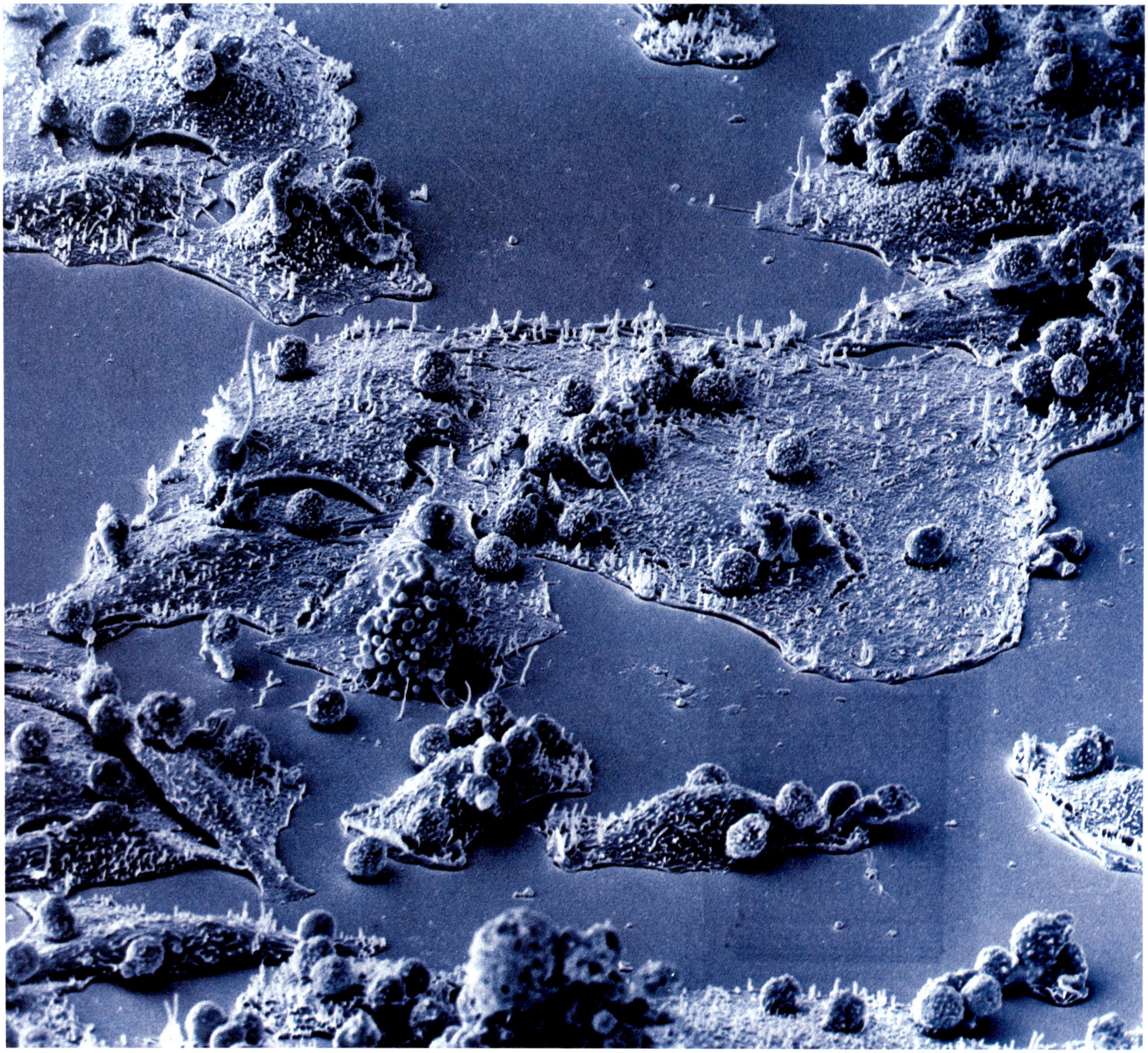

Eine Landschaft aus Tumoren
Die abgebildeten Tumorzellen befinden sich auf einer Glasplatte: Sie sehen wie Inseln aus. Doch dies ist keine friedliche Szene. Die Inseln haben eine Invasion von Killerzellen erlebt. Oben beherrschen die kugelförmigen Killerzellen das Bild. Rechts sehen die Killerzellen wie prähistorische Tiere aus, die ihren Hals ausstrecken, um Tumorzellen zu erreichen und ihnen den Gnadenstoß zu versetzen. Die Gebilde am Rande der Inseln, die wie kahle Äste aussehen, sind protoplasmatische Auswüchse der Tumorzellen. Die ausgestreckten Killerzellen sind dabei, ihr Gift loszulassen.
Die Krebszellen werden bald darauf sterben. Man könnte meinen, daß die Killerzellen, die Todfeinde der Tumoren, selbst gegen Krebs immun sein sollten. Doch dies ist nicht der Fall. In einigen Gebieten von Japan konnte ein Virus isoliert werden – es stammt möglicherweise von Affen –, das Killerzellen angreift und dabei einen Tumor produziert, das T-Lymphom.

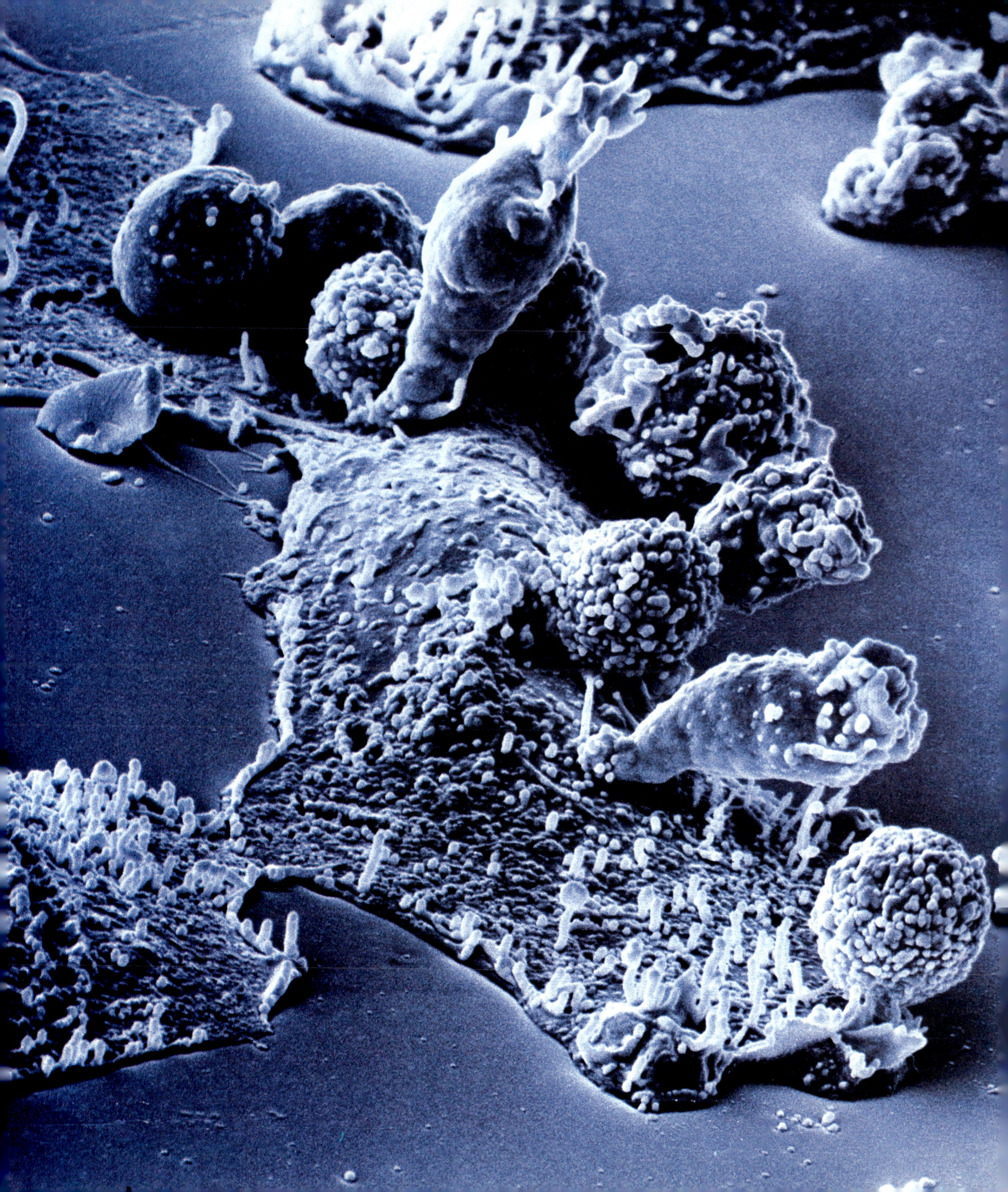

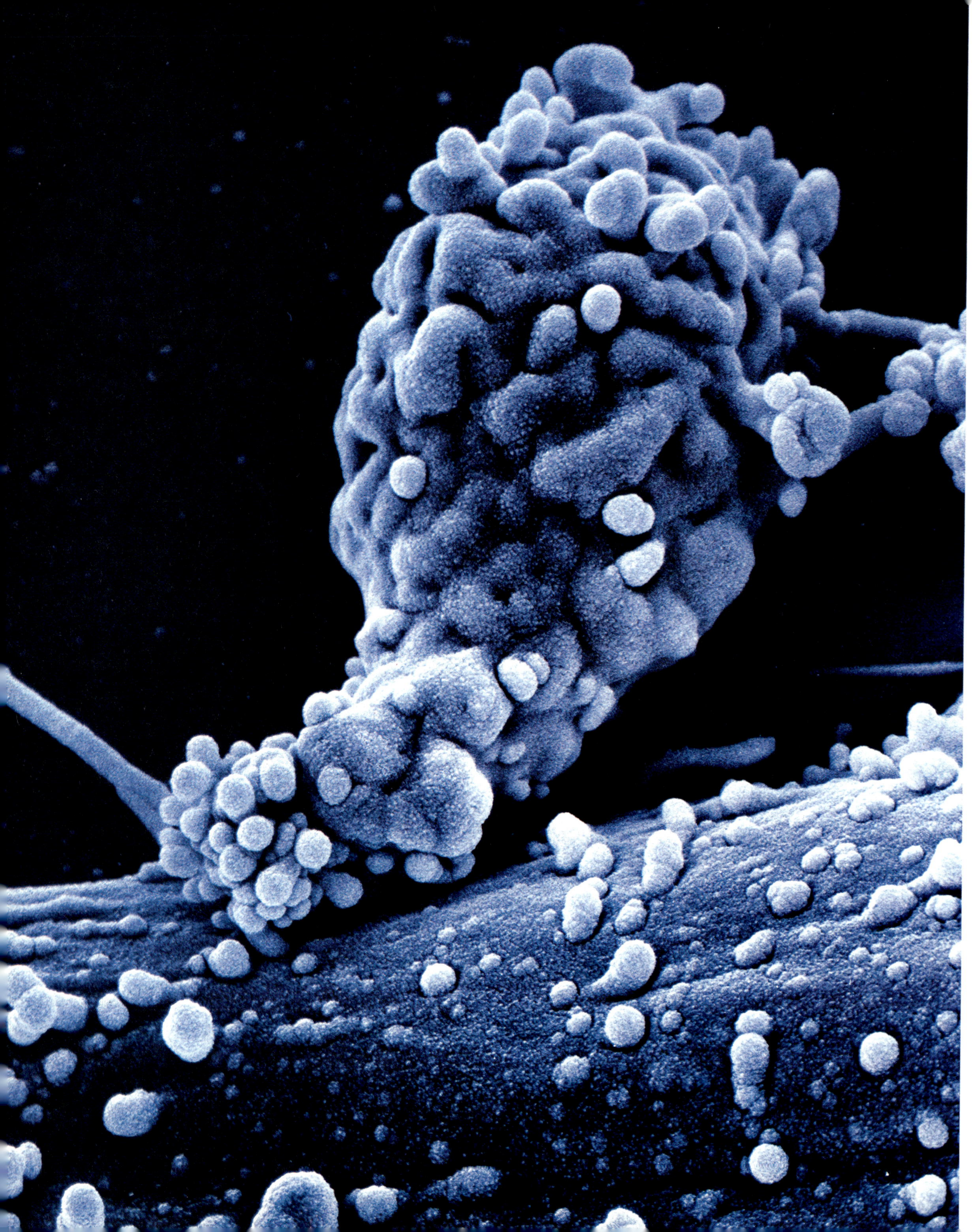

Killerzellen in Aktion
Auf der Abbildung links sehen wir, wie eine Killerzelle der Tumorzelle den giftigen »Kuß« gibt, der sie erledigt. Wir wissen nicht genau, wie das Gift übertragen wird, wir wissen nur, daß das Zusammentreffen zwischen den beiden Zellen zum Tod der Tumorzelle führt.
Auf der Abbildung unten sehen wir eine sterbende Krebszelle; das Zellinnere, die glatten Blasenbildungen, ist nach außen gestülpt. Links und rechts oberhalb der großen Blase sind einige Killerzellen zu erkennen. Wir wissen daher sicher, daß dem Immunsystem bewaffnete Kräfte gegen abnorme Zellen zur Verfügung stehen. Sie sind gegen die Körperzellen gerichtet, die außer Kontrolle geraten, ein unbeschränktes Wachstum beginnen und sich zu Tumoren entwickeln. Wenn dies aber der Fall ist, warum erkranken dann immer noch so viele Menschen an Krebs? Wie wirksam ist die Immunabwehr gegen Krebs? Können wir auf einen Impfstoff gegen Krebs hoffen?

Zunächst können wir die Frage stellen, warum nicht *jedermann* Krebs bekommt. Die Wahrscheinlichkeit ist groß, daß es etwa in einer von Milliarden Zellen zu Änderungen im genetischen Material kommt. Diese erkrankten Zellen, die sich zu Tumoren ausweiten können, werden aber bei den meisten von uns auf irgendeine Weise entfernt; wahrscheinlich durch Killerzellen von der Art der T-Lymphozyten oder durch ihre Verwandten, die NK-Zellen.
Krebs wird mit zunehmendem Alter häufiger. Einige Forscher glauben, daß dies zumindest teilweise mit der Abschwächung des Immunsystems erklärt werden kann. Untersuchungen zeigen, daß etwa die Hälfte von Patienten mit verschiedenen Krebsarten – zum Beispiel Lungenkrebs – Killerzellen in ihrem Blut haben, die Krebszellen angreifen. Die Konzentration dieser T-Lymphozyten ist zwar nicht hoch, sie ist aber meßbar. Vielleicht ist es so, daß sie ohne weitere Hilfe von außen nicht in der Lage sind, die Zellen eines Tumors, die sich mit großer Geschwindigkeit vermehren, zu besiegen. Möglicherweise kann das Immunsystem nach einem chirurgischen Eingriff, nach einer Strahlenbehandlung oder nach einer Chemotherapie mit dem verminderten Rest der Tumorzellen allein fertig werden. Vor diesem Hintergrund werden Methoden gesucht, um die Wirkung der Killerzellen auf Tumorzellen zu verstärken.
Es gibt nur wenig Aussichten darauf, einen allgemein wirksamen Impfstoff gegen Krebs zu entwickeln, weil die Tumorzellen eine große Vielfalt an Antigenen entfalten. Um wirksam zu sein, müßte der Krebsimpfstoff Antikörper gegen all diese Antigene enthalten; dies erscheint kaum realisierbar.
Monoklonale Antikörper – für ihre Entwicklung wurde 1984 der Nobelpreis für Medizin vergeben – bieten einen weiteren Weg, der entwicklungsfähig ist. In einigen Experimenten wurde versucht, Geschosse, die wie Brieftauben ihr Ziel finden, mit radioaktiven Isotopen und Zellgiften zu beladen – in der Hoffnung, daß sie Tumorzellen erreichen und in ihnen »explodieren«. Dieses Verfahren wird vermutlich in der Zukunft eine Rolle spielen.

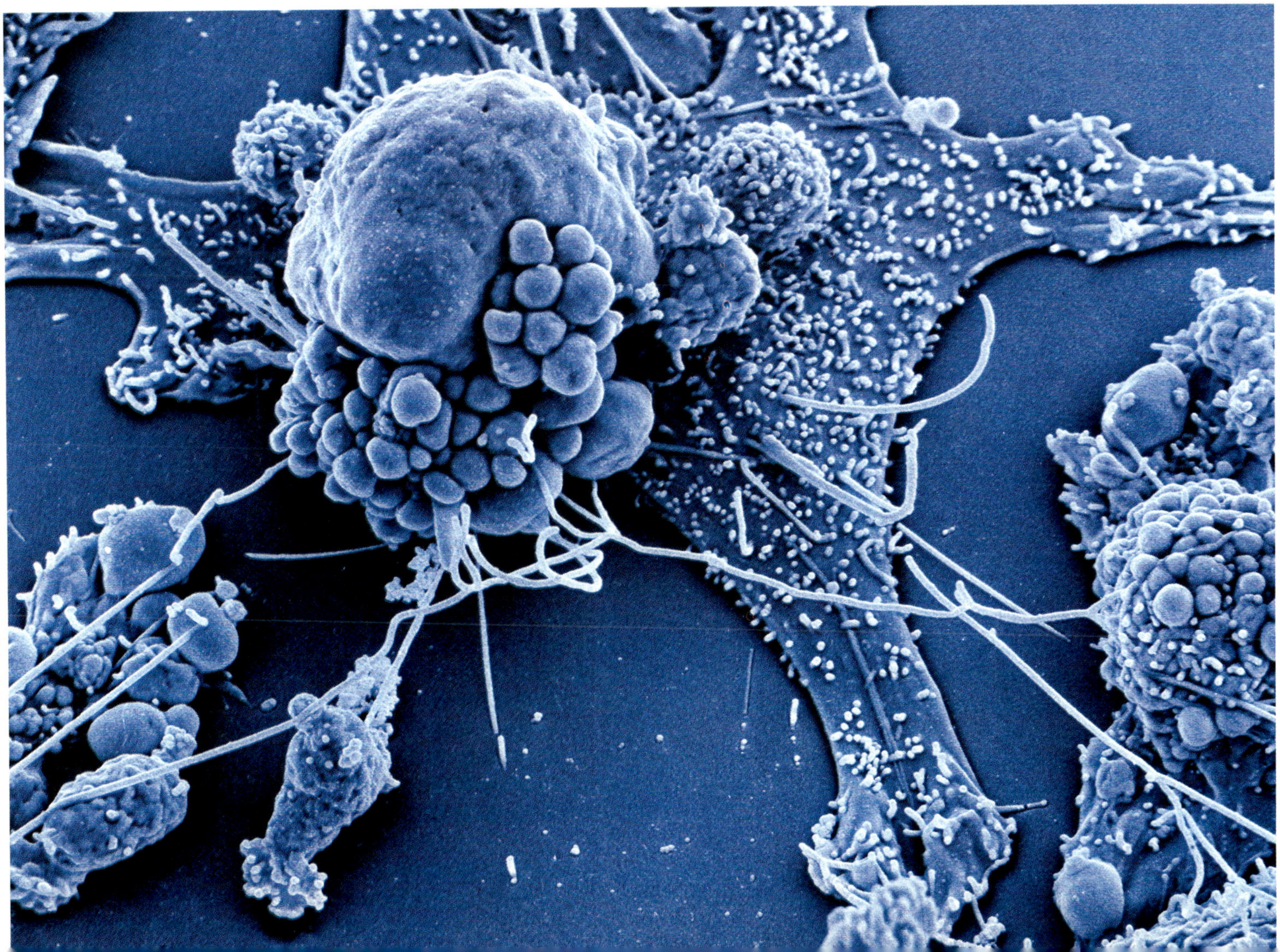

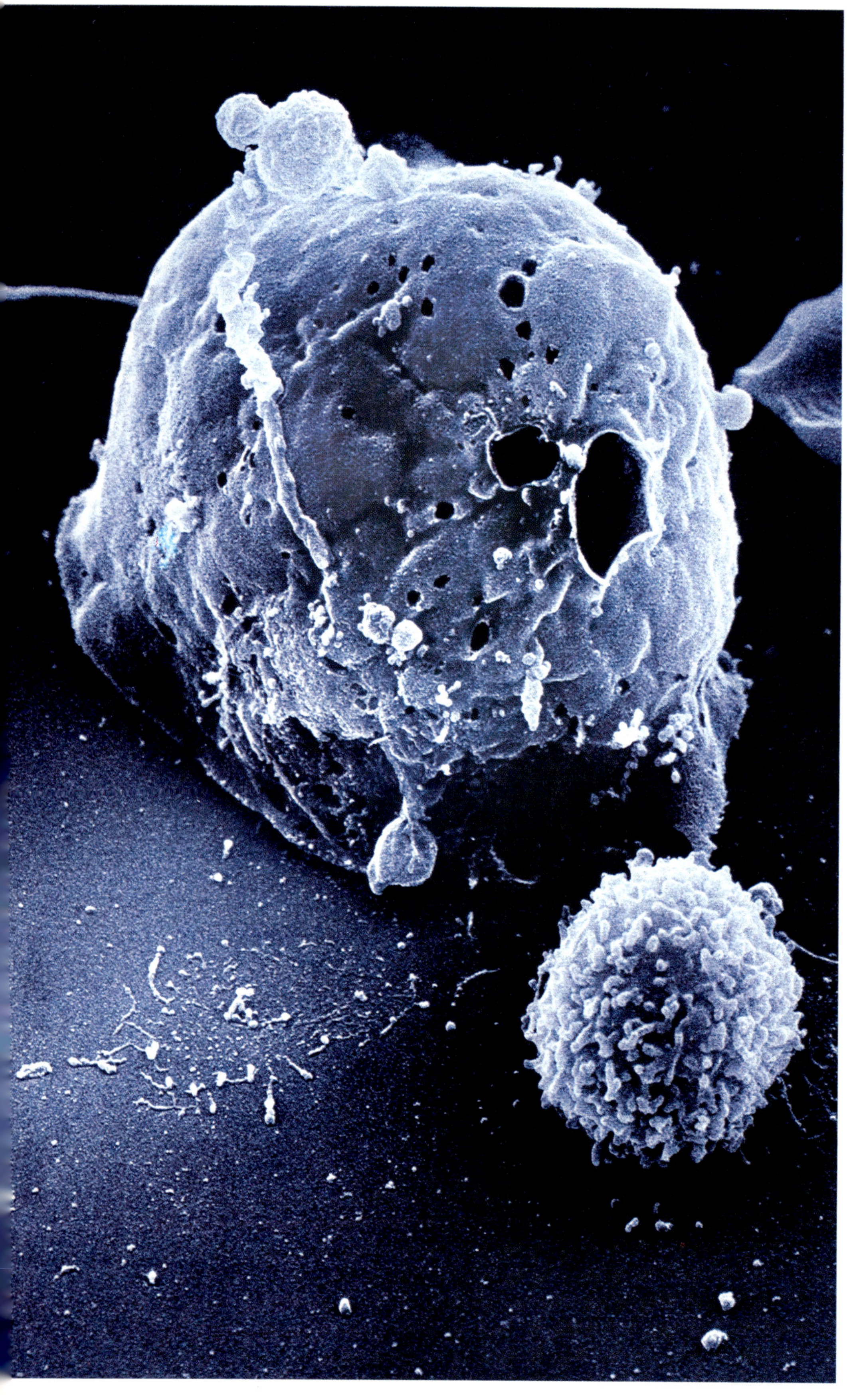

Die Tumorzelle ist besiegt
Die Zerstörung der Tumorzelle, die mit einer Killerzelle zusammengestoßen ist, verläuft in zwei Stufen. Links sehen wir die leere Hülle einer Krebszelle. Das Loch ist von einem »Todeskuß« zurückgeblieben, bei dem der Verteidiger sein Gift in den Gegner gepumpt hat. Mit einem Loch in der Membran kann keine Zelle überleben. Der hohe Salzgehalt ihres Inneren sorgt dafür, daß aus der Umgebung Flüssigkeit absorbiert wird, so daß die Zelle am Ende platzt.
Eine der vielen Waffen des Immunsystems – die Komplementfaktoren – sind die Spezialisten dafür, Löcher in die Feinde zu stanzen.
Vor der leeren Tumorzelle liegt eine kugelförmige Killerzelle. Nachdem sie ihre Pflichten erfüllt hat, nimmt sie wieder die Form des Ruhezustands ein.
Die Abbildung rechts zeigt das zurückgebliebene Zellskelett. Jede Zelle enthält dünne fadenförmige Strukturen, deren Aufgabe es ist, die Konstruktion zu stabilisieren. Trotz ihrer winzigen Größe enthält die Zelle einen Kern mit der genetischen Information, Mitochondrien, Ribosomen und anderen Zellorganellen mit wesentlichen Aufgaben. Die Zelle ist die kleinste Einheit des Körpers und doch eine ganze Fabrik. Unten rechts in der Abbildung sind die beiden Killerzellen zu sehen.

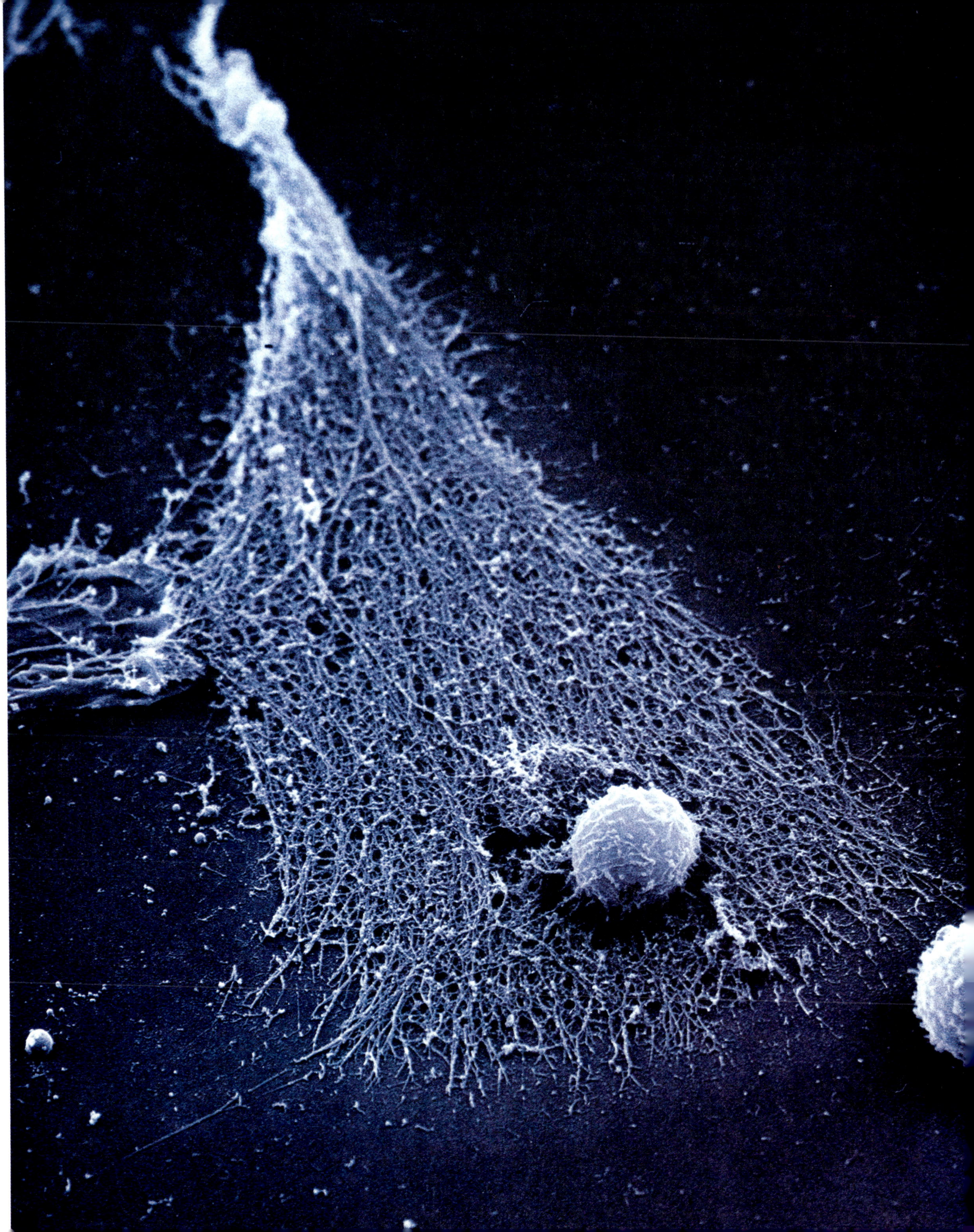

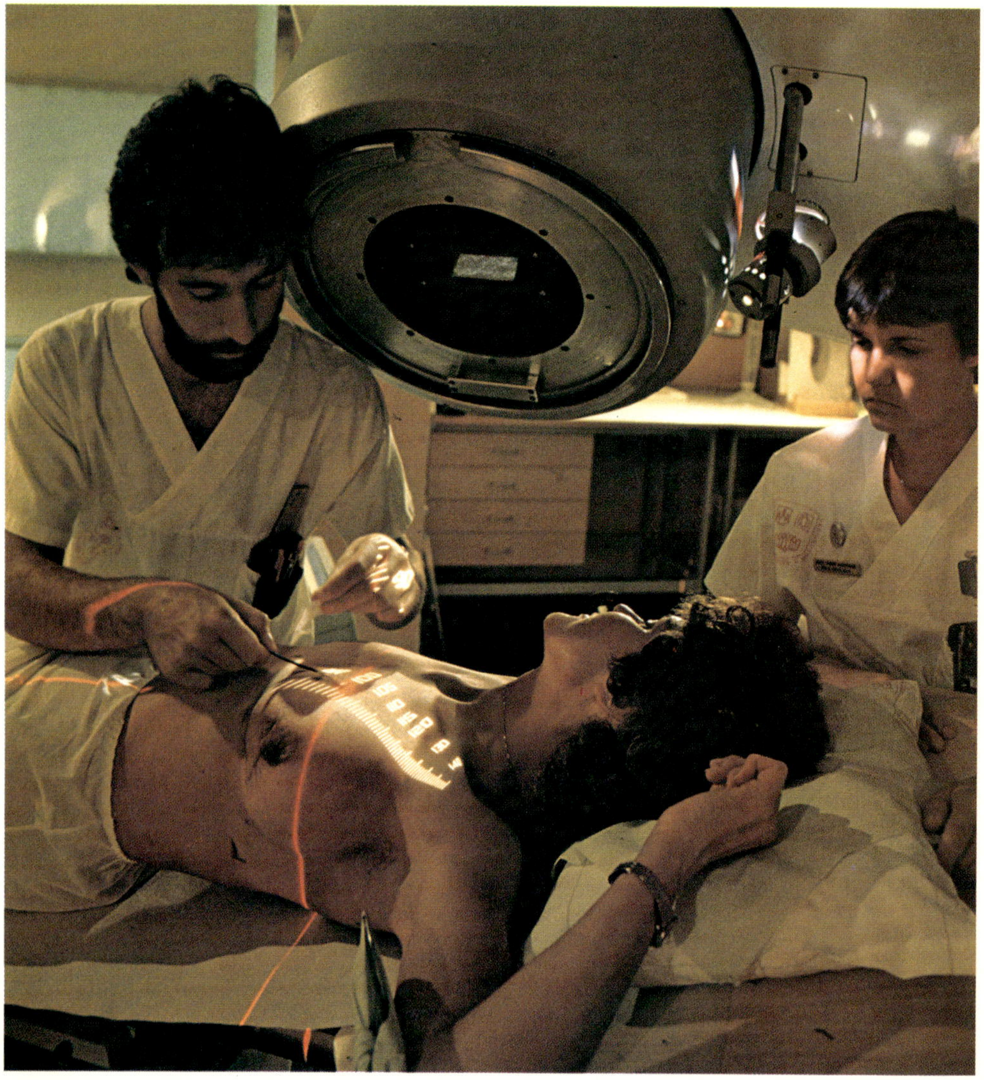

Nach einer umfassenden Mastektomie – das heißt nach Entfernung einer Brust und der Lymphknoten unter der Achselhöhle – wird die Patientin mit Strahlen aus einer Kobaltkanone behandelt (links).
Unten wird die Bestrahlungsdosis berechnet. Sie muß genau abgestimmt werden. Zuwenig Bestrahlung läßt die Tumorzellen weiterwachsen, zuviel Bestrahlung könnte das gesunde Gewebe schädigen.
Unten links sehen wir eine Frau, die eine Brustoperation hinter sich hat. Sie trägt eine Silikonprothese. Die künstliche Brust wird nach dem Vorbild der gesunden Brust modelliert und auf das gleiche Gewicht gebracht.
Es ist Zeit, zum normalen Leben zurückzukehren. Die Entfernung der Brust stellt für viele Frauen ein großes psychologisches Problem dar; doch die meisten werden damit fertig und stellen fest, daß nach der Operation ein völlig normales Leben möglich ist.

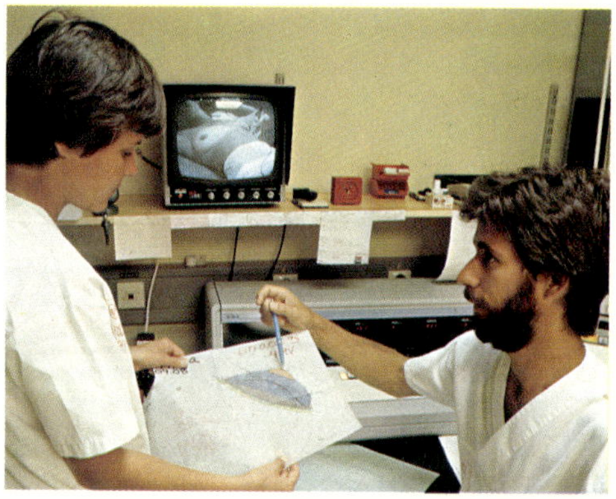

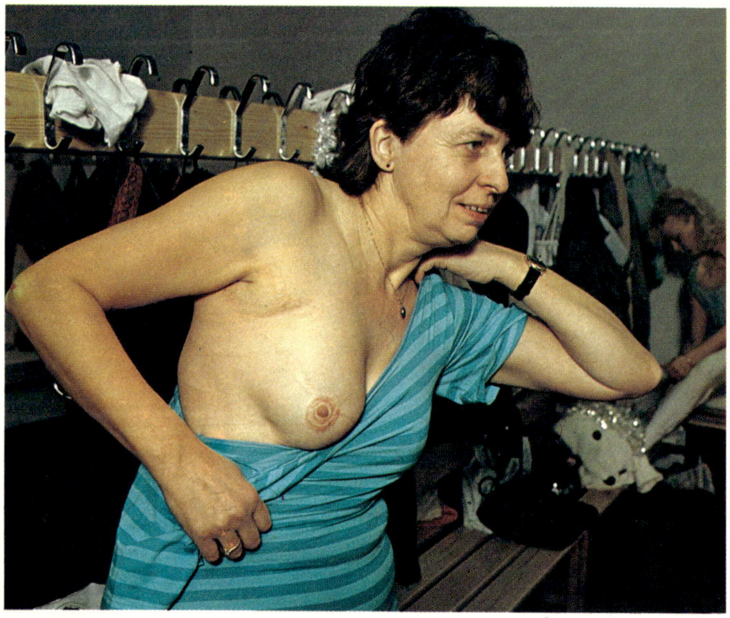

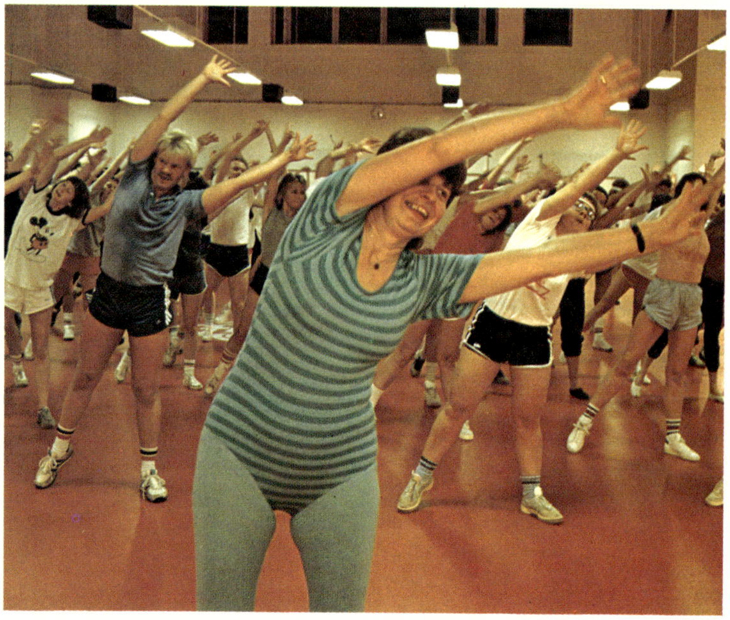

Auch nach der Entfernung einer Brust ist ein normales Leben möglich

In den Drüsen der weiblichen Brust treten relativ häufig Tumoren auf; die meisten sind allerdings gutartig. 7 bis 8 Prozent der Frauen in industrialisierten Ländern entwickeln jedoch bösartige Tumoren. Die Gründe dafür scheinen sowohl in dem hohen Niveau des weiblichen Hormons Östrogen als auch in der erhöhten Aufnahme von Cholesterin zu liegen, wobei letzteres eine Konsequenz des hohen Fettverbrauchs in den westlichen Ländern ist. Auch Erbfaktoren spielen eine Rolle: Töchter von Frauen, die an Brustkrebs erkrankt sind, tragen im Vergleich zu Frauen mit gesunden Müttern ein dreifach höheres Risiko, selbst einen Brusttumor zu bekommen.

Alle Verhärtungen oder Veränderungen anderer Art sollten generell von einem Arzt untersucht werden. Immer mehr Frauen haben gelernt, ihre Brust systematisch selbst zu untersuchen *(palpieren),* weshalb Tumoren meist früher als noch vor Jahren entdeckt werden. Im allgemeinen zeigen die Tumoren in der ersten Stufe keine Symptome. Wenn eine Frau oder ihr Arzt zum erstenmal ein hartes Stück Gewebe tastet, ist es etwa so groß wie eine Erbse, also einen halben Zentimeter im Durchmesser. Röntgenuntersuchungen der Brust (Mammographie) können sogar noch kleinere Tumoren aufspüren.

Eine frühe Entdeckung von Tumoren ist von äußerster Bedeutung für das Ergebnis der Behandlung. Brustkrebs macht da keine Ausnahme, vor allem, wenn der Tumor zu einer Sorte gehört, die früh *Metastasen* (sekundäre Tumoren) bildet. Wenn im Brustgewebe Veränderungen aufgetreten sind, wird deren Lage durch Röntgenstrahlen bestimmt. Daraufhin kann der Arzt mit einer feinen Hohlnadel (Kanüle) ein winziges Loch in den Tumor stechen und eine kleine Probe entnehmen. Unter dem Mikroskop kann er dann sehen, welche Zellen im Tumor vorhanden sind, das heißt, ob er gutartig oder bösartig ist. Im zweiten Fall muß so schnell wie möglich eine Operation durchgeführt werden. Eine andere Methode besteht in der chirurgischen Entnahme eines kleinen Teils des verdächtigen Tumorgewebes und einer anschließenden mikroskopischen Untersuchung.

Wenn der bösartige Tumor klein ist und keine Metastasen gebildet hat, kann der Chirurg sich zu einer begrenzten Operation entscheiden *(partielle Mastektomie),* bei der nur der Tumor und ein wenig vom umliegenden Gewebe entfernt wird. Nachdem dies erfolgt ist, kann die Erscheinung der Brust mit Hilfe einer Silikoneinlage wiederhergestellt werden (»innere Prothese«). Im anderen Fall kann der Chirurg sich entscheiden, eine *radikale Mastektomie* durchzuführen. Dies bedeutet, daß die ganze Brust und die Lymphknoten in der Achselhöhle entfernt werden. Dies ist erforderlich, um das Risiko von Metastasen gering zu halten. Nach der Operation wird noch eine Strahlenbehandlung durchgeführt, um mögliche Metastasen in anderen Lymphknoten der Brustgegend zu zerstören. Viele Frauen erfahren den Verlust einer Brust als eine Amputation, die sie zu Behinderten macht. In den letzten Jahren ist die Bedeutung einer psychologischen Beratung vor und nach der Operation erkannt worden. Gespräche mit Frauen, die eine solche Operation bereits hinter sich haben, sind dabei besonders hilfreich. Heutzutage bestehen durch Silikoneinlagen viele Möglichkeiten, die amputierte Brust kosmetisch akzeptabel zu ersetzen. Sie kann nach dem Vorbild der anderen Brust modelliert werden und das gleiche Gewicht bekommen. Damit ist es möglich, ein ganz normales Leben zu führen; niemand bemerkt einen Unterschied, wenn er nicht darauf hingewiesen wird.

Ein wichtiges Argument für eine Brustoperation liefert natürlich die dadurch vergrößerte Überlebenschance. Die Statistik zeigt, daß die Überlebenschance nach zehn Jahren ohne Behandlung bei nur 5 Prozent liegt. Von den Frauen, die mit modernen Methoden gegen Brustkrebs behandelt worden sind, überleben mehr als 75 Prozent die nächsten zehn Jahre, wenn der Tumor rechtzeitig entdeckt worden ist.

Nach einer Mastektomie sollten sich die betroffenen Patientinnen ihr Leben lang medizinisch untersuchen lassen; zunächst alle drei Monate, dann zweimal und schließlich noch einmal pro Jahr. Die Stelle der Operation, die verbleibende Brust und einige innere Organe sollten im Hinblick darauf untersucht werden, ob neue Tumoren aufgetreten sind.

Die »Methode der Natur«, Krebszellen zu behandeln, basiert vor allem auf Killerzellen, entweder von der Art der T-Lymphozyten oder der NK-Zellen. Sie sind so eingestellt, daß sie Körperzellen aufspüren, die neben den körpereigenen auch fremde Antigene tragen. Diese können von Viren stammen, die sich im Innern der Zelle verstecken, oder von Krebszellen mit abweichendem Antigenmuster. Wenn die Killerzellen ein solches Muster entdecken, heften sie sich an die entsprechende Zelle und töten sie durch Gift. Eine Erklärung dafür, warum es Tumorzellen dennoch gelingt, diesen Todeskommandos zu entkommen, liegt darin, daß deren Oberflächenantigene so wenig auffallen, daß sie von den Killerzellen nicht aufgespürt werden.

Wie an anderer Stelle in diesem Kapitel bereits beschrieben, kann die Effektivität des Immunapparates in einigen Fällen durch die Injektion von Bakterien erhöht werden. Eine weitere mögliche Methode für die Zukunft besteht darin, monoklonale Antikörper auf Krebszellen zu plazieren, wo auch immer im Körper sie auftauchen. Ferner verspricht man sich für die Zukunft viel von der Aktivierung des Immunsystems mit Leukotrienen. Es muß allerdings zugegeben werden, daß die experimentelle Arbeit an immunologischen Verfahren zur Krebsheilung bislang wenig überzeugende Ergebnisse geliefert hat – mit einer Ausnahme, nämlich bei einer Tumorart, die in B-Lymphozyten auftritt, in den Zellen also, die Antikörper produzieren. In diesem Fall konnte eine Methode entwickelt werden, die Zellen mit Hilfe von monoklonalen Antikörpern zu behandeln. Dieses neue Verfahren wird ausführlicher im letzten Kapitel beschrieben, das sich mit der Zukunft beschäftigt.

Eine medizinische Behandlung von Brustkrebs umfaßt neben der Operation eine Behandlung mit Kobaltstrahlen, mit Hormonen und Zytostatika, also Substanzen, die das Wachstum von sich rasch teilenden Zellen (zum Beispiel Krebszellen) blockieren und daher auch Zellgifte genannt werden.

Die Wirkung der Strahlenbehandlung liegt darin, daß sie das genetische Material des Kerns auflöst. Da sich Tumorzellen schneller teilen als die meisten Körperzellen (abgesehen zum Beispiel von den Zellen im Knochenmark und in der Schleimhaut), werden sie durch die Strahlen rascher beschädigt als das umliegende gesunde Gewebe.

Die Behandlung mit Hormonen zielt darauf ab, Tumorzellen »auszuhungern«, die das weibliche Geschlechtshormon Östrogen für ihr Wachstum benötigen. Diese Behandlung wird eingesetzt, wenn der Tumor Metastasen gebildet hat. Im allgemeinen werden beide Eierstöcke – sie sind die Hauptproduzenten des Östrogens – chirurgisch entfernt. Zur Zeit laufen einige Experimente, in denen versucht wird, mit Medikamenten die Rezeptoren der Zellen für Östrogen zu blockieren.

Zytostatika sind Substanzen, die das Zellwachstum unterdrücken. Tumorzellen reagieren ebenso empfindlich auf Zytostatika wie auf eine Strahlenbehandlung. Durch Variation und Kombination von verschiedenen Arten von Zytostatika konnten in vielen Fällen ausgezeichnete Ergebnisse erzielt werden. Dieses Feld entwickelt sich schnell und vielversprechend weiter.

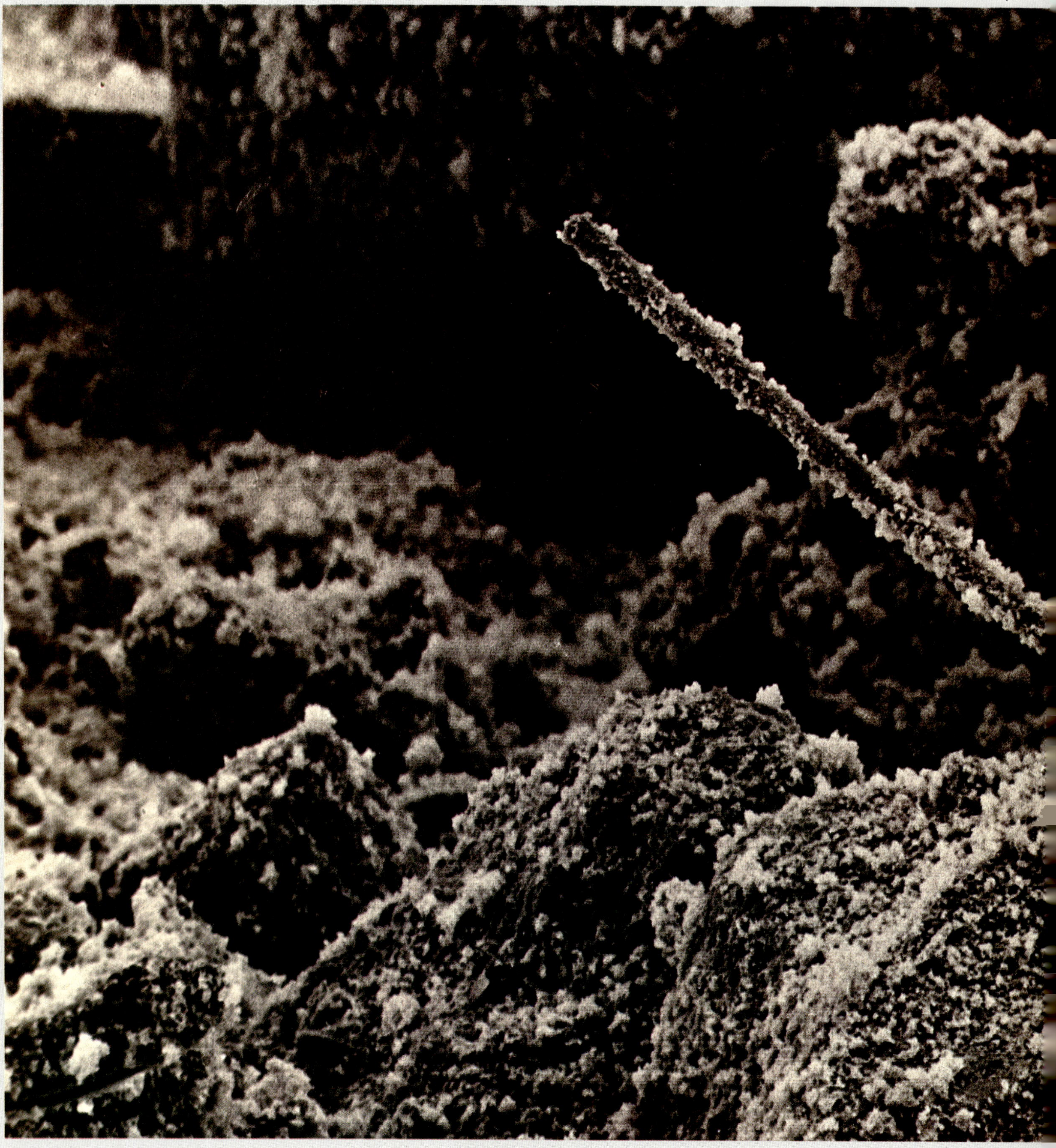

Die Großstadtluft enthält Ruß- und Metallteilchen, Schwebstaub und vieles mehr.

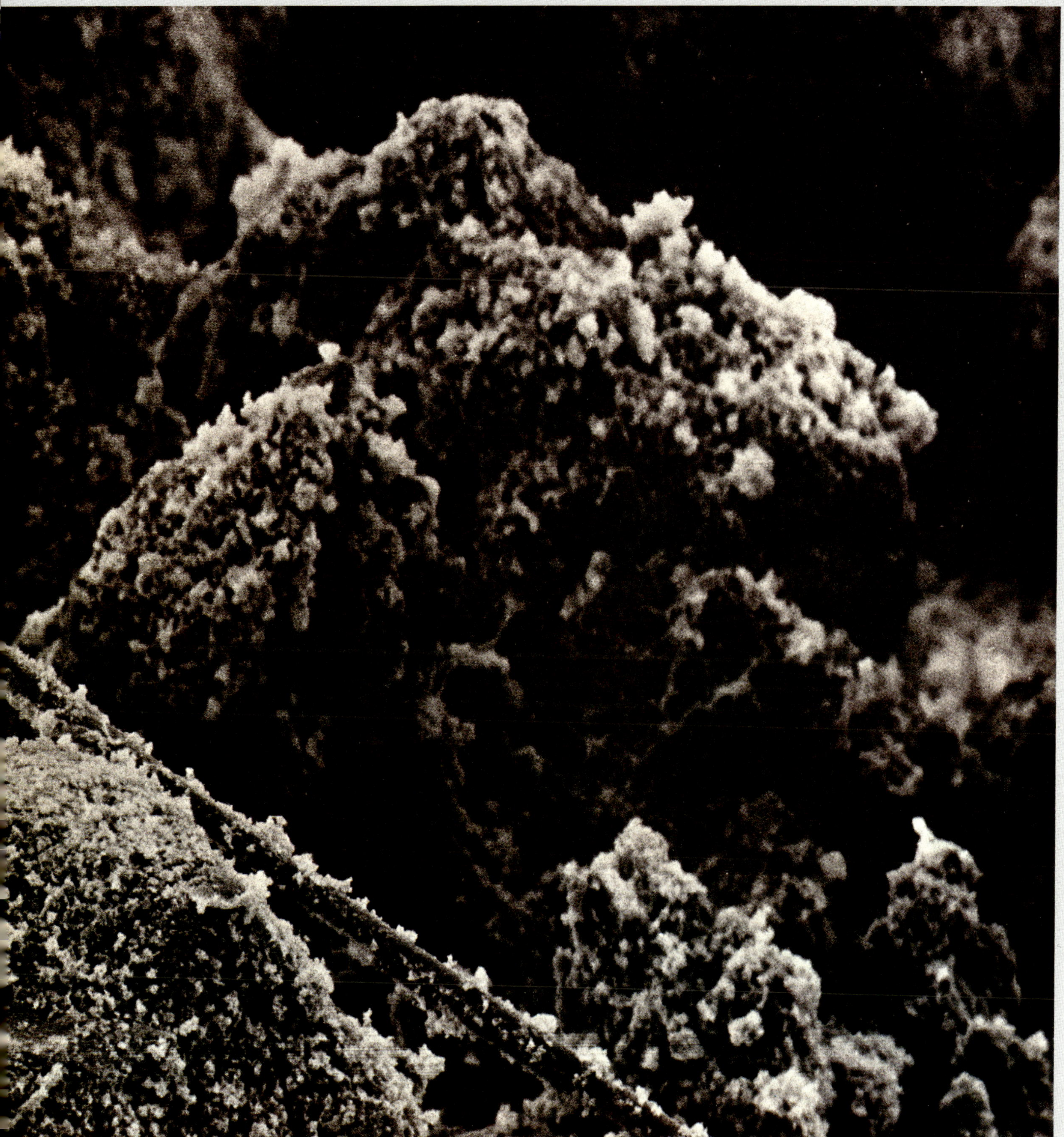

Der Atemtrakt

Saubere Luft gibt es heute immer seltener und eigentlich nur noch in den Polarregionen. Die meisten von uns sind daher gezwungen, in einer Atmosphäre zu leben, in der die ursprüngliche Luft durch Abgase aus dem Verkehr, aus Heizungen und Industrieanlagen verunreinigt ist. Im städtischen Bereich atmen wir einen Mischmasch aus Ruß, Staub, Autoabgasen, dem Metallstaub aus Fahrzeugabnutzung und Müllverbrennung, Silikaten, Düngemitteln, Schwefelverbindungen, Stickstoff- und Kohlenstoffoxyden, Halogenen, Bakterien, Viren, mikroskopischen Pilzen und radioaktivem Staub ein. Dazu kommen noch die Verunreinigungen, die aus natürlichen Prozessen stammen: Pflanzenpollen, Sand von Sandstürmen, Asche aus Vulkanen oder Staub von Meteoriten.
Mit dem Sauerstoff, den wir zum Leben brauchen, gelangen also noch viele andere Dinge in unseren Atemtrakt. Dies trifft vor allem für die Menschen zu, die diese Last aus eigenem Willen heraus vermehren, indem sie Tabak rauchen. Glücklicherweise ist der Atemtrakt mit vielen Schutzmechanismen von den Nasenlöchern bis zu den Alveolen ausgestattet. Und mit deren Hilfe gelingt es, auch in der verschmutzten Luft großer Städte zu überleben.
Der Schutz im Atemtrakt basiert auf mechanischen, chemischen und immunologischen Einrichtungen. Wenn die Luft durch die Nase eintritt, werden größere Teilchen durch Haare in den Nasenlöchern aufgehalten. Die Nasenmuscheln sind anatomisch so angelegt, daß die Atemluft Wirbel bildet und Teilchen zentrifugal nach außen geschleudert werden. Dort bleiben sie in einem Schleim (Mucus) hängen, der von winzigen Drüsen produziert wird. Der Schleim enthält Antikörper und chemische Substanzen, die sowohl gegen Bakterien als auch gegen Viren aktiv sind. Der Kehldeckel (Epiglottis) ist eine Schleimhautfalte an der Spitze des Kehlkopfes (Larynx) und damit der Luftröhre (Trachea). Er schließt sich blitzartig in Notfällen, etwa wenn ein Speisestückchen den falschen Weg nimmt oder wenn wir zersetzende Gase wie Chlor oder Ammoniak einatmen.
Der Schlund (Pharynx) umfaßt als lymphatisches Abwehr- und Immunsystem die Rachen-, Gaumen- und Zungenmandeln mit dem lymphatischen Rachenring. In dieser gut ausgerüsteten Region werden die meisten in der Luft befindlichen Teilchen festgehalten und anschließend vom Immunystem angegriffen.
Die Luftröhre und die beiden Bronchien sind mit einem Teppich von Zellen ausgelegt, die mit Zilien ausgestattet sind. Dies sind winzige haarförmige Auswüchse, die permanent eine dünne Schicht aus Schleim nach oben zum Schlund hin schieben. Die Zilien, die kaum mehr als einen Hundertstelmillimeter lang sind, schieben die Oberfläche der Luftröhre und der Bronchien 1000-bis 1500mal pro Minute hin und her und bewegen ein Teilchen oder Bakterium dabei etwa 16 Millimeter nach oben. Wenn der Schleim den Hals erreicht, wird er verschluckt oder ausgehustet. Im Magen werden die Bakterien dann vom Magensaft abgetötet.
Die Größe der inhalierten Teilchen bestimmt, wie weit sie im Atemtrakt vordringen können. Analysen zeigen, daß alles, was größer als zehn Tausendstel eines Millimeters ist, in der Nase zurückgehalten wird. Was zwischen zwei und zehn Tausendstel eines Millimeters Durchmesser hat, wird in die Luftröhre und die Bronchien geschafft und dort an die Wände geklebt. Unterhalb der großen Bronchien nimmt die Turbulenz der Luft ab, sie strömt ruhiger in die kleinen Bronchien und die Bronchiolen ein. Nur äußerst kleine Teilchen (solche, die weniger als zwei Tausendstel eines Millimeters dick sind) bleiben die ganze Zeit in der Luft und gelangen bis in das Netzwerk der Alveolen (Lungenbläschen), in dem der Gasaustausch mit dem Blut stattfindet.
Die Alveolen sind von Blutkapillaren umgeben, durch deren dünne Wände Kohlendioxyd in die Luft gelangt, die wir ausatmen, und durch die der Sauerstoff entnommen wird, den wir einatmen. Damit dieser Austausch effektiv funktionieren kann, müssen die Oberflächen sauber bleiben. Die Reinigungstruppe der Alveolen sind Freßzellen verschiedenster Art. Sie spüren fremde Teilchen einschließlich der Mikroorganismen auf und verschlukken sie. Was sie nicht so zerlegen (können), daß es aus dem Körper geschafft werden kann, bleibt im Lungengewebe zurück. Daher kommt es, daß die Lungen von Stadtbewohnern – vor allem von Rauchern – dunkel oder gar schwarz von Ruß sind.
Dem Atmungsapparat stehen also viele verschiedene Schutzmechanismen zur Verfügung, angefangen von der chemischen Bekämpfung von Mikroben über einen Schutzgürtel, der ständig die eingeatmeten Partikel aus den Lungen schafft, bis zu einer Armee von Freßzellen und Immunsystemen. Zwei weitere Mechanismen sollten noch erwähnt werden: Husten und Niesen. Beide werden durch Nervenreflexe ausgelöst und sind so angelegt, daß irritierendes Material, das in den Atemtrakt gelangt ist, herausgeworfen wird.
Der Hustenreflex wird von extrem kleinen Teilchen ausgelöst, die eine Einschränkung der Luftwege bewirken. Dabei werden Ner-

venimpulse ausgelöst, die einerseits die Stimmbänder geschlossen halten und andererseits die Atemmuskulatur zur Kontraktion bringen. Da die Stimmbänder die Luftröhre verschließen, baut sich in den Lungen ein hoher Luftdruck auf. Plötzlich öffnen sich die Stimmbänder, und ein heftiger Luftstrom treibt die störenden Teilchen hinaus. Die Luftgeschwindigkeit im Moment des Hustens kann unglaubliche 900 Kilometer in der Stunde erreichen, was der Geschwindigkeit eines Düsenjets entspricht. Dies ist wie ein Wirbelsturm in der Lunge, der Viren, Bakterien, Eiter, Klumpen und Fetzen von Fremdkörpern aus dem Atemtrakt schleudert.

Der Niesreflex ähnelt dem Hustenreflex, aber mit einem Unterschied: Die Stimmbänder schließen sich nicht. In den Lungen baut sich dann kein Druck auf, und der Luftstrom fließt ungehindert. Die Reizung bewirkt über Rezeptoren in der Nasenschleimhaut eine Reflexantwort der Muskeln, die am Atmungsvorgang beteiligt sind. Unvermeidlich tragen Husten und Niesen zur Verbreitung von Krankheiten bei. Das infizierte Material wird durch die Luft von einer Person auf eine andere übertragen.

Bestimmte Krankheiten entkommen dem Abwehrsystem des Atemtraktes; sie machen den Leidenden dann besonders empfindlich gegenüber den Teilchen, die mit der Luft eingeatmet werden. Chronische Entzündungen der Atemwege – Bronchitis, Nebenhöhlenentzündung und weitere Komplikationen – sind dann die Folge. Eine viel häufiger auftretende Konsequenz einer unzureichenden Abwehr ist die Überempfindlichkeit, mit anderen Worten, eine Allergie. Allergien können von Teilchen in der Luft bewirkt werden, die im Immunsystem einen »falschen Alarm« auslösen. Dazu gehören Pollen. Eine allergische Person braucht nur eine winzige Pollenmenge einzuatmen, um unter Niesen, einer juckenden Nase und geschwollenen und tränenden Augen zu leiden. Asthma ist die schwerwiegendste aller allergischer Erkrankungen: Die engen Luftwege schwellen an und erschweren dem Betroffenen die Atmung. Asthmasymptome werden nicht nur von Pollen ausgelöst, sondern auch von pelztragenden Tieren, von Staub und bestimmten Nahrungsmitteln.

Der Mechanismus, der einer allergischen Reaktion zugrunde liegt, funktioniert in etwa wie folgt: Die irritierende Substanz (das Allergen) gelangt in den Körper und veranlaßt das Immunsystem, Antikörper einer bestimmten Sorte mit Namen Immunoglobulin E (abgekürzt IgE) herzustellen. Diese Antikörper binden sich an besondere Zellen an, die sich im Bindegewebe und in Blutgefäßen aufhalten. Diese sogenannten Mastzellen enthalten die biologisch hochwirksame, hormonartige Substanz Histamin.

Das Immunsystem wird auf diese Weise für neue Angriffe auf den Eindringling mobilisiert. Die Antikörper haben ein ungewöhnlich gutes Gedächtnis und reagieren rasch, wenn das nächste Allergen in den Körper gelangt. Sie fangen das Antigen und geben dabei gleichzeitig den Mastzellen ein Signal. Dies führt dazu, daß die Mastzellen buchstäblich explodieren und dabei Histamin, Serotonin, Leukotriene und andere Substanzen ins Blut strömen lassen, die auf das Gewebe irritierend wirken. Das Histamin zum Beispiel veranlaßt die Luftwege der Lunge, sich zusammenzuziehen, und bereitet so den Weg für einen Asthmaanfall.

Die allergischen Erkrankungen sind ein zunehmendes Problem, und es fällt den Forschern schwer, einen Weg zu ihrer Heilung oder Linderung zu finden. Ein Weg besteht darin, durch Testverfahren herauszufinden, welche Substanz die Symptome auslöst, damit der Betroffene sie entweder vermeiden oder sich durch Desensibilisierung an sie gewöhnen kann.

Da die Autoabgase schwer sind und zu Boden sinken, sind es die Kinder, die ihren schädlichen Wirkungen am stärksten ausgesetzt sind. Auspuffgase enthalten Substanzen wie Blei, Kohlenmonoxyd und Kohlenwasserstoffverbindungen, die in hohen Konzentrationen sämtlich extrem toxisch sind. In vielen Ländern werden der städtischen Luft Proben entnommen. Testfilter, die auf stark befahrenen Straßen aufgestellt werden, färben sich schwarz.
Zu unserem Glück ist der menschliche Atmungsapparat dem Testapparat überlegen, der sein eingeatmetes Material nicht wieder loswerden kann. Unsere Luftwege enthalten einen Schleim, in dem größere Teilchen gefangen werden. Anschließend gelangen sie über einen Zilienteppich nach oben in den Rachenbereich und werden durch Husten oder Räuspern ausgestoßen. Um die Teilchen, die bis in die Verzweigungen der Lunge hineingetragen werden, kümmern sich die Freßzellen. Dennoch ist in vielen Industriestädten die Belastung der Lunge so groß, daß die schmutzfressenden Makrophagen nicht damit fertig werden können. Dann entwikkeln sich in der Lunge schwarze Flecken, die glücklicherweise das Funktionieren kaum beeinträchtigen.

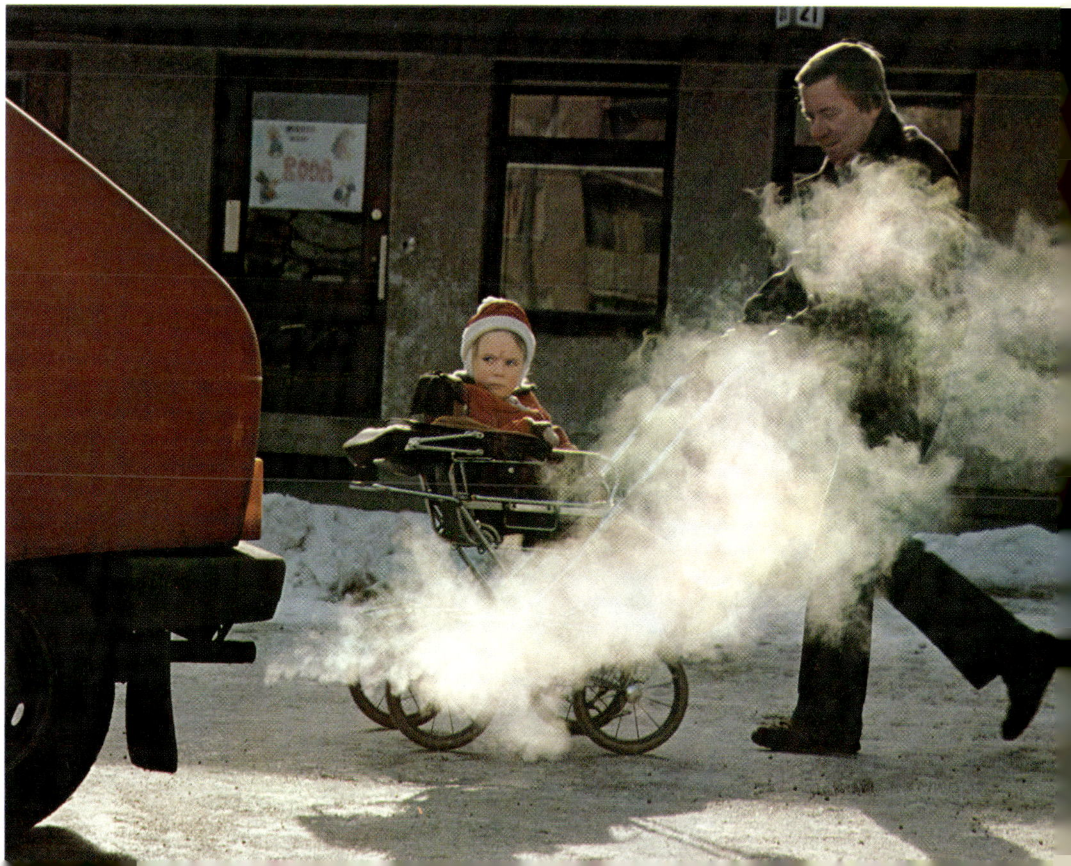

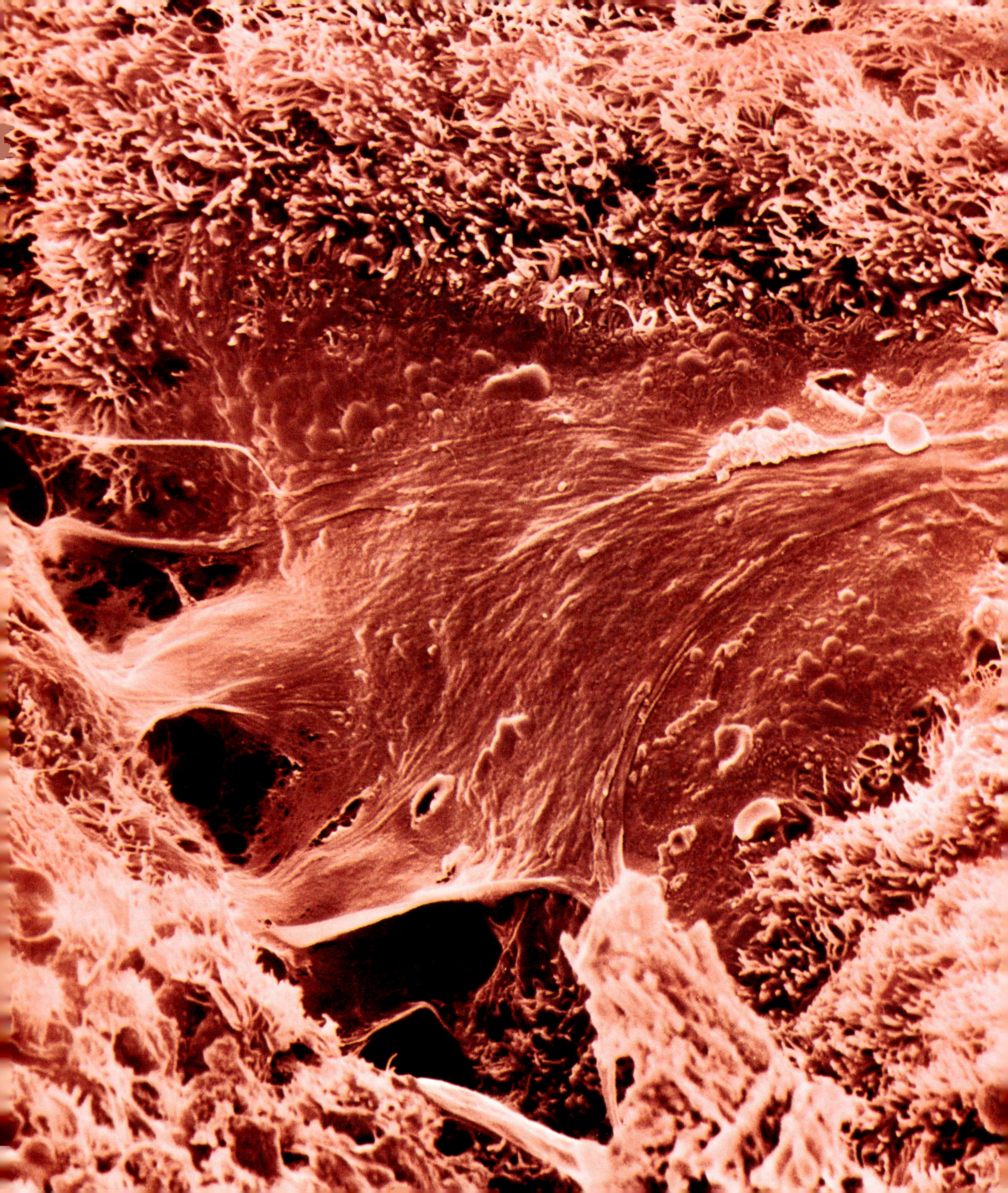

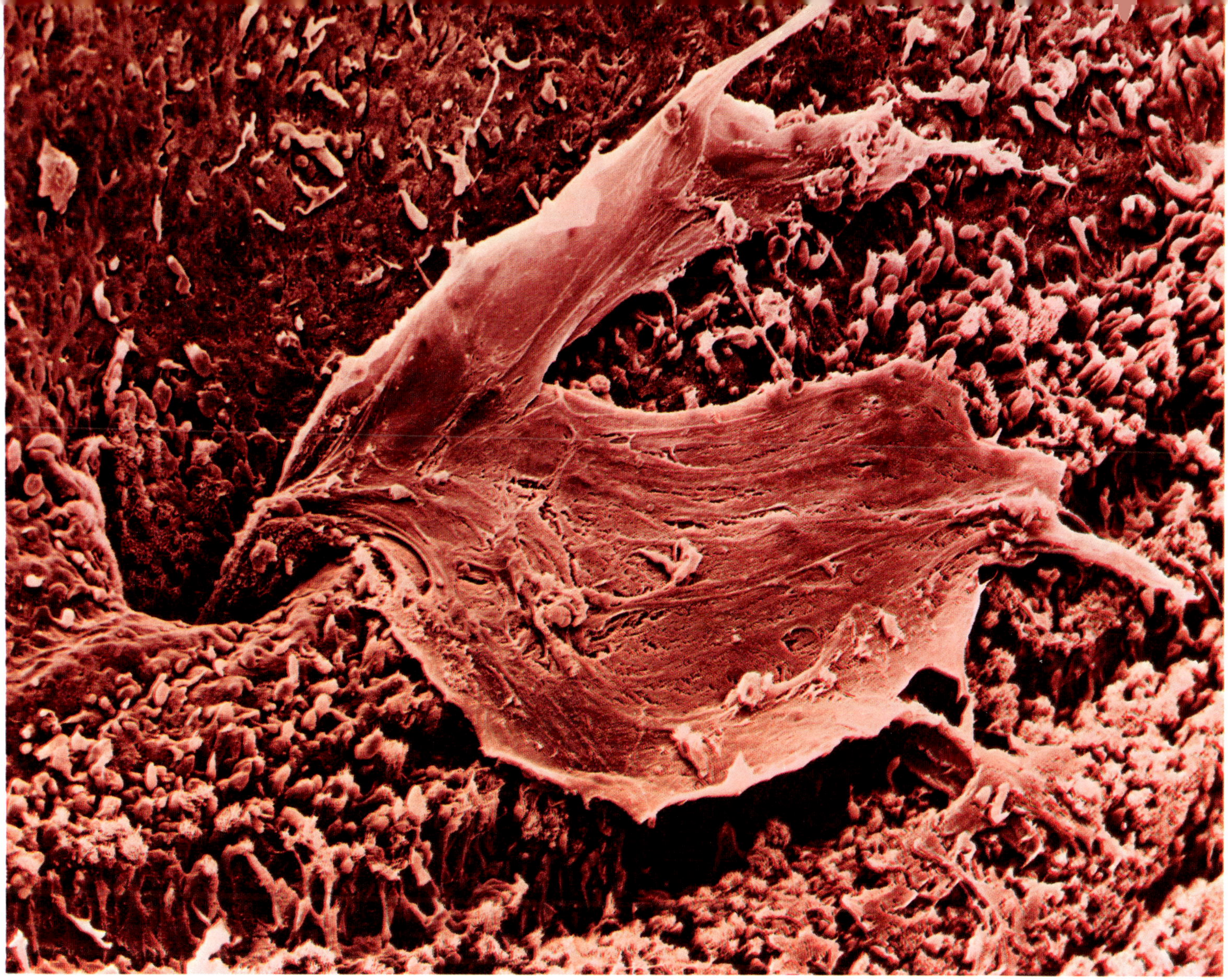

2

3

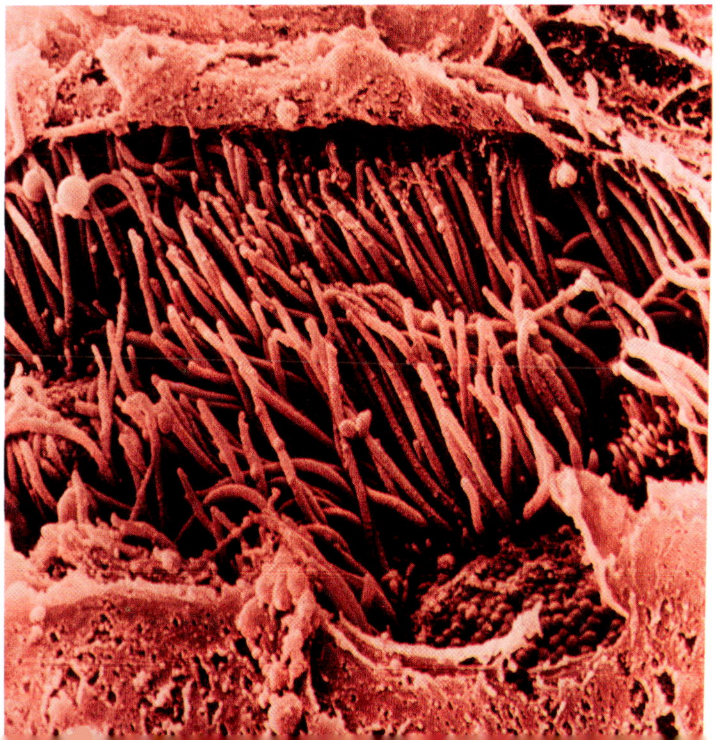

Ein gut angepaßter Teppich von Zilien

Der Atemtrakt ist mit einem Zellteppich ausgekleidet, der aus Millionen von winzigen haarähnlichen Zilien besteht, die den Schleim durchdringen. Sie sind dauernd in Bewegung und schieben so die Schleimschicht nach oben. Eingeatmete Staubteilchen werden im Schleim gefangen und so aus den Lungen entfernt. Bei ihrem Durchgang durch die Nasenhöhlen, die Luftröhre und die großen Bronchien wird die Luft aufgrund der anatomischen Anlage der Organe turbulent; schwerere Teilchen werden zur Seite geschleudert, wo sie im Schleim klebenbleiben. Einige leichtere Teilchen kommen wieder heraus, wenn wir ausatmen, doch andere bleiben in der Lunge, wo sie von Makrophagen verspeist werden.

Links (1) sehen wir den Zilienteppich in gesunden Bronchien, der mit einer schleimigen Schicht bedeckt ist. Der Schleim wird von einer Drüse (2) sezerniert, und er breitet sich aus, um eine klebrige Schicht zu bilden, die den Zilienteppich bedeckt. Der gewöhnlich klare und durchsichtige Schleim wird dick und gelb durch die Überreste der Schlacht zwischen Mikroorganismen und Verteidigern. Rechts (3) sehen wir die Zilien durch eine Öffnung in der Schleimschicht.

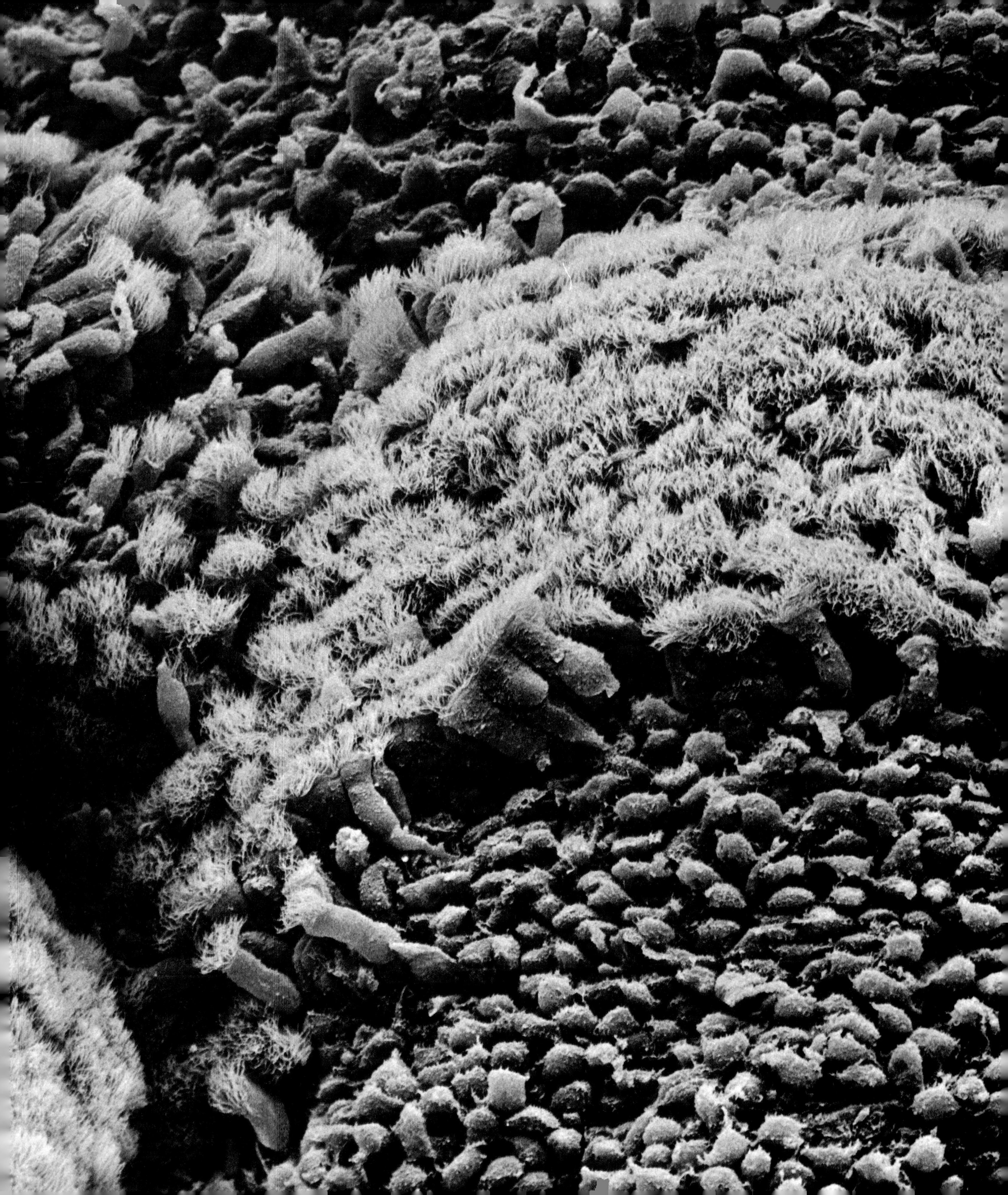

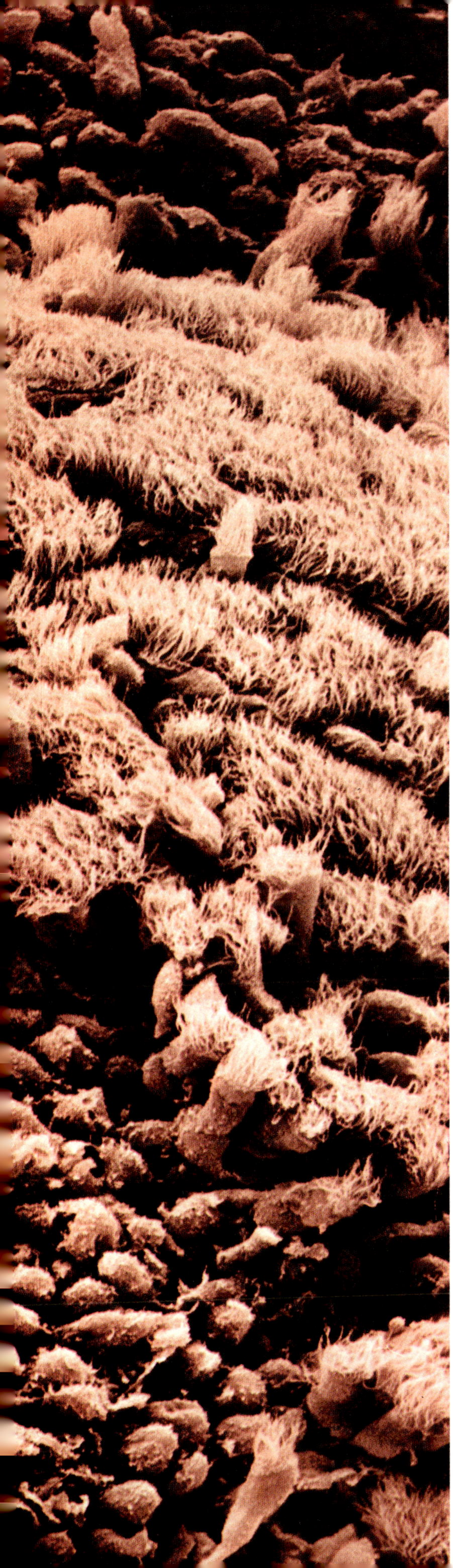

1

Der Zilienteppich wird »fadenscheinig«

Die Zellen mit den Zilien werden durch Infektionen oder eingeatmete Schadstoffe geschädigt. Im mittleren Abschnitt der Abbildung links finden sich noch einige zilientragende Zellen, die von beschädigten Gebieten umgeben sind, aus denen die Zilien vollständig verschwunden sind.

Die Abbildungen rechts zeigen Zellen mit Zilien in zunehmender Vergrößerung. Oben sieht man die Überreste beschädigter Zellen, die im Vergleich zu den Zellen mit Zilien einem abgeholzten Wald ähnlich sehen. Das mittlere Bild zeigt gesunde Zellen mit ihren buschartigen Ausstülpungen und zwei beschädigte Zellen, nackt und verwelkt. Unten sehen wir eine Gruppe beschädigter Zellen, die keine nützliche Rolle bei der Reinigung des Atemtraktes mehr spielen können.

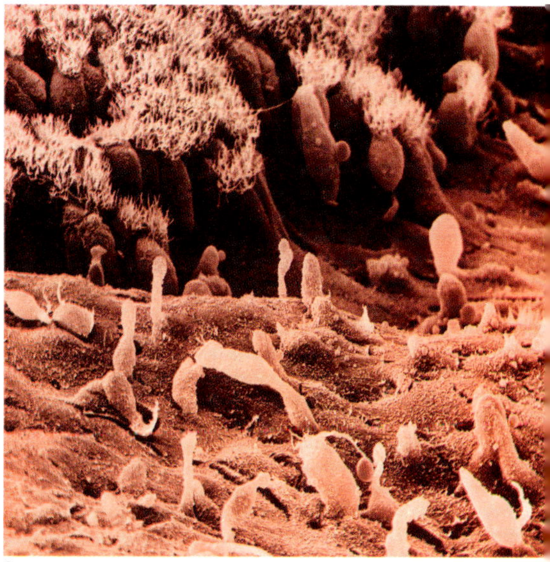

2

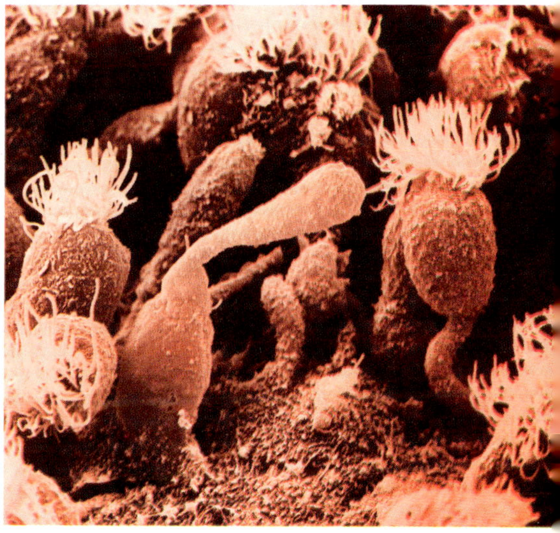

3

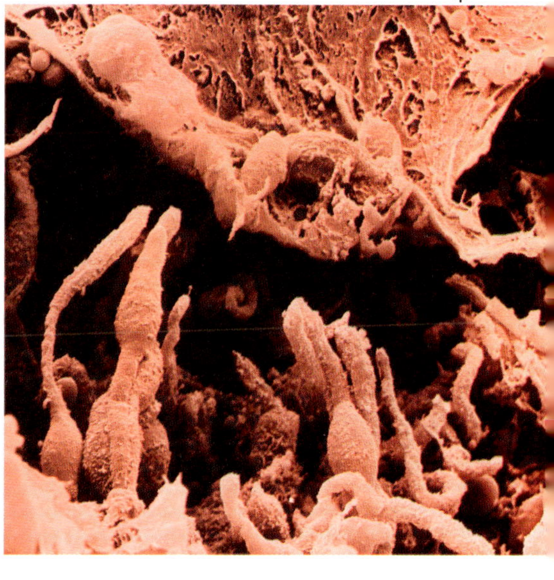

4

1. *Die mit Zilien ausgestatteten Zellen des Atemtraktes sind teilweise zerstört; in der Mitte sind Zellen mit intakten Zilien zu sehen; in den Abschnitten darüber und darunter haben die Zellen ihre Zilien verloren.*
2. *In der Mitte des Bildes eine schwer beschädigte Ziliarzelle*
3. *Nahaufnahme einiger gesunder Zellen mit Zilien; in der Mitte eine beschädigte Zelle ohne Zilien*
4. *Im oberen Teil des Bildes sieht man tote Ziliarzellen, die sich von der Schleimschicht gelöst haben.*

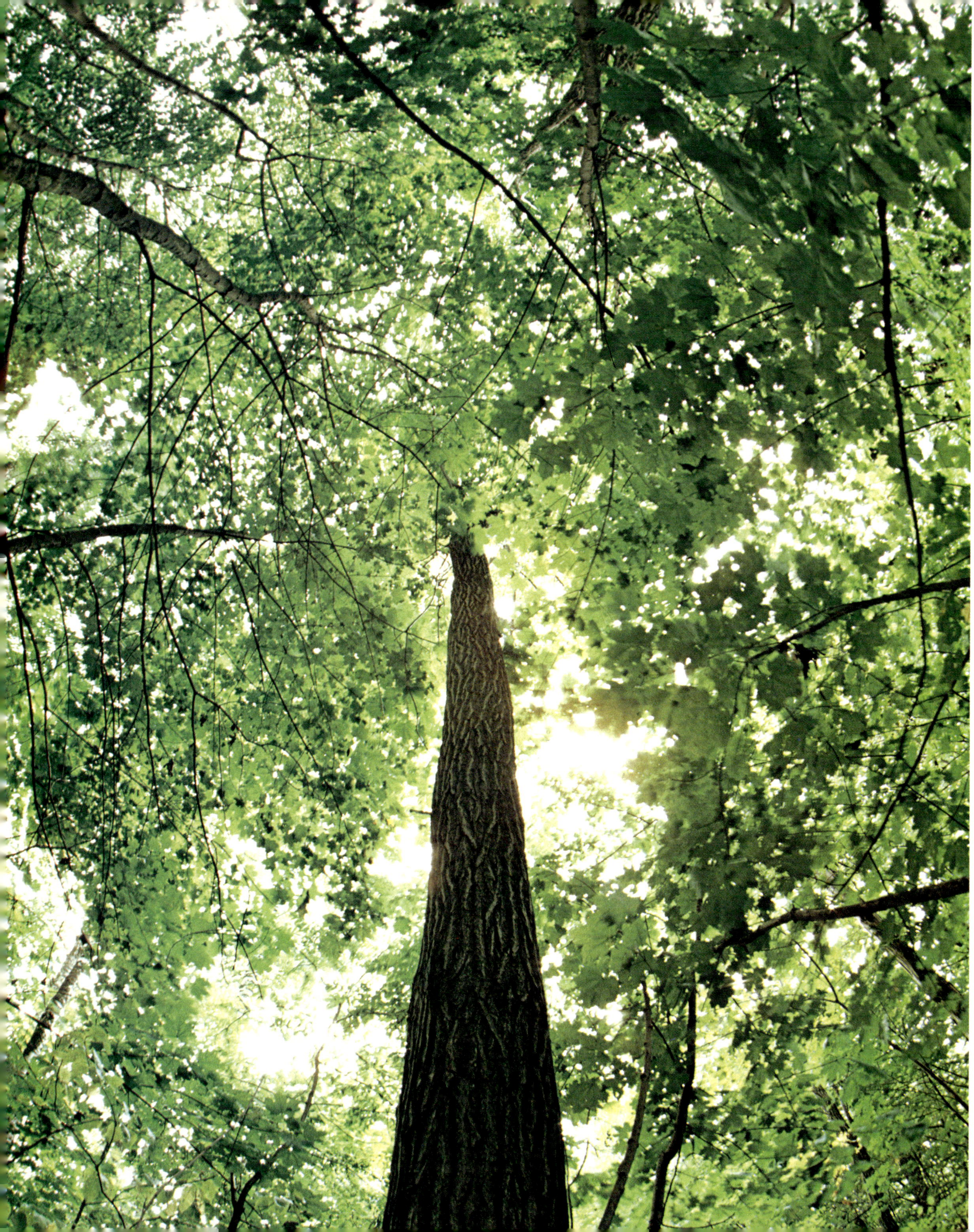

Auch Landluft kann Probleme bringen

Der durch Staub und Abgase verschmutzten Großstadtluft versuchen wir durch einen Ausflug aufs Land zu entkommen. Doch auch die Landluft ist nicht völlig ungefährlich – vor allem nicht für einen Menschen, der überempfindlich auf Pflanzenpollen und andere organische Substanzen reagiert.

Die Pollen erfüllen bei den Pflanzen die gleiche Funktion wie die Spermien bei den Tieren. Es sind die Pollen, die die Blütenpflanzen befruchten. Im Frühling ist die Luft voller Pollen von Bäumen, im Frühsommer treten die Graspollen an ihre Stelle. Die Pollen wirken als Allergene, das heißt als Substanzen, die das Immunsystem überempfindlicher Menschen dazu bringen zu reagieren. Allergene haben damit denselben Effekt wie die Antigene an der Oberfläche eines Bakteriums; und die Antwort auf die Allergene sind IgE-Antikörper. Die allergische Reaktion wird genauer in einem anderen Kapitel beschrieben.

Bestimmte Allergene sind so wirksam, daß sie die Produktion von Antikörpern in fast allen Individuen anregen, wenn diese schon einmal dem Allergen ausgesetzt waren. Im Normalfall reagieren nur besonders anfällige Individuen mit allergischen Symptomen auf Substanzen, denen gegenüber sie eine Empfindlichkeit entwickelt haben. Bei dieser Disposition spielen Erbfaktoren eine Rolle.

Heuschnupfen ist eine allergische Reaktion auf Pollen. Zu den Symptomen gehören eine laufende Nase, tränende Augen, ein Anschwellen des Gesichts und Rötungen. In den USA überwiegt die Überempfindlichkeit gegenüber Pflanzen, die zum Genus *Ambrosia* gehören. Einige Menschen sind nur einer Pollenart gegenüber empfindlich, andere leiden unter mehreren. Allergische Reaktionen können auch von Pilzfäden, von Sporen und von den Oberflächenzellen einiger Tiere wie Hunde, Katzen, Pferde und Vieh ausgelöst werden. Allergien Tieren gegenüber sind oftmals hochspezifisch; so kann man auf eine Pferderasse allergisch reagieren, anderen Rassen gegenüber aber unempfindlich sein.

Rechts sehen wir eine Reihe von Substanzen, die allergische Reaktionen bei überempfindlichen Menschen auslösen können. Oben sehen wir mikroskopisch kleine Pflanzenfragmente und Pollen, vermischt mit Schmutz, der von weit her – aus Städten und Fabriken – herangetragen worden ist. Das mittlere Bild zeigt Pollen von Pinien; unten sehen wir Metallsplitter auf der Oberfläche eines Pollenkorns. Zu den Metallen, die als feine Teilchen in der Luft auftreten, gehört Cadmium.

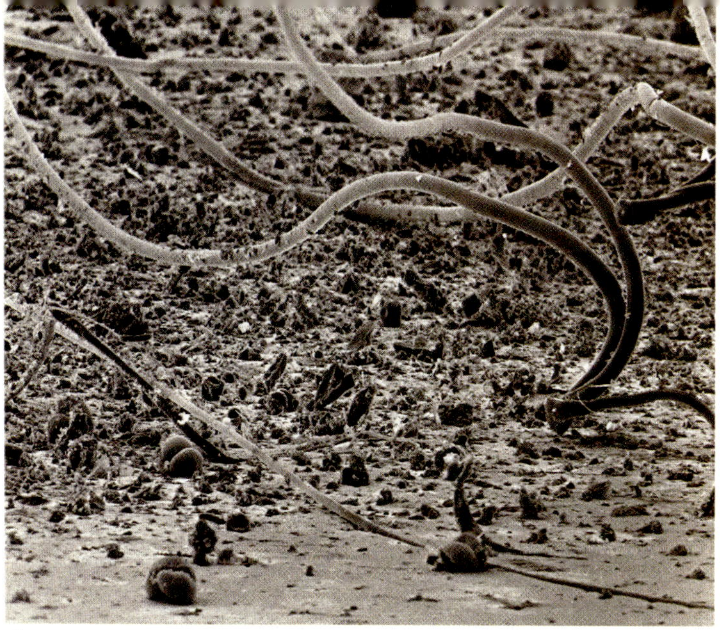

1

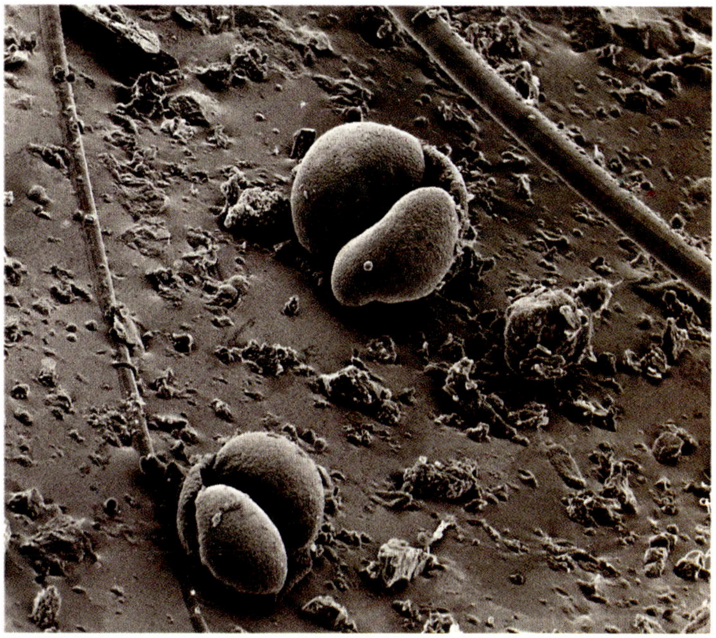

2

3

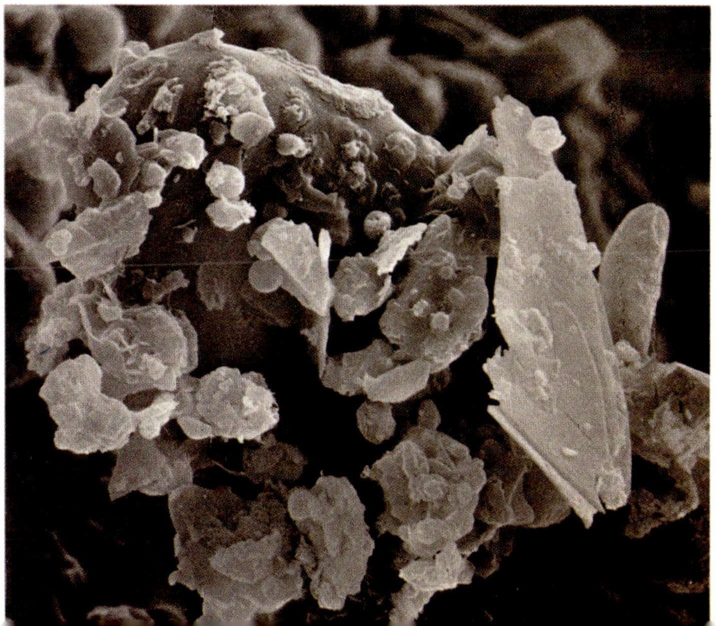

1. *Winzige Fragmente von Pflanzen und Schmutz*
2. *Pollen von Pinien*
3. *Metallsplitter (die kantigen helleren Stücke), die auf der Oberfläche eines Pollenkorns kleben*

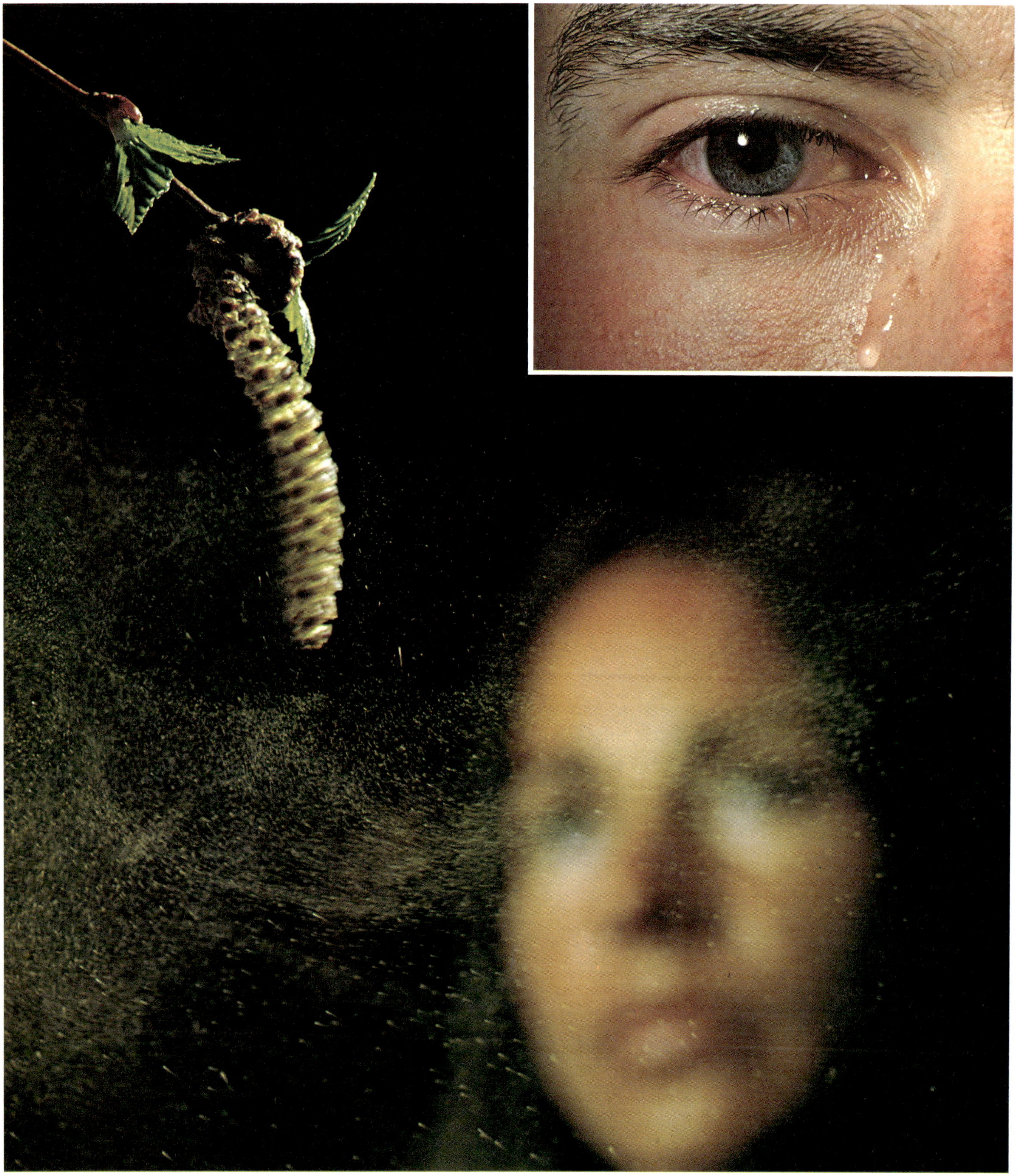

1

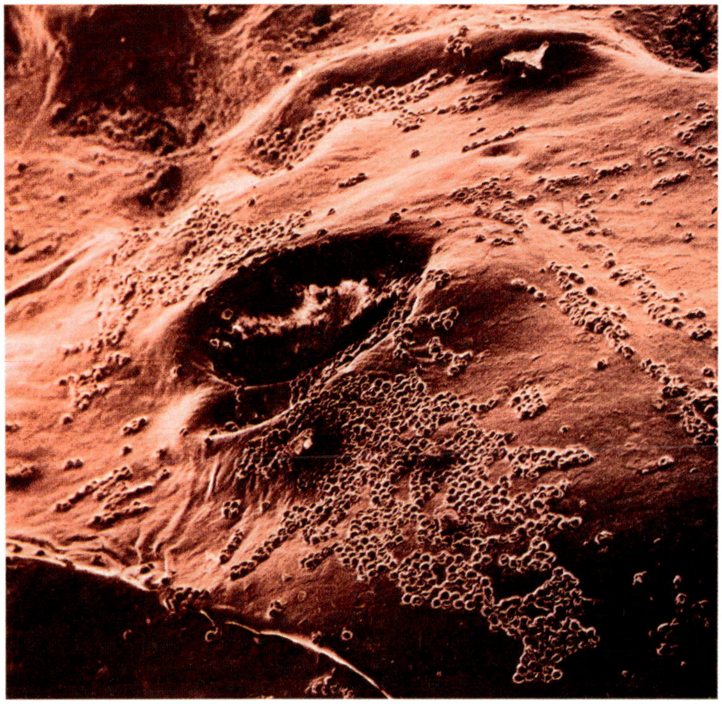

2. *Die Nasenschleimhaut ist buchstäblich mit Pollen übersät, die von der eingeatmeten Luft herangetragen wurden.*

1. *Ein Birkenkätzchen (Betula pendula) läßt im Frühling mit Unterstützung des Windes seine Pollen fliegen.*

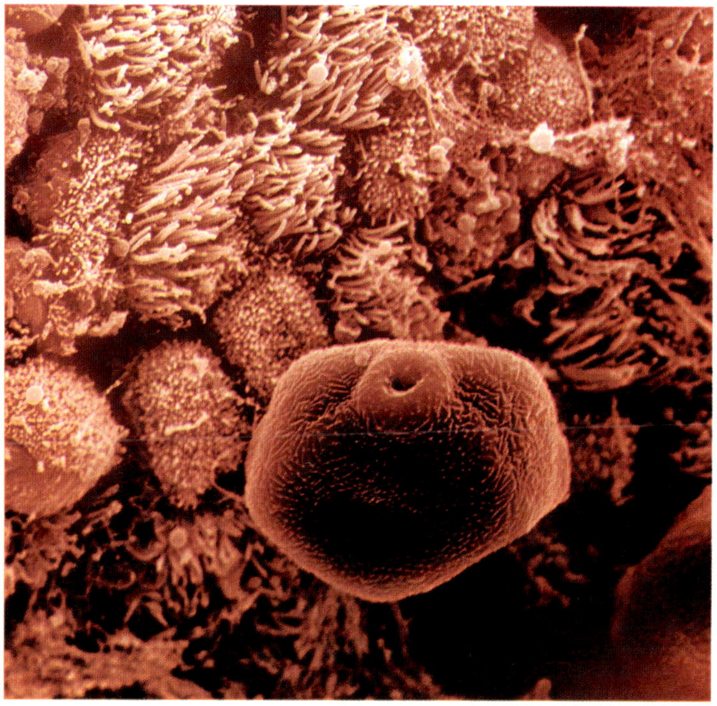

3. *Ein Pollenkorn der Silberbirke auf einer Zelle der Nasenschleimhaut, gesehen mit der Vergrößerung eines Elektronenmikroskops. In diesen wie in vielen anderen Geweben gibt es Mastzellen; dies sind große Zellen, die bei allergischen Personen Histamin und andere Substanzen abgeben, wenn sie in Kontakt mit Pollen kommen. Das Histamin verursacht die Symptome, die Pollen sind nur indirekt verantwortlich.*
4. *Querschnitt durch die Nasenschleimhaut*

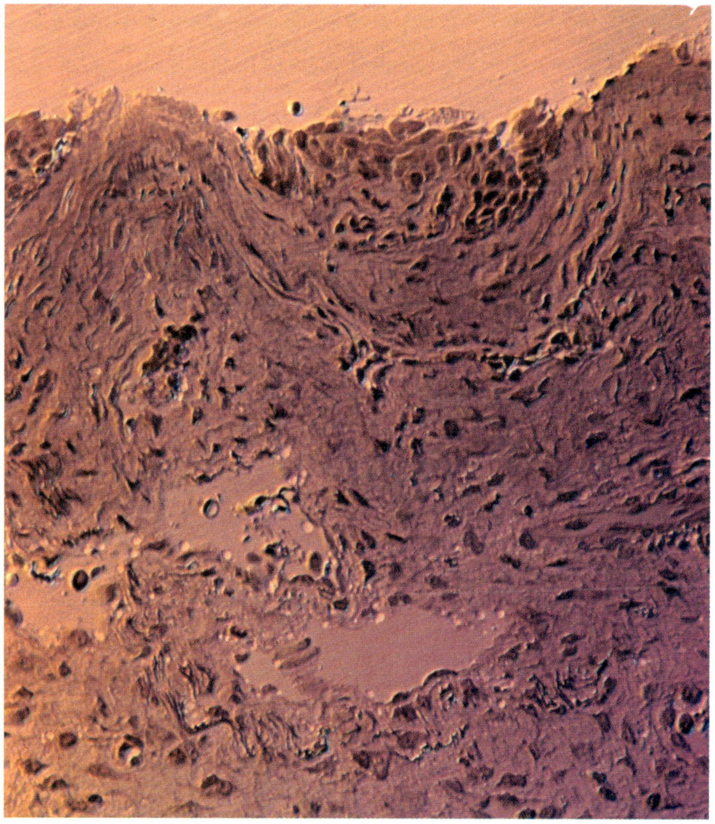

Pflanzenpollen provozieren eine Immunantwort
Die allergische Reaktion ist ein bemerkenswertes biologisches Phänomen. Die Pollenkörner, die von den Blütenkätzchen der Birke verstreut werden (links) und in die Atemwege gelangen, sind nicht die direkte Ursache für die Symptome einer Pollenallergie. Erst wenn sie sich auf der mit Antikörpern beladenen Oberfläche der sogenannten Mastzellen niederlassen, tritt eine Reaktion ein. Sie kann theoretisch als »falscher Alarm« beschrieben werden und veranlaßt das Immunsystem, gegen sich selbst vorzugehen. Wenn sie von den Pollenkörnern irritiert werden, schleudern die Mastzellen ihren Inhalt, einschließlich der Histamine, ins Gewebe. Danach kommt es zu Entzündungen und Schwellungen. Davon sind jedoch nicht alle Menschen betroffen. Für die meisten von uns ist ein Spaziergang durch einen Birkenwald die reine Freude. Die Immunologen haben den Verdacht, daß sich in der falschen Reaktion des Immunsystems, die zu den Symptomen führt, eine Reaktion manifestiert, die ursprünglich gegen Parasiten gerichtet war. Die Antikörperart, die mit den Pollen reagiert, findet sich tatsächlich im Übermaß bei solchen Menschen wieder, die unter parasitischen Erkrankungen leiden. In der heutigen Gesellschaft sind Parasiten ungewöhnlich, und der Körper lenkt mit fehlgeleitetem Eifer seine überschüssige Abwehrkraft gegen Eindringlinge, die eigentlich gar nicht angreifen wollen.

Die Mastzelle

Sie ist eine der Spezialisten des Immunsystems. Mastzellen befinden sich in Geweben des Körpers, am häufigsten in der Haut, im Bereich des Atemtraktes und des Verdauungskanals. Sie enthalten biologisch hochwirksame Substanzen wie z. B. das Histamin. Es ist ein Gewebehormon, ein biogenes Amin, das z. B. bei Allergien dramatische Effekte hervorrufen kann: Erweiterung und erhöhte Permeabilität im Kapillarbereich, Bronchokonstriktion.
Die Abbildung rechts zeigt zwei Mastzellen. Die im Bild linke Mastzelle ist noch intakt und »geladen«, während die rechts abgebildete Zelle ihre wirksamen Granula bereits freigesetzt hat.
Auf ihrer Oberfläche tragen die Mastzellen Rezeptoren eines bestimmten Typs, IgE, die auf allergene Substanzen reagieren, z. B. auf Pollen-Eiweiße. Beim Allergiker lösen diese Eiweiße über die Rezeptoren in der Mastzelle das Signal aus, ihre Histamin-Granula freizusetzen.

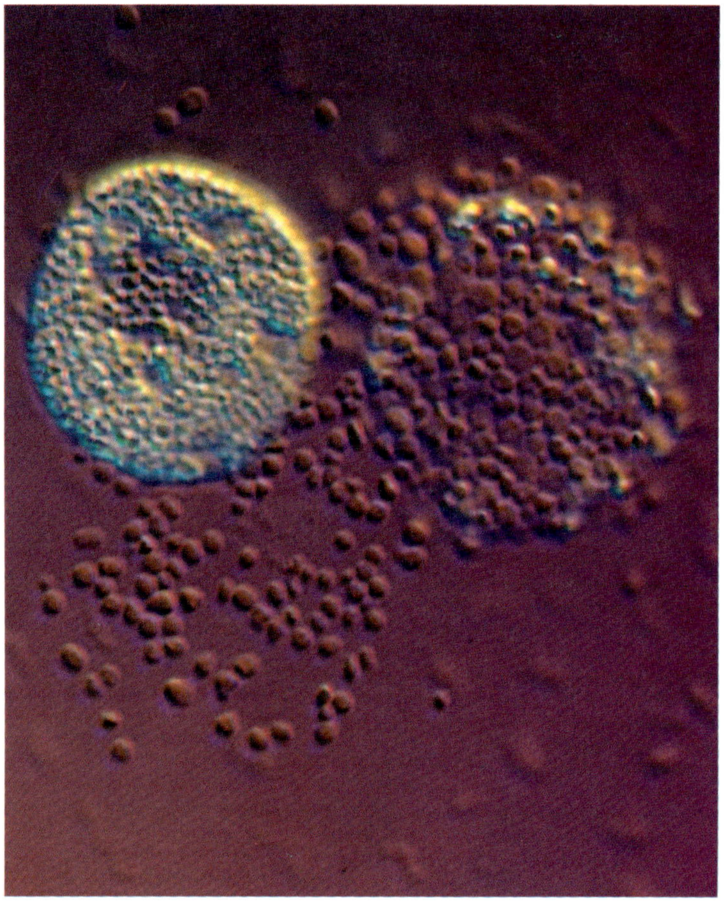

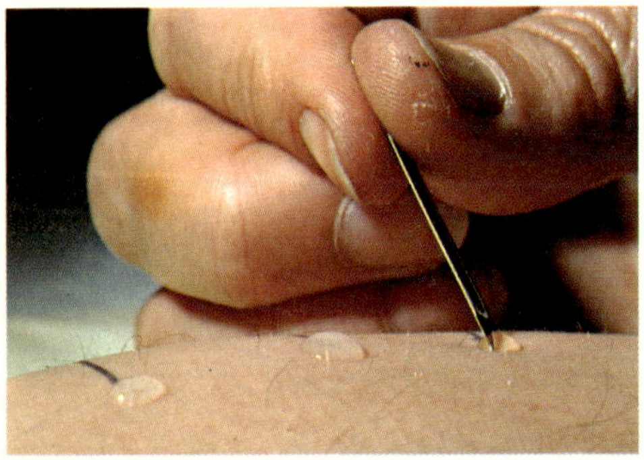

1

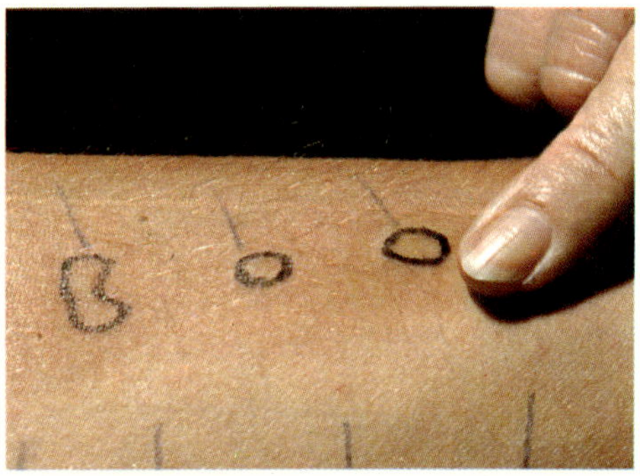

2

3

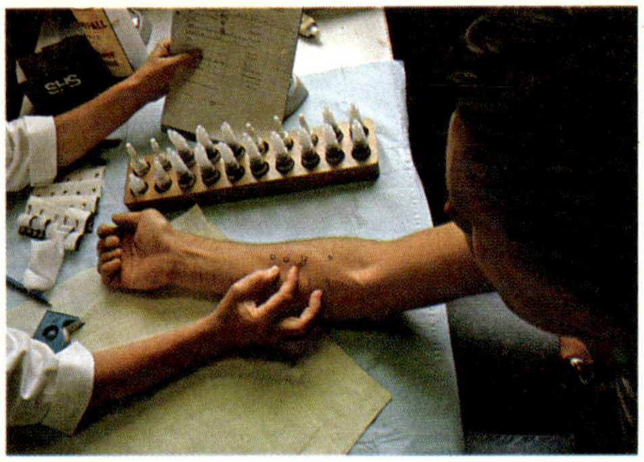

4

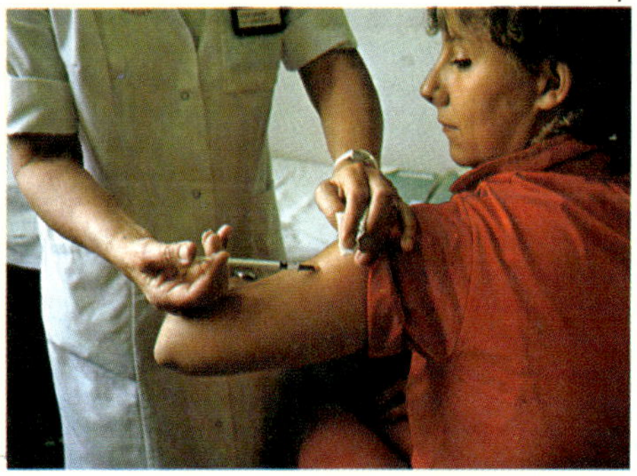

Hauttest und Behandlung

Auf welche Substanzen aus der Umgebung reagieren wir empfindlich? Die Antwort gibt ein Hauttest, bei dem Tropfen mit verschiedenen Allergenen auf die Haut gegeben werden. Ein leichter Kratzer mit einer Nadel (1) genügt, damit die Substanzen unter die Haut gelangen. In Abbildung (2) wird das Ergebnis abgelesen: Das Allergen führt zu Rötung und Anschwellen.
Pollenüberempfindlichkeit wird heute durch allmähliche Gewöhnung behandelt. Ein gereinigter Extrakt der relevanten Pollen – er befindet sich in den Ampullen unten links in Abbildung (3) – wird in zunehmender Dosierung über einen langen Zeitraum injiziert (4). Das Immunsystem kann auf diese Weise Antikörper gegen den irritierenden Stoff bilden. Wenn eine allergisch anfällige Person diesem Stoff nun in der Natur begegnet, hat sie Widerstandskräfte dagegen entwickelt und wird nicht krank.

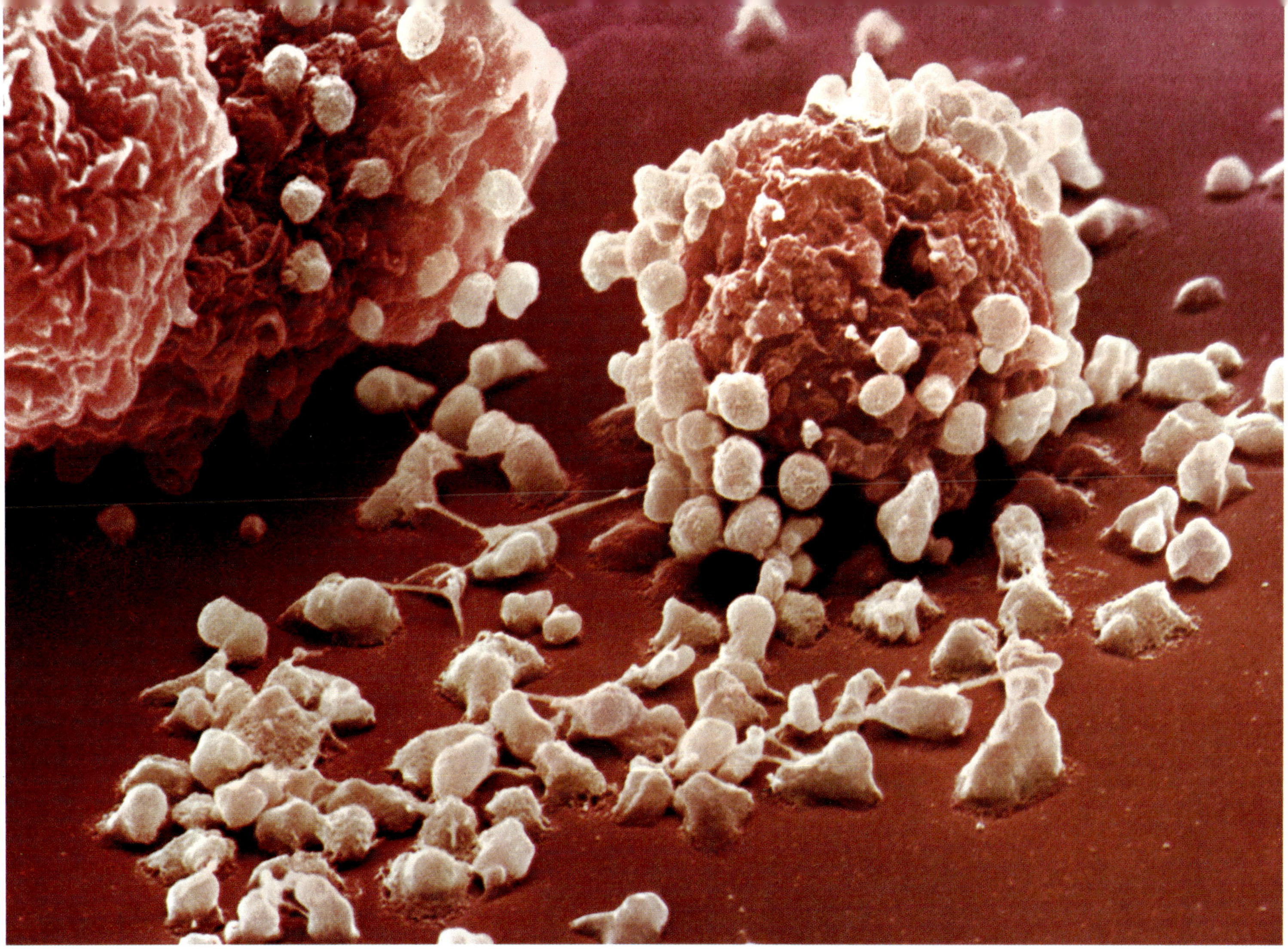

2

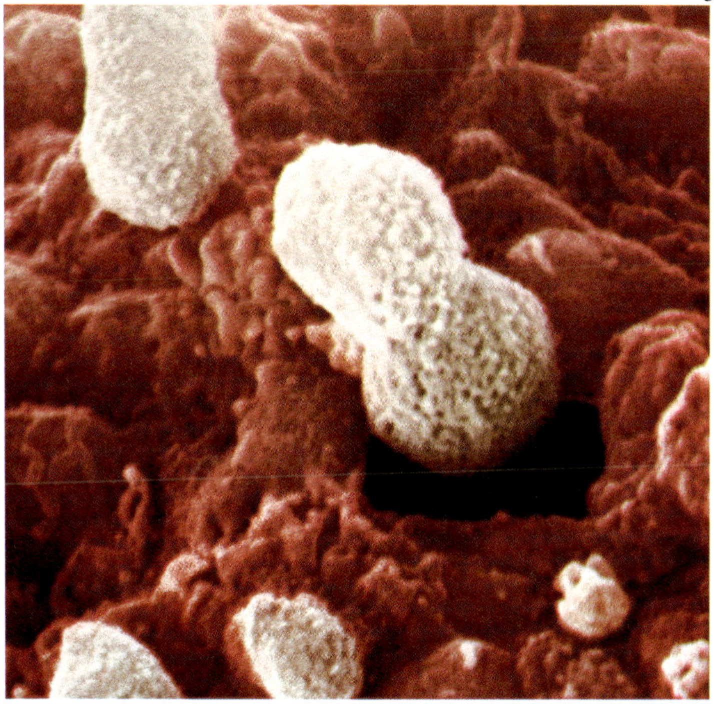

3

Oben (2) wird in starker Vergrößerung eine Mastzelle gezeigt, die ihre hochwirksamen Körnchen aus Histaminen und anderen Substanzen ausgeschüttet hat. Pollenkörner gelangen mit der eingeatmeten Luft in den Körper. Die meisten von uns sind dagegen nicht überempfindlich und bemerken nichts Besonderes. Für eine allergisch reagierende Person sind Pollen jedoch eine Qual, die sich in verschiedensten Symptomen äußert: anschwellende Nasenschleimhäute, tränende Augen, eine laufende Nase, Schwierigkeiten bei der Atmung und vieles mehr. Mandeln, Fische oder Tierhaare können zu allergischen Symptomen Anlaß geben.

Das Immunsystem produziert bei uns allen Antikörper gegen fremde Antigene; bei überempfindlichen Personen löst die Antigen-Antikörper-Kombination nur eine andere Reaktion aus. Die Mastzelle oben hat auf ihrer Oberfläche Tausende von Antikörpern, gerichtet gegen die Pollenkörner, die in den Körper eindringen. Wenn sich die Pollen an die Antikörper anbinden, setzen die Mastzellen von allergisch reagierenden Personen ihren Inhalt – vornehmlich Histamine – frei, und die charakteristischen allergischen Symptome treten auf.

Die Abbildung rechts (3) zeigt in der Vergrößerung die Oberfläche einer Mastzelle, nachdem einige ihrer Körnchen herausgeschleudert worden sind.

Heutzutage sind Antihistamine verfügbar; das sind Medikamente, die die Rezeptoren der Gewebezellen blockieren, auf denen sich sonst die Histamine niederlassen. Die Wirksamkeit der Antihistamine ist allerdings beschränkt, und gegen Asthma werden Medikamente eingesetzt, die eine andere Wirkungsweise haben.

Was die Leute in der Stadt einatmen

Die Hauptquellen der Luftverschmutzung in großen Städten sind das Heizen der Häuser, der Verkehr und die Müllverbrennung. Zusätzlich erhalten bestimmte Gebiete in Europa kontinuierlich große Mengen von Schadstoffemissionen aus den Industriezentren des Kontinents und Großbritanniens. Die Schädigung europäischer Wälder ist ein Anzeichen für diese Tatsache. Die Verbrennung fossiler Stoffe (Öl und Kohle) setzt vor allem Schwefel und Schwermetalle frei, die mit dem Wind verbreitet werden und mit den Niederschlägen in den Boden zurückkehren.

Die große Abbildung unten zeigt in starker Vergrößerung das Ergebnis einer Luftfilterung bei unterschiedlichen Verkehrsdichten – niedrig, mittel, hoch. Die bei geringem Verkehr eingefangenen Teilchen sieht man links im Bild, die bei starkem Verkehr eingefangenen Teilchen rechts. Es ist deutlich erkennbar, wie die Menge der verunreinigenden Stoffe mit der Dichte des Verkehrs ansteigt.

Die Abbildungen rechts zeigen Schmutzteilchen der Luft in Nahaufnahmen: Ruß- und Kohleteilchen, feine Sandkörnchen, Glas- und Asbestfasern und ein Metallteilchen. Viele Metalle, wie Cadmium, Vanadium, Wolfram, Quecksilberverbindungen und Eisenoxyde, werden bei der Müllverbrennung in die Luft geschleudert. Wenn Reinigungsanlagen fehlen, verteilen sie sich in der Atmosphäre. Lebende Organismen sind mit diesen Stoffen in ihrer bisherigen Entwicklungsgeschichte nicht in Berührung gekommen; daher fehlen ihnen spezifische Systeme, mit deren Hilfe sie sie abbauen und aus dem Verkehr ziehen könnten. Einige Substanzen, wie zum Beispiel Quecksilberverbindungen, können überhaupt nicht (oder nur sehr langsam) ausgeschieden werden. Sie sammeln sich im Gewebe an und führen eine Vergiftung herbei.

Filter, die der städtischen Luftverschmutzung vom frühen Morgen (links) bis zum Abend (rechts) ausgesetzt waren (30fache Vergrößerung)

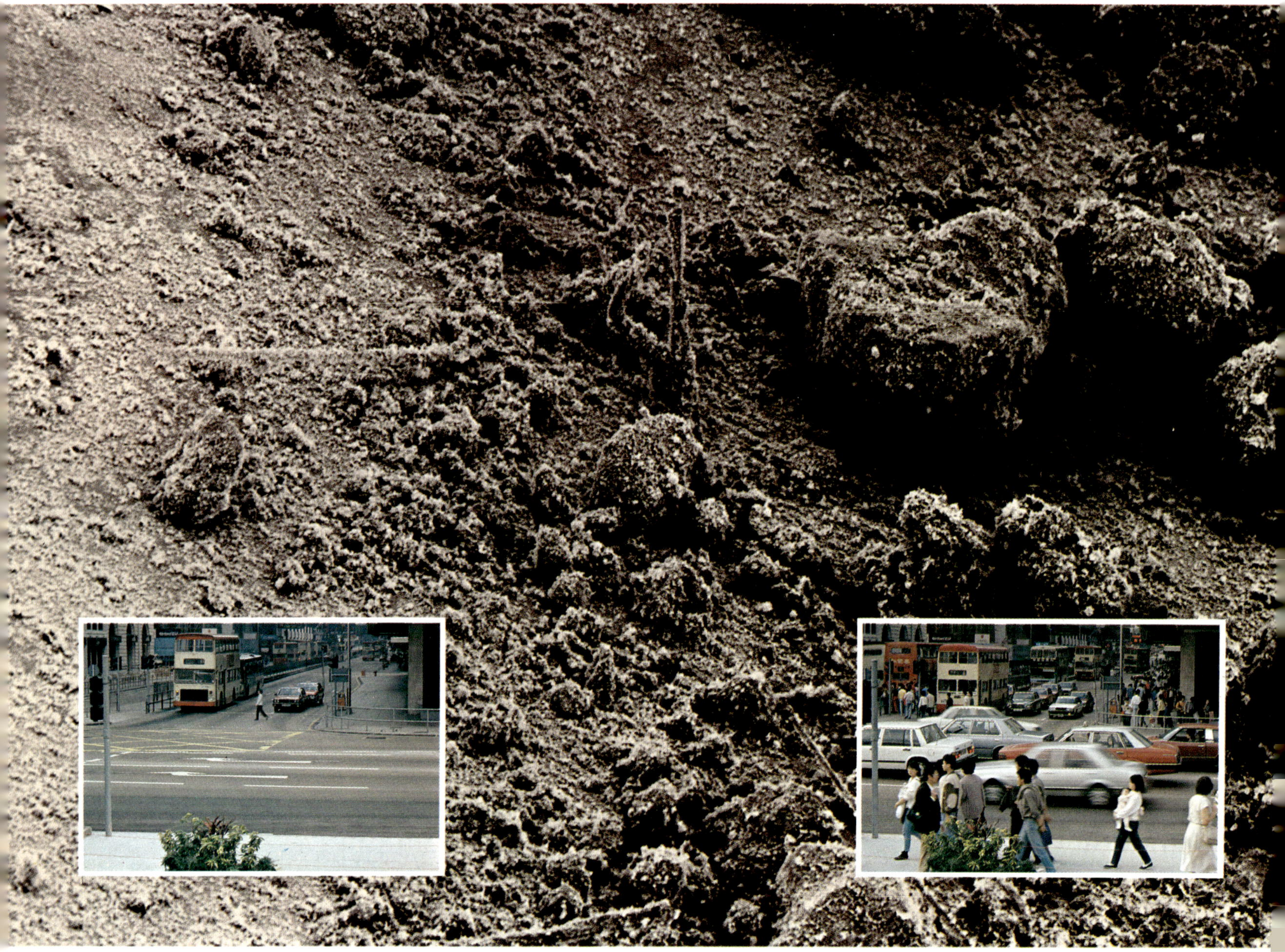

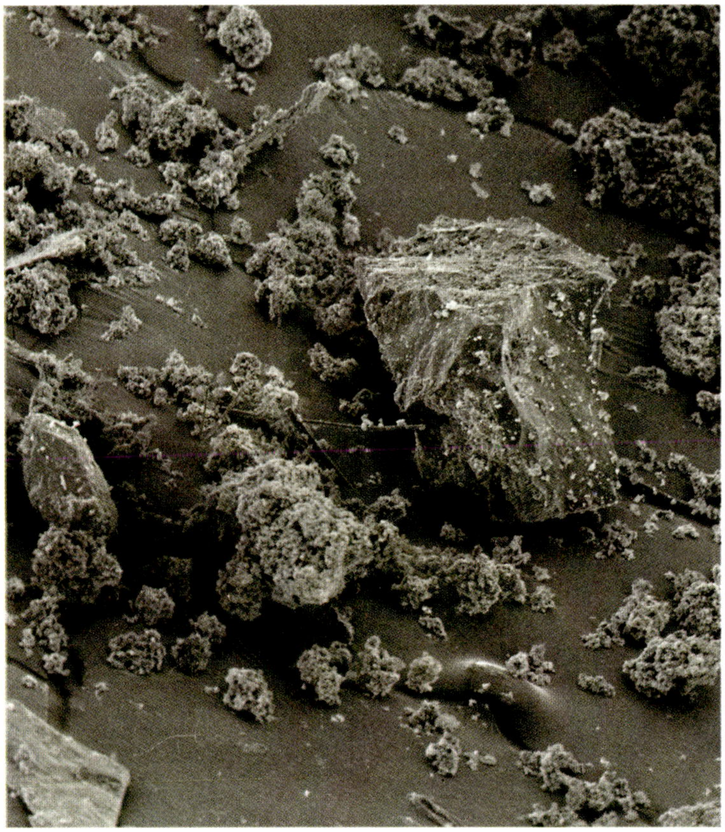

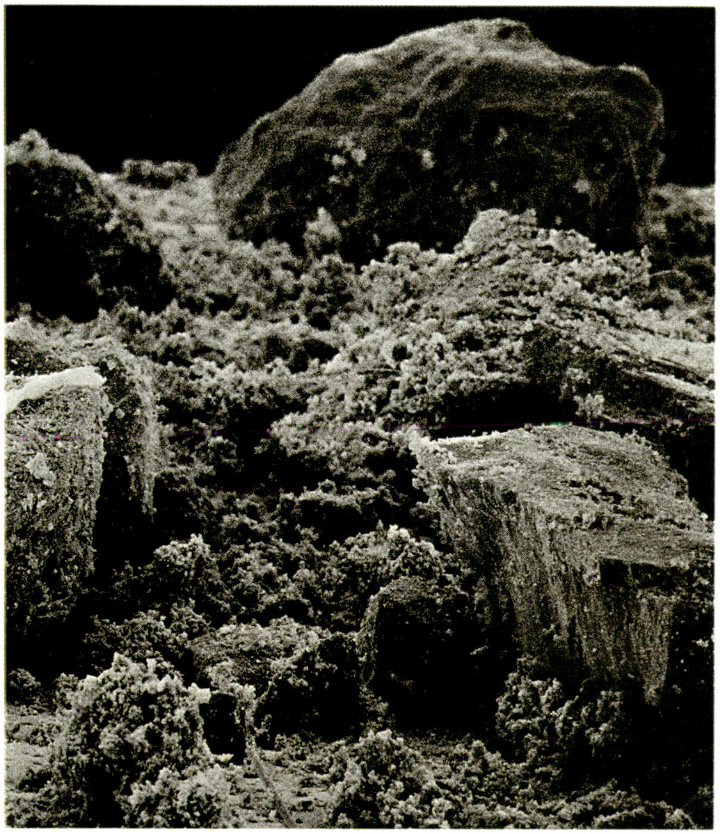

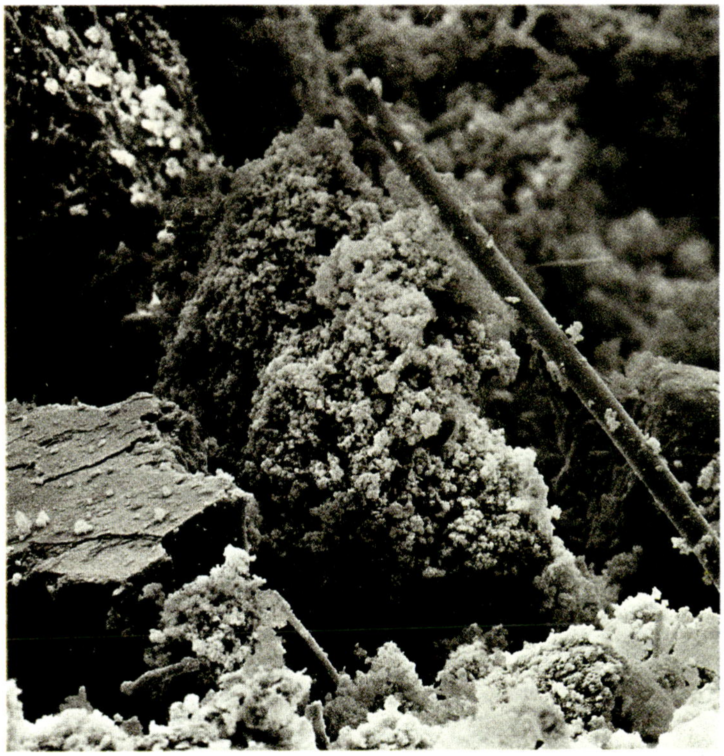

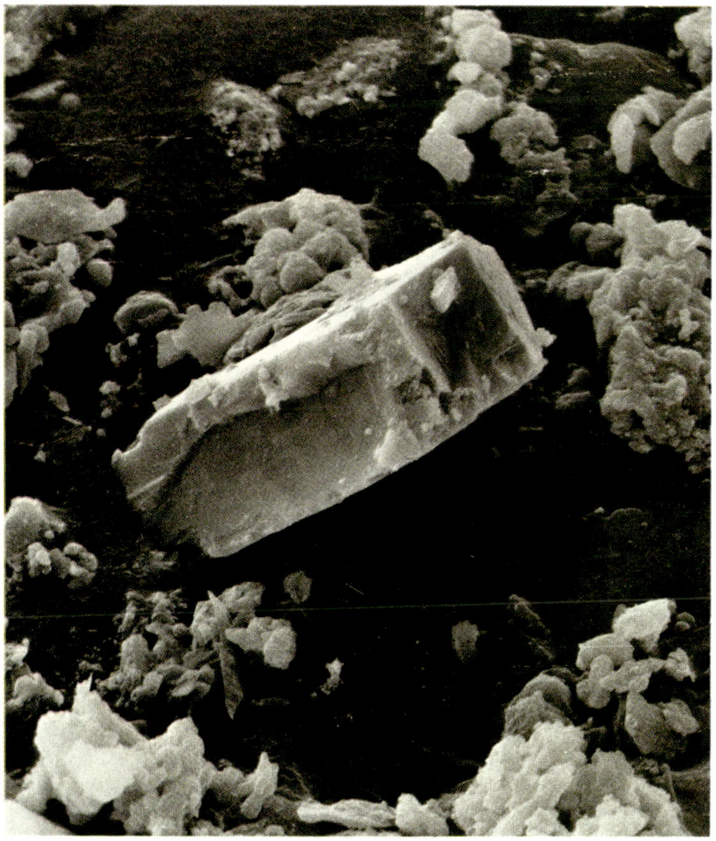

Luftverschmutzung: Ruß- und Kohleteilchen, feine Sandkörner, Glas- und Asbestfasern; unten r. ein Metallstückchen. Vergrößerung: oben l. 50fach, oben r. 100fach, unten l. 1000fach, unten r. 4000fach

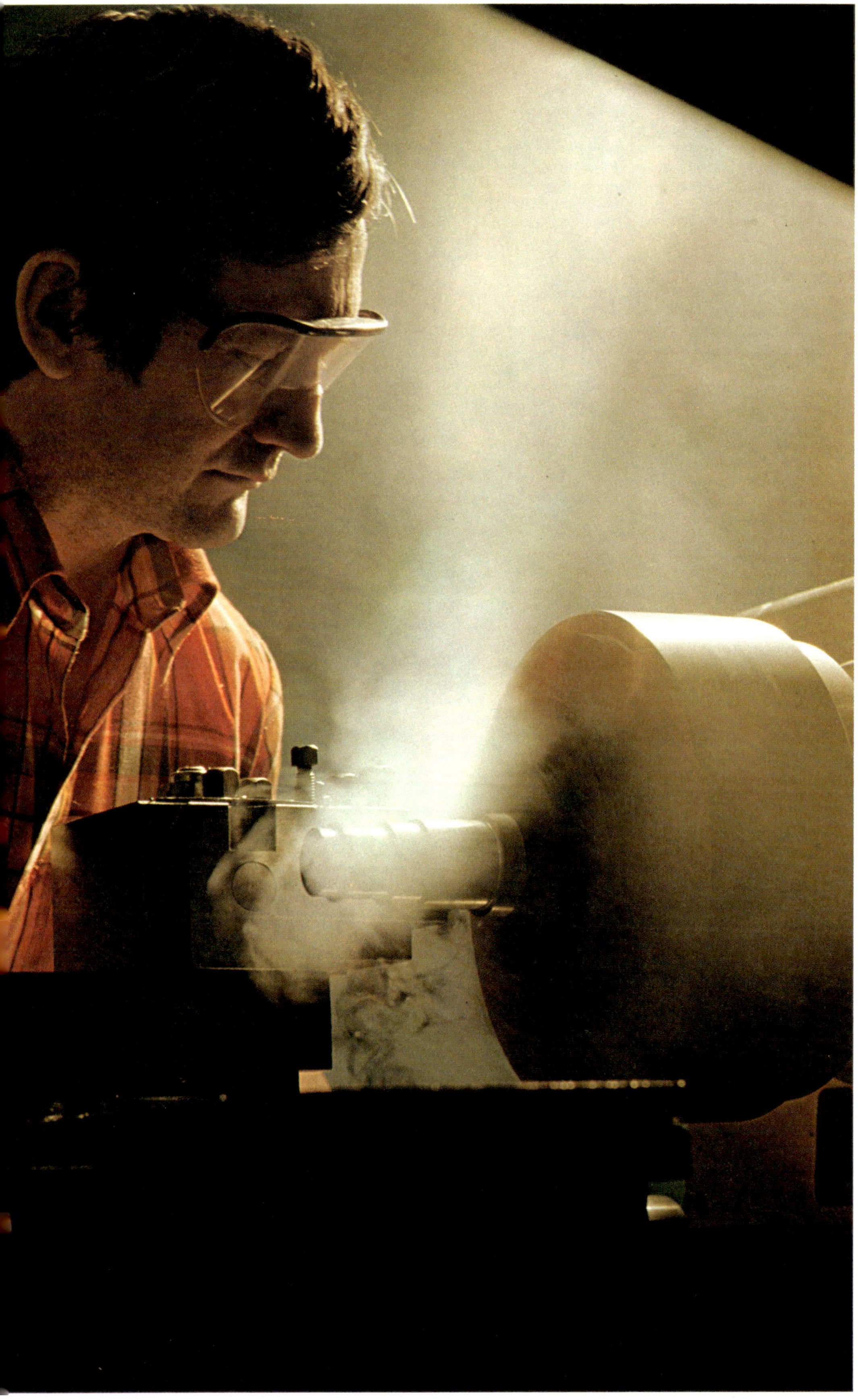

Arbeitsbedingte Krankheitsrisiken

Wer bei seiner Arbeit an der Drehbank ölverschmiertes Metall verwendet, das erhitzt wird, atmet die entstehenden Öldämpfe ein. Feinste Öltröpfchen werden von der eingeatmeten Luft in seine Lunge getragen, wo sie schließlich in den Luftbläschen, den Alveolen, zur Ruhe kommen. Da Mineralöle Substanzen enthalten, die die Gesundheit gefährden, versucht das Immunsystem sofort, sie zu neutralisieren (Abbildung auf der gegenüberliegenden Seite: Ein Makrophage sammelt Öltröpfchen ein und verspeist sie).

Es ist kaum eine Überraschung, daß für diejenigen, die an ihrem Arbeitsplatz hohen Staubkonzentrationen und vielen chemischen Substanzen ausgesetzt sind, eine größere Gefahr besteht, krank zu werden, als für andere Menschen.

Ein weiteres Risiko besteht darin, daß Kombinationen verschiedener Substanzen, von denen jede einzelne ziemlich harmlos ist, die Gesundheitsgefährdung erhöhen können. Es ist allgemein bekannt, daß starkes Rauchen und hoher Alkoholkonsum generelle Risikofaktoren sind. So ist zum Beispiel die Wahrscheinlichkeit, seine Lungen durch das Einatmen von Asbest zu schädigen, bei Rauchern wesentlich größer als bei Nichtrauchern.

Die rasche Verbreitung von Chemikalien in unserer Umwelt – jedes Jahr gibt es Tausende von neuen Komponenten – hat den heutigen Menschen in eine Lage gebracht, die mit dem russischen Roulett verglichen werden kann. Wir wissen nie, ob die Pistole geladen ist, ob eine neue Kombination von Chemikalien für die Umwelt gefährlich und schädlich ist. Darüber hinaus wird es eine gewisse Zeit dauern, bis wir die Antwort wissen. Die Latenzzeiten von schwachen Giften können Jahrzehnte betragen, und die betroffenen Personen können ihre Umgebung so oft gewechselt haben, daß es schwierig ist, den Ursprung des Schadens ausfindig zu machen. Außerdem ist eine Wirkung nicht immer spezifisch für eine bestimmte Substanz. Uns bleibt nichts anderes übrig, als der Maxime »Vorsicht ist besser als Nachsicht« zu folgen. Wir sollten auf jede denkbare Weise versuchen, die Belastung der Umwelt mit Chemikalien gering zu halten.

Gleichzeitig sollten wir versuchen, die Vergiftungsrisiken im Bereich des einzelnen zu reduzieren, gemeint sind Tabak und Alkohol. Ein amerikanischer Epidemiologe von der Universität Berkeley hat darauf hingewiesen, daß ein Mensch ein ganzes Jahr lang den Smog von Los Angeles in sich aufnehmen muß, um dieselbe Menge an krebserregenden Stoffen zu erhalten, die ein starker Raucher jeden Tag zu sich nimmt!

Abbildung rechts: Die Freßzelle, ein weißes Blutkörperchen, ist gerade dabei, Öltröpfchen zu verschlucken, die mit der Luft in die Lunge gekommen sind.

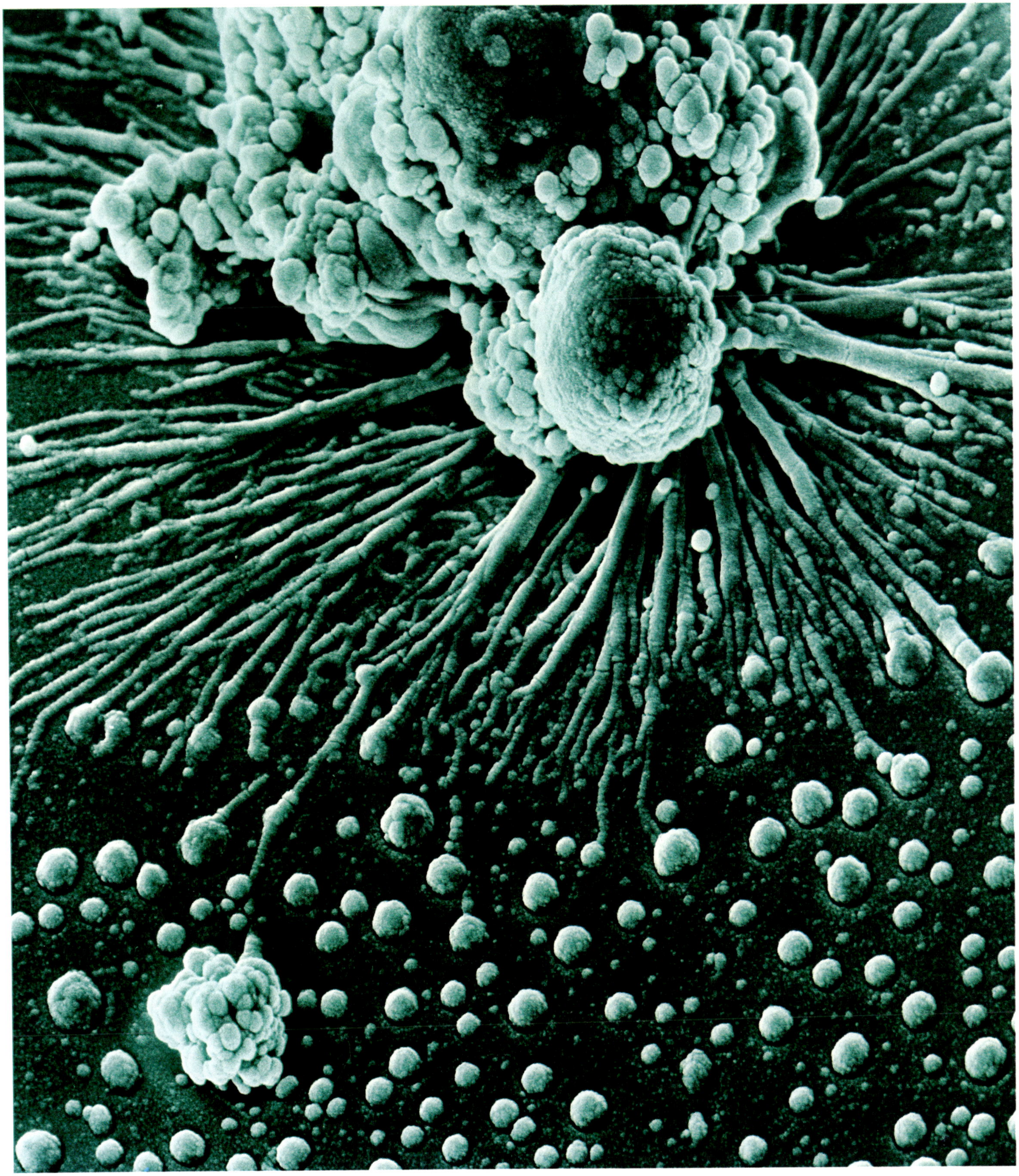

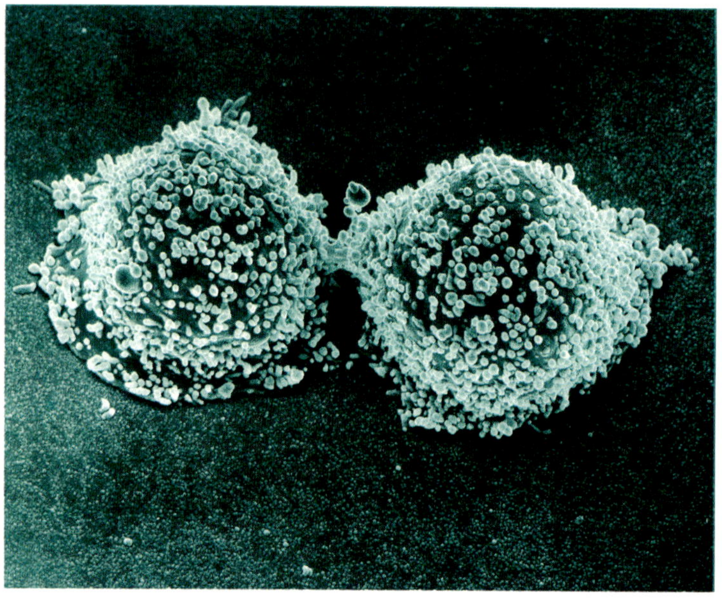

1

Die Aktivität der Makrophagen

Dem Immunsystem stehen verschiedene Arten von Zellen zur Verfügung, die fremde Substanzen im Körper zerlegen und verschlucken. Ihr gemeinsamer Name lautet Phagozyten, was soviel wie Freßzellen bedeutet. Es gibt drei Arten von kleinen Freßzellen (Mikrophagen), die alle Abwandlungen von Granulozyten sind.

Es gibt zwei Arten von großen Freßzellen, die Makrophagen und die verwandten Monozyten. Links sehen wir Makrophagen im letzten Stadium der Zellteilung. Sie sind bereit zuzuschlagen, sobald sie den »Duft« eines Feindes wahrnehmen. Der Duft besteht aus Substanzen, die von Bakterien und beschädigten Zellen ausgeschieden werden.

Wenn die Makrophagen fremde Teilchen und Organismen verfolgen, kann nichts sie aufhalten. Sie können direkt durch das Gewebe gehen, sich durch die Zwischenräume zwischen Zellen hindurchquetschen und eine Schicht des Körpers nach der anderen erreichen. Ihre Kampfbereitschaft wird durch die verlockenden Antikörper erhöht, die sich an den Gegner gebunden haben und ihn markieren.

2

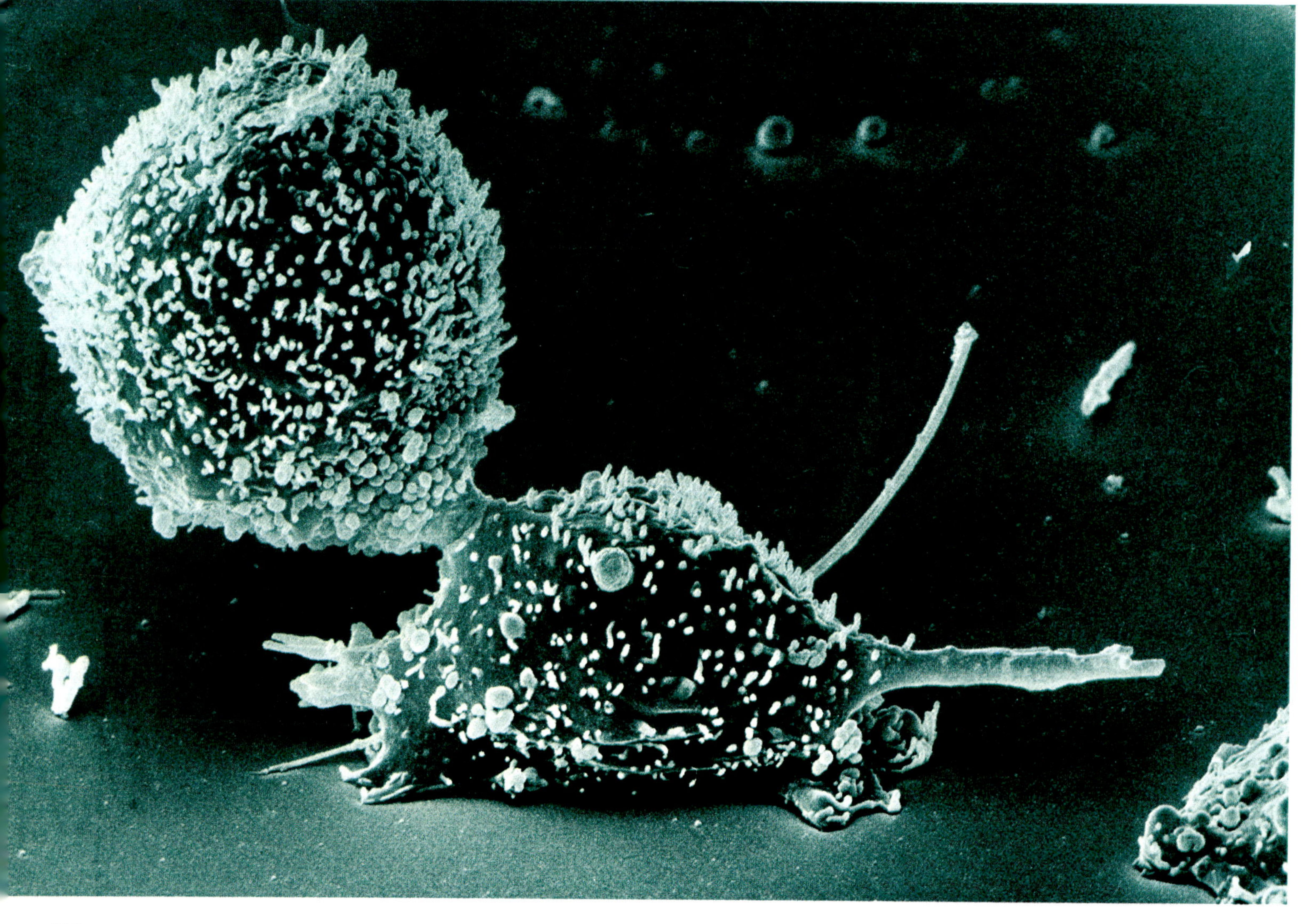

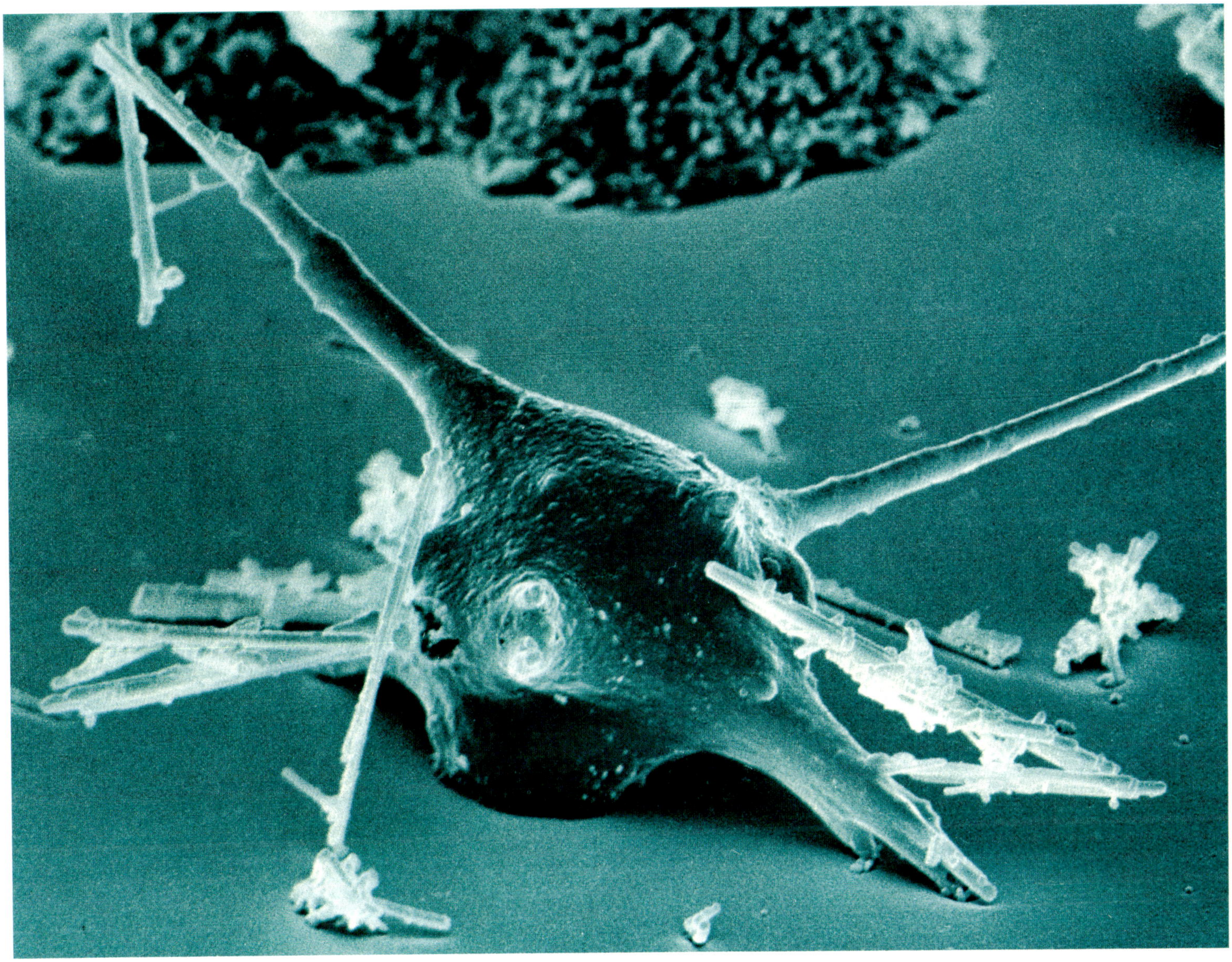

3

4

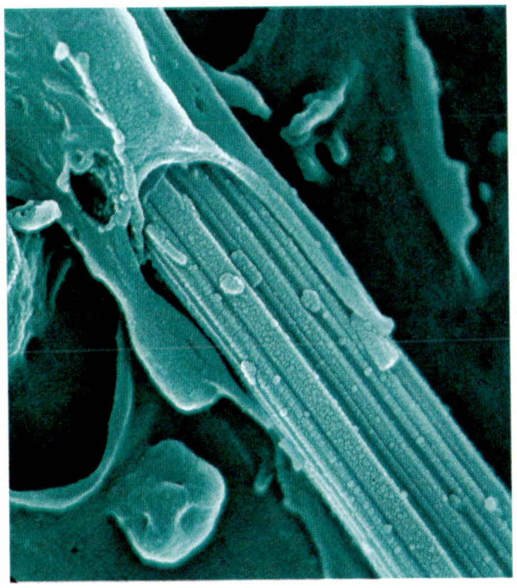

5

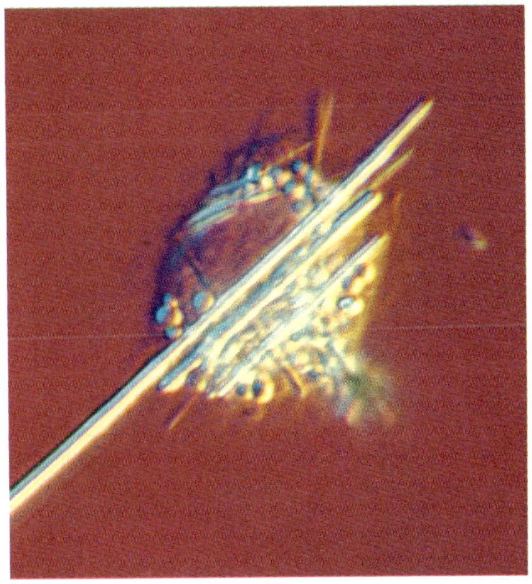

1. *Ein Makrophage im letzten Stadium der Zellteilung*
2. *Obwohl der abgebildete Makrophage Asbestfasern verschluckt hat, ist er noch in der Lage, sich zu teilen. Wir sehen hier das Endstadium der Teilung.*
3. *Dennoch wird der Makrophage besiegt, weil die Asbestfasern unverdaulich sind. Die Fasern werden zuletzt im Gewebe eingeschlossen, wo sie einen Klumpen bilden.*
4. *Im Detail sieht man, wie die Zellmembran des Makrophagen (oben links) die Faser umfaßt. Asbestfasern stammen aus Baumaterialien und von Bremsbelägen.*
5. *Ein von Asbestfasern durchlöcherter Makrophage unter dem Mikroskop*

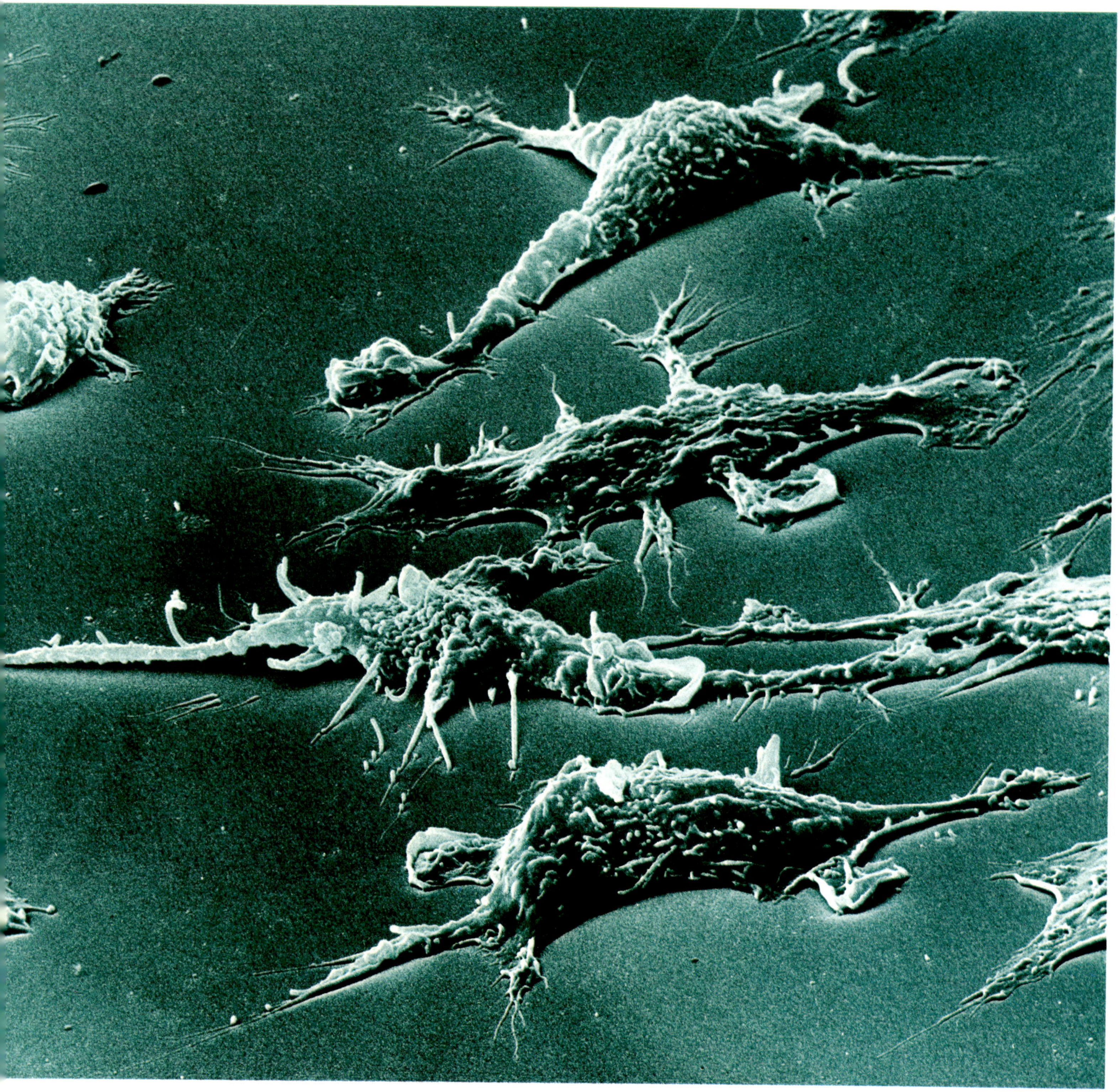

Wie prähistorische Tiere in Erwartung des Feindes
Hier liegen die stärksten Verteidiger des Immunsystems – die Makrophagen –, und sie sehen wie eine Gruppe von Dinosauriern vor Millionen von Jahren aus. Die Makrophagen können verschiedene Gestalten annehmen. Hier sehen wir sie auf Glasplatten unter einem Elektronenmikroskop. Wenn ein Makrophage einen Feind trifft, versucht er, um ihn herumzugleiten, um ihn dann zu verschlucken.
Rechts sehen wir einen Makrophagen mit einem unlösbaren Problem. Er versucht einen Steinsplitter zu verschlucken, der wesentlich größer ist als er selbst.

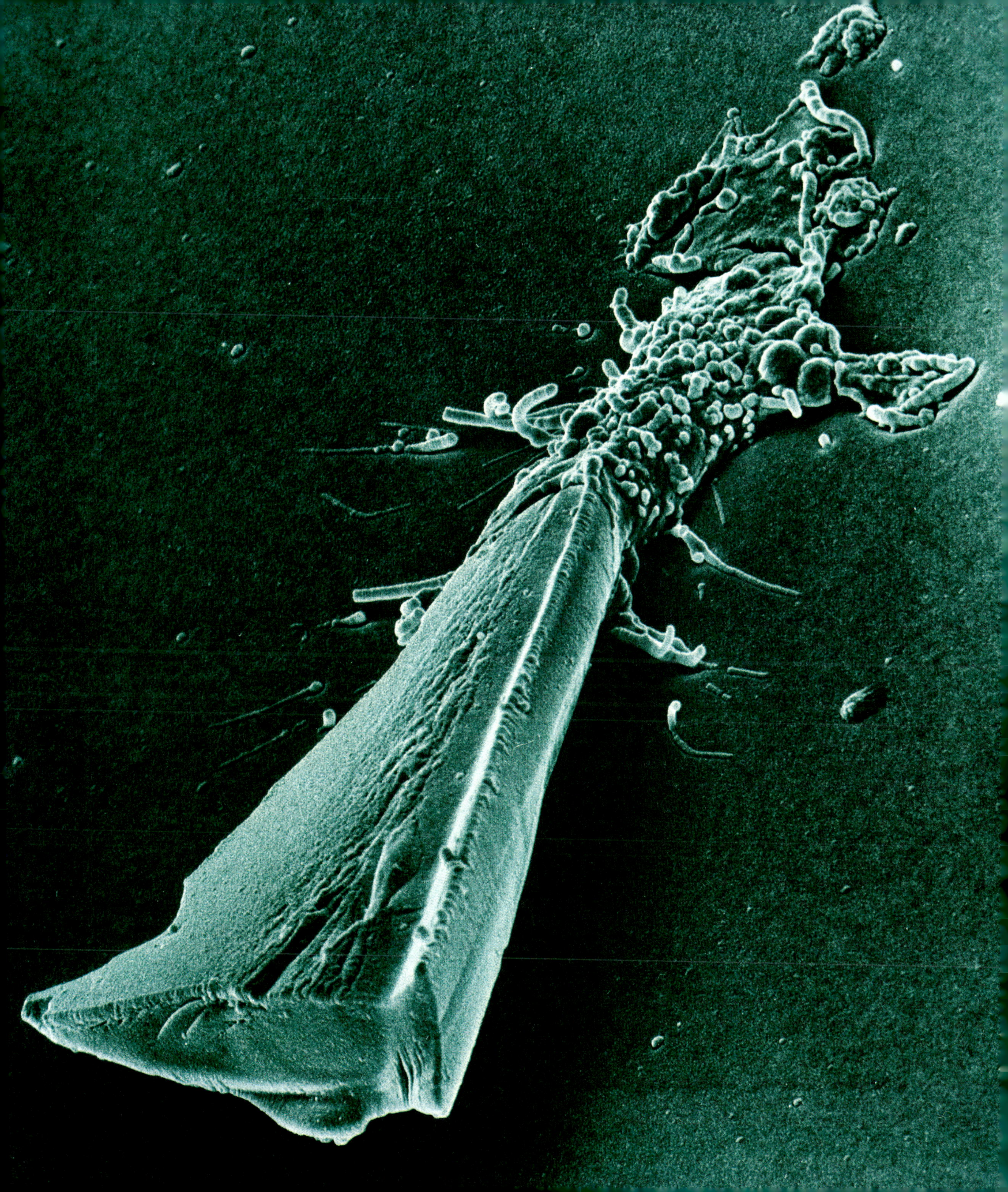

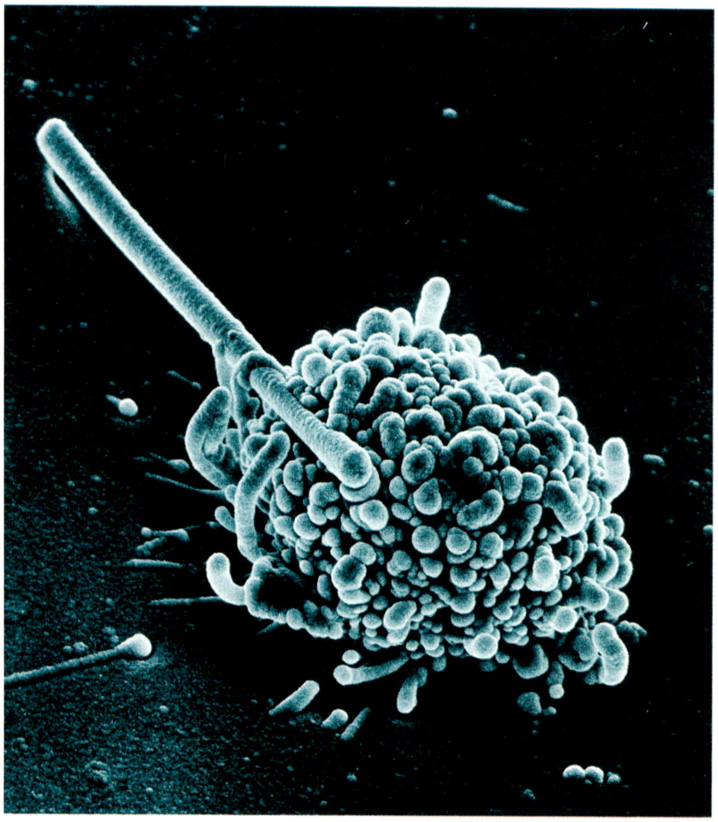

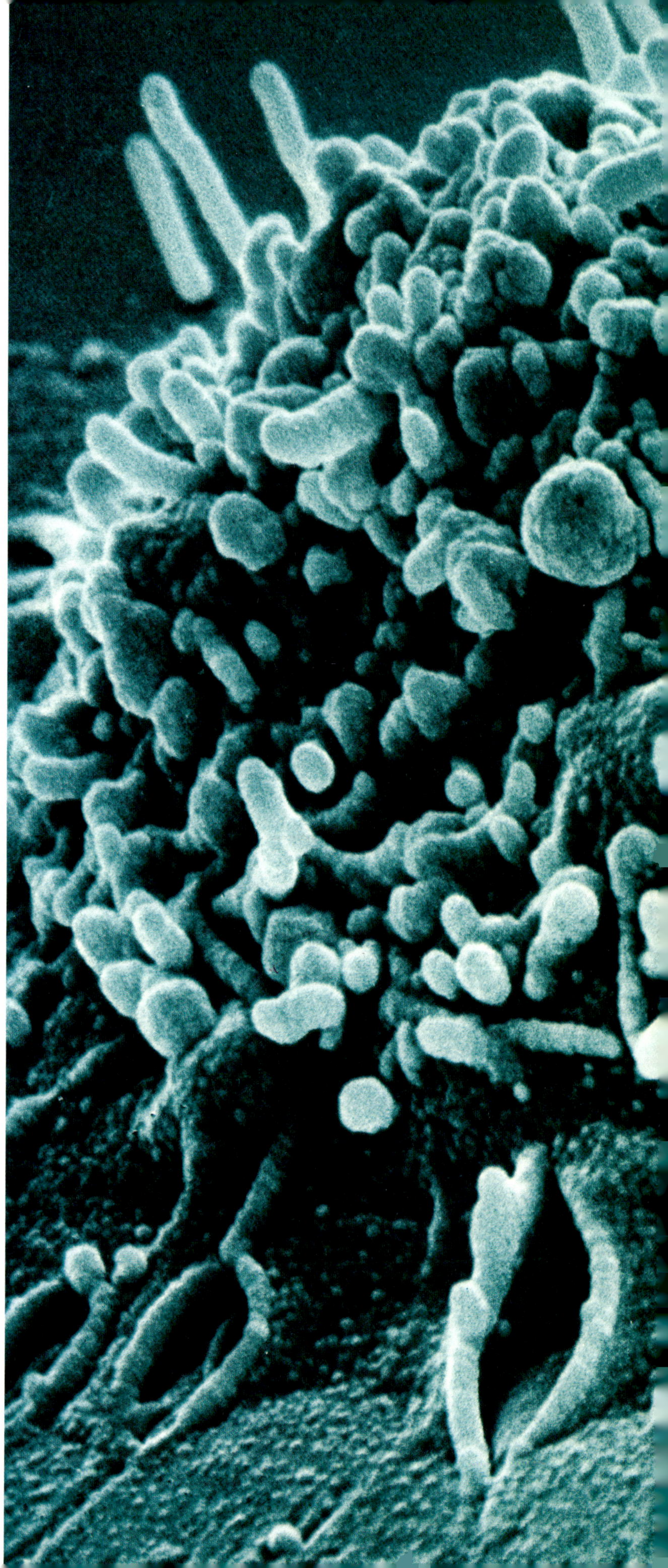

Die Panzer des Immunsystems
Makrophagen bewegen sich wesentlich langsamer als Granulozyten, sie sind dafür aber härter im Nehmen, und sie besitzen die größeren Fähigkeiten. Sie sind die bewaffneten Panzer des Immunsystems. Hier sehen wir sie, wie sie dabei sind, mikroskopische Glasfasern zu verschlucken, die unverdaulich sind und nur gefangengenommen und weggebracht werden können. Die Makrophagen bewegen sich mit Hilfe von Pseudopodien, die in der Abbildung oben deutlich zu sehen sind.
Freßzellen gehören entwicklungsgeschichtlich zu den ältesten Teilen des Immunsystems. Sie können in einer sehr viel früheren Stufe der Evolution, bei den Würmern, gefunden werden, und zwar in dem Gewebe, das die Eingeweide umgibt. Makrophagen kommen beim Menschen im Knochenmark zur Welt und werden dann in alle Gewebe verschickt. Die meisten zirkulieren im Blut, doch einige bleiben stationär, zum Beispiel unter der Haut, wo sie mit Hilfe fadenförmiger Auswüchse ein feines Netz spannen, das gegen eindringende Mikroorganismen gerichtet ist.
Wenn die Makrophagen ein Bakterium angreifen, formen sie ein konkaves Loch in ihrer Wand. Sie umkreisen das Bakterium, schließen die »Tür« und beginnen das Bakterium mit starken Enzymen und Wasserstoffperoxyd zu überschütten. Das Bakterium stirbt und zerfällt in seine Bestandteile. Der Makrophage nimmt auf, was sein eigener Stoffwechsel gebrauchen kann, der Rest wird aus dem Körper ausgeschieden.
Ein Makrophage ist nicht darauf beschränkt, mit fremden Organismen und Materialien umzugehen; er verarbeitet auch die Abfälle des eigenen Körpers. Die Reinigungstruppen aus Makrophagen sorgen dafür, daß beschädigte oder tote Zellen aus einer infizierten Wunde verschwinden; sie kümmern sich auch um ausgediente rote Blutkörperchen und dergleichen mehr.

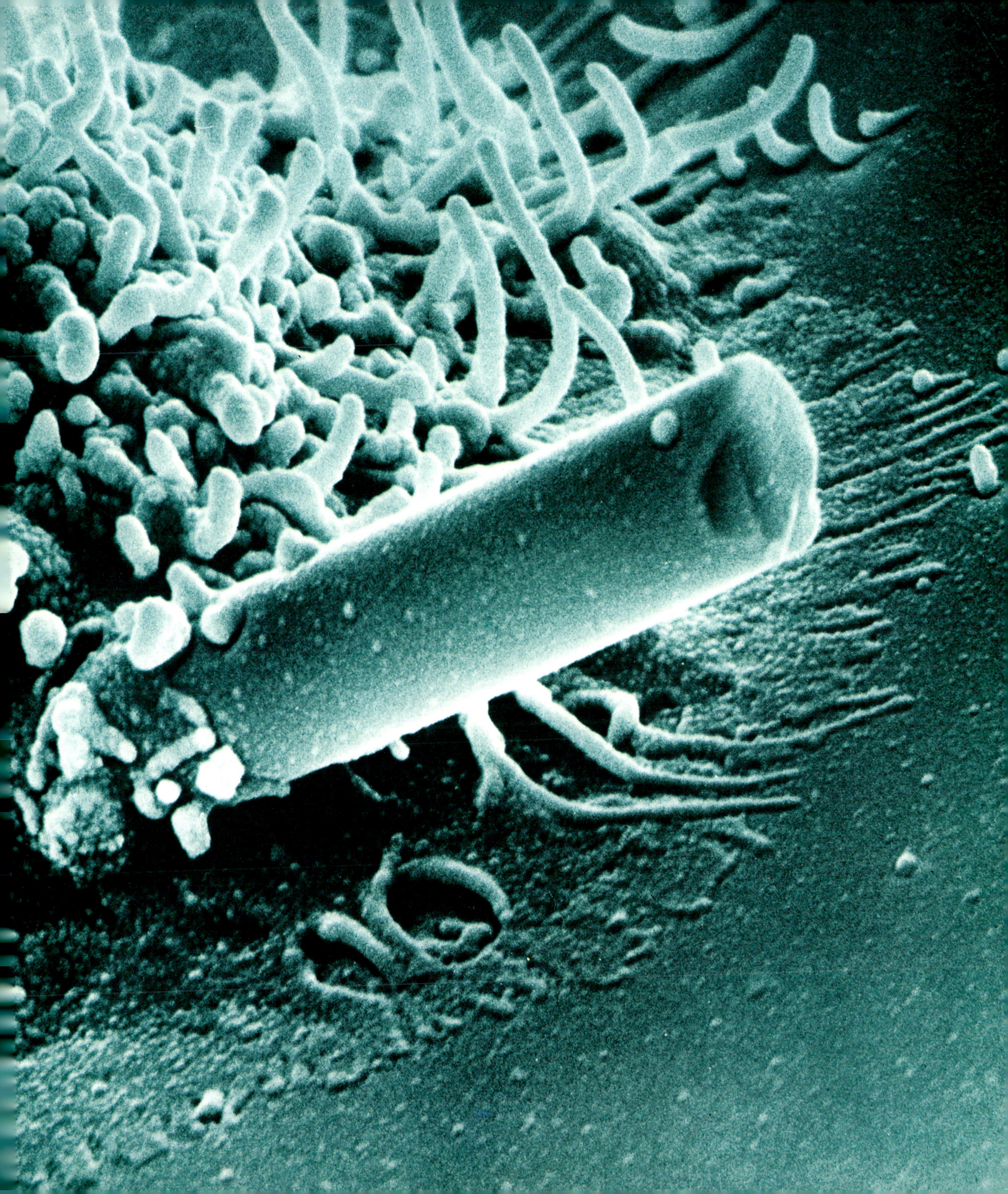

Über das Rauchen

Die längste Zeit in seiner Geschichte ist der Mensch ohne Zigarette ausgekommen. Man kann die Tatsache beklagen, daß es nicht so geblieben ist. Im 16. Jahrhundert kehrten die spanischen Eroberer aus der Neuen Welt zurück. Sie brachten unter anderem die indianische Erfindung nach Europa, die Blätter der Tabakpflanze in einer Pfeife zu verbrennen und den Rauch einzuatmen. Doch erst als sich am Ende des 19. Jahrhunderts die Gewohnheit durchsetzte, Tabakstreifen in Papier zu rollen, wurde das Rauchen zu einer weitverbreiteten Sucht. Ein weiterer Anstieg des Nikotinkonsums war in der Zeit des Ersten Weltkriegs zu verzeichnen, und ein paar Jahrzehnte später meldeten die Statistiken die ersten Konsequenzen des Zigarettenrauchens: Die Zahl der Lungenkrebserkrankungen nahm rasch zu.

Das Rauchen kann sich auf die Atemwege, das Herz- und Kreislaufsystem schädlich auswirken. Darüber hinaus ist es offensichtlich, daß nicht nur der Raucher selbst, sondern auch seine Umgebung – durch das sogenannte passive Rauchen – gefährdet ist. Die Kinder im Bild unten, die mit ihren rauchenden Eltern im Auto fahren, befinden sich also in der Gefahrenzone.

Es dauert seine Zeit, bevor sich der schädliche Effekt des Rauchens zeigt – wenn man von dem akuten Unwohlsein absieht, unter dem ein unerfahrener Raucher leiden kann. Auch zeigen nicht alle Raucher die typischen Symptome. Dies kann zum Beispiel mit der Höhe der »Dosis«, mit Erbanlagen, bestimmten Enzymen, der Methode des Rauchens und anderen Faktoren erklärt werden. Die Kombination von Rauchen mit anderen Giften wie Alkohol kann ebenfalls eine Rolle spielen.

Da uns die Risiken des Rauchens bekannt sind, kann man die Frage stellen, warum überhaupt noch jemand damit anfängt oder fortfährt. Die anfänglichen Erfahrungen sind im allgemeinen schlecht, doch der Druck der Gruppe, die Neugierde und das Verlangen, erwachsen zu wirken, treiben die Jugendlichen dazu, es wieder zu versuchen. Zusätzlich zum psychischen Verlangen entwickelt sich eine physische Abhängigkeit. Man bewegt sich auf einem eingefahrenen Gleis, und es ist schwer, die Sucht aufzugeben. Es gibt Menschen, die sich auch dann noch weigern, das Rauchen aufzugeben, wenn ihnen wegen Gefäßschäden, die durch das Rauchen verursacht oder verstärkt worden sind, die Beine amputiert werden mußten.

Tabak enthält mehr als 2000 verschiedene Substanzen

Was macht nun das Zigarettenrauchen so gefährlich?

Im Tabak gibt es mehr als 2000 verschiedene chemische Substanzen, von denen einige krebserregend wirken können. Der Raucher nimmt – je nach Rauchgewohnheit – einen mehr oder weniger großen Teil der Substanzen auf, die von der 600 bis 700 Grad heißen Zigarettenglut freigesetzt werden. Wer inhaliert, nimmt natürlich am meisten auf.

Die biologischen Wirkungen der meisten Bestandteile im Rauch sind unbekannt, doch einige Substanzen konnten im Detail studiert werden.

- *Nikotin* ist ein Nervengift. Eine Zigarette enthält zwischen einem halben und zwei Tausendstel eines Gramms Nikotin, von denen 90 Prozent in die Lunge eines inhalierenden Rauchers gelangen. Von dort wird das Nikotin mit dem Blut im Körper verteilt. Nikotin verengt die Blutgefäße, es vermehrt die Ausschüttung von Adrenalin, beschleunigt den Herzschlag und stimuliert Gebiete im zentralen Nervensystem. Wenn die Blutgefäße bereits verkalkt und verengt sind, kann der Nikotinkonsum schlimme, manchmal sogar tödliche Folgen haben. Die Gefäße werden schlechter durchblutet, und wenn die Herzkranzgefäße betroffen sind, kann es zum Herzinfarkt kommen.

Es ist vor allem das Nikotin, an das man sich gewöhnt; der Teer sorgt für den Geschmack.

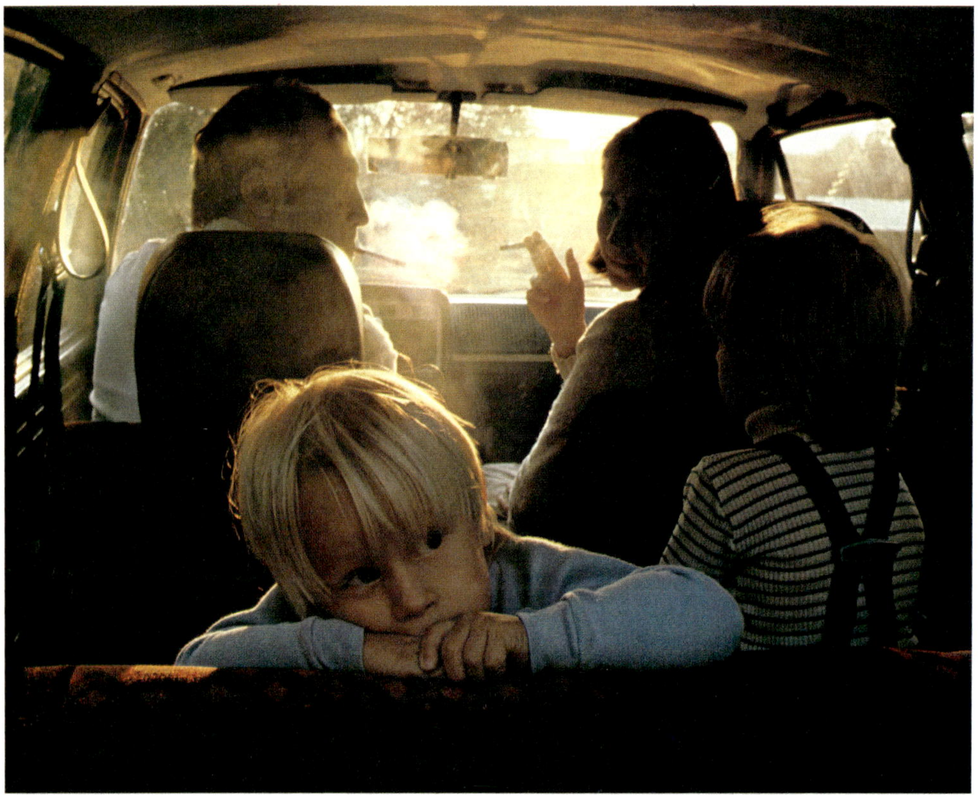

Hier rauchen die Eltern in ihrem Wagen. Die Luft, die sie ausatmen, enthält Milliarden von Teilchen. Die Kinder auf dem Rücksitz werden zwangsläufig zu passiven Rauchern; sie atmen Nikotin, krebserregende Substanzen und Kohlenmonoxyd ein, das die Fähigkeit ihres Blutes reduziert, Sauerstoff zu absorbieren.

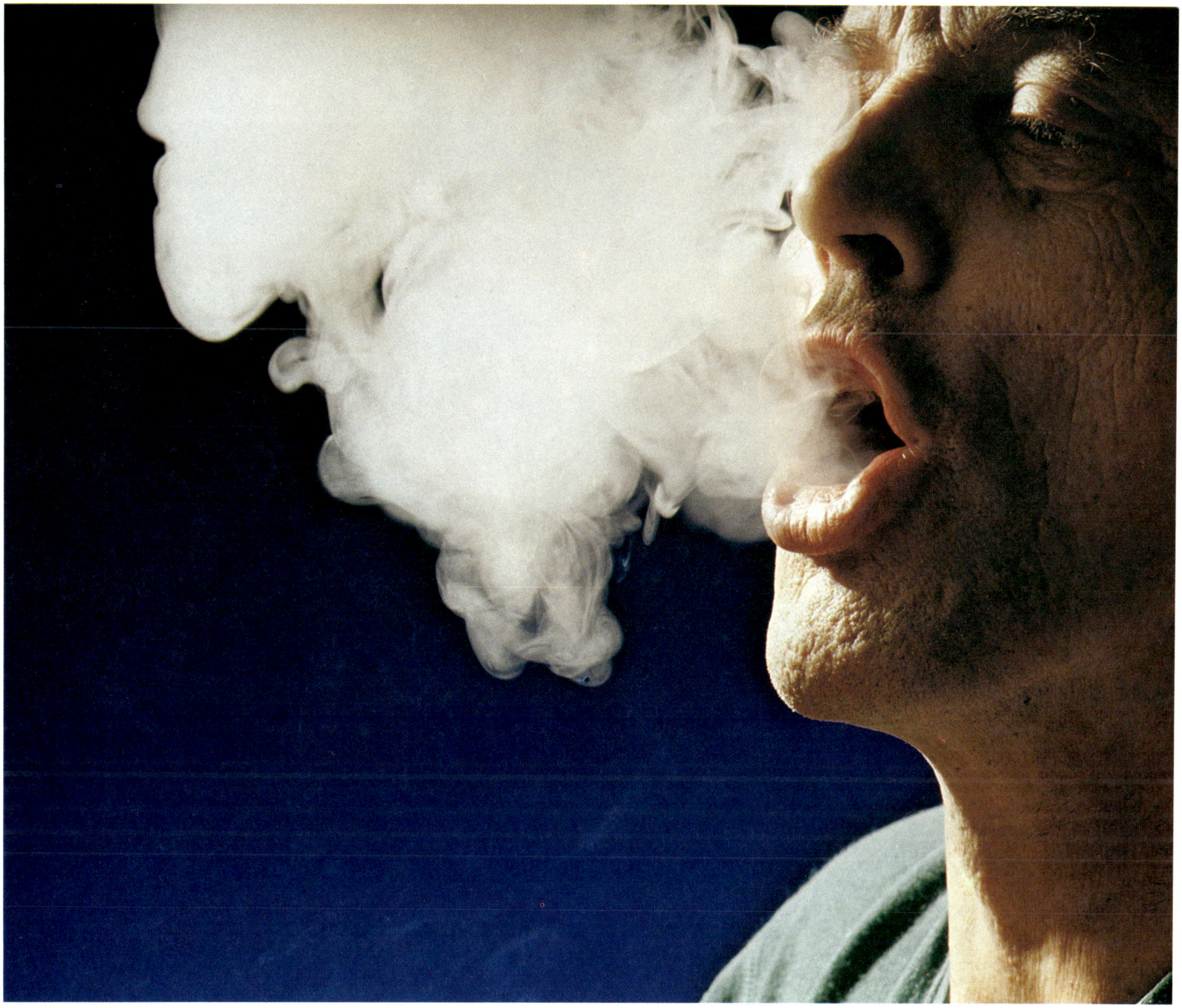

Der Zigarettenqualm sieht harmlos aus, doch das Gegenteil trifft zu. Zigarettenrauch enthält etwa 2000 verschiedene Substanzen, von denen viele unsere Gesundheit schädigen.

• *Kohlenmonoxyd* schlägt in den roten Blutkörperchen den Sauerstoff aus dem Feld, da es sich etwa hundertmal leichter an das Hämoglobin anbindet. Dadurch werden dem Körper große Mengen an Sauerstoff entzogen.

• *Acrolein* und *Stickstoffdioxyde* greifen die Zilien der Zellen in den Atemwegen an; die Fähigkeit zum Transport von Schleim wird in Mitleidenschaft gezogen. Eine chronische Bronchitis kommt als Komplikation hinzu.

• *Benzpyrene* sind Kohlenwasserstoffe und gehören zu den vielen krebserregenden Substanzen im Tabakrauch. Benzpyrene bilden zusammen mit Rußteilchen und anderen Substanzen den Teer, der sich an den Wänden der Luftwege sammelt und Vorgänge einleitet, die zu Lungenkrebs führen. Intensive Informationskampagnen über den schädlichen Effekt des Rauchens haben in weiten Teilen der Welt zu einem niedrigeren Tabakverbrauch geführt. Selbst bei demjenigen, der erst nach 15 oder 20 Jahren das Rauchen aufgibt, sinkt das Risiko in relativ kurzer Zeit auf das eines Nichtrauchers.

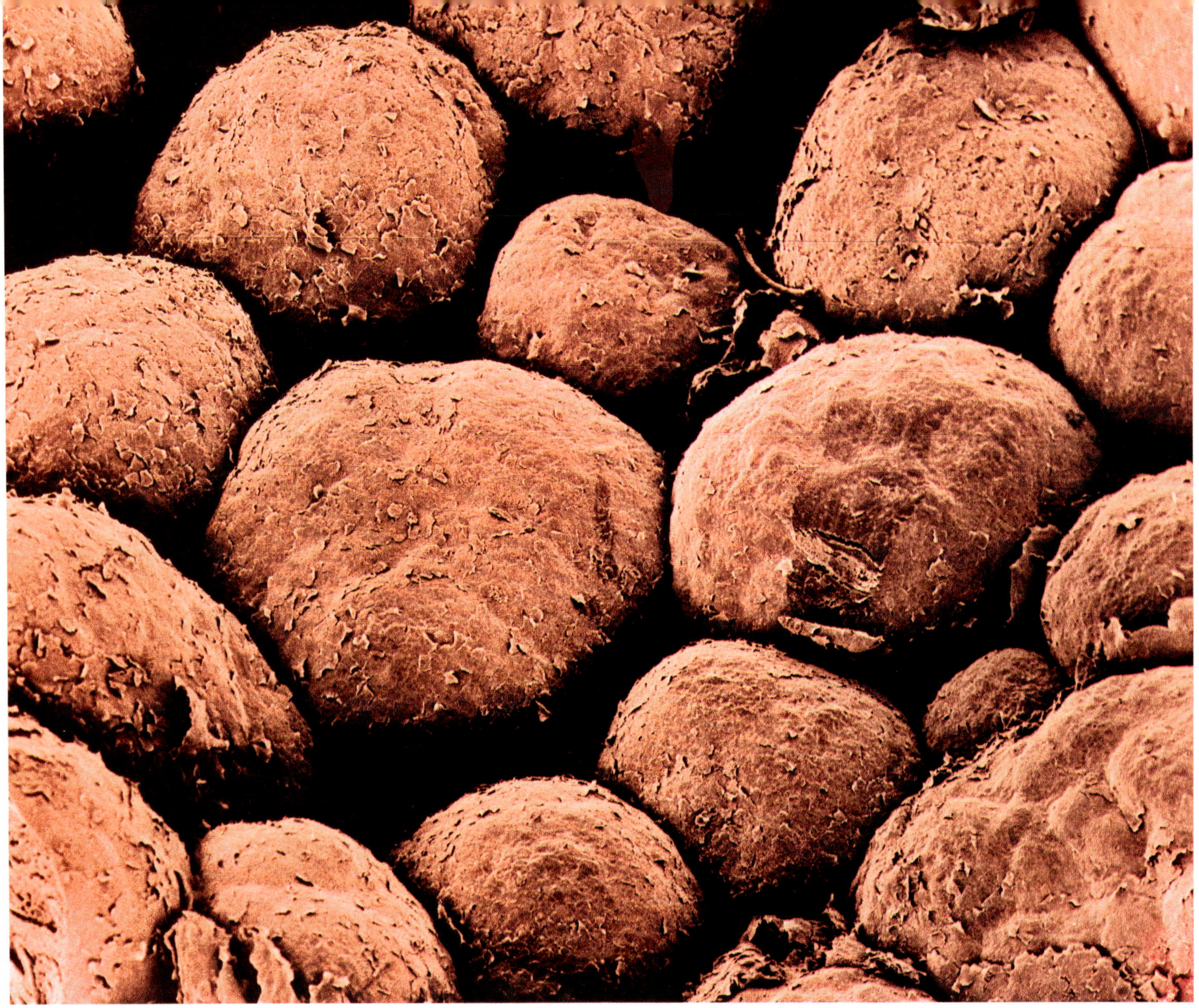

1

Rauchen beeinträchtigt den Geschmack

Jeder Zug an der Zigarette füllt den Mund mit Rauch, der dann in den meisten Fällen in die Lungen hineingesogen wird. Die Konzentration giftiger Substanzen ist im Mund natürlich am höchsten, wo die Schleimhäute betroffen sind. Die runden Gebilde oben sind die gesunden Papillen auf der Zunge eines Nichtrauchers. Der Speichel mit seinen Geschmacksstoffen setzt sich zwischen die Papillen und wirkt auf die Geschmacksknospen ein. Oben rechts sehen wir den entsprechenden Zungenausschnitt eines Menschen, der lange und viel geraucht hat. Zwischen den Papillen befindet sich Gewebe, das der Rauch deformiert hat. Starke Raucher haben oftmals einen mangelhaften Geschmacks- und Geruchssinn; und die Ruinenlandschaft auf der Abbildung verdeutlicht, warum dies so ist. Auf der gegenüberliegenden Seite sehen wir, wie Rauch über die Oberfläche der Zunge streicht (unten links) und wie ein Teil der Zungenspitze durch längeres Rauchen beschädigt worden ist (unten rechts). Pfeiferauchen, Tabakkauen und die Einnahme von Schnupftabak, all dies führt zu Veränderungen der Mundschleimhäute, die bei einigen Menschen Krebs verursachen können.

1. *Gesunde Papillen auf der Zunge*
2. *Geschmackspapillen, die stark vom Tabakrauch geschädigt worden sind*
3. *Inhalierter Rauch streicht über die Zunge.*
4. *Eine Zungenspitze, die durch längeres Rauchen in Mitleidenschaft gezogen ist*

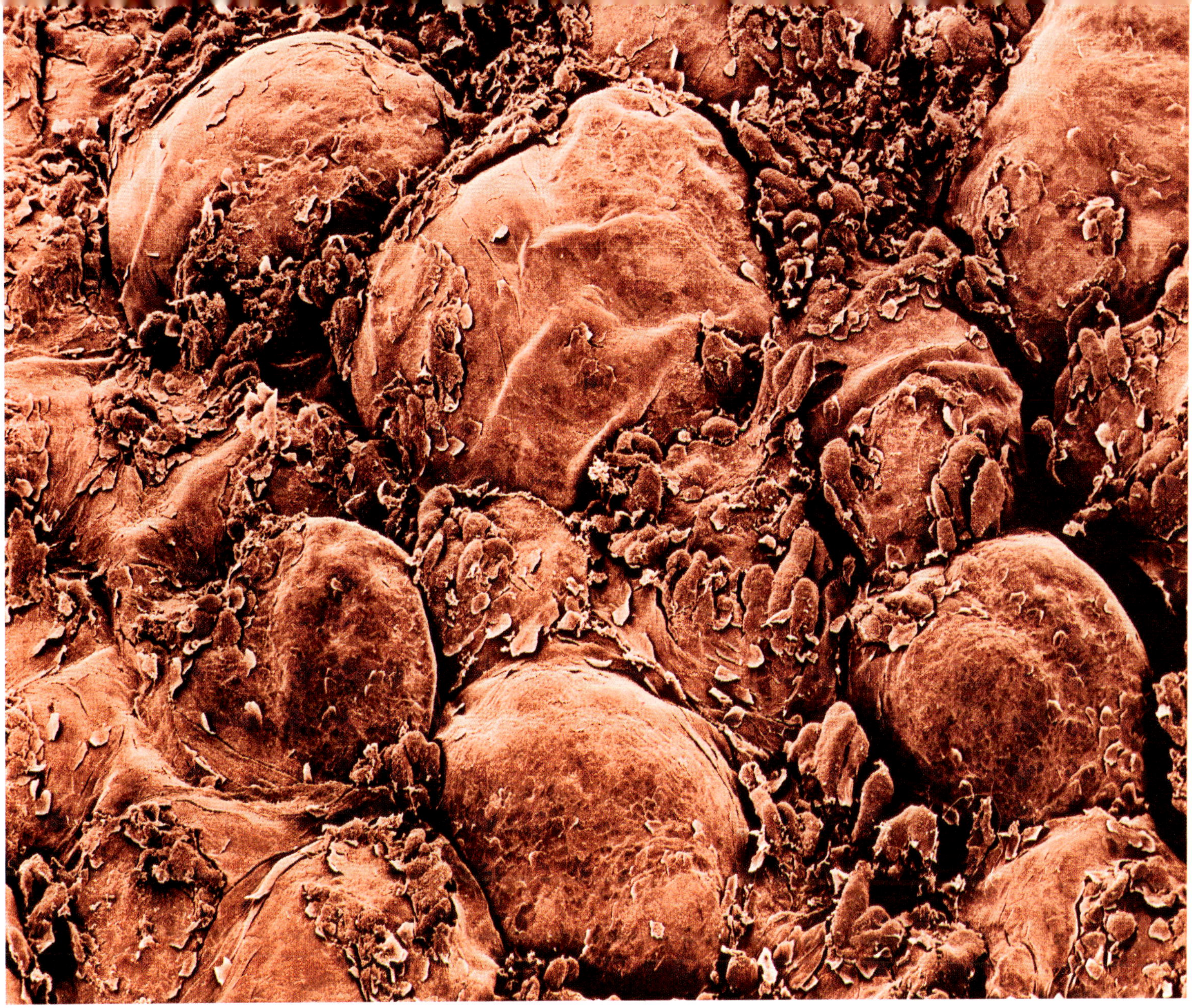

2

3

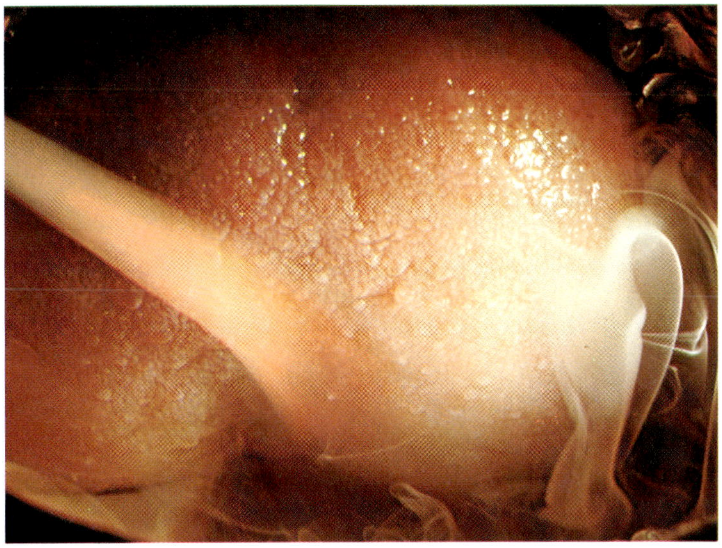

4

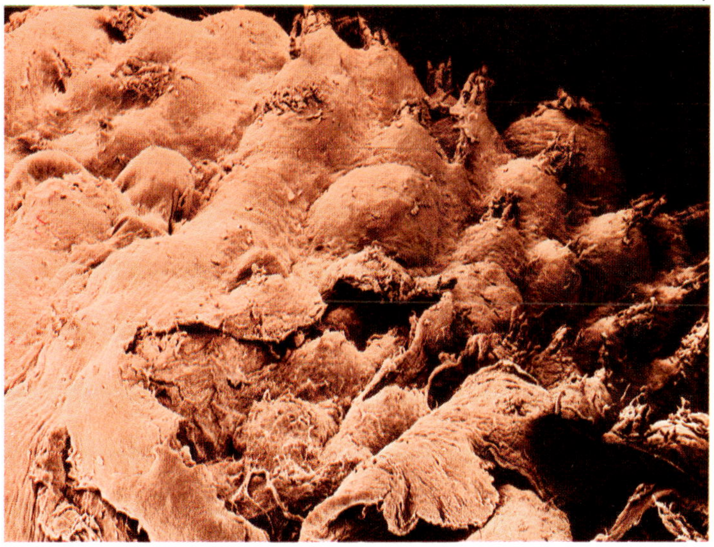

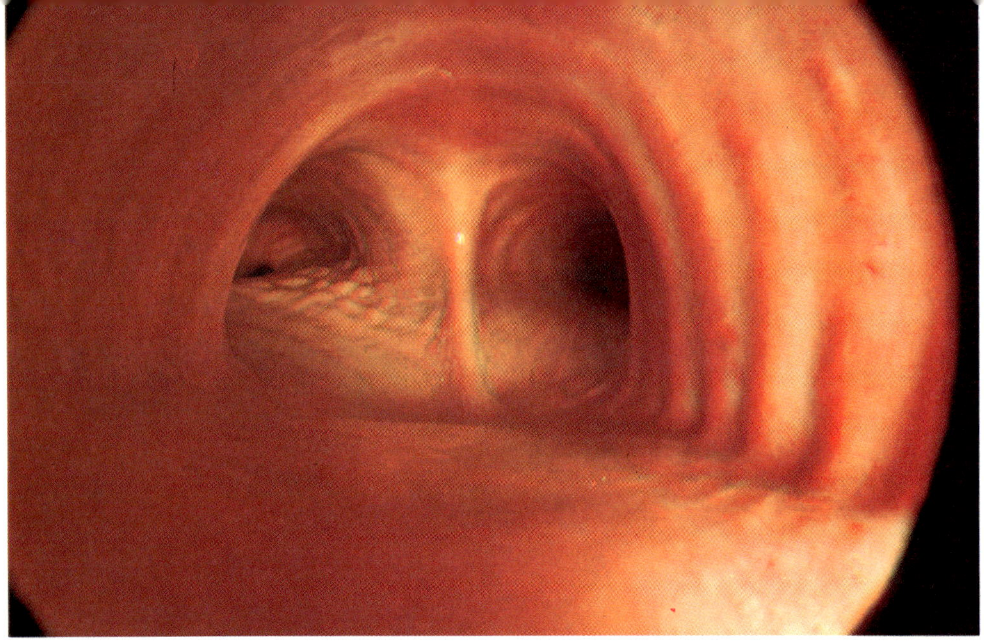

1

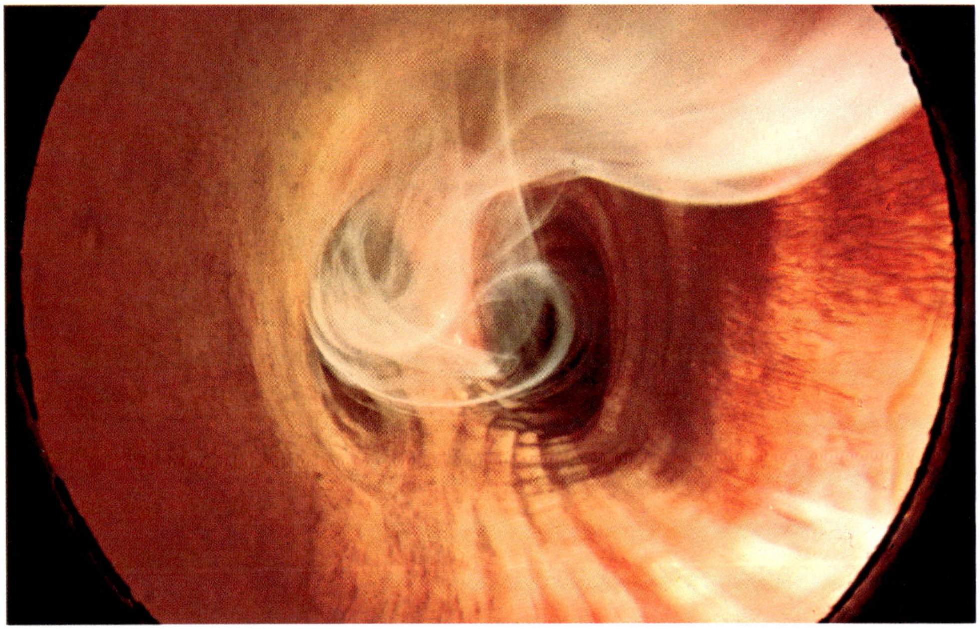

2

3

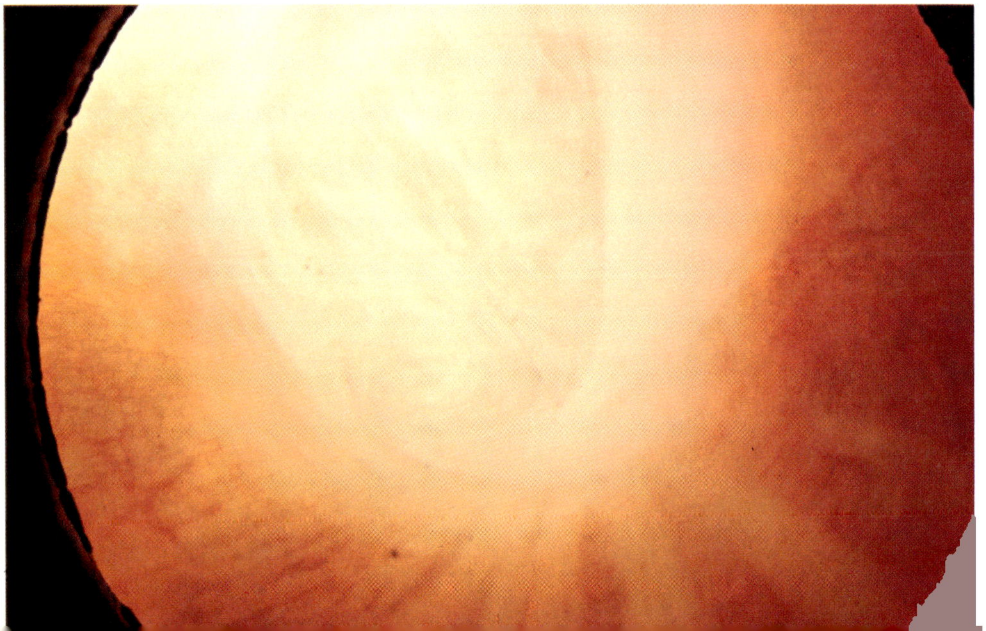

Der Rauch wirbelt in die Lungen hinein

Der Atemtrakt ist so geformt, daß die eingeatmete Luft turbulent wird, wenn sie in die Lungen hineingesogen wird. Dies wird auf den Abbildungen links deutlich, die die abwärts gerichtete Wirbelbewegung des Rauches zeigen. Die Turbulenz erfüllt zwei Zwecke. Sie soll einmal die eingeatmete Luft erwärmen und zum anderen eingeatmete Teilchen gegen die klebrigen Schleimhäute der Luftwege schleudern. Der Atemtrakt des hier abgebildeten Rauchers ist mit einer dünnen Teerschicht bedeckt, die unter anderem krebserregende Stoffe enthält.

Auf der Gegenseite sieht man den Nikotin- und Teergehalt einer einzigen Zigarette. Der Hügel ist in einer sogenannten Rauchmaschine produziert worden. Der heiße Rauch wird auf eine kalte Glasplatte geleitet, auf der er kondensiert. Wenn wir rauchen, werden die Teilchen in der ganzen Lunge verteilt, wo die Freßzellen ihr Bestes geben, um sie zu entfernen. In den Lungen eines starken Rauchers können die Makrophagen auf keinen Fall Schritt halten; der Teer wird dann in den äußeren Schichten des Lungengewebes abgelagert.

Die Tatsache, daß Ruß und Teer krebserregende Substanzen enthalten, wurde schon im 18. Jahrhundert entdeckt, als der britische Chirurg Percival Pott den Krebs beschrieben hat, von dem Schornsteinfeger betroffen waren. Da der Krebs sich auf die Geschlechtsorgane beschränkte, wurde er einer mangelhaften Hygiene zugeschrieben. Als sich die Schornsteinfeger dann mehr gewaschen haben, verschwand ihre Berufskrankheit. Eine Bestätigung der krebserregenden Eigenschaften von Teerprodukten erfolgte zu Beginn dieses Jahrhunderts, als japanische Forscher die Ohren von Mäusen mit Teer bestrichen und so experimentell Krebs erzeugten. Heutige Analysen des Tabakrauches zeigen, daß er mindestens 15 verschiedene krebserregende Stoffe enthält; daneben finden sich Stoffe, die nicht selbst Krebs verursachen, sondern die die Zellen dazu bewegen, Karzinogene herzustellen. Phenole und Fettsäuren sind Beispiele für solche Substanzen, die auch als Kokarzinogene bezeichnet werden.

1. *Hier teilt sich die Luftröhre in die zwei Hauptbronchien.*
2. *Wenn der Rauch eingesogen wird, bewegt er sich in Spiralen, wobei Teilchen zentrifugal gegen die Wände der Atemwege geschleudert werden.*
3. *Der Rauch füllt die Atemwege nun vollständig.*
4. *Mit Hilfe einer sogenannten Rauchmaschine kann man den Nikotin- und Teergehalt einer Zigarette auf einem Filter sammeln.*

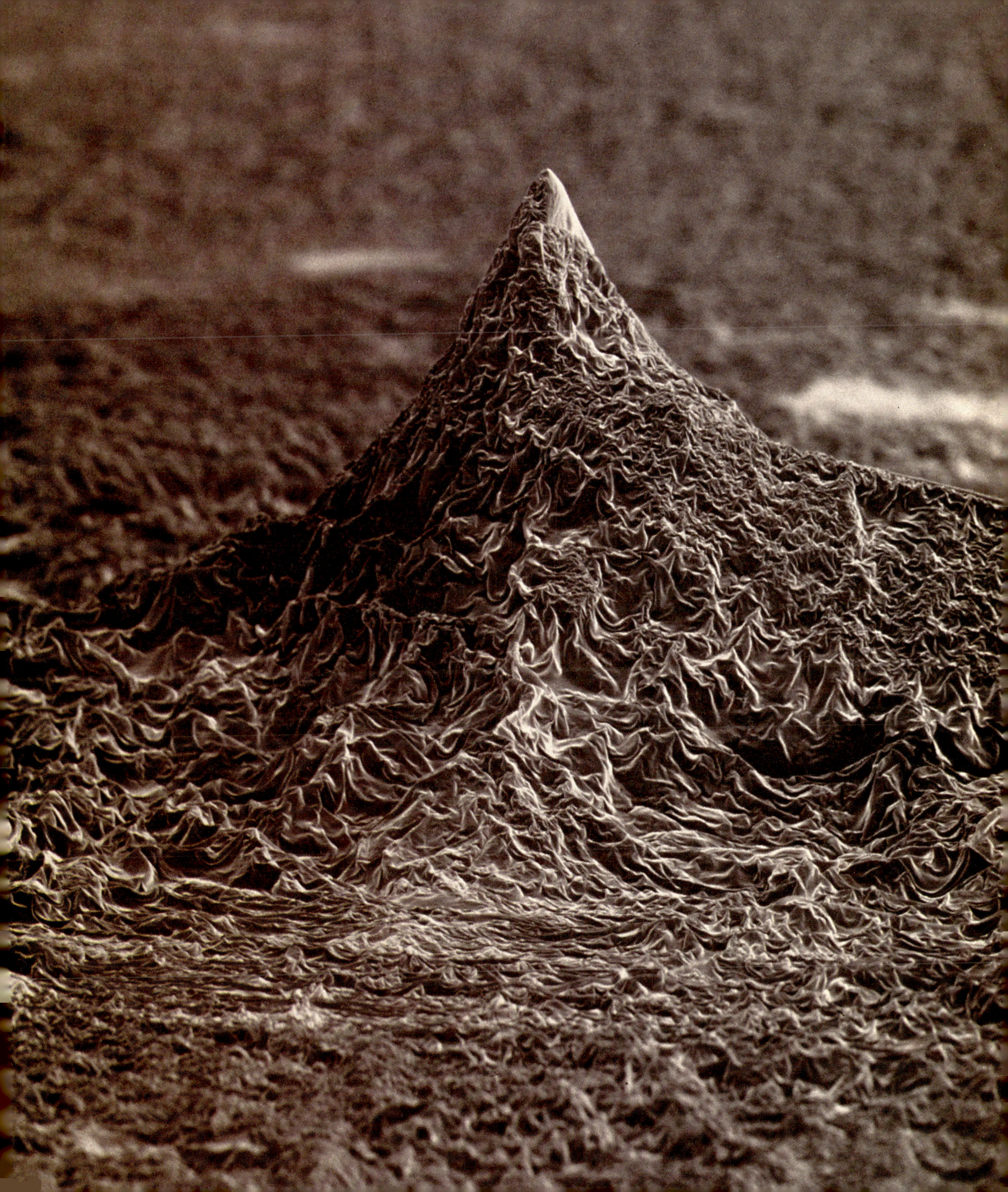

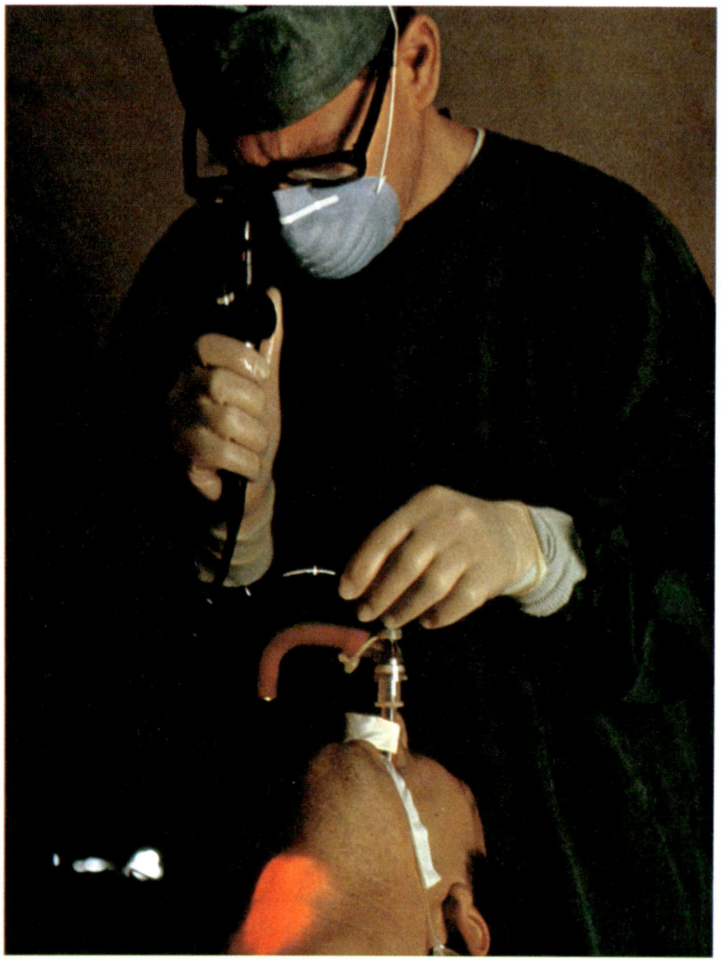

1

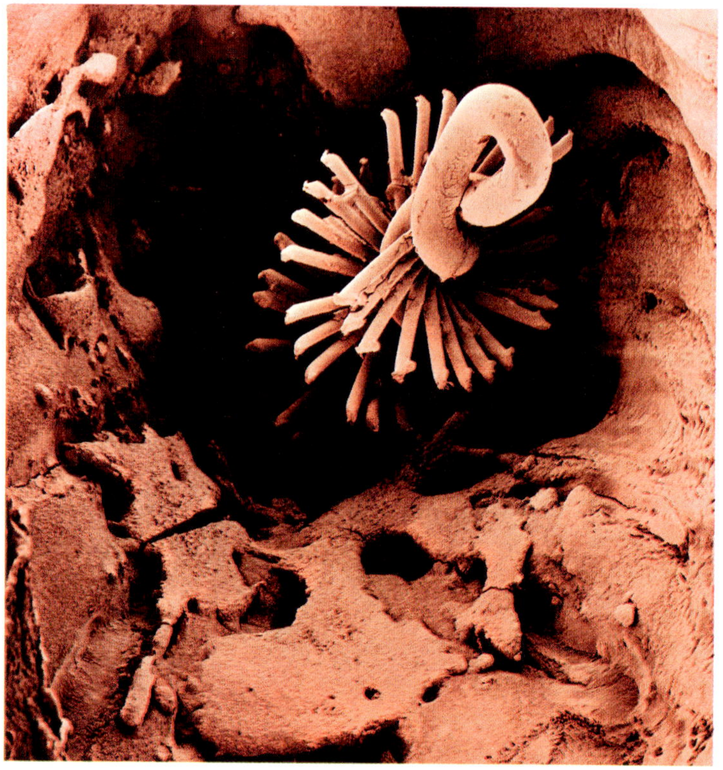

2

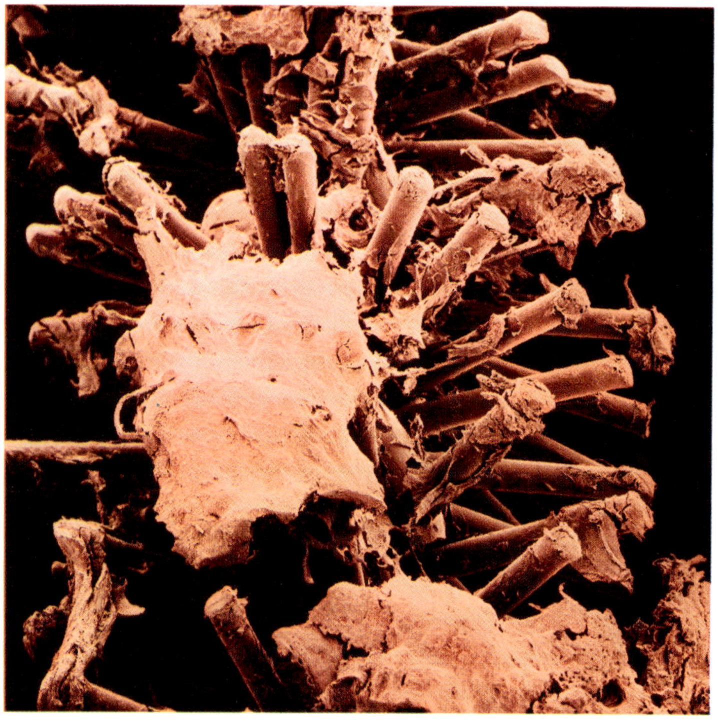

3

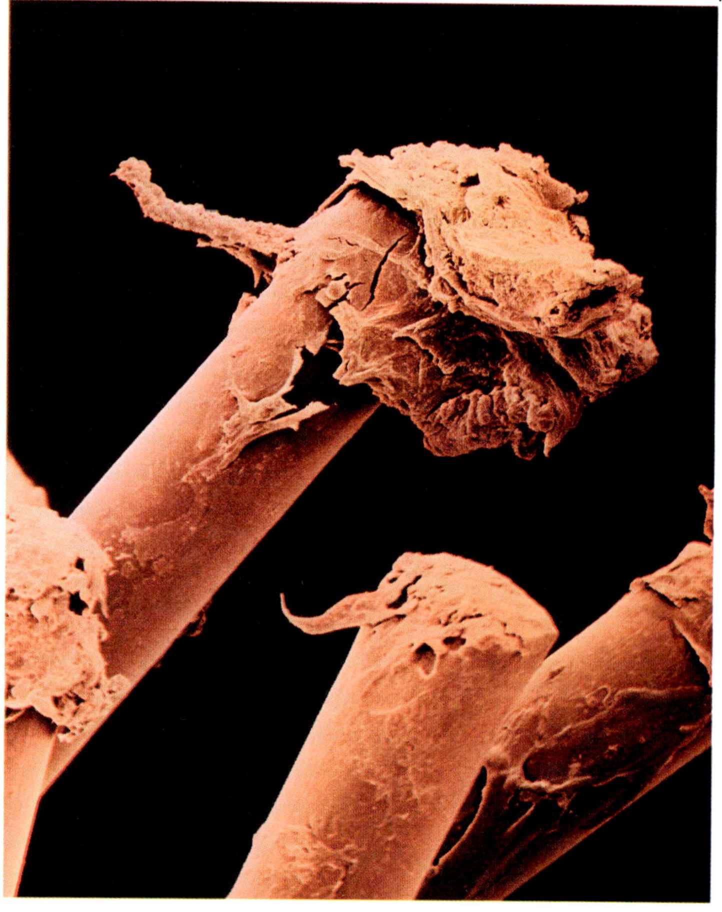

4

Die Entnahme von Lungenproben mit einer Bürste

Lungenkrebs ist eine heimtückische Krankheit, die ohne Vorwarnung auftritt. Sie wird nicht selten zufällig entdeckt, wenn eine Röntgenaufnahme gemacht wird. Dann kann aber schon eine späte Phase der Entwicklung erreicht sein. Leider entstehen beim Lungenkrebs häufig frühzeitig Metastasen (also sekundäre Tumore in anderen Organen). Zu den Symptomen, die der Betroffene selbst beobachten kann, gehören veränderte Hustengewohnheiten. Ein starker Raucher hat oft einen sogenannten Raucherhusten; eine Veränderung dieses Hustens kann von Bedeutung sein. Wenn der Husten zum Beispiel anhält, zum Brüllhusten wird oder den Betroffenen nachts weckt, sollte eine Untersuchung vorgenommen werden. Der Grund für diese Veränderungen kann ein Bronchialtumor sein. Der Husten ist die Methode des Körpers, eine Quelle der Irritation in der Lunge loszuwerden. Ein anderes Zeichen sind Blutspuren im Schleim; diese müssen nicht unbedingt bedeuten, daß Krebs vorliegt, sie können aber darauf hinweisen und sollten daher ernst genommen werden. Chronisches Schnaufen, wiederholte Bronchitis oder Grippe können ebenfalls Anzeichen eines Lungentumors sein.

Ein Arzt hat verschiedene Methoden, krebsartige Veränderungen in der Lunge zu ermitteln. Eine besteht darin, den ausgehusteten Schleim mikroskopisch zu untersuchen; man spricht von einer zytologischen Sputumanalyse. Der Schleim enthält Epithelzellen; wenn sich einige von ihnen in Tumorzellen verwandelt haben, kann man dies mit Hilfe eines Mikroskops feststellen. Dieses Verfahren stellt in 90 Prozent aller Fälle das Vorliegen eines bösartigen Tumors fest.

Eine Ergänzung zur Röntgenuntersuchung der Lunge ist die Bronchoskopie (Abbildung auf der gegenüberliegenden Seite oben links). Das Bronchoskop besteht aus einem biegsamen Glasfaserstab, an dessen unterem Ende sich eine Lichtquelle befindet. Es wird in die Luftröhre und die Bronchien eingeführt und dabei so manövriert, daß die Wände der Luftröhre abgesucht werden können. Dies wird durch die ungewöhnlichen Brechungseigenschaften der Glasfaser ermöglicht. Am unteren Ende des Gerätes befindet sich entweder ein kleines Instrument, mit dem der Arzt winzige Gewebemengen zur näheren Untersuchung herauspräparieren kann, oder eine winzige Bürste, mit der er Schleimhautproben tiefer unten aus den kleineren Bronchien entnehmen kann. Die Abbildungen auf der gegenüberliegenden Seite zeigen, wie eine Bürste dieser Art verwendet werden kann. Im Rahmen einer Intubation wird das Bronchoskop in die Luftröhre des Patienten eingeführt. Dabei ist eine Narkose erforderlich. Dann werden mit Hilfe der Bürste Schleimhautproben entnommen, die anschließend in Zellkulturen analysiert werden.

1. *Das Bronchoskop wird in die Luftröhre eines narkotisierten Patienten eingeführt.*
2. *Die Bürste, die nur wenige Millimeter mißt, in einer der Bronchien. Links und unterhalb der Bürste sehen wir krebsartige Klumpen in der Wand. Das Gewebe auf der rechten Seite ist gesund.*
3. *Schleimhautproben auf der Bürste*
4. *Zellproben am Ende der Borsten*

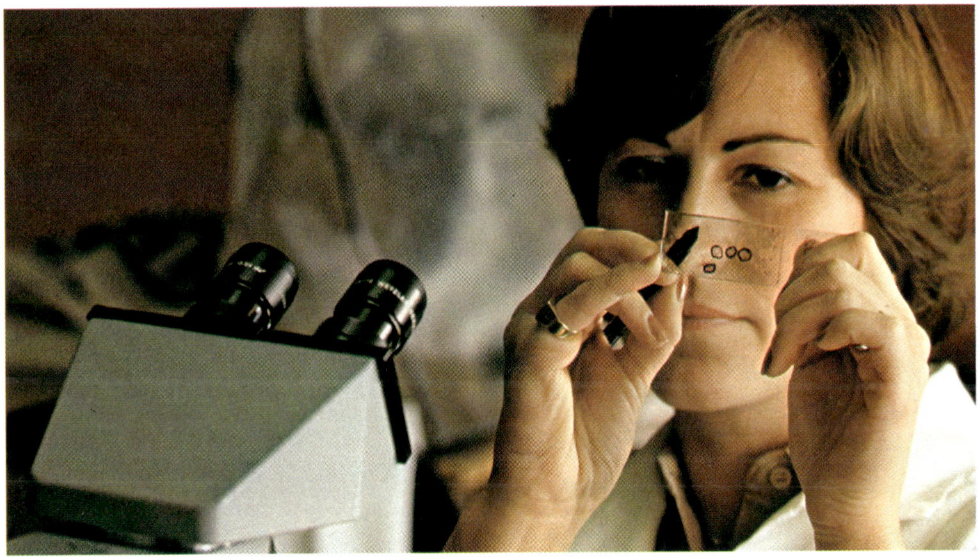

5

6

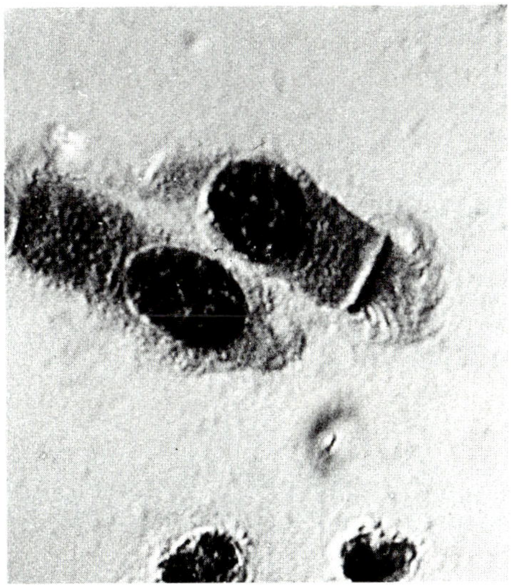

7

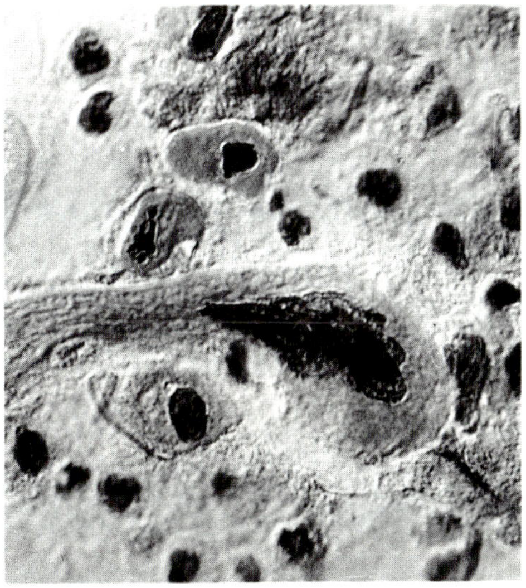

5. *Zelluntersuchung mit dem Mikroskop; Chromosomenänderungen werden mit anderen Mitteln untersucht.*
6. *Gesunde Zellen unter dem Mikroskop; die Zellkerne sind von dunkler ovaler Gestalt.*
7. *Zellen eines fortgeschrittenen Lungenkrebses; die kranken Zellen sind deformiert und geschwollen.*

In drei Jahrzehnten hat sich der Lungenkrebs von einer unter vielen zur häufigsten Krebserkrankung bei Männern in den USA und in Großbritannien entwickelt. In anderen westlichen Ländern ist ein vergleichbar steiler Anstieg festzustellen. Alle Untersuchungen machen die Verbindung deutlich, die zwischen Zigarettenrauchen und der Zunahme von Lungenkrebs besteht. Dies wird auch von der Tatsache bestätigt, daß bei Frauen mit der Ausweitung des Rauchens auch der Lungenkrebs zugenommen hat.
Unten links sieht man die saubere und heile Lunge eines neugeborenen Kindes (1) und darunter die Lunge eines Menschen, der viel und lange geraucht hat (2). Ganze Bereiche der Lunge sind durch Teerablagerungen schwarz geworden. Die Abbildung rechts zeigt ein Lungenemphysem (3), eine Lungenkrankheit, die durch Rauchen hervorgerufen werden kann. Charakteristisch für sie ist eine Ausdehnung der Lungenbläschen (Alveolen) aufgrund von Entzündungen und einer chronischen Bronchitis. Das Gewebe verändert sich, überschüssiger Schleim wird produziert, und in den erkrankten Regionen werden die Atemfunktionen in Mitleidenschaft gezogen.

Die Abbildung auf der gegenüberliegenden Seite oben zeigt einen bösartigen Lungentumor unter dem Elektronenmikroskop (4). Die Tumorzellen (rechts im Bild) treten in der Folge einer längeren (oft zwei oder drei Jahrzehnte anhaltenden) Reizung der Epithelzellen in der obersten Schicht auf. Der Tumor entwickelt sich aus Zellen, die ursprünglich normal waren, deren Gene aber durch krebserregende Substanzen im Tabakrauch geschädigt worden sind. Die Metamorphose zur Tumorzelle bedeutet, daß eine Zelle von allen Kontrollen entbunden ist, daß sie unbegrenzt wachsen und das umliegende Gewebe infiltrieren kann. Zellen eines Tumors können auf alle möglichen Wege zum Gehirn, zur Leber und zu anderen Organen gelangen, wo sie dann Metastasen bilden. Anormale Zellveränderungen, die durch Rauchen verursacht worden sind, können wieder rückgängig gemacht werden, wenn die Reizung, also das Rauchen, rechtzeitig eingestellt wird.
Unten links sehen wir im rechten Teil des Bildes einen kugelförmigen bösartigen Tumor und links davon normale Zellen des Atemtraktes mit Zilien (5). Rechts zeigt das Bild Tumorgewebe im Blick durch ein Bronchoskop (6).

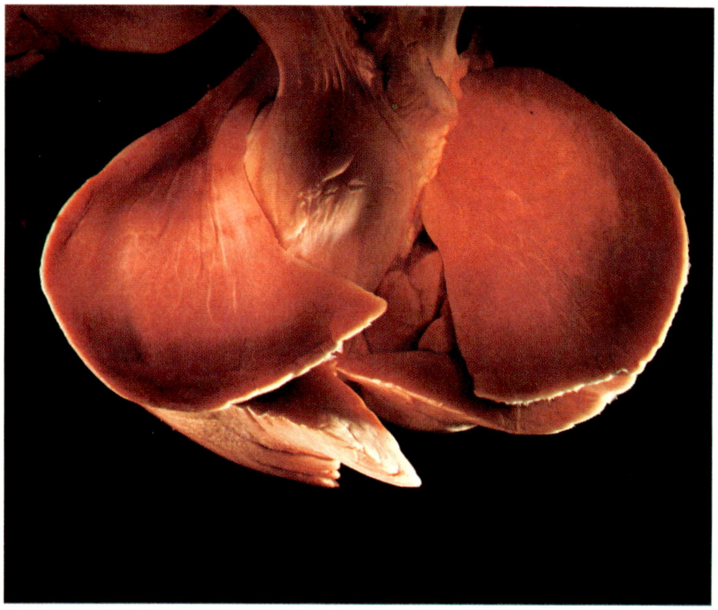

1

2

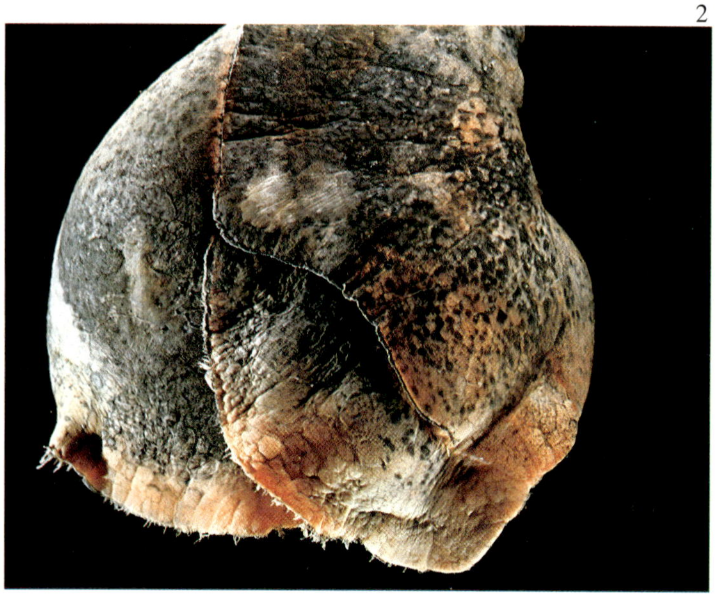

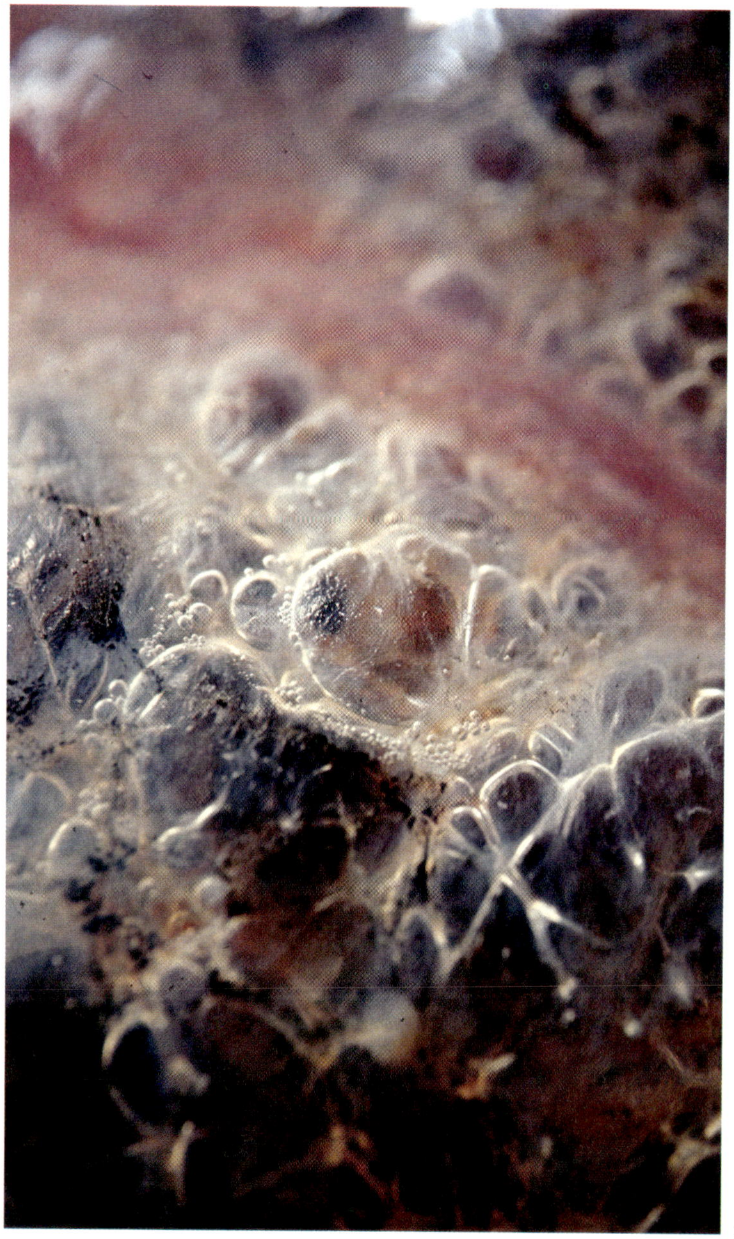

3

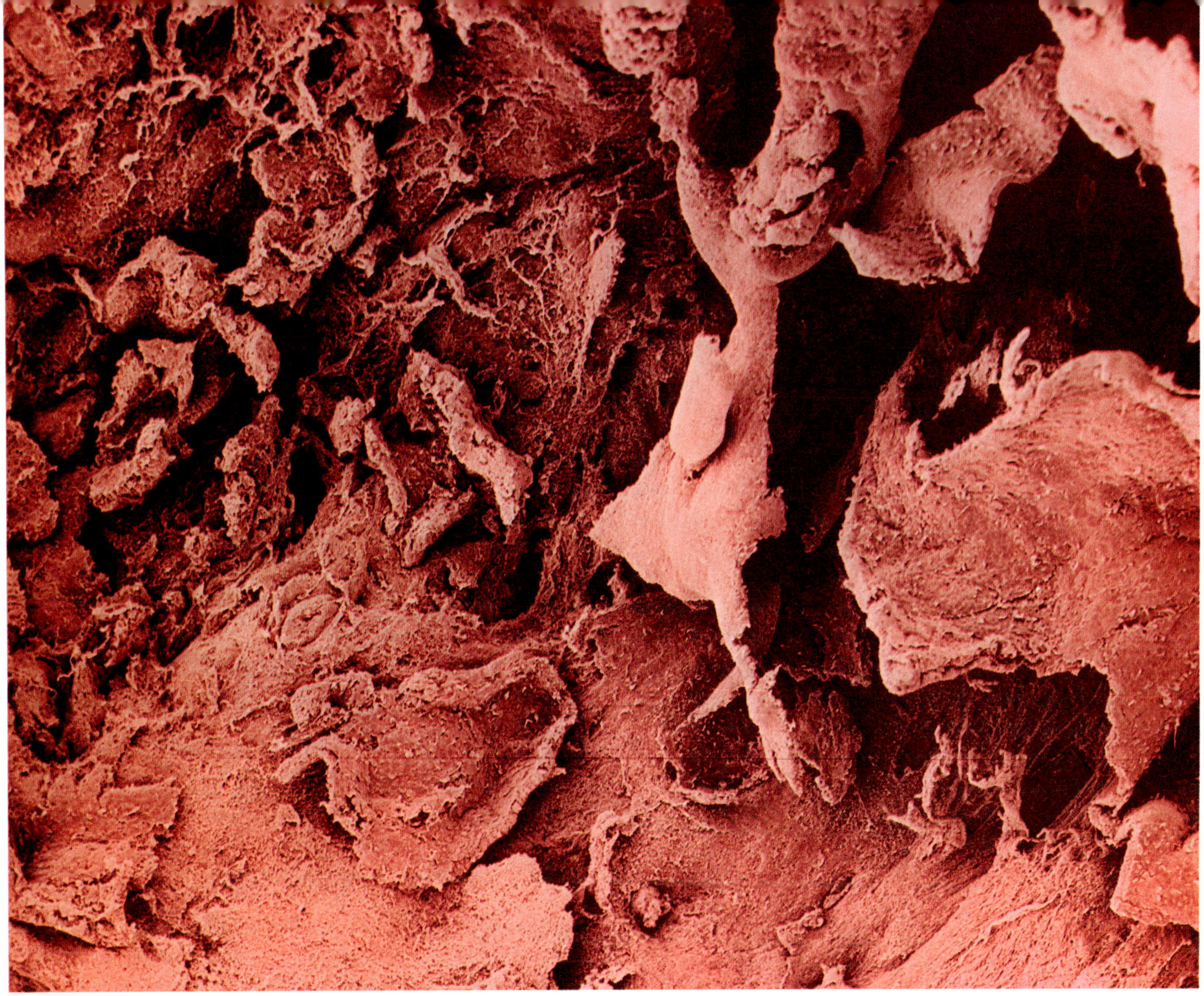

4

5

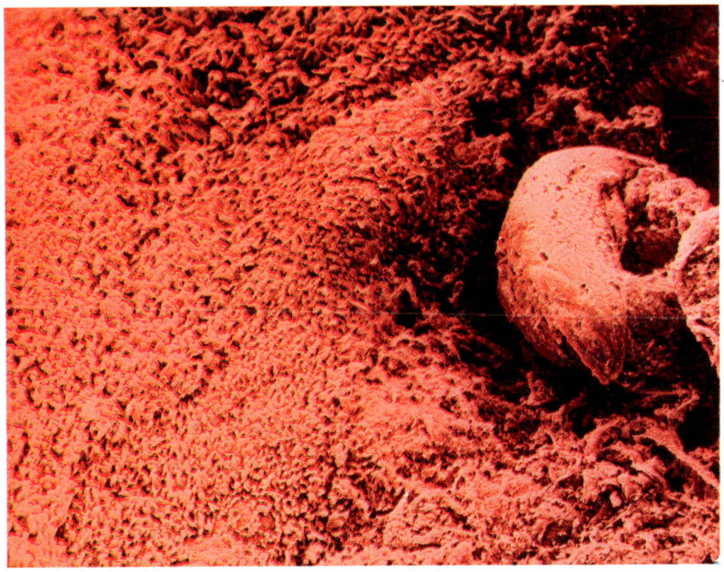

6

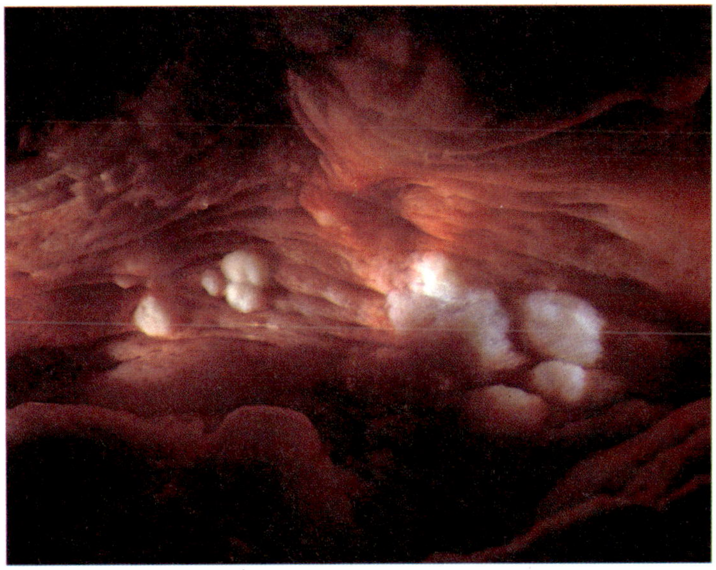

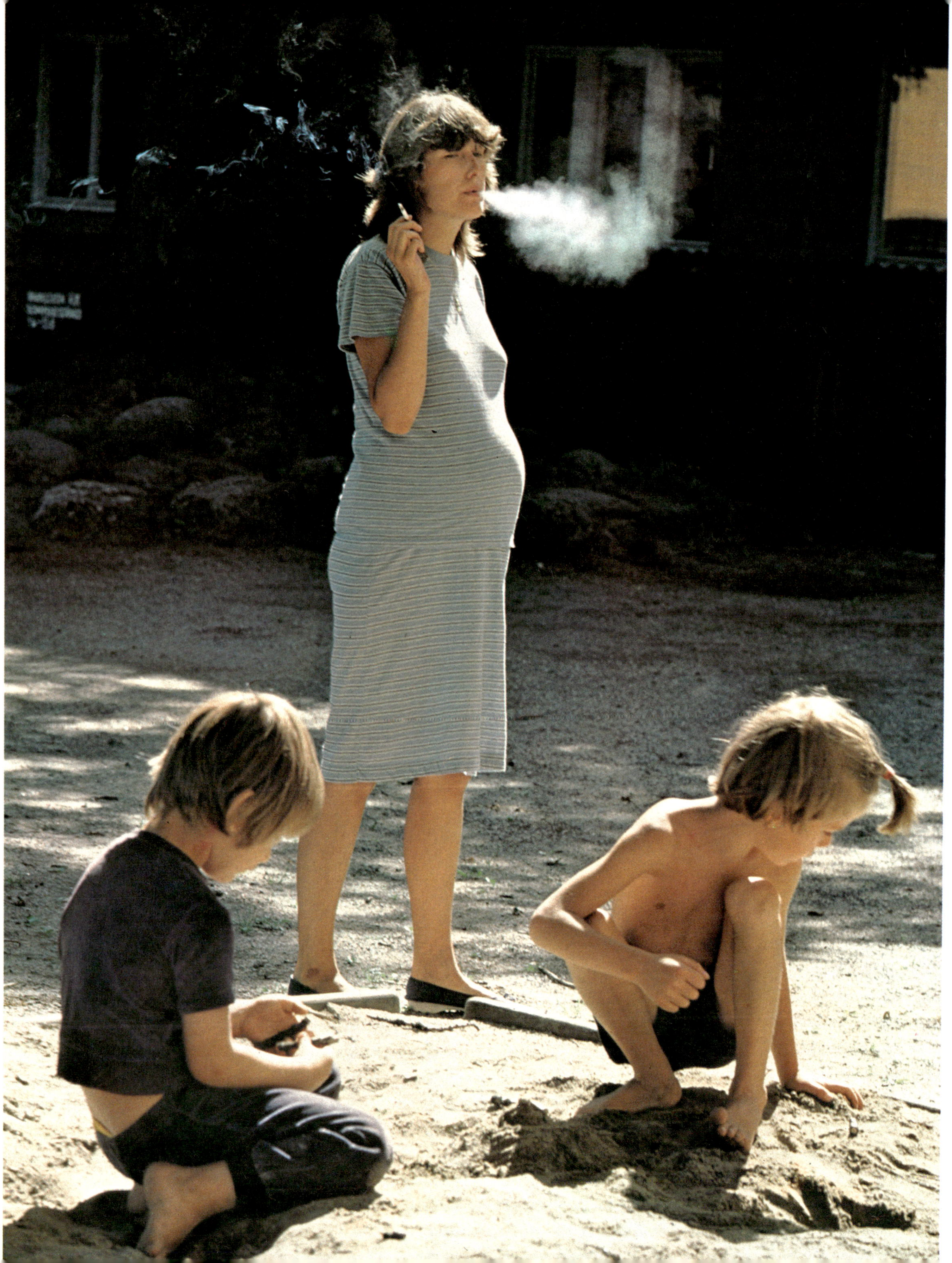
1

Fötale Risiken

Der heranwachsende Fötus liegt – der Theorie nach – wohlgeschützt hinter der Plazenta, deren Filter eine Schranke bildet, die für Viren und Bakterien unpassierbar ist. Leider bietet dieser Filter gegen Chemikalien weniger wirksamen Schutz. Wenn eine Mutter Alkohol trinkt oder raucht, wird der Fötus unfreiwillig zum Alkohol- und Tabakkonsumenten. Bei Kindern von Frauen, die während der Schwangerschaft unmäßig Alkohol zu sich genommen haben, zeigen sich Auswirkungen, die von leichten Fehlbildungen bis zu ernsten Behinderungen reichen können. Kinder von rauchenden Müttern wiegen weniger als Kinder von Nichtraucherinnen. Ein hoher Prozentsatz von Neugeborenen, die weniger als 2500 Gramm wiegen, stammt von Müttern, die während der Schwangerschaft geraucht haben.

Der vierte Monat der Schwangerschaft stellt einen Wendepunkt dar. Mütter, die zuvor mit dem Rauchen aufgehört haben, bringen normalgewichtige Kinder zur Welt. In der Zeit danach beeinträchtigt das Rauchen das Gewicht des Kindes. Nach Meinung der Wissenschaftler wird dies durch einen Mangel an Sauerstoff bewirkt. Wie in den Abbildungen unten deutlich wird, schädigt das mütterliche Rauchen die Blutgefäße der Nabelschnur (links bei einer Nichtraucherin, rechts bei einer Raucherin). Die Blutgefäße der Plazenta sind ebenfalls betroffen. Wenn das Kind geboren ist und gestillt wird, kann es Nikotin mit der Muttermilch aufnehmen, wenn die Mutter mehr als 20 Zigaretten am Tag raucht. Dies zeigt sich durch Erbrechen, Durchfall, Herzklopfen und Blässe. Kinder von rauchenden Müttern werden im Vergleich zu Kindern von nichtrauchenden Müttern dreimal so häufig von einem Katarrh oder von einer schweren Lungenentzündung betroffen.

1. *Wer so spät in der Schwangerschaft noch raucht, kann dem Fötus Schaden zufügen.*
2. *Die Blutgefäße der Nabelschnur werden durch das Rauchen der Mutter beeinträchtigt.*
3. *Gesunde Oberflächenzellen der Blutgefäße einer Nabelschnur*
4. *Oberflächenzellen der Blutgefäße einer Nabelschnur, die durch Rauchen deformiert sind*

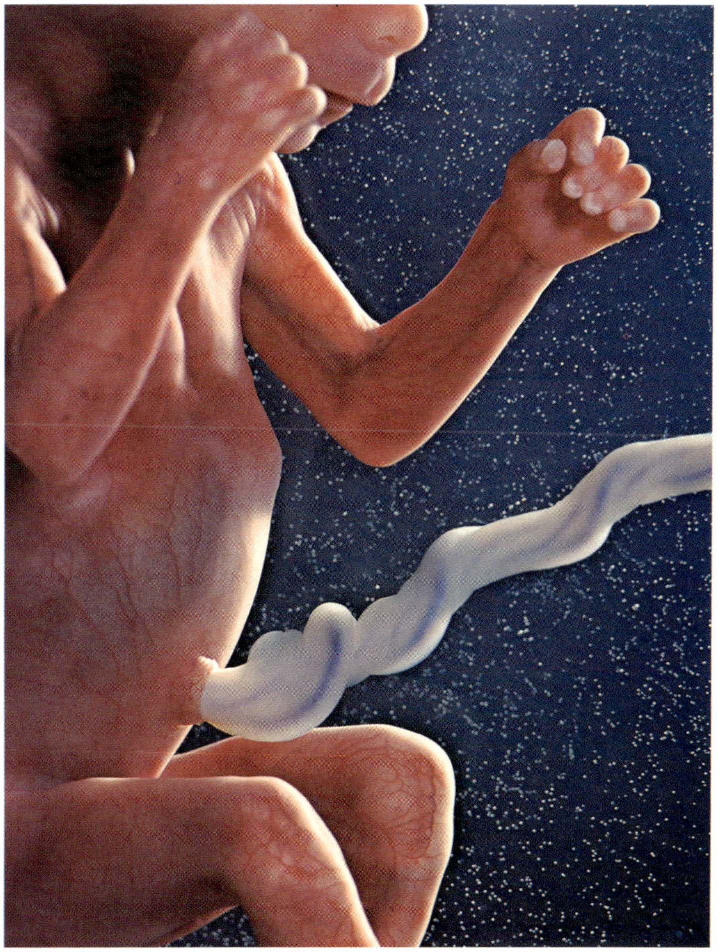

2

3

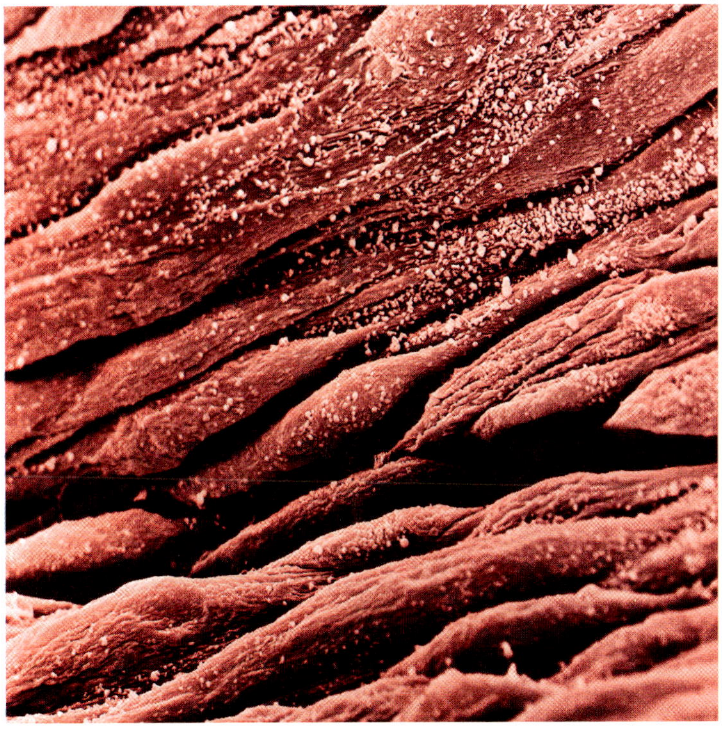

4

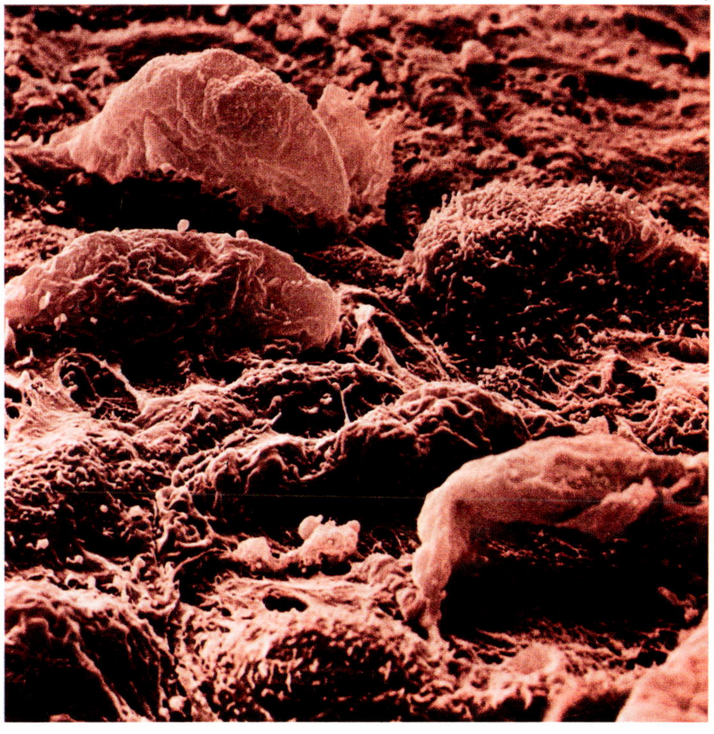

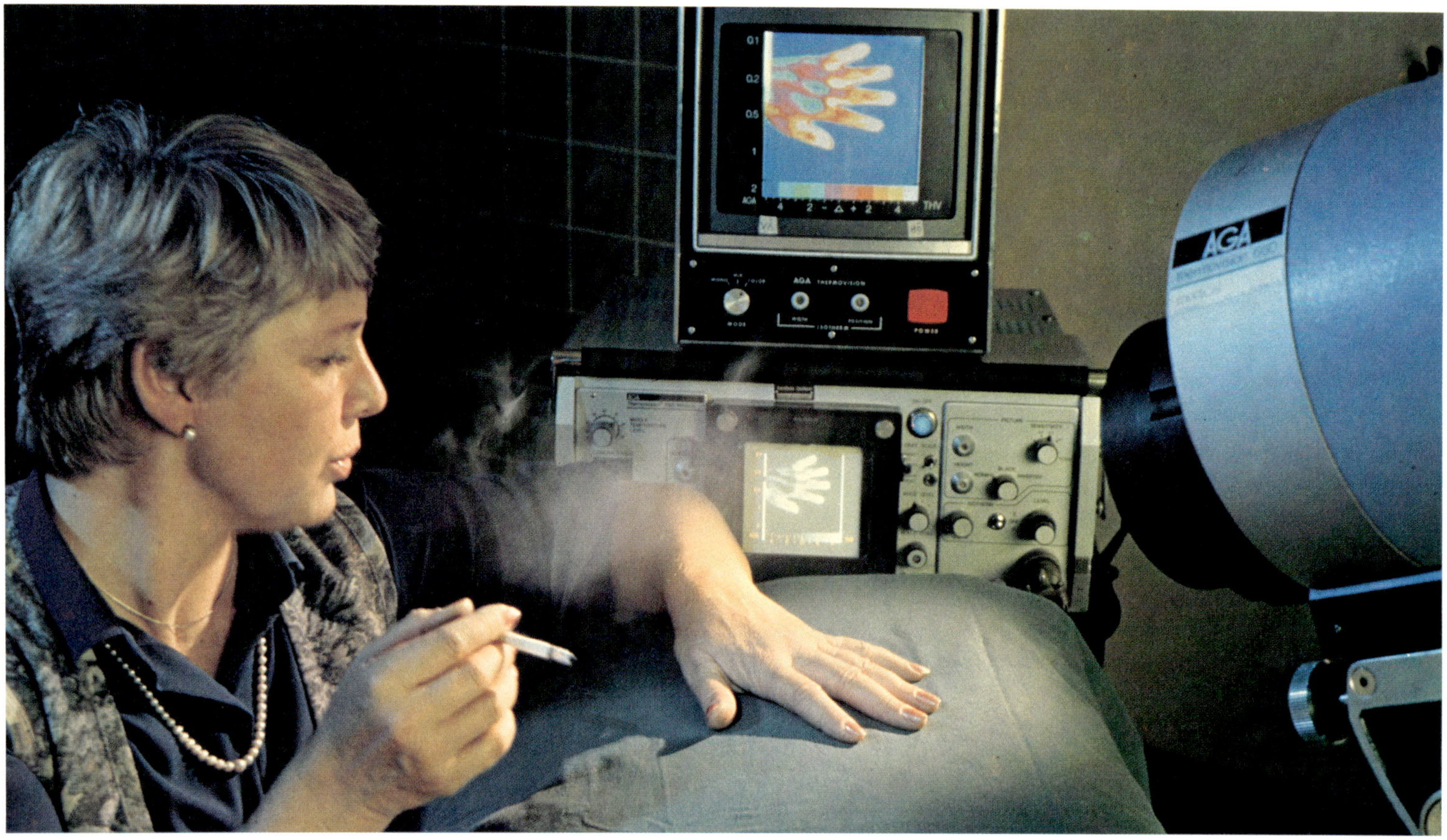

1

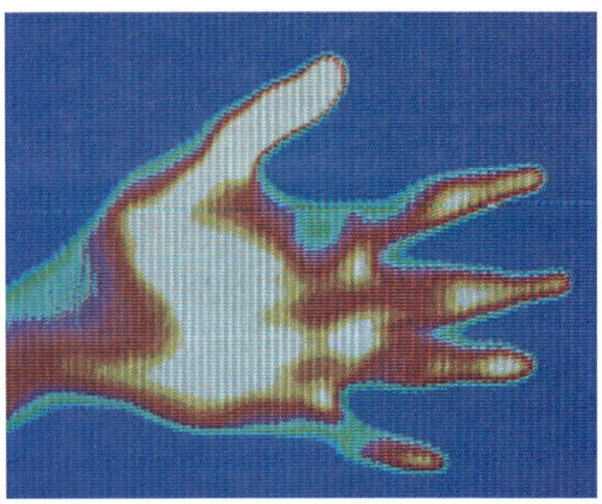

2

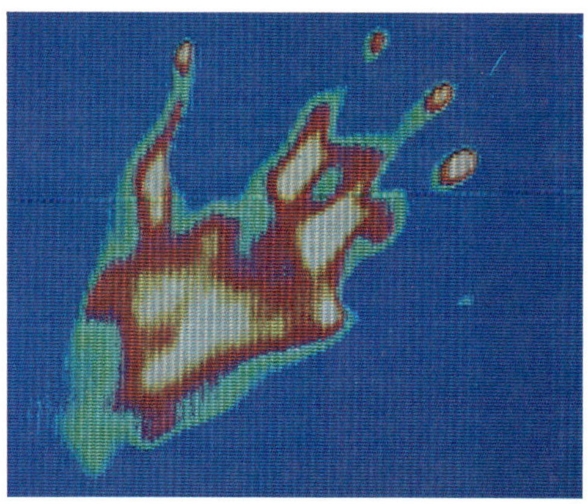

3

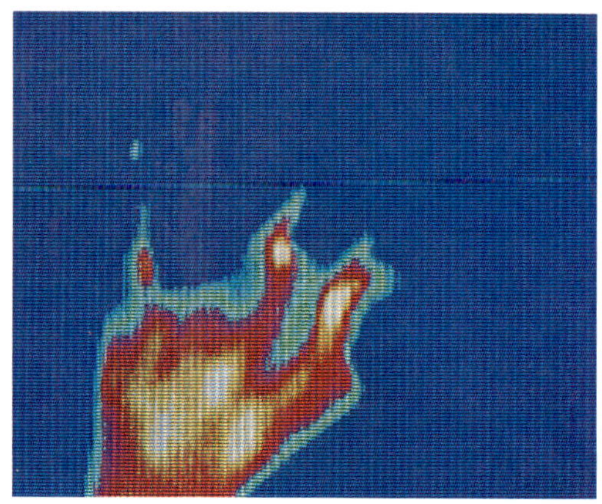

4

Nikotin stranguliert die Blutgefäße
Es ist vor allem das Nikotin, das den Raucher reizt, das ihm den eigentlichen »Kick« bringt, die Stimulierung des Gehirns und des Nervensystems, die erhöhte Aufmerksamkeit. Doch das Nikotin bewirkt noch mehr. Mit Hilfe des autonomen Nervensystems beeinträchtigt es die Muskeln der Blutgefäßwände, so daß sie eingeengt werden. In extremen Fällen kommt es zu schrecklichen Auswirkungen, wie auf den Abbildungen auf der gegenüberliegenden Seite gezeigt wird.
Oben zeichnet eine sogenannte thermographische Kamera die Blutzirkulation in der Hand während des Rauchens auf (1). Die Kamera macht Temperaturunterschiede sichtbar, indem sie die Wärmestrahlung registriert. Mit elektronischer Hilfe wandelt sie Temperaturbereiche in Farben um, vom Weiß (warm) bis zum Blau (kalt). Die Wärmestrahlung liefert also das Bild der Hand auf dem Bildschirm. Die Kamera (rechts im Bild) registriert die Strahlung in der Hand der Frau von dem Moment an, wo sie zu rauchen beginnt. Die Durchblutung ist gleichmäßig, und die Kamera zeigt eine warme Hand, die einheitlich weiß ist.
Die Abbildungen darunter zeigen, was in den Blutgefäßen der Finger beim Rauchen einer Zigarette geschieht. Die Abbildung links (2) zeigt eine normale Temperaturverteilung. In der Mitte (3) sehen wir, wie die Finger nach drei Zügen an der Zigarette fast verschwinden; die Wärmestrahlung nimmt um fast drei Grad ab. Rechts (4): Die Blutgefäße der Hand sind nach mehreren Zügen stranguliert, und die Finger sind verschwunden.
Die einengende Wirkung des Nikotins hat katastrophale Folgen, wenn sie mit Faktoren zusammentrifft, die Arteriosklerose begünstigen. Diese Krankheit beginnt mit der Ablagerung von Fettsäuren an den Wänden der Blutgefäße, die dadurch enger werden und die Durchblutung beeinträchtigen. In einem späteren Zustand – der echten Arteriosklerose – verhärten sich die Fettablagerungen, die Blut-

gefäße werden steif, und der langsame Blutfluß zieht die Bildung von Blutgerinnseln nach sich.
Arteriosklerose und Blutgerinnsel haben die schlimmsten Folgen, wenn sie das Herz oder das Hirn betreffen. Ein Herzinfarkt oder ein Hirnschlag kann zum Tode führen oder jemanden zum Invaliden machen. Wenn sich die Krankheit in den unteren Extremitäten entwikkelt, können Blutgerinnsel schlimmstenfalls Amputationen notwendig machen.
Es ist das Rauchen, das die Blutgefäße einengt. Und doch gibt es Menschen, die auch dann noch an Zigaretten hängen, wenn ihnen beide Beine amputiert worden sind. Mit der Ausweitung des Nikotinkonsums hat in den letzten Jahren bei Frauen auch die Arteriosklerose zugenommen.
Ein frühes Zeichen für Arteriosklerose in den Beinen sind schmerzhafte Krämpfe in der Wade beim Gehen. Man bleibt dann häufig stehen, um den Schmerz vergehen zu lassen. Raucher tun gut daran, mit dem Rauchen aufzuhören, wenn die Krankheit dieses Stadium erreicht hat. In ernsten Fällen – wie bei der Frau rechts (5) – kann eine Stufe erreicht werden, die eine Amputation erforderlich macht.
Unten werden drei Stufen in der Verkalkung von Blutgefäßen gezeigt: ganz links (6) der Querschnitt einer gesunden Aterie mit ihren verschiedenen Muskelschichten; in der Mitte (7) haben Cholesterinablagerungen den Innenraum des Blutgefäßes (das Lumen) um 75 Prozent verengt; ganz rechts (8) ist das Gefäß durch ein Gerinnsel verstopft.

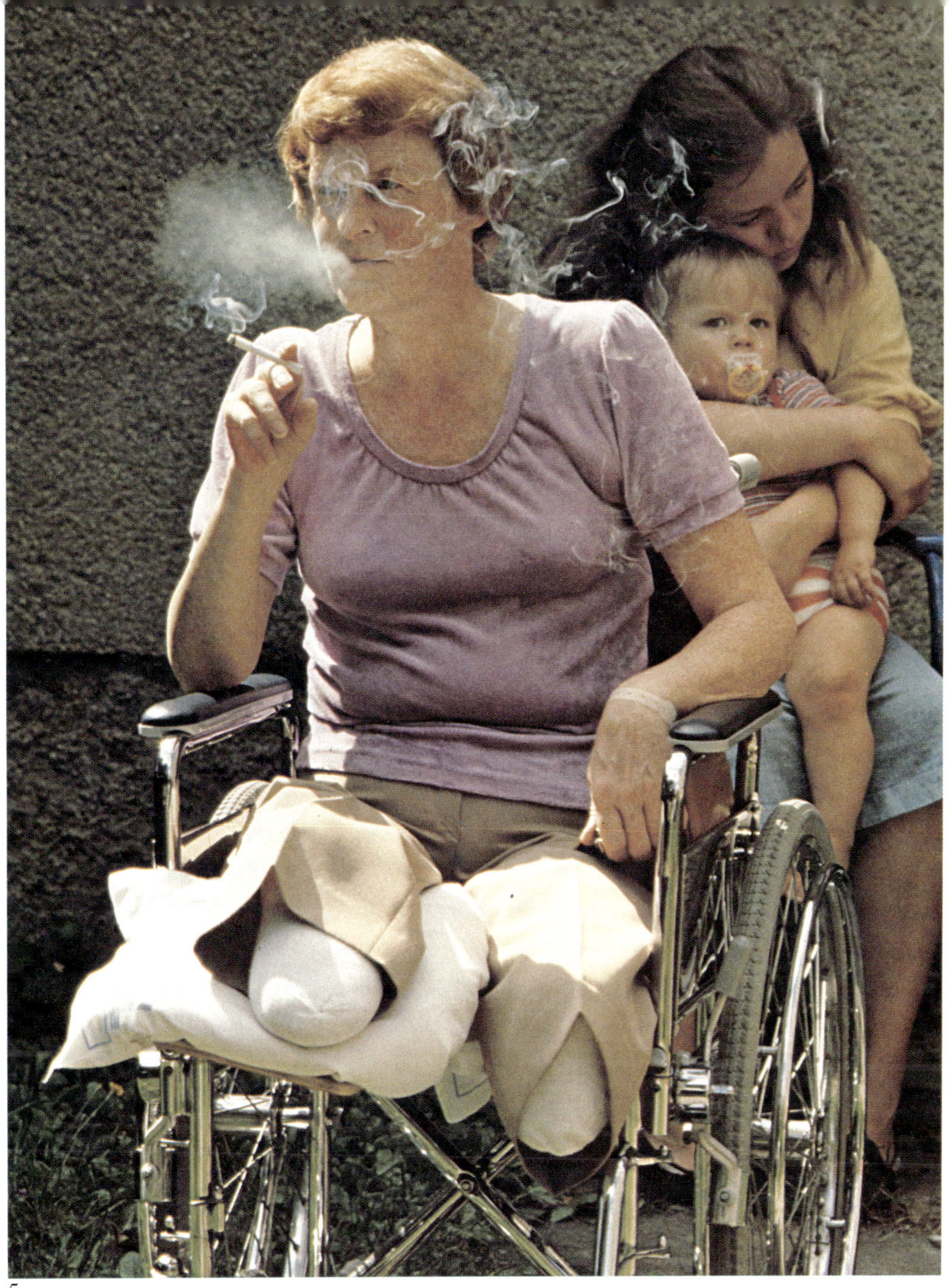

5

6

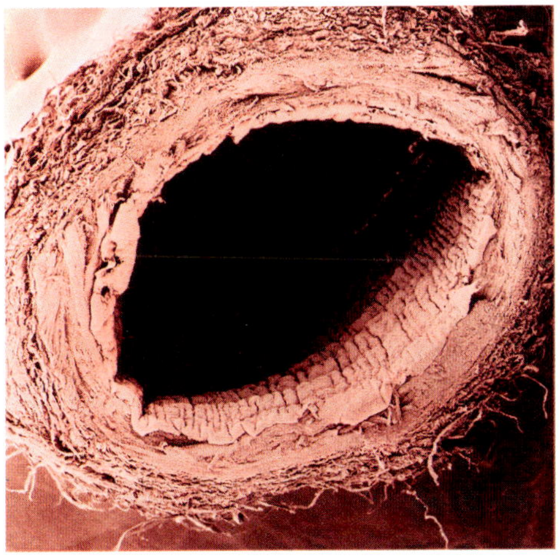

7

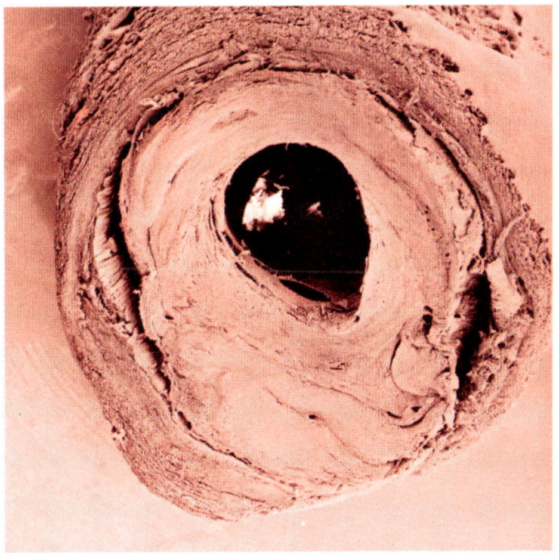

8

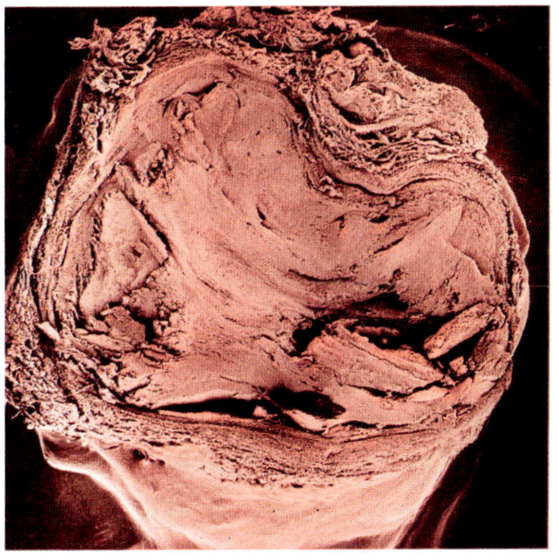

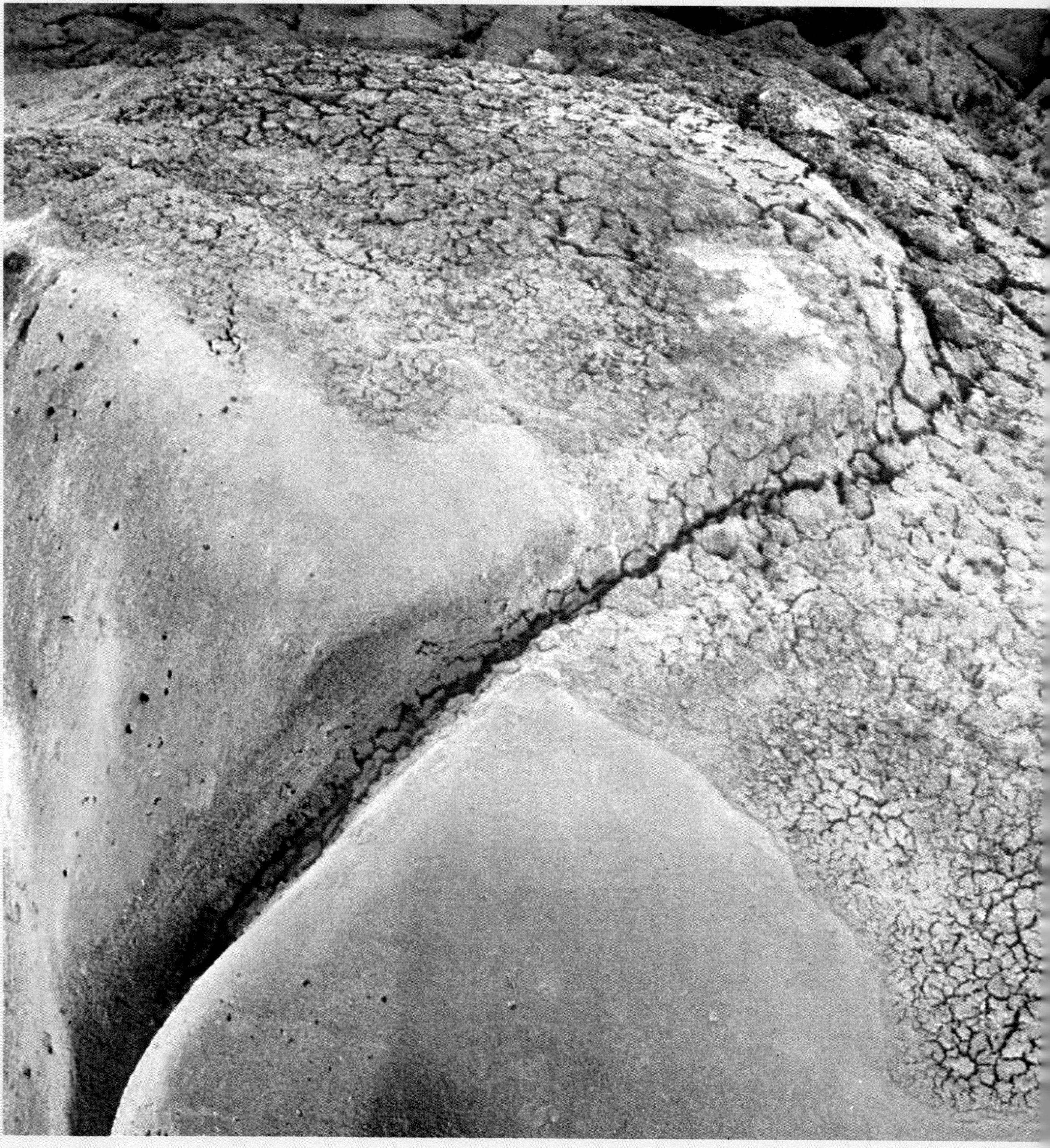

Die Zahnbürste entfernt bakteriellen Zahnbelag von der Zahnoberfläche.

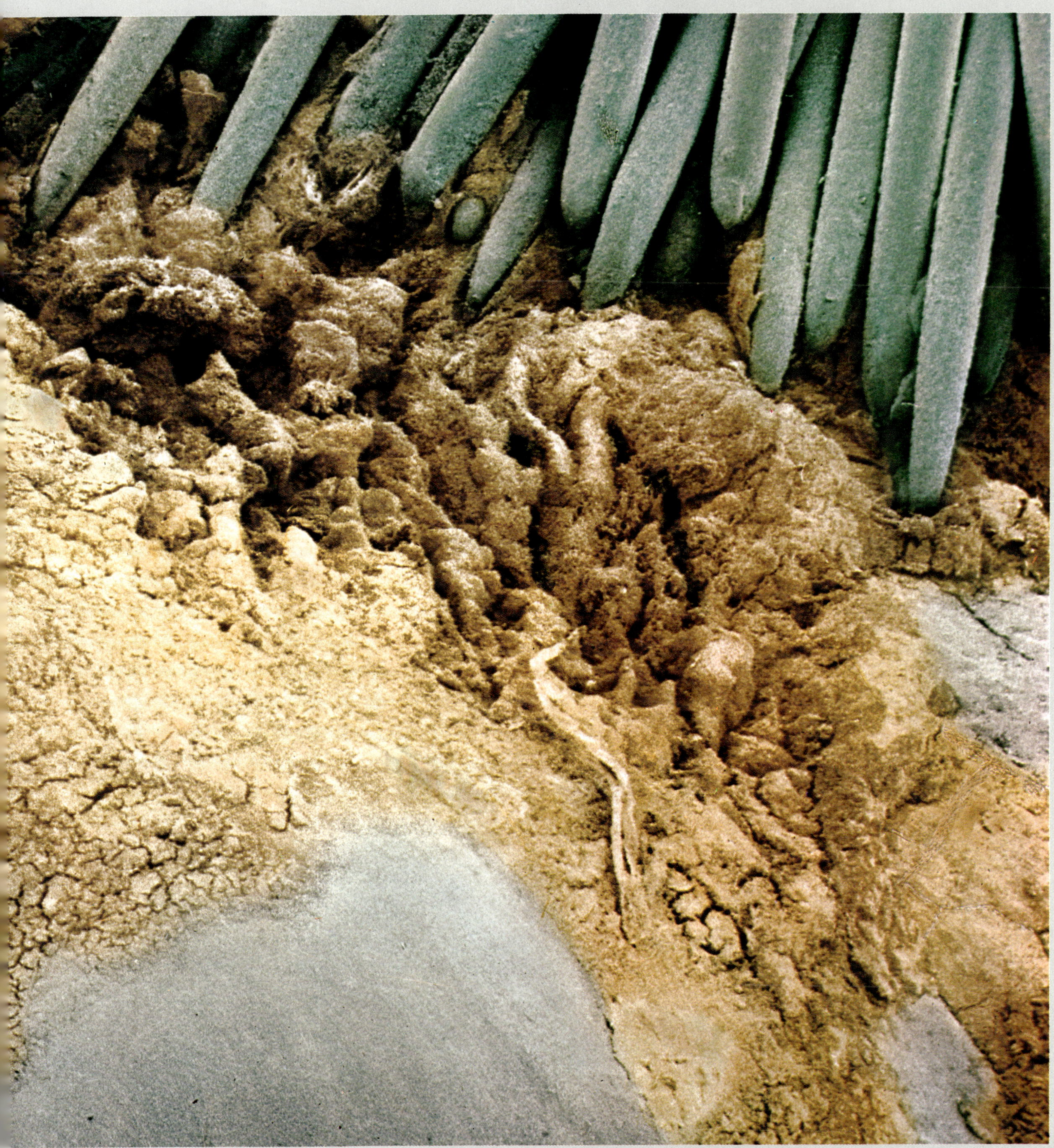

Die Zähne

Die Körperöffnungen sind offensichtlich die Schwachstellen in unserer Abwehrlinie gegen äußere Mikroorganismen. Die unverletzte Haut eines gesunden Menschen ist für Bakterien und Viren nahezu undurchdringlich. Dies galt einstmals auch für unsere Städte: Es war wegen der Stadtmauern sehr schwierig, sich Einlaß zu verschaffen. Die Tore waren die Schwachstellen, und hierauf konzentrierte sich auch die damalige Verteidigungstechnik.
Der Mund und die Atemwege sind die Hauptöffnungen in der Abwehrlinie des Körpers. Sie unterliegen dauernden Invasionsversuchen. Scharen von Mikroben schlüpfen hier millionenfach ein; viele sind gefährlich und verursachen Krankheiten, doch die meisten sind harmlos und stellen kein Risiko für unsere Gesundheit dar. Oberflächlich betrachtet stellt der Mund den idealen Stützpunkt für einen bakteriellen Angriff dar. Es gibt hinreichend Nahrungsmittel, hier ist es warm und feucht – mit anderen Worten, hier finden die Bakterien genau die Umgebung vor, die sie bevorzugen.
Glücklicherweise ist dies aber nur eine Seite der Geschichte. Der Mensch hätte im Rahmen der Evolution niemals entstehen können, wenn die Abwehrmechanismen seines Körpers es den Eindringlingen nicht schwergemacht hätten. Die Speicheldrüsen schütten ständig einen Strom von Speichel aus, der die Mikroorganismen von den Schleimhäuten und Zahnoberflächen wegspült. Doch der Speichel ist nicht nur eine Munddusche, er enthält auch große Mengen des Antikörpers Immunoglobulin A (IgA), der dafür sorgt, daß Bakterien zusammenklumpen. Damit werden sie zu einer verlockenden Speise für diejenigen weißen Blutzellen, die ihr Leben lang auf die Jagd gehen, die Freßzellen nämlich. Sie inspizieren unentwegt das Zahnfleisch und verspeisen alle Bakterien, die sie finden. Die Arbeit der Freßzellen geht schneller und leichter vonstatten, wenn die Bakterien mit Antikörpern versehen sind. Diese Moleküle wirken als Wegweiser und als Aperitif.
Der Speichelfluß zwingt uns darüber hinaus, auch dann zu schlukken, wenn wir nicht essen, und die verschluckten Bakterien werden vom Magensaft getötet. Die Mundschleimhaut hat ihre eigene chemische Waffe, ein Enzym mit Namen *Lysozym,* das in der Lage ist, bakterielle Zellwände zu zerlegen. Die Zähne selbst werden durch das härteste Material des Körpers geschützt, den Zahnschmelz, dessen normalerweise glatte Oberfläche den Bakterien nur wenig Gelegenheit bietet, sich festzusetzen.
Dies sind die grundlegenden Mechanismen der Verteidigung in der Region des Körpers, die Invasionen am stärksten ausgesetzt ist: der Speichel mit seinen IgA-Antikörpern und dem Spüleffekt, der harte Zahnschmelz und das Lysozym der Mundschleimhaut. Untersuchungen von Schädeln in Gräbern aus der Frühzeit zeigen die Wirksamkeit dieser Verteidigung bei geeigneter Ernährung. Der Betrachter sieht perfekte Zahnreihen, die zwar ein wenig abgenutzt aussehen, aber nicht von Karies betroffen sind. Was hat dazu geführt, daß Zahnerkrankungen zu den verbreitetsten Krankheiten der zivilisierten Welt gehören?
Der Hauptgrund ist der Zucker, der industriell aus Zuckerrohr und Zuckerrüben gefertigt wird und seit dem 18. Jahrhundert für alle Bevölkerungsgruppen verfügbar ist. Der menschliche Geschmack schätzt die Süße: Wenn man Kindern die Wahl zwischen reinem und gezuckertem Wasser läßt, wählen die meisten das süße. Vom Gesichtspunkt der Evolution aus kann dies durch die Tatsache erklärt werden, daß Kohlenhydrate – zu diesen Stoffen zählt auch der Zucker – reich an Energie sind und daß die Natur unseren Vorläufer *Homo erectus* mit Hilfe von Geschmackssignalen geleitet hat, eine in dieser Hinsicht wirkungsvolle Kost, Früchte und bis zu einem gewissen Maß Honig, zu sich zu nehmen. Die Bakterien in unserem Mund sind ebenfalls begierig auf Zucker. Eine Sorte mit Namen *Streptococcus mutans* bildet eine Säure, wenn sie den Zucker verspeist (zerlegt). Die Säure läßt ihrerseits ein Loch im Schmelz entstehen, durch das nun eine ganze Horde von Bakterien zu der nahrhaften Zahnsubstanz vordringen kann. Diese Art des Zahnverfalls nennen die Mediziner *Karies.*

Der Verfall beginnt, wenn klebriger Zucker oder andere Kohlenhydrate am Zahnschmelz hängenbleiben und eine Art Zahnbelag bilden, eine gelbe Schicht, die reich an Bakterien ist. Hier findet sich nicht nur *Streptococcus,* der den Zahnschmelz auflöst, hier gibt es auch andere Bakterien in allen Formen, runde, stabförmige und spiralenförmige. Wenn sie in Ruhe gelassen werden, dringen sie durch den Schmelz und die Zahnsubstanz, erreichen die Nerven und Gefäße (die Pulpa) und arbeiten sich weiter den Wurzelkanal entlang bis zur Wurzelspitze vor, wo sich dann ein Abszeß bildet. Wenn dieser Vorgang nicht kontrolliert wird, breitet er sich in den Kiefer aus. Karies heilt nicht von selbst. Das beschädigte Gewebe muß vom Zahnarzt mit dem Bohrer entfernt und durch Füllungen ersetzt werden.
Eine Verminderung der Speichelproduktion verschlimmert Karies. Bestimmte Medikamente können bei längerer Einnahme eine Verringerung der Speichelproduktion zur Folge haben, so daß der Speichel die Oberflächen der Zähne nicht mehr spülen kann.
Mit unserem hohen Zuckerverbrauch können wir uns nicht mehr auf unsere Grundverteidigungen verlassen, um die Mikroben in Schach zu halten. Wir müssen sie mit Mundhygiene und anderen Mitteln unterstützen. Die Zahnbürste kam zwar gegen Ende des

Der Besuch beim Zahnarzt macht keinen Spaß; er ist aber notwendig für die Gesundheit der Zähne. Mit jährlichen Untersuchungen – sie sollten möglichst mit dem vierten oder fünften Lebensjahr beginnen –, richtiger Ernährung und guter Zahnhygiene können wir den Zahnverfall (Karies) und die Zahnfleischentzündungen verhindern, die zu lockeren Zähnen führen (Parodontose). Die modernen Eßgewohnheiten sind schlecht für unsere Zähne. Der Zuckeranteil in der Nahrung ist hoch, und wir essen Süßigkeiten zwischen den Mahlzeiten. Zusammen mit einem unzureichenden Bürsten der Zähne entsteht dabei ein Zahnbelag, der reich an Kohlenhydraten ist und in dem sich Bakterien tummeln können. Darunter bildet sich eine Säure, die den Zahnschmelz zersetzt. Durch die zerfallenen Stellen können Bakterien in den Zahn eindringen und seine Substanz angreifen. Diese Wunde heilt nicht von selbst. Der Bohrer des Zahnarztes muß das kranke Gewebe entfernen und das entstandene Loch auffüllen.

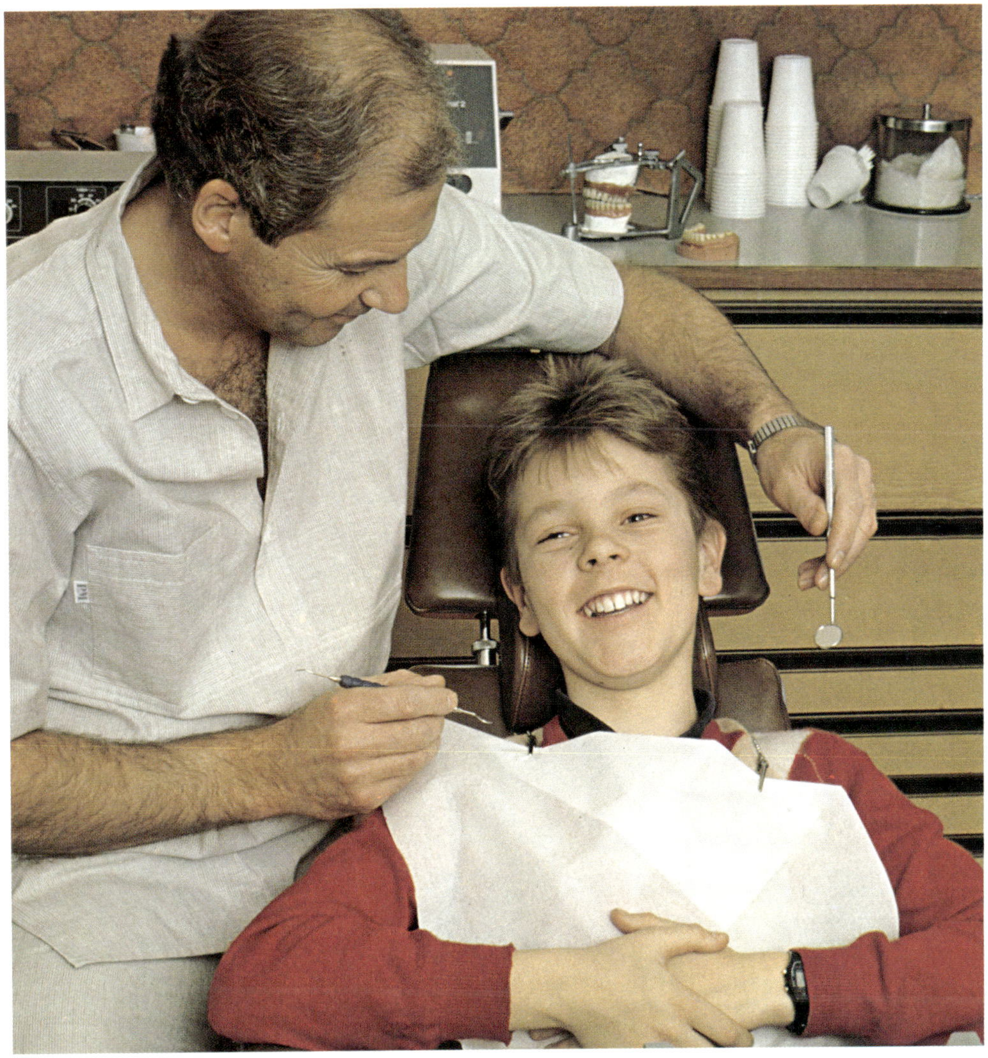

19. Jahrhunderts allgemein in Gebrauch, doch hilft sie nicht gegen den Belag in schwer zu erreichenden Ecken. Zahnstocher, Fäden und besondere Bürsten sind notwendig, um die Ablagerungen in den Räumen zwischen den Zähnen zu entfernen. Antibakterielle Mundspülungen sind heute verfügbar, und es gibt erste Experimente mit Impfstoffen gegen das Enzym, das den Zahnbelag bildet, und gegen *Streptococcus mutans,* der die Säure produziert, die den Zahnschmelz auflöst. Auch die moderne Immunologie kämpft gegen Karies.

Der Faktor aber, der den Trend zu Karies aufgehalten und in einigen Ländern sogar umgekehrt hat, ist die Verstärkung des Zahnschmelzes mit *Fluor,* einem Element, das zu den Halogenen gehört. Das Bestreichen oder Spülen der Zähne mit starken fluorhaltigen Lösungen, Fluortabletten für Kleinkinder oder der Zusatz von Fluor zur Zahnpasta – all dies hat geholfen, den Schmelz zu härten und die Karies zu bekämpfen.

Die ernsthafteste Bedrohung für die Zähne in der westlichen Welt ist heute die Parodontose, das heißt die Entzündung des Zahnfleisches. Ohne Behandlung können sich dabei die Zähne lockern und schließlich ausfallen.

Diese Krankheit beruht zuerst und vor allem auf unzureichender Mundhygiene: Die Zähne werden nicht genug oder falsch gebürstet. Aus den Nahrungsresten oder den Bakterien bilden sich Beläge, die sich zum Zahnstein erhärten. Unter dem Schutz des Zahnsteins greifen Bakterien das Zahnfleisch an, sie setzen sich an den Zahnhälsen fest, graben tiefe Löcher und zerstören die Verbindungen des Zahns mit dem Kiefer. Ein geschwollenes Zahnfleisch, das leicht blutet, und lockere Zähne sind Anzeichen einer fortgeschrittenen Parodontose.

Auch diese Krankheit kann behandelt werden. Ein Chirurg entfernt das Zahnfleisch und die entzündeten Aushöhlungen, und ein Zahnarzt kratzt den Zahnstein an den Zahnhälsen ab. Der Patient muß sich dann um eine sorgfältige Zahnpflege bemühen. Vorbeugen ist immer besser als Heilen. Eine wirksame Mundhygiene reduziert das Risiko sowohl für Karies als auch für Parodontose. Der Zusatz von Fluor stärkt den Schmelz, die Impfung vermehrt die Zahl der Antikörper gegen die Bakterien, die den Zahnschmelz zerstören. Und nicht zuletzt führt eine bessere Ernährung mit weniger Zucker ganz natürlich zu gesünderen Zähnen.

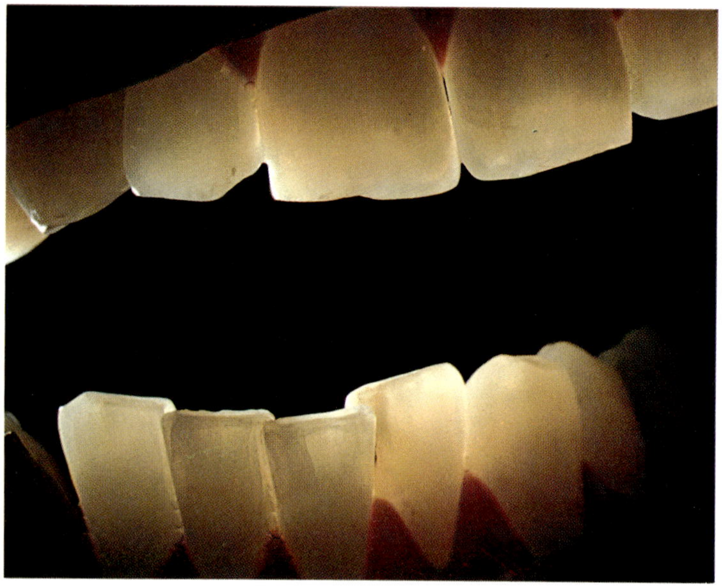

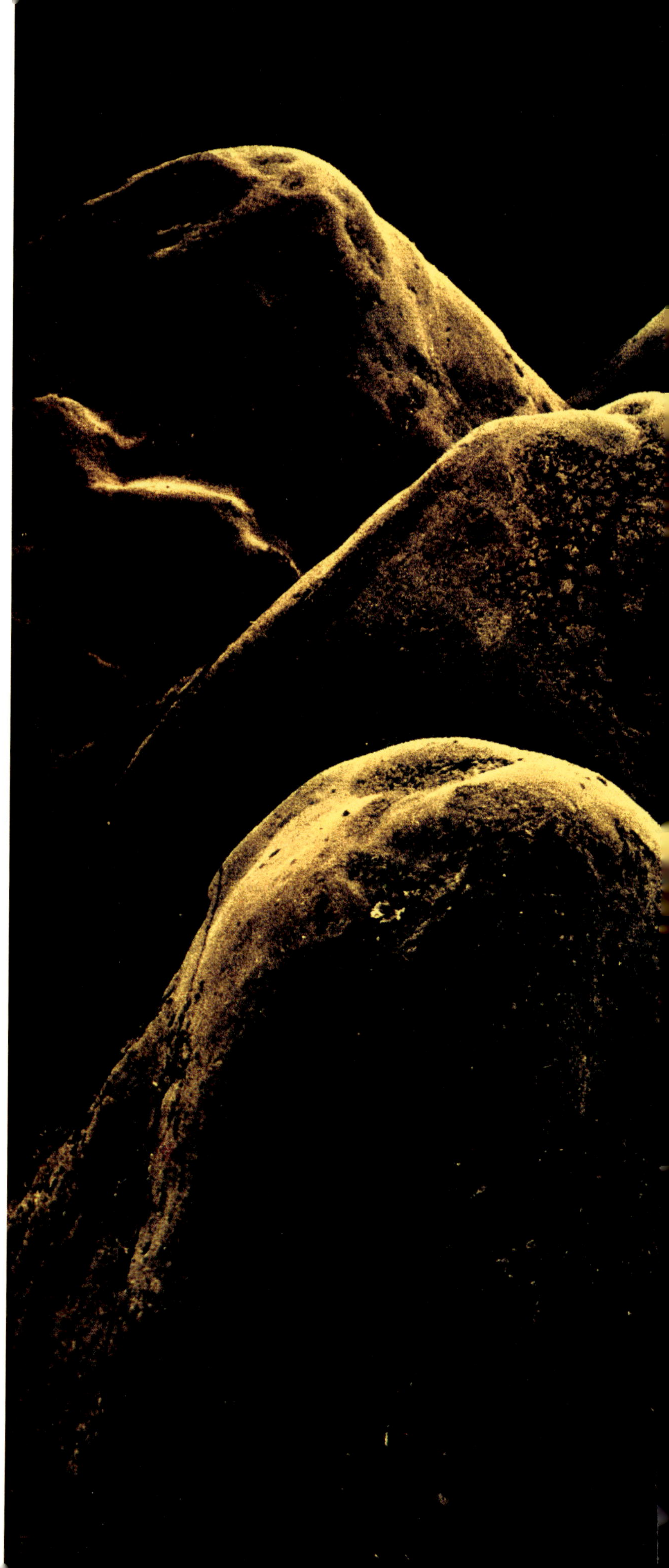

Eine Zahnlandschaft
Oben sieht man die meißelartigen Schneidezähne, die die Nahrung zerteilen. Die Aufgabe der langen Eckzähne besteht darin, den Zugriff fester zu machen, während die Backenzähne (Gegenseite) eine unebene Oberfläche haben, mit der das Essen zermahlen wird. Der Zweck des Kauens liegt darin, die Nahrung zu zerkleinern, so daß sie sich besser mit dem Speichel vermischen und durch die Speiseröhre transportieren läßt. Dies sind die Vorstufen, mit denen die Nahrung in ihre molekularen Bestandteile zerlegt wird.
Die Krone eines Backenzahns – rechts in 40facher Vergrößerung – ähnelt einer Berglandschaft mit Kämmen und Tälern. Wir erkennen, wie in Rissen Ablagerungen entstehen, die kaum mit einer Zahnbürste erreicht werden können. Unter den Ablagerungen ist der Schmelz beschädigt, und im Laufe der Zeit wird es zu Karies kommen.
Beim Kauen funktionieren die Backenzähne des Ober- und Unterkiefers wie Mahlsteine, die Schneidezähne wie Messer und die Eckzähne wie Gabeln. Das mechanische Zerkleinern der Nahrung ist die Voraussetzung für die fortlaufende chemische Zerlegung im Magen-Darm-Trakt, in dem das Essen von einer Vielzahl von Enzymen angegriffen wird, deren Aufgabe es ist, Kohlenhydrate, Proteine und Fette dem Körper verfügbar zu machen.
Beim Zerkauen der Nahrung sind die Zähne sowohl einer mechanischen als auch einer chemischen Belastung ausgesetzt. Sand, kleine Steine und andere harte Gegenstände können zum Beispiel mit einem schlecht gewaschenen Salat in den Mund gelangen. Da der Druck zwischen den Zähnen beim Kauen bis zu 200 Kilogramm pro Quadratzentimeter beträgt, kann ein harter Gegenstand Zähne brechen. Sand zerkratzt die Zahnoberfläche, was man an Zähnen der prähistorischen Menschen beobachten kann. Wenn sich das Essen mit Speichel (und Getränken) vermischt, wird der pH-Wert des Mundes durch bestimmte Substanzen verändert.
Der Körper hat jedoch ein Mittel, um dagegen vorzugehen. Beim Essen sind die Speicheldrüsen aktiv. Daneben spült der Speichel die Oberflächen der Zähne. Dennoch kann er nicht ohne weiteres in den Zahnbelag eindringen, der sich zwischen den Zähnen und in den Backentaschen gebildet hat. Dort setzen sich Speisereste fest und Bakterien gedeihen.

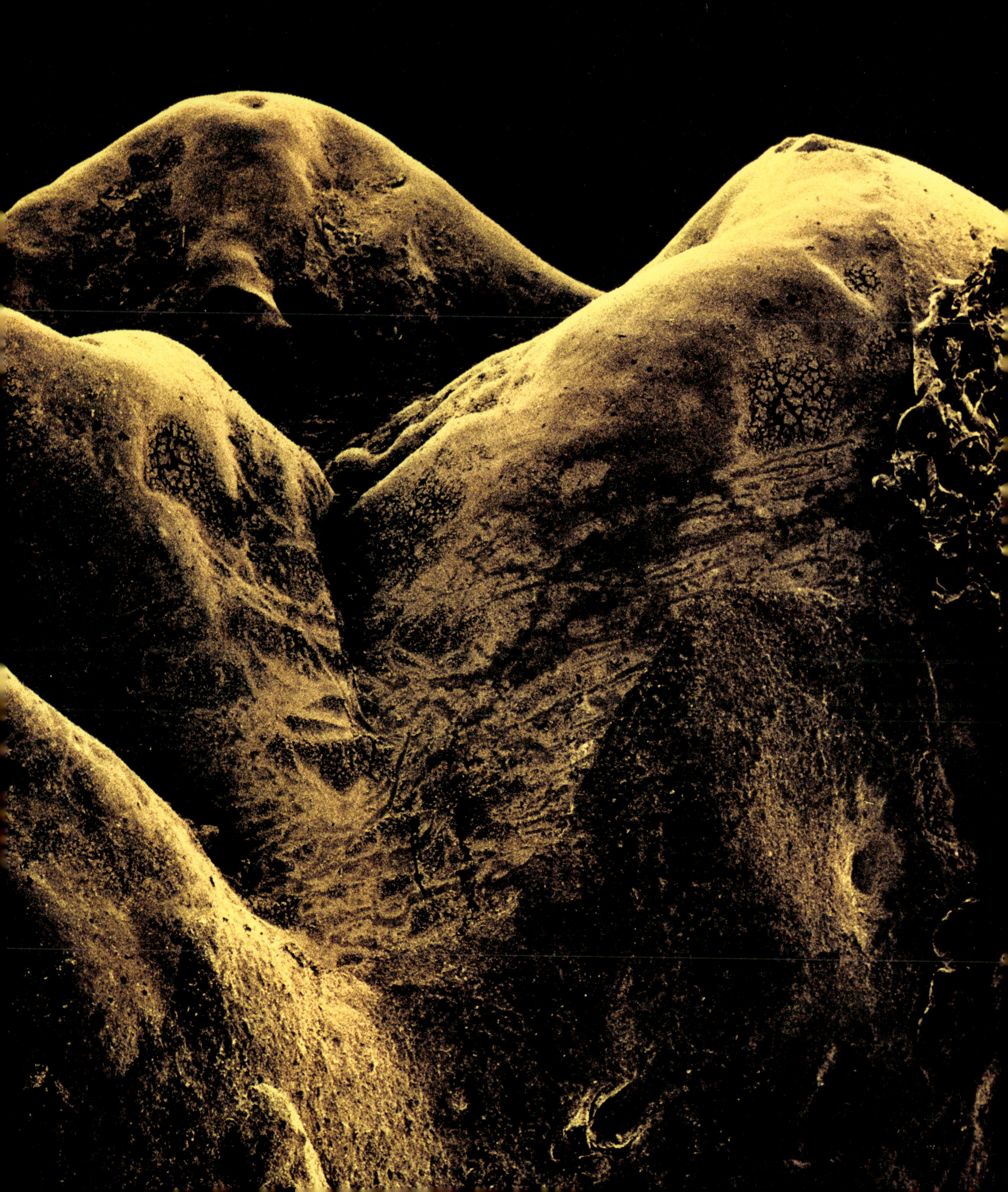

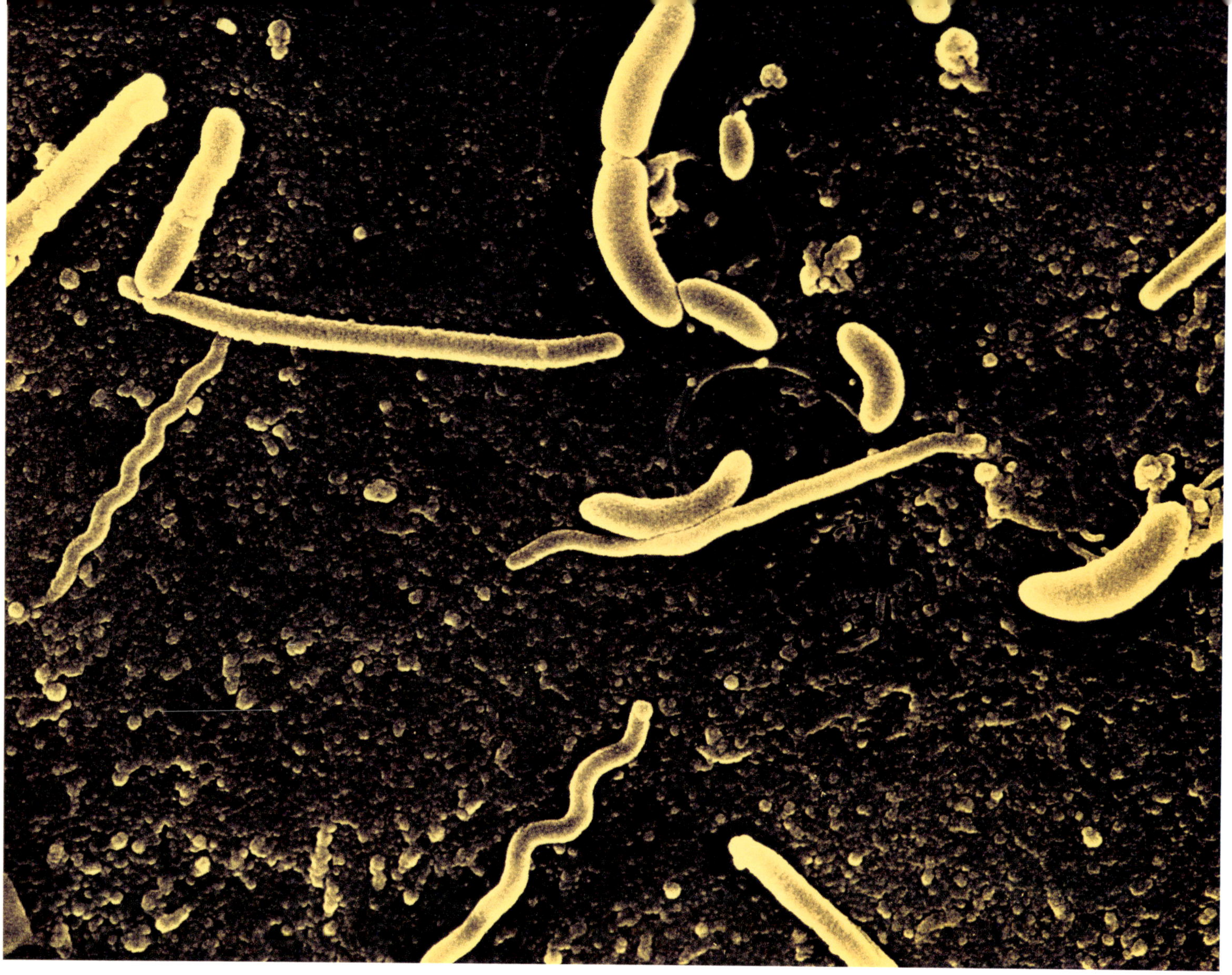

1

Der Eingangshafen für Bakterien

Der Mund ist ein idealer Aufenthaltsort für Bakterien. Hier ist es feuchtwarm und reich an Nahrungsmitteln. Vor allem zwischen den Zähnen und tief in den Backentaschen bildet sich ein Belag, der für die Bakterien eine reiche Beute bietet. Der Übergang vom Zahnfleisch zu den Zähnen ist ebenfalls eine Gefahrenzone für eine bakterielle Invasion, vor allem dann, wenn sich dort Zahnstein gebildet hat.

Oben sehen wir eine mikroskopische Aufnahme von verschiedenen Bakterien im Mund – stäbchenförmigen Bazillen, kugelförmigen Kokken und spiraligen Spirochäten. Der Speichel enthält große Mengen an IgA-Antikörpern, die auf Bakterien zielen, und der saure Magensaft ist für diejenigen, die verschluckt werden, ebenfalls tödlich.

Eines der größten Sorgenkinder im Mund ist das kugelförmige Bakterium *Streptococcus mutans* (Abb. 3). Wenn wir Süßigkeiten zu uns

2

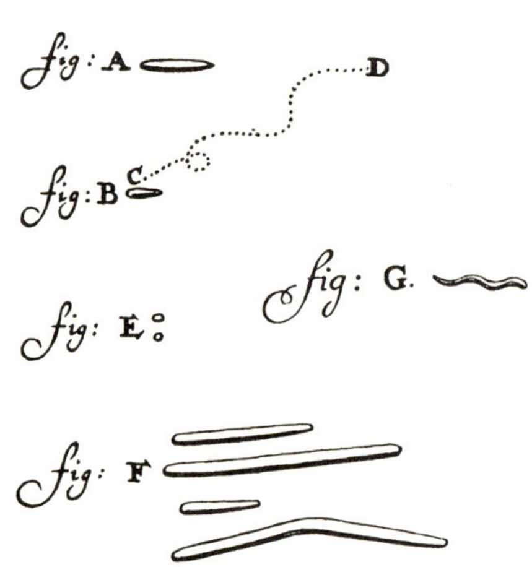

Der Holländer Antonie van Leeuwenhoek zeichnete die Mundbakterien, die er in der Mitte des 17. Jahrhunderts in seinem Mikroskop sah: (A) *ein Bazillus,* (B) *Selenomonas sputigena und* (C–D) *die gestrichelte Linie, die es auf einer Glasplatte hinterläßt,* (E) *Kokken,* (F) *stäbchenförmige Bakterien und* (G) *eine Spirochäte. Dies war das erste Mal in der Geschichte, daß Bakterien dargestellt wurden.*

nehmen, versorgen wir das Bakterium mit dem Rohrzucker (Saccharose), den es über alles liebt und der es veranlaßt, Substanzen auszuscheiden, die Zahnbelag bilden. Dieser Belag enthält eine Säure, die in der Lage ist, das härteste aller Körpermaterialien aufzulösen, den Zahnschmelz. Der Angriff findet unter der Ablagerung statt, was den Speichel daran hindert, die Säure zu erreichen und wegzuspülen. Die wie Maiskörner aussehenden Strukturen unten links sind Kolonien aus *Streptococcus mutans,* die Millionen von Bakterien enthalten. Der bakterielle Angriff auf den Zahnschmelz wird durch Störungen in der Speichelproduktion verschlimmert. Einige Medikamente schränken die Tätigkeit der Speicheldrüsen ein.

Heute werden verschiedene Versuche unternommen, die Körperabwehr gegen Mundbakterien zu verstärken. Viele von ihnen haben sich als erfolgreich herausgestellt, so zum Beispiel die Bestreichung der Zähne mit Fluor oder der Fluorzusatz zur Zahncreme, der den Schmelz härtet. Auch die Impfung gegen *Streptococcus mutans* und seine Enzyme, die für die Ablagerungen verantwortlich sind, senkt die Karieshäufigkeit, da die Produktion von entsprechenden Antikörpern stimuliert wird.

Unten rechts versucht ein weißes Blutkörperchen eine Kolonie von Streptokokken im Zahnfleisch zu schlucken.

1. *Mundbakterien (6000fache Vergrößerung)*
2. *Die ersten Zeichnungen von Bakterien*
3. *Streptococcus mutans (10 000fache Vergrößerung)*
4. *Kolonien stabförmiger Zahnbakterien*
5. *Bakterien, die von einem weißen Blutkörperchen angegriffen werden*

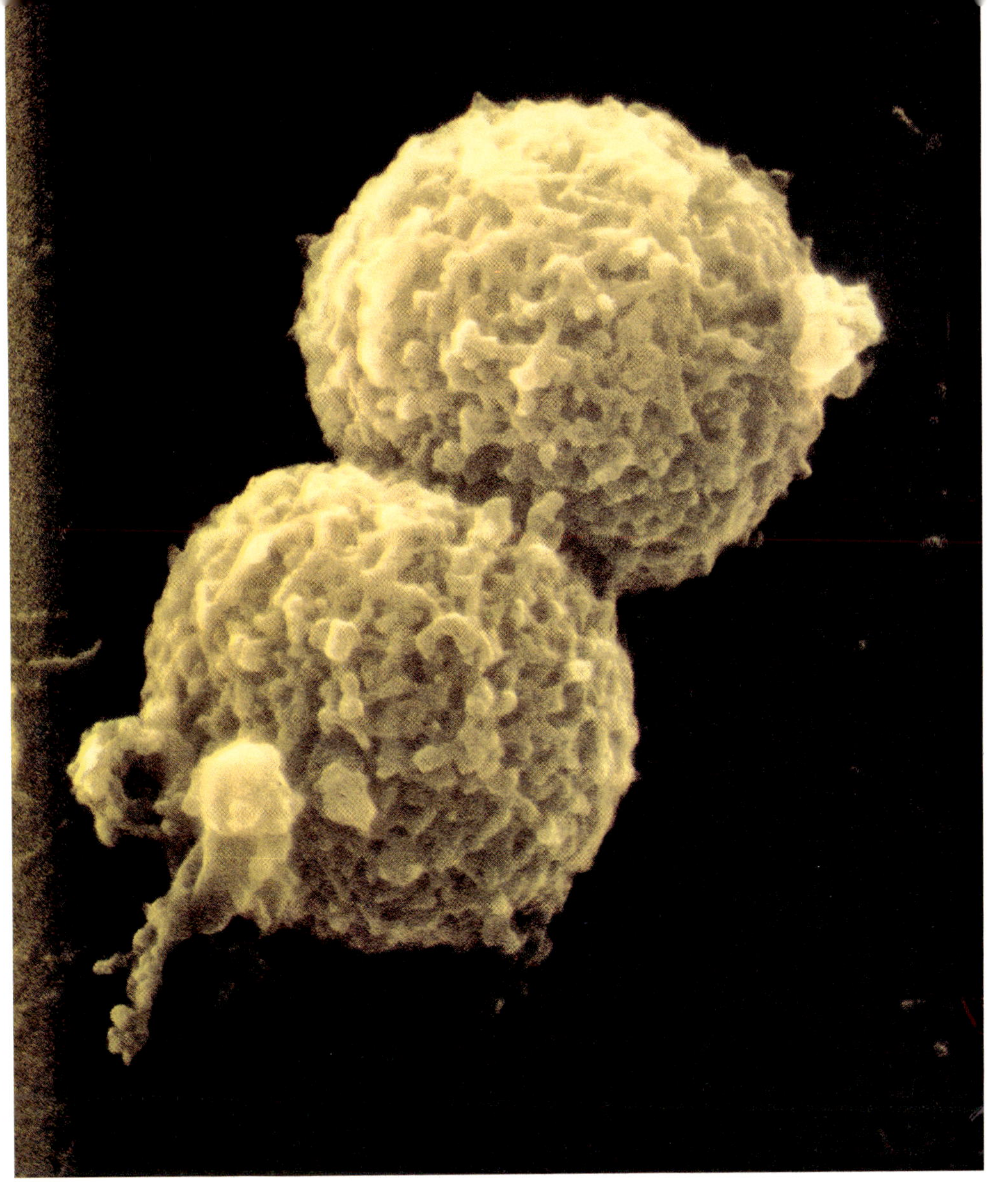

3

4

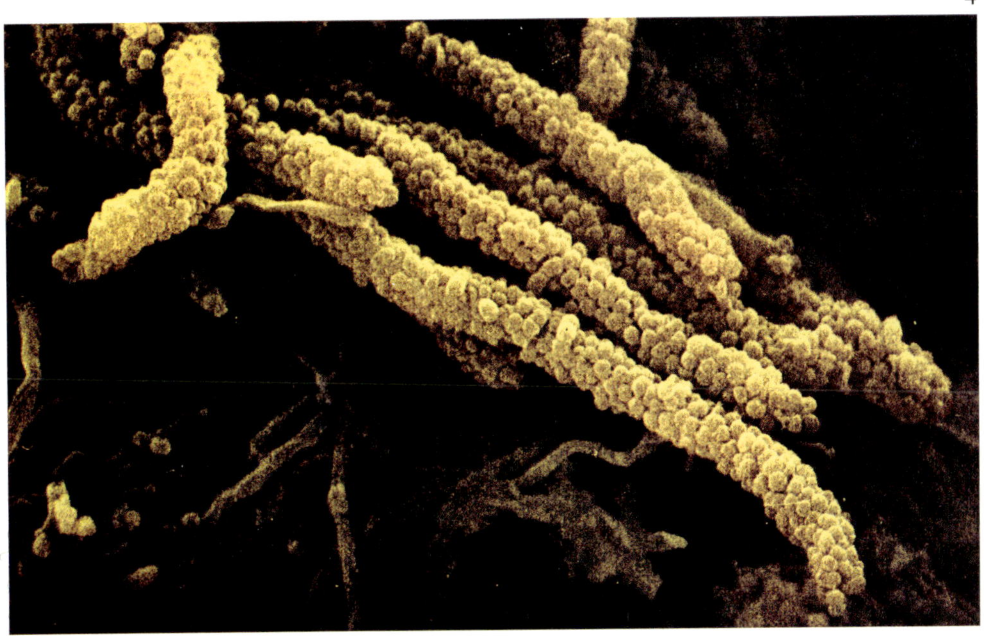

5

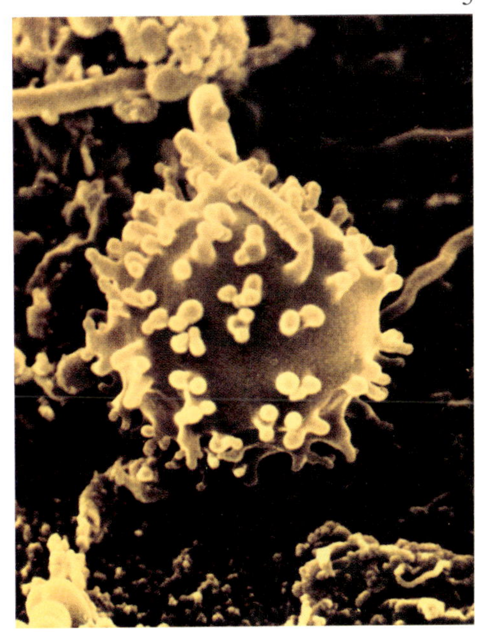

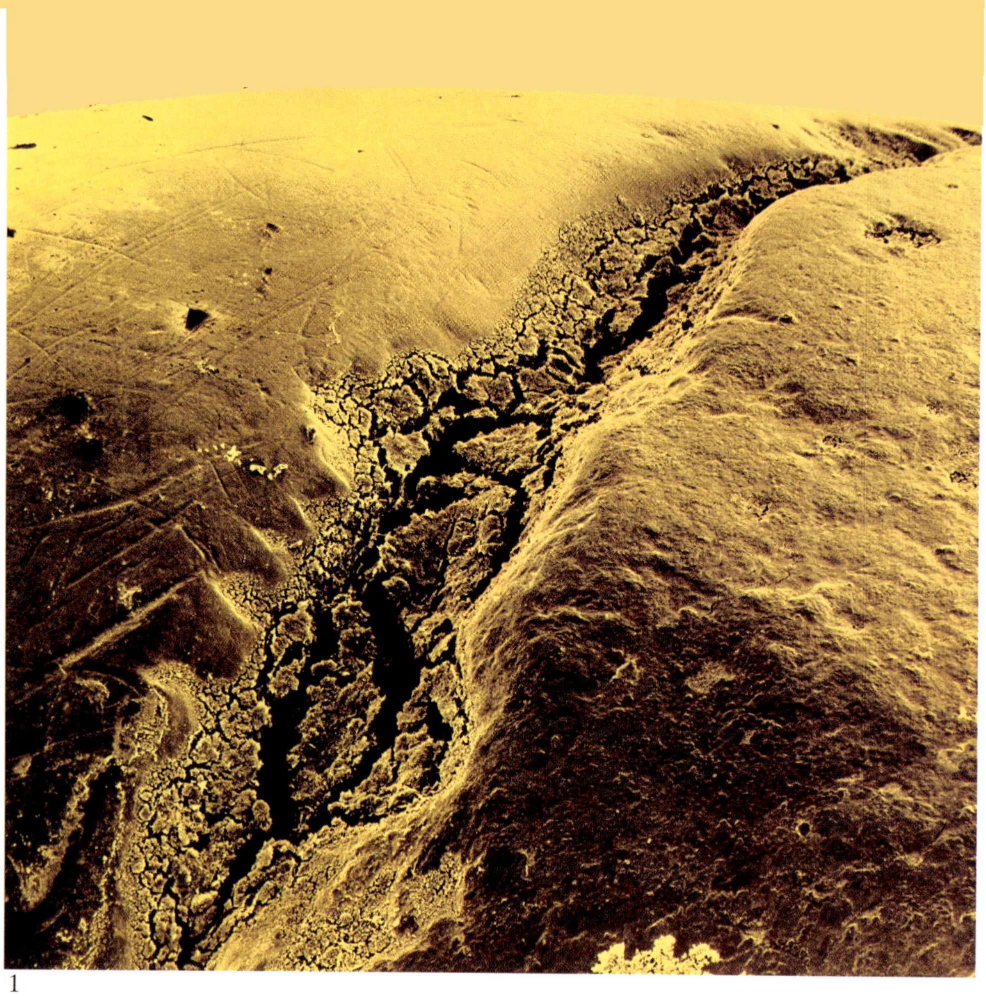

1

2

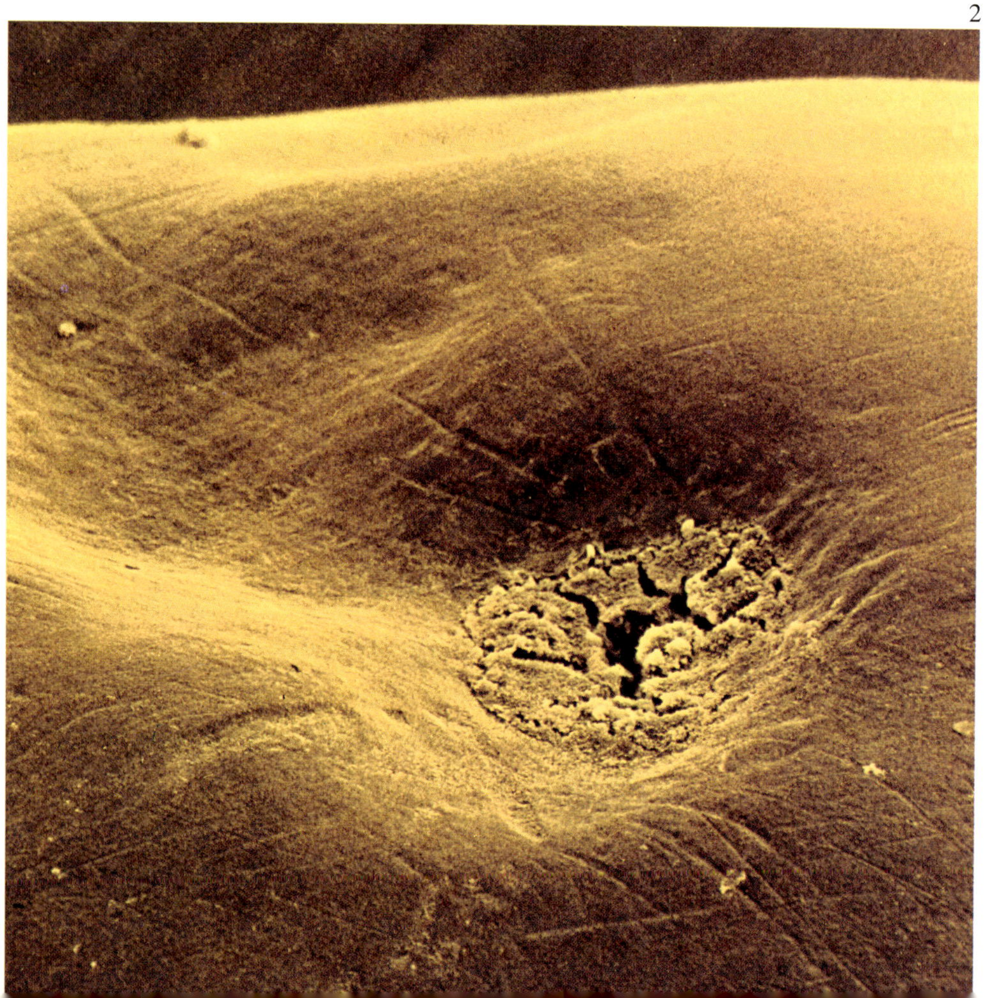

Karies

Die Bilder auf diesen Seiten zeigen verschiedene Stufen der Zahnerkrankung Karies (vom lateinischen Wort für Zerfall). Die Kratzer auf der Oberfläche von Backenzähnen in der Abbildung oben links sind auf die Schleifwirkung von Sand oder anderen Materialien zurückzuführen. In der Furche gibt es Spuren von Belag, und der Schmelz zeigt Zeichen von Verfall.

In der Abbildung unten links sind säurebildende Bakterien in den Schmelz eingedrungen. Am Fuß des Kraters sammeln sich Speisereste und Bakterien, während der Angriff darunter weitergeht. Auf der gegenüberliegenden Seite ist der Krater tiefer geworden; nun können sich die Bakterien in den Zahnhals vorarbeiten und sich mit Mineralien versorgen. Das Loch wird tiefer, und die Nerven im darunterliegenden Gewebe melden, daß dies nicht so sein soll.

Karies ist in der westlichen Welt sehr weit verbreitet, obwohl seine Häufigkeit abgenommen hat, nachdem die Behandlung des Zahnschmelzes mit Fluor eingeführt worden ist. Etwa 90 Prozent der Bevölkerung sind betroffen. Karies kann aber verhindert werden, wenn man geeignete Nahrung (vor allem wenig Zukker) zu sich nimmt und seine Zähne richtig pflegt, indem man sie bürstet, mit Zahnstochern oder Zahnseide reinigt und einen Zahnarzt aufsucht.

Beim Putzen der Zähne kommt es darauf an, jede Ecke und jede Furche zu erreichen. Der Raum zwischen den Zähnen kann mit besonderen Zahnstochern gereinigt werden, die die Zahnsteinbildung vermindern.

Zahnstein entwickelt sich aus Kalziumablagerungen des Speichels. Auf seiner rauhen Oberfläche sammeln sich Bakterien und Nahrungsteilchen, und zwar vor allem entlang des Zahnfleisches. Zahnfleischbluten und Mundgeruch sind oftmals Zeichen dafür, daß der Zahnstein zur Entstehung von Parodontose geführt hat, die vor allem unter älteren Menschen sehr verbreitet ist. Die Entzündung löst das Zahnfleisch von den Zähnen, wodurch noch tiefere Höhlen entstehen, in denen sich die Bakterien tummeln können. Sie zerstören das verbindende Gewebe zwischen Zahn und Kiefer, so daß zuletzt die Zähne ausfallen.

1. *Backenzahn mit Kratzer an der Oberfläche (75fache Vergrößerung)*
2. *Zahnschmelz mit eingedrungenen Bakterien*
3. *Wenn der harte Zahnschmelz erst einmal durchbrochen ist, können die Bakterien leichter und schneller eindringen (120fache Vergrößerung).*

3

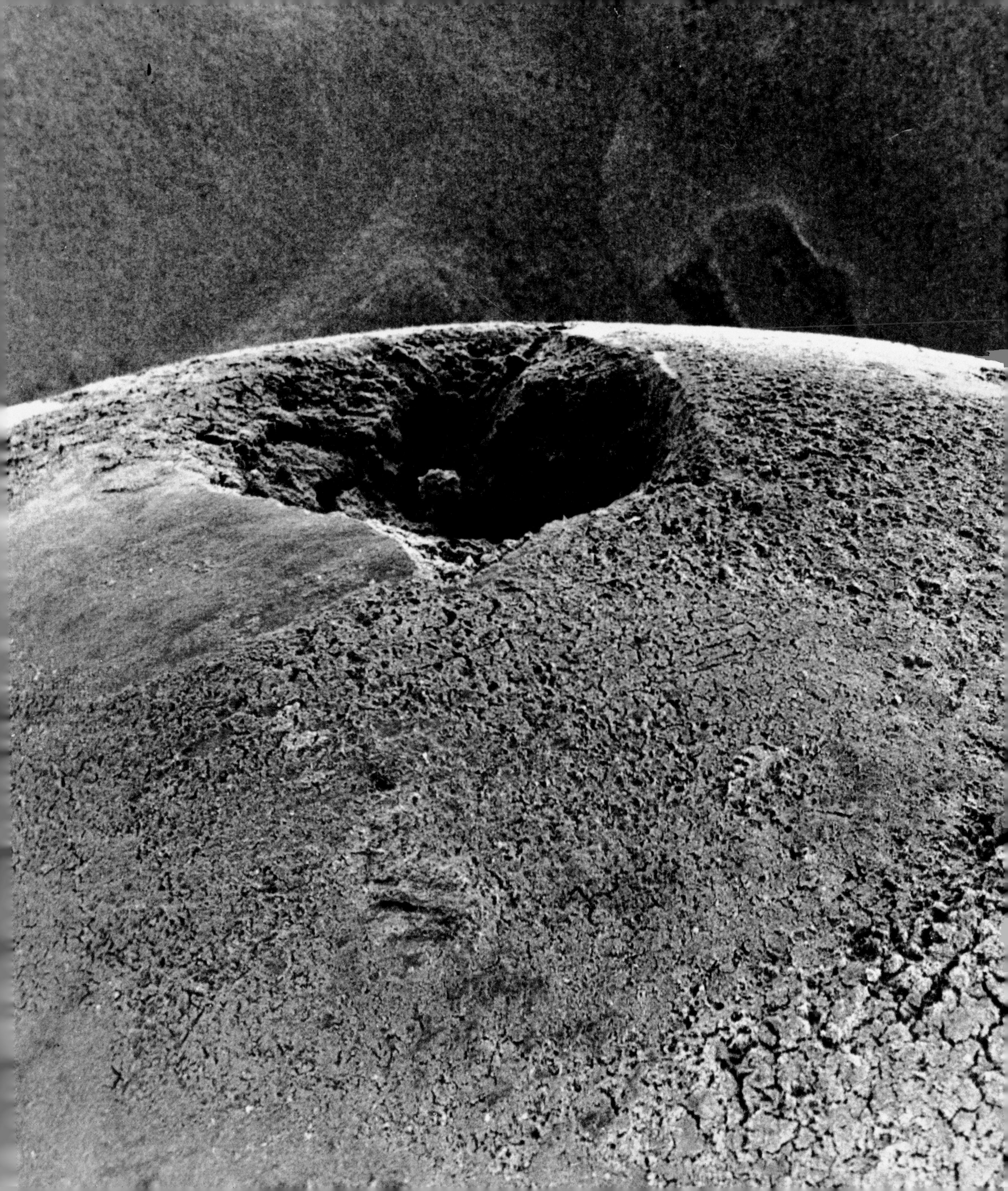

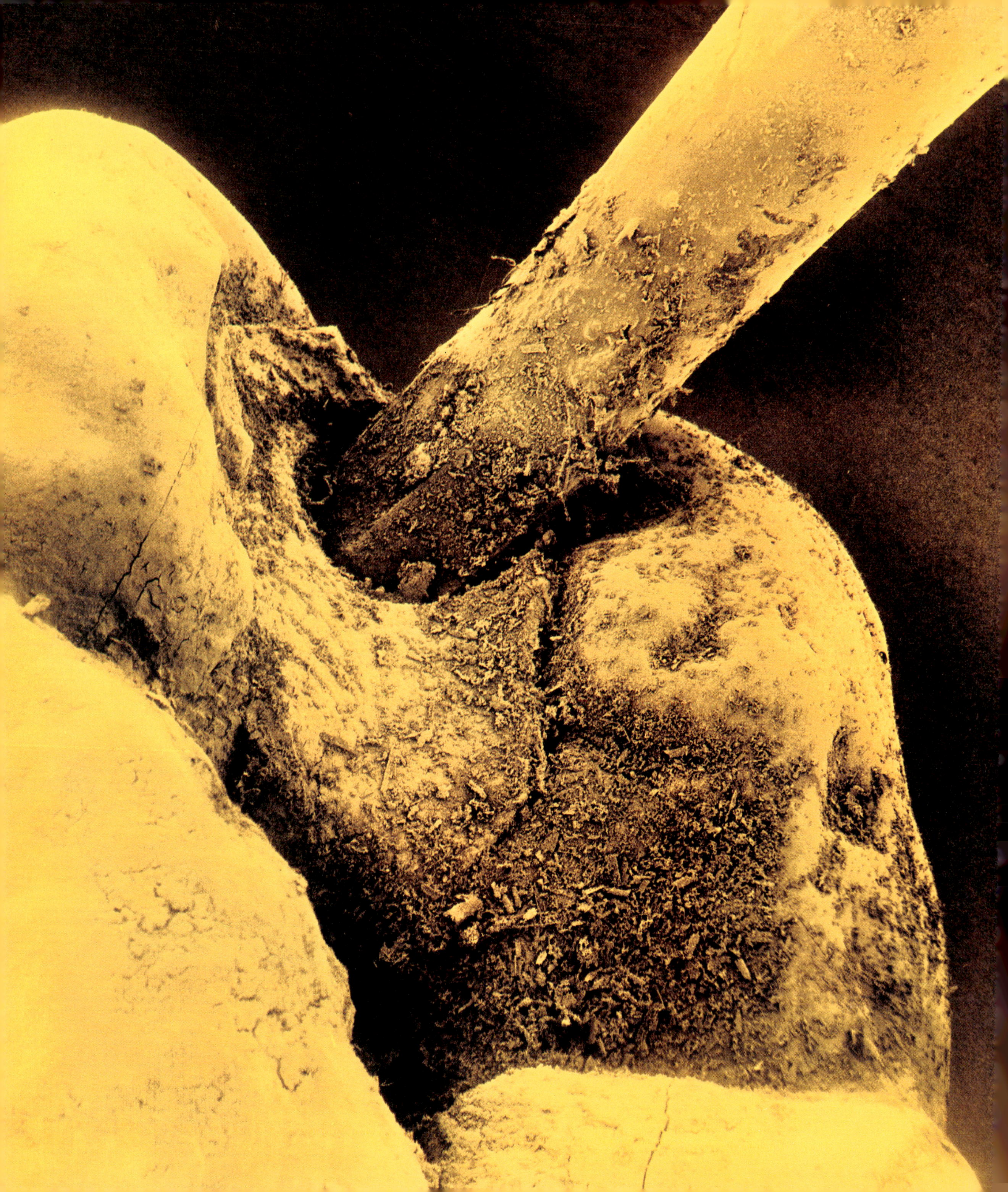

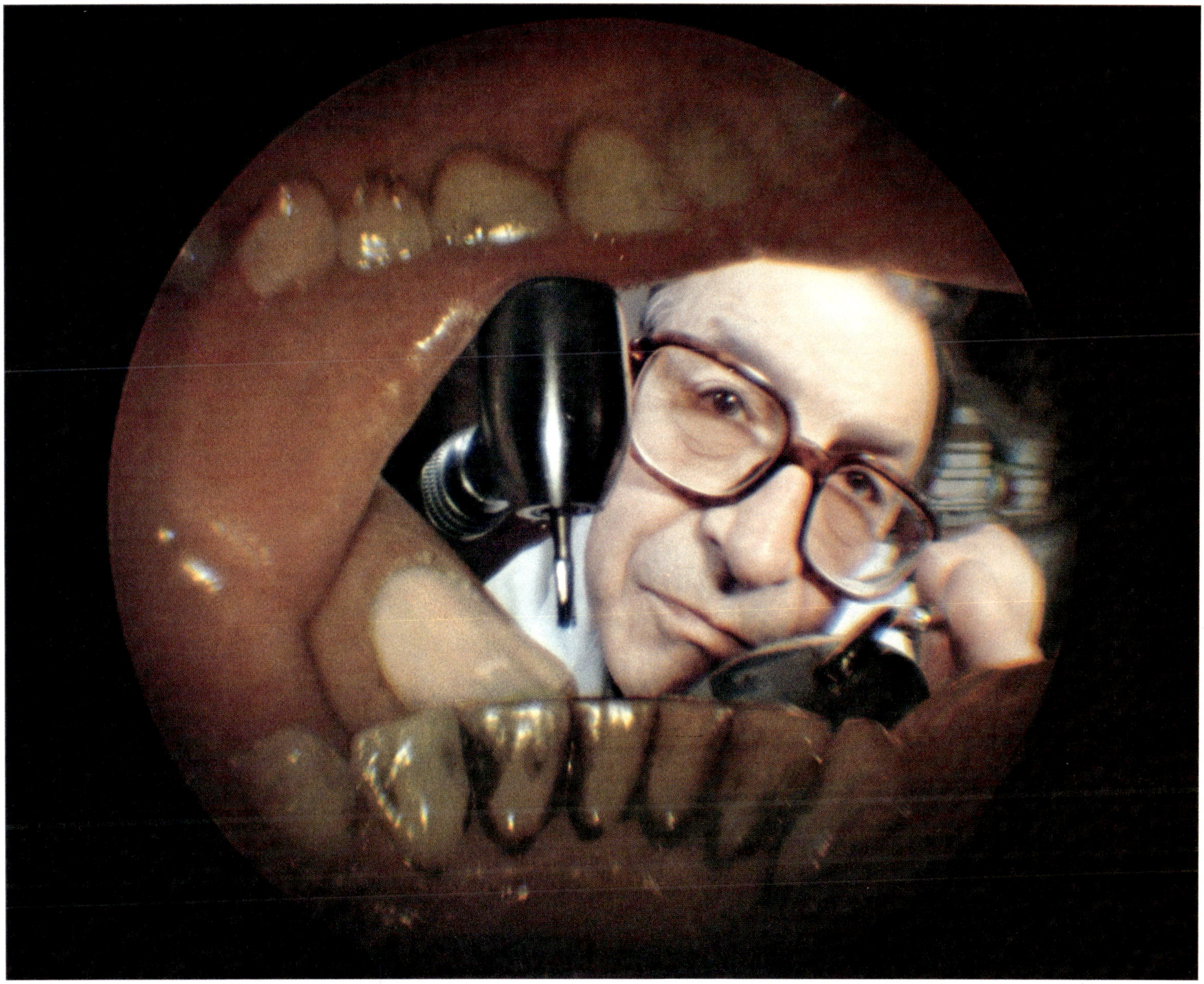

Der Bohrer eines Zahnarztes aus dem Mund heraus gesehen. Die Abbildung auf der gegenüberliegenden Seite zeigt in 50facher Vergrößerung, wie der Bohrer die zerfallenen Teile eines Backenzahns entfernt.

Kampf gegen Karies — mit 100 000 Umdrehungen pro Minute
Zahnzerfall heilt im Gegensatz zu einer Hautwunde nicht von selbst. Er muß von einem Spezialisten behandelt werden, einem Zahnarzt, der — mit oder ohne Betäubung — das erkrankte Gewebe mit dem Bohrer entfernt, bis er auf gesundes Material trifft. Der Bohrer wird mit Wasser gekühlt und erreicht bis zu 100 000 Umdrehungen pro Minute. Links sehen wir den Bohrer in einem zerfallenden Backenzahn.

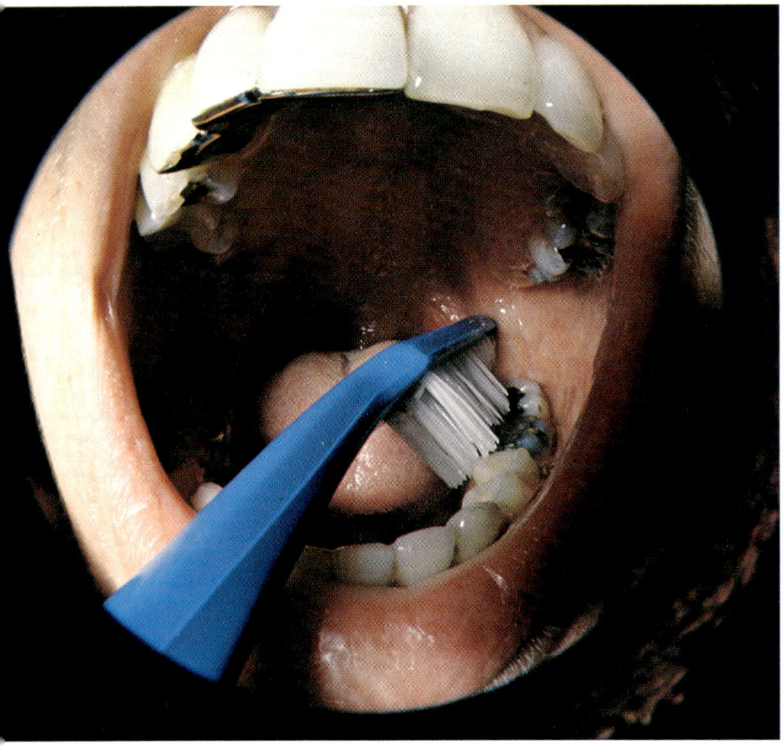

Eine weiche Bürste mit kleinem Kopf ist am besten geeignet.

Einige Zahncremes enthalten harte, abschleifende Partikel, die unten in 3000facher Vergrößerung gezeigt werden. Sie sind für den täglichen Gebrauch nicht geeignet, da sie den Zahnschmelz angreifen. Rechts versucht eine Zahnbürste, festen Zahnbelag zu entfernen, auf dem Speisereste und Bakterien zu finden sind (50fache Vergrößerung).

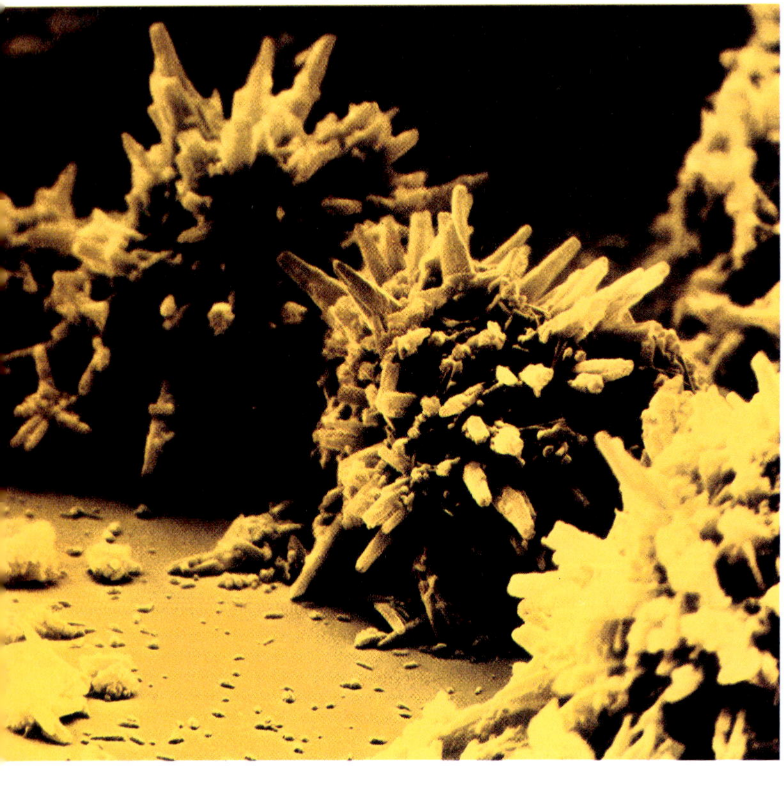

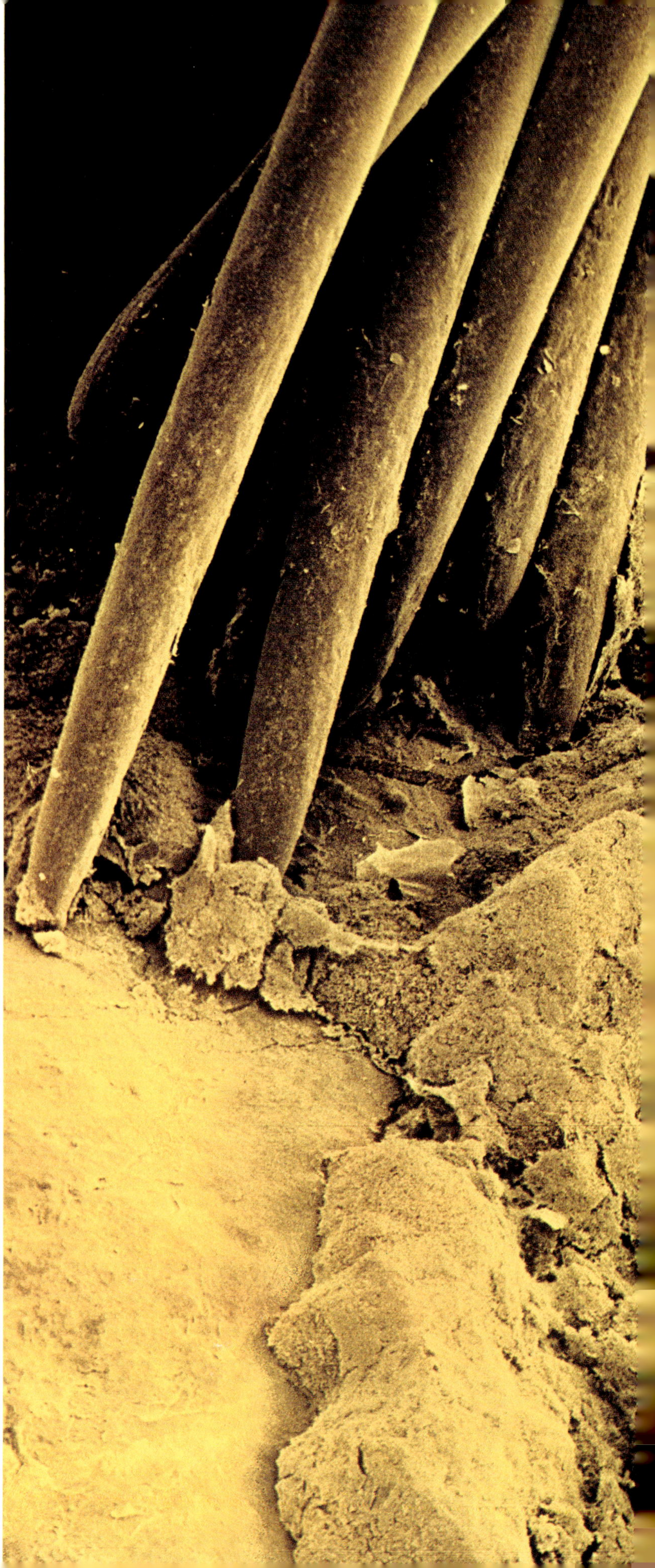

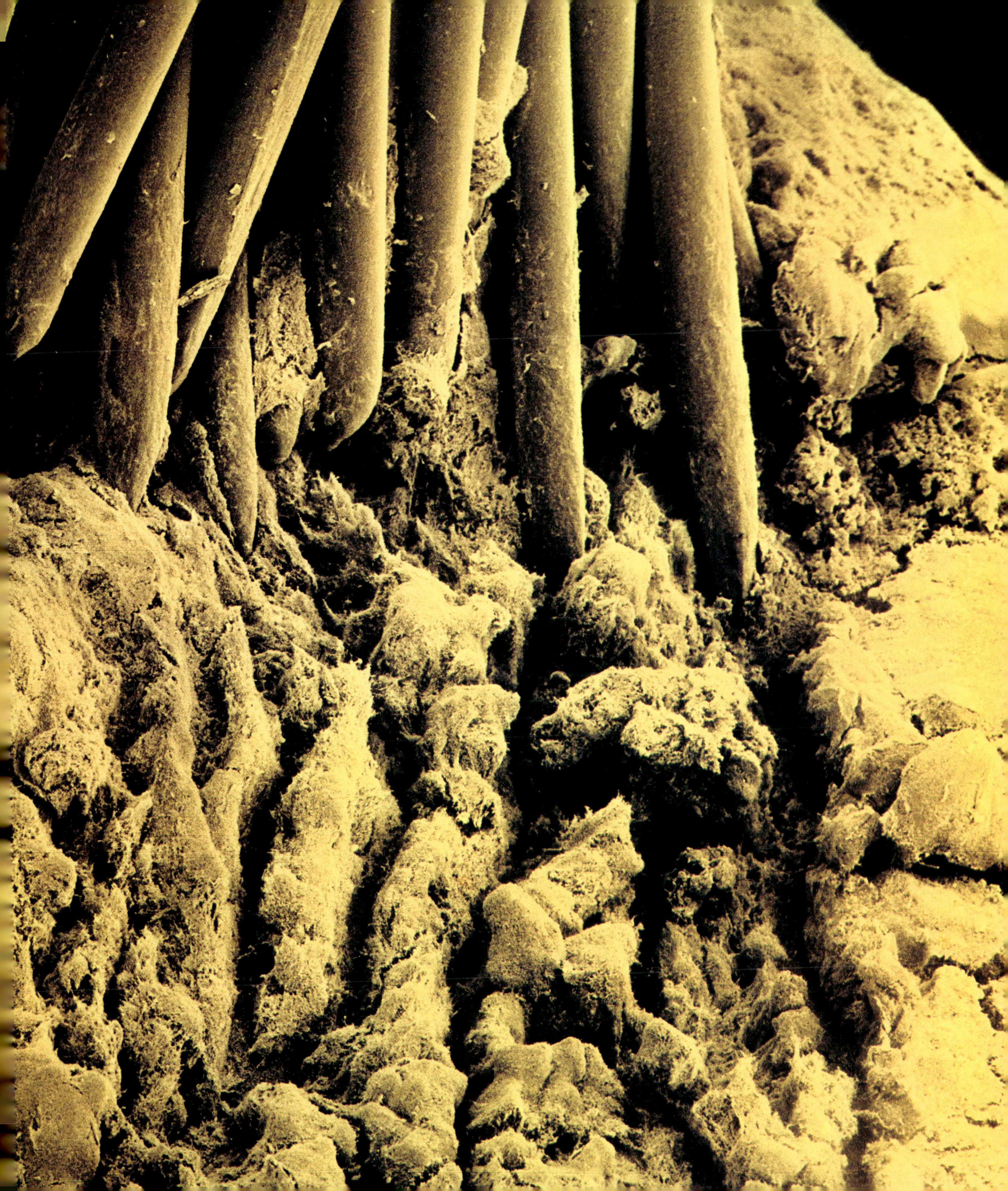

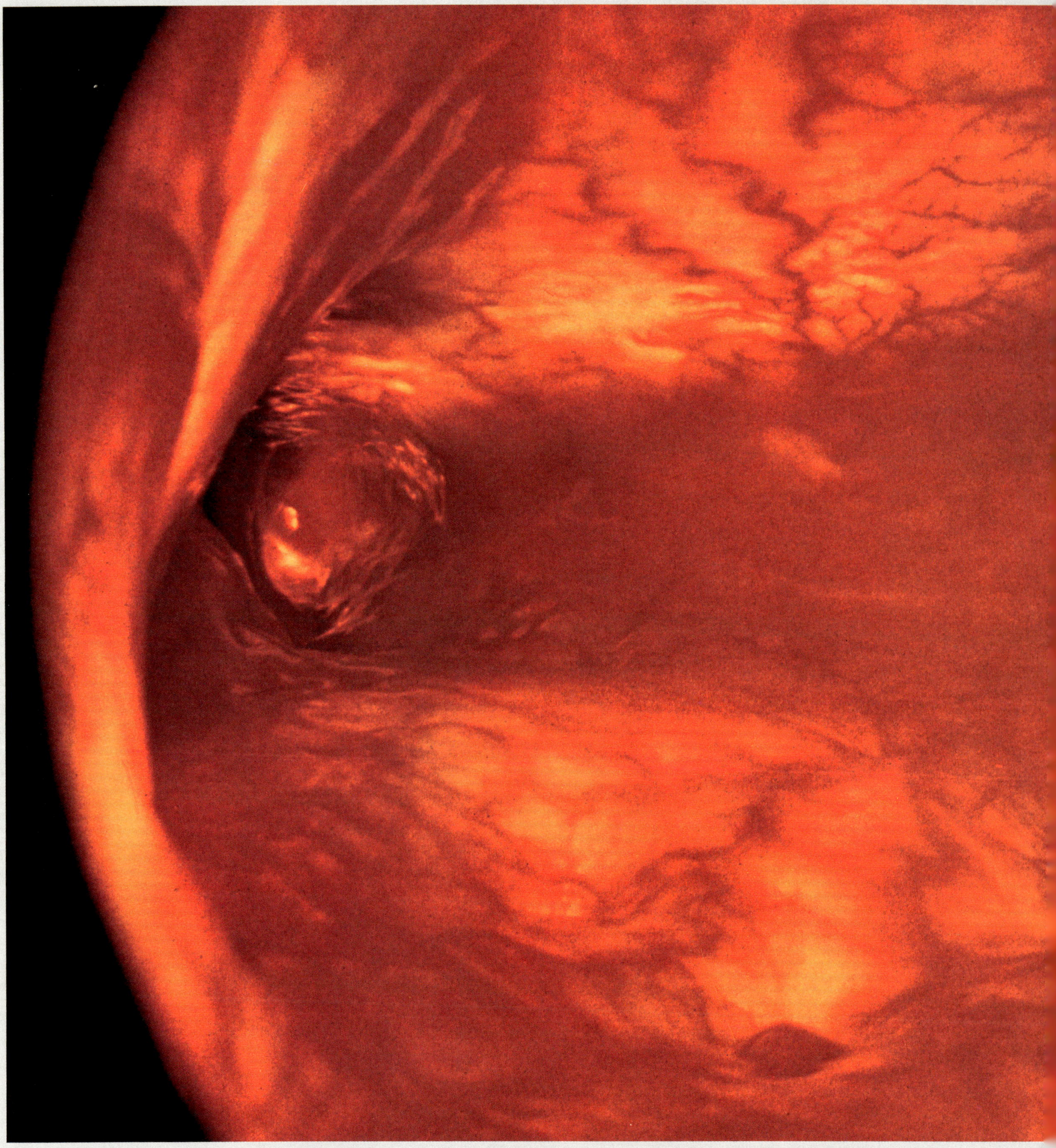

Das Innere des Magens; der untere Magenausgang links, der obere Ausgang rechts. Drüsen produzieren Salzsäure gegen Bakterien.

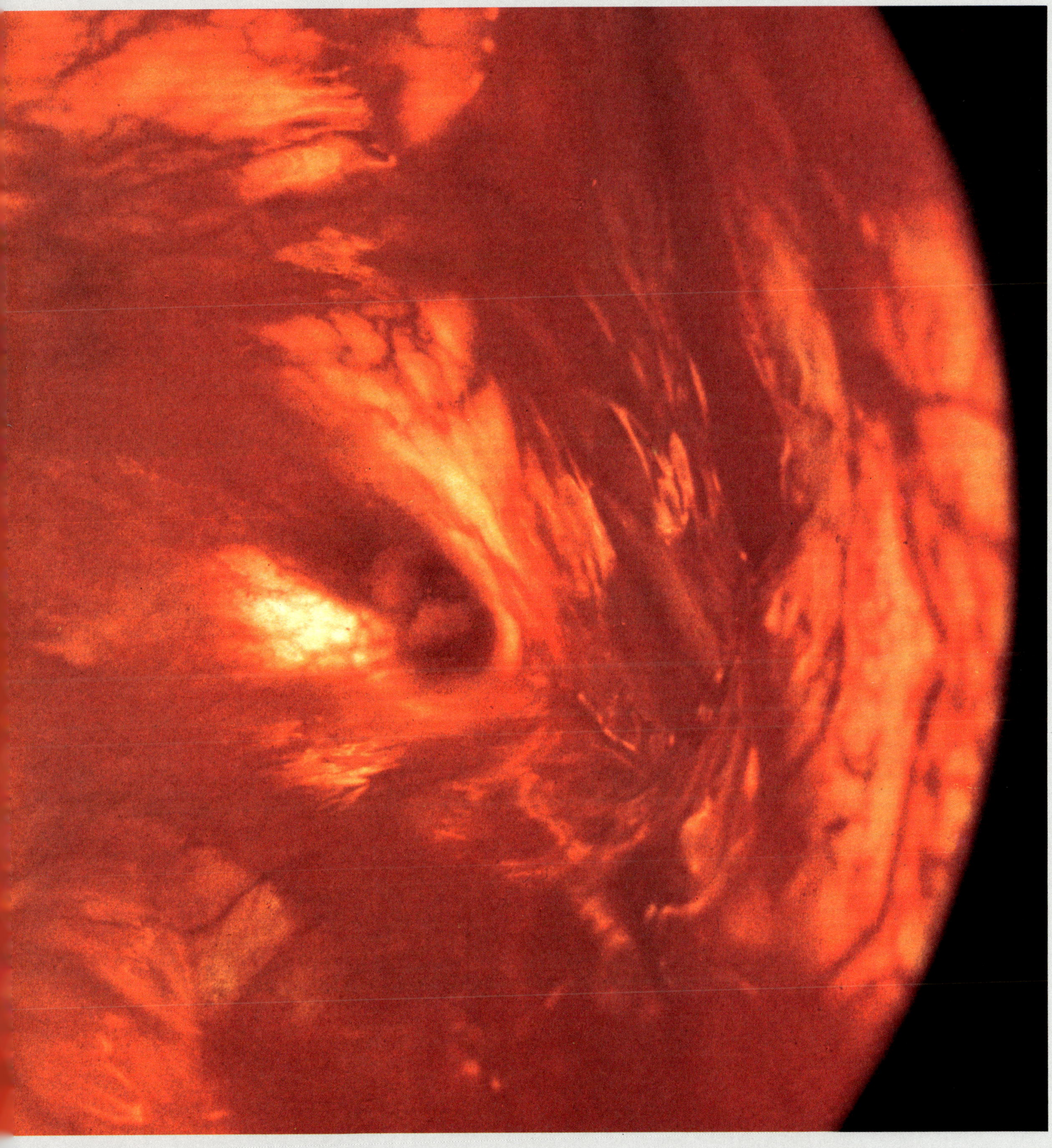

Der Verdauungskanal

Der Verdauungskanal ist einer der größten Eingangshäfen des Körpers für Mikroorganismen und Giftstoffe. Ein weiterer Zugang ist der Atemtrakt. Beide sind mit mächtigen Abwehrkräften ausgestattet, die vom Augenblick der Geburt an einsatzbereit sind. Im Fötus bleibt der Verdauungskanal unbenutzt und somit steril. Ein Fötus erhält alle Nahrung (und allen Sauerstoff) über die Plazenta und die Nabelschnur aus dem Blut der Mutter. Ein neugeborenes Kind hat keine Nahrungsreste in seinen Eingeweiden, sondern eine Mischung aus Schleim, Drüsensekretionen und aufgenommenem Fruchtwasser. Diese Mischung hilft dem Kind, sein Verdauungssystem bereits in der fötalen Phase zu »testen«. Alles muß funktionsbereit sein, wenn der kleine menschliche Satellit sich vom Mutter-Raumschiff löst.

Der Verdauungskanal eines neugeborenen Kindes enthält also weder Bakterien noch Viren. Ebensowenig verfügt er über eine effektive Immunabwehr gegen die Welt der Mikroben, in die das Kind hineingeboren wird. Dieser gefährlichen Situation sind Neugeborene bei allen Säugetieren ausgesetzt; sie brauchen rasch Muttermilch, um Antikörper, die darin in großen Mengen enthalten sind, aufzunehmen. Bei den Menschen handelt es sich um Antikörper vom Typ IgA (Immunoglobulin A), die während der Zeit des Stillens über die Oberfläche des Verdauungstrakts verteilt werden – vom Mund bis zum After – und einen ersten Schutz vor einem Mikrobenangriff bilden.

Antikörper eines anderen Typs, IgG, werden über das Blut von der Mutter auf den Fötus übertragen. Warum – so kann man fragen – geschieht dies nicht auch mit den IgA-Antikörpern, wenn die Zeit zwischen der Geburt und dem ersten Stillen so voller Gefahren ist? Die Antwort liegt darin, daß die IgA-Antikörper zu groß sind. Sie passen nicht durch den Filter der Plazenta, der auch die anderen Bestandteile des mütterlichen Blutes – rote Blutkörperchen, Bakterien, größere Viren – abhält. Kleinere Viren wie Rubela (Röteln) kommen leider durch den Filter hindurch und rufen Mißbildungen beim Fötus hervor.

Sobald das Kleinkind die erste Muttermilch zu sich genommen hat, wird im Verdauungskanal eine lokale Abwehr von IgA-Antikörpern aufgebaut. Im mütterlichen Immunsystem geschult, sind die Antikörper sofort bereit, eindringende Mikroorganismen zu identifizieren und anzugreifen.

Der Verdauungskanal ist besonders reich an Lymphdrüsengewebe, einem Bestandteil des Immunsystems. Darüber hinaus produziert der Magen stark antibakterielle Salzsäure in so hohen Konzentrationen, daß sich der Magen selbst davor schützen muß, um keinen Schaden zu erleiden. Der Schutz besteht in einer zähen Schleimschicht, die sich über die empfindliche Magenschleimhaut legt.

Wenn diese Schicht aus irgendeinem Grund beschädigt ist – etwa, wenn wir versehentlich Seife oder Waschmittel verschluckt haben –, wird die Schleimhaut freigelegt und kann attackiert werden. Wenn keine Gegenmaßnahmen ergriffen werden, kann das Proteine spaltende Magenenzym Pepsin die Attacke vollziehen und die Magenschleimhaut korrodieren. Dabei entsteht ein Magengeschwür (obwohl die meisten Geschwüre tatsächlich im Zwölffingerdarm auftreten).

Die Magendrüsen produzieren jedoch nicht nur Salzsäure, sondern auch Natriumbikarbonat, das in der Lage ist, die Säure zu mäßigen und zu neutralisieren. Solche gegenläufigen Paare treten überall im Körper auf, zum Beispiel im Hormonsystem und in der Muskelmechanik, in der sich ein Beugemuskel (Flexor) und ein Streckmuskel (Extensor) gegenüberstehen.

Mit Hilfe der Salzsäure und des Pepsins stellt der Magen weitere chemische Substanzen her, die für die Auflösung und die Zerlegung von Fleisch und anderen Proteinen verantwortlich sind. Sie würden auch die Magenmuskulatur selbst zerlegen, wenn diese nicht von der schützenden Schleimschicht bedeckt wäre, die ständig erneuert wird. Dieser Prozeß wird von Signalen gesteuert, die sowohl von der Nahrung selbst als auch – über den Vagusnerv – vom Gehirn ausgehen. Allein der Gedanke ans Essen veranlaßt das Gehirn, Impulse auszusenden, die einerseits die Produktion der Schutzschicht vorantreiben und andererseits auch dafür sorgen, daß Salzsäure und Pepsin gebildet werden.

Die Drüsenzellen, ebenso wie die Zellen der Schleimhäute, müssen ständig durch neue Zellen ersetzt werden. Alle vier bis sechs Tage findet eine völlige Erneuerung der Zellen statt. Untersuchungen haben ergeben, daß die Formation neuer Zellen etwa acht Stunden nach einer Mahlzeit zunimmt und ihren Höhepunkt nach 16 Stunden erreicht.

Wenn wir dreimal am Tag essen, bleibt die Bildung neuer Zellen ziemlich konstant. Regelmäßige Eßgewohnheiten sind daher ein wichtiges Element des Verteidigungssystems im Verdauungskanal. Das rasche Herunterwürgen einer Kleinigkeit, wenn es gerade paßt – eines Hamburgers, eines Würstchens, eines Kaffees oder dergleichen –, ist für den Magen schrecklich. Auf der einen Seite ist eine solche Ernährung einseitig und ihr Nährwert zweifelhaft; auf der anderen Seite bringt es den Rhythmus des Verdauungssystems durcheinander. Der heutige Mensch mit seinem gehetzten Leben braucht eine Unterbrechung, um sich in Ruhe zu einer wohlschmeckenden und mit Sorgfalt zubereiteten Mahlzeit niederzulassen. Für Menschen mit einem empfindlichen Magen ist es von Vorteil, mehrere kleine Mahlzeiten zu sich zu nehmen. Bei einem Abstand von zwei Stunden zwischen den

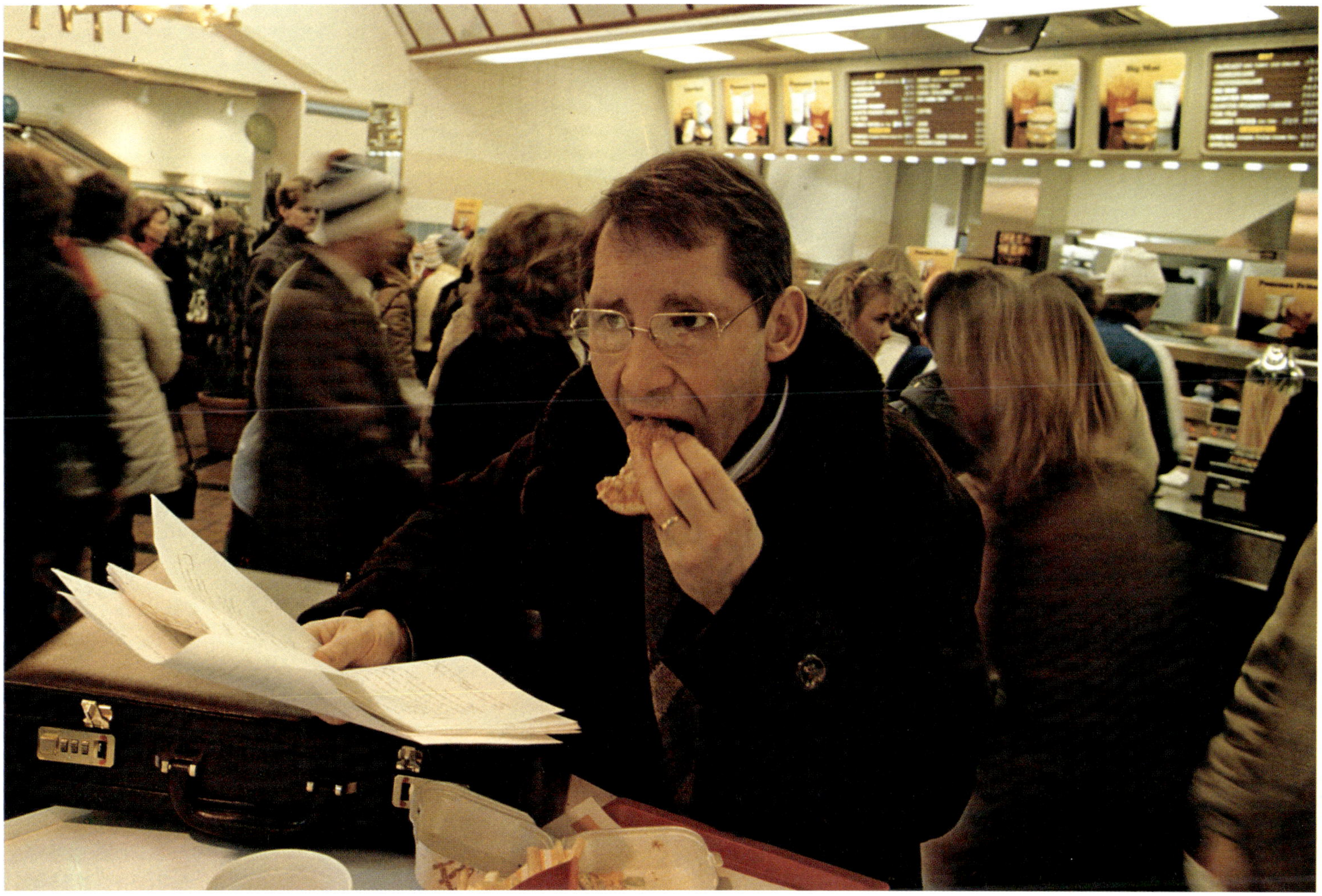

Der moderne Mensch lebt gefährlich; er hetzt von Termin zu Termin und verschlingt hastig einen Hamburger oder ein Stück Kuchen, wenn es zeitlich gerade paßt. Damit bereitet er oft den Weg für Erkrankungen des Magen-Darm-Traktes.

Mahlzeiten ist weniger Magensaft erforderlich als bei einem Zeitabstand von vier Stunden.

Eine eiweißreiche Kost stimuliert die Produktion von Salzsäure und Pepsin, eine fettreiche Ernährung hält sie hingegen im Zaum. In der westlichen Welt ist die Proteinaufnahme ungewöhnlich hoch. Eine eiweißreiche Ernährung fördert zwar das Wachstum bei jungen Menschen, doch gibt es auch Grund zu der Annahme, daß eine solche Ernährung bestimmte Organe in Mitleidenschaft ziehen kann, besonders die Nieren. Sie können frühzeitig degenerieren. Pathologische Veränderungen in den Blutgefäßen der Niere können zu hohem Blutdruck führen.

Alkohol, große Mengen starken Kaffees und Tabak enthalten auch Gefahren für den Magen.

Erbrechen und Durchfall gehören ebenfalls zu den Abwehrmechanismen des Verdauungskanals. Erbrechen ist eine Reflexhandlung, bei der der Magen entleert wird; Durchfall hingegen wird durch die Darmtätigkeit verursacht, die zunimmt, wenn der Dickdarm nicht in der Lage ist, das Wasser in den Ausscheidungen zu absorbieren. Zu den Ursachen gehören vergiftetes Essen und Infektionen des Magen-Darm-Traktes.

Autopsien belegen, daß zahlreiche Frauen und Männer, bei denen ein Magengeschwür vorliegt, von der Erkrankung nichts gewußt haben. Die Hintergründe für das häufige Auftreten dieser Krankheit sind noch nicht ganz geklärt, aber Erbfaktoren, Streß und schlechte Eßgewohnheiten spielen sicher eine Rolle. In der Anfangsphase der Krankheit wird die Schleimhaut-Schutzschicht durch Salzsäure geschädigt, woraufhin das Pepsin die Magenwand angreift und möglicherweise korrodiert. Durch das so entstandene Loch läuft etwas vom Mageninhalt in den Bauchraum aus. Dies kann zu einer lebensbedrohlichen Bauchfellentzündung führen, die einen sofortigen chirurgischen Eingriff erforderlich macht.

Die normale Funktionsweise des Magens

Oben links (1) sehen wir eine (freigelegte) gesunde Magenschleimhaut: Die Drüsengänge, durch die der Schleim, die Salzsäure und das Pepsin geliefert werden, sind deutlich zu erkennen. Die Abbildung daneben (2) zeigt in 2500facher Vergrößerung die »Eruption« einer Schleimdrüsenzelle. Unten links (3) sehen wir zwei Drüsengänge in einem mikroskopischen Querschnitt durch die Magenschleimhaut. An ihrem unteren Ende befinden sich Zellen, die Salzsäure und Pepsinogen (der inaktive Vorläufer des Pepsins) herstellen, und darüber die kelchartigen Zellen, die den Schleim produzieren. Die Abbildung daneben (4) zeigt eine Vergrößerung des Drüsenganges, in den die Salzsäure produzierende Zelle sich entleert hat. Auf der gegenüberliegenden Seite (5) sehen wir die Zellen an der Oberfläche der Magenschleimhaut (vorn) und darüber Fett, das zum Teil mit Schleim bedeckt ist (9000fache Vergrößerung).

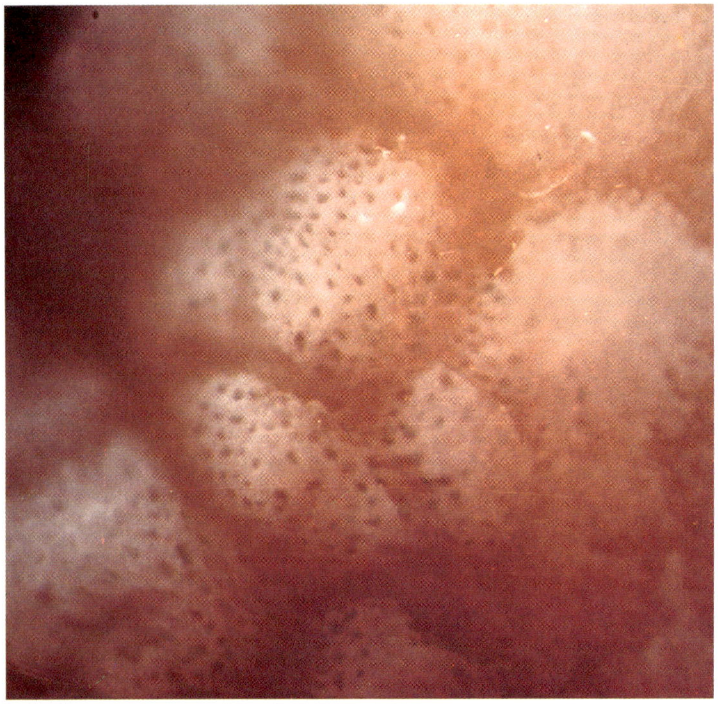

1

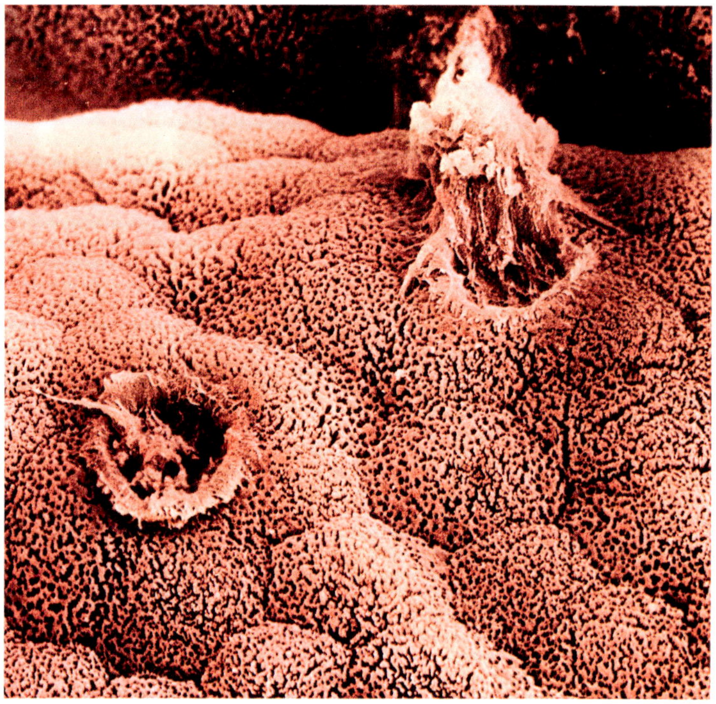

2

3

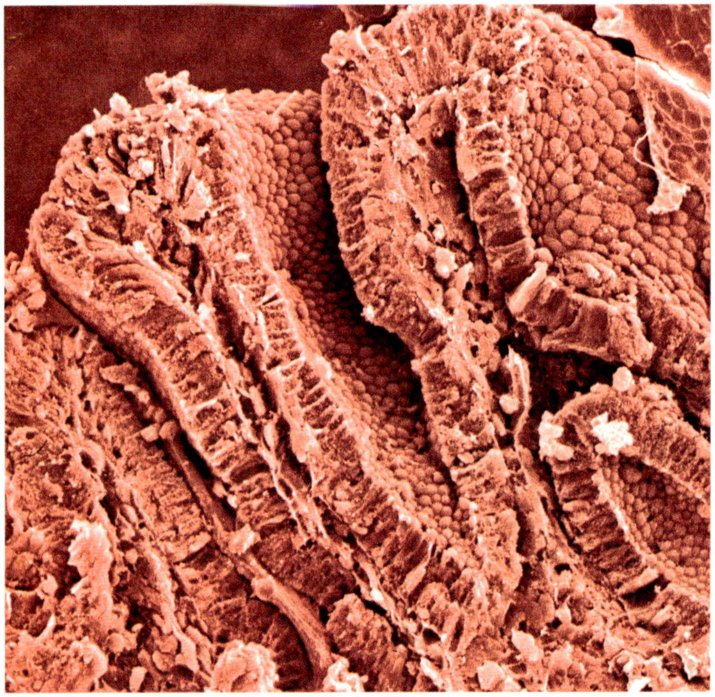

4

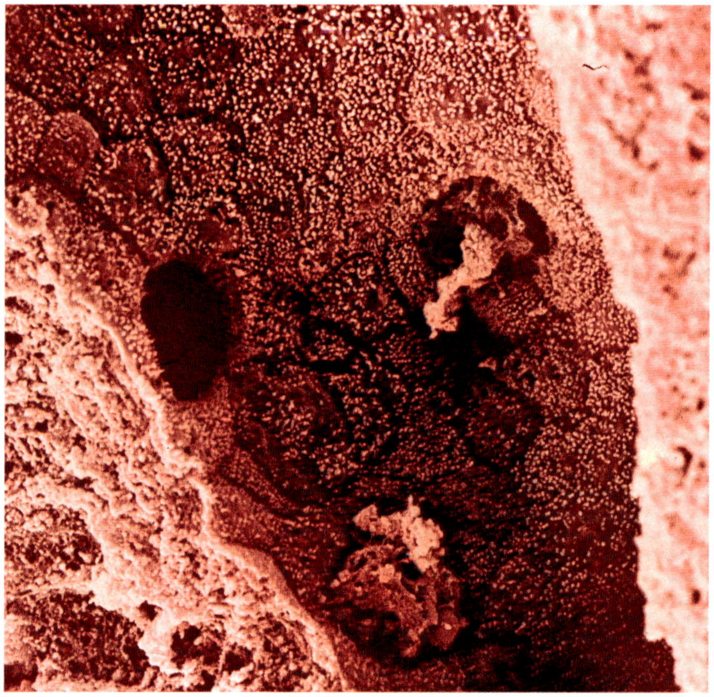

5

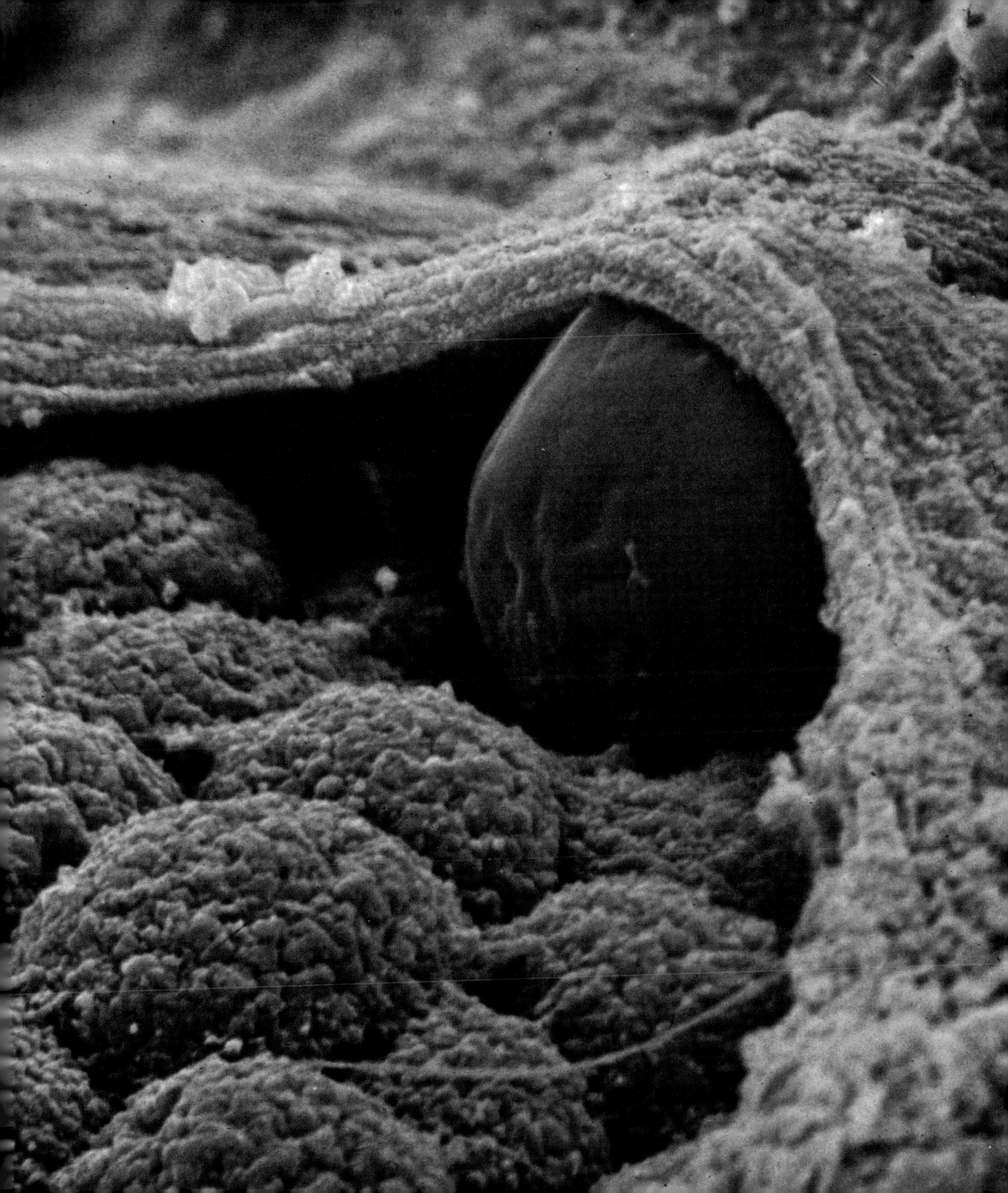

Die normale Funktionsweise des Darms

Unten sehen wir die faltige Schleimhaut des Dickdarms (mit Drüsengängen), in der Schleimfäden wie ein Vorhang herabhängen. Wenn der Mageninhalt den Dickdarm erreicht, sind die meisten Nährstoffe schon absorbiert. Was noch bleibt, ist Wasser, das aufgesaugt und gelagert wird. Der Dickdarm ist ein wichtiger Regulator des Flüssigkeitsspiegels. Rechts gegenüber sehen wir die herrliche Eruption einer schleimproduzierenden Zelle im Zwölffingerdarm, dem Teil des Darms, der an den Magen anschließt. Die Oberfläche ist samtartig mit kleinen Zotten überzogen, die Nährstoffe aus dem vorbeiziehenden Speisebrei aufnehmen. Ihre Blutkapillaren absorbieren Fruktose und Aminosäuren (die Bausteine der Proteine), während ihre Lymphkapillaren Fett absorbieren. Es gibt Millionen dieser Zotten (Vili), die zwischen 0,5 und 1,5 Millimeter lang sind; ihre Oberfläche macht fast zehn Quadratmeter aus.

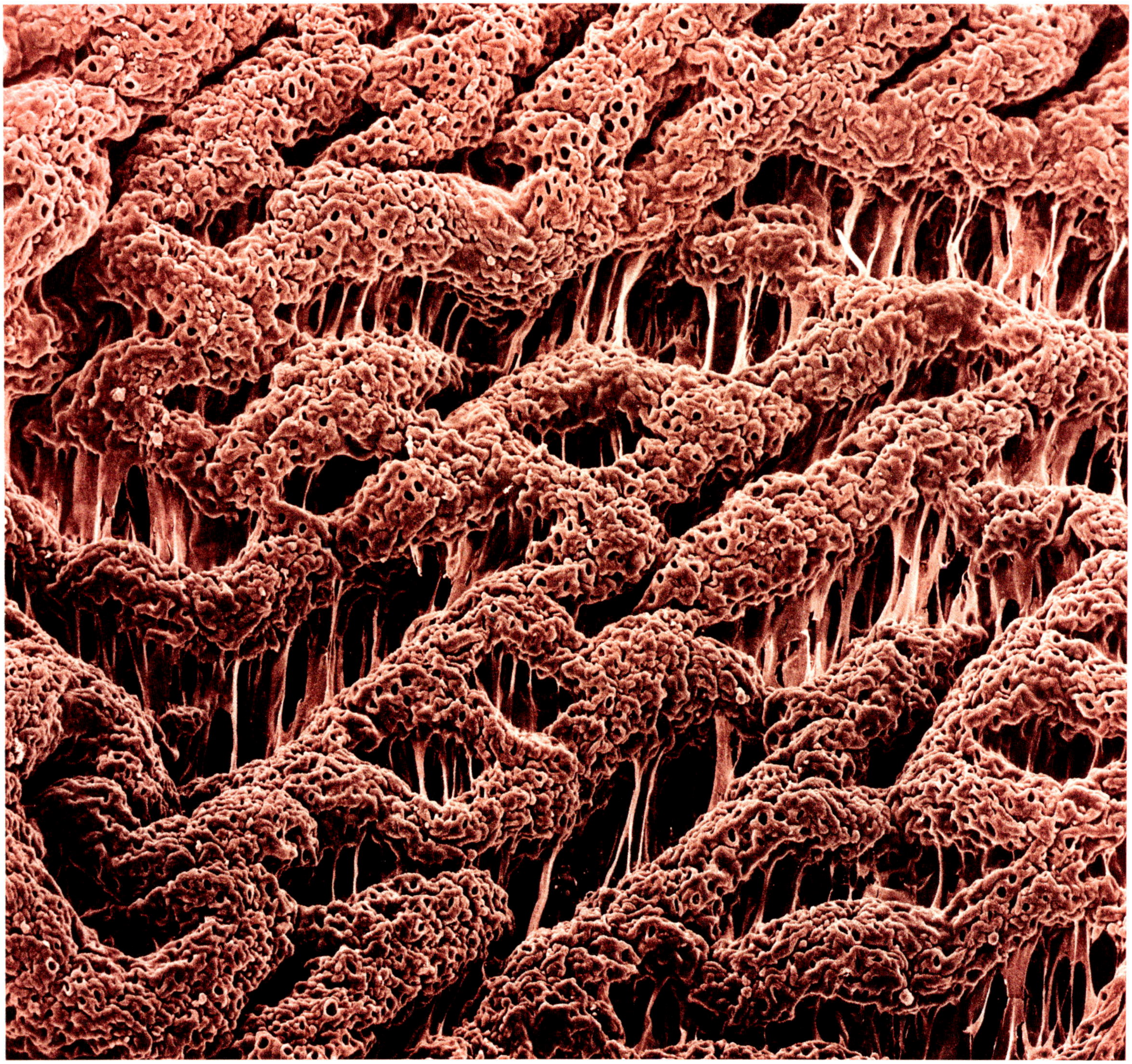

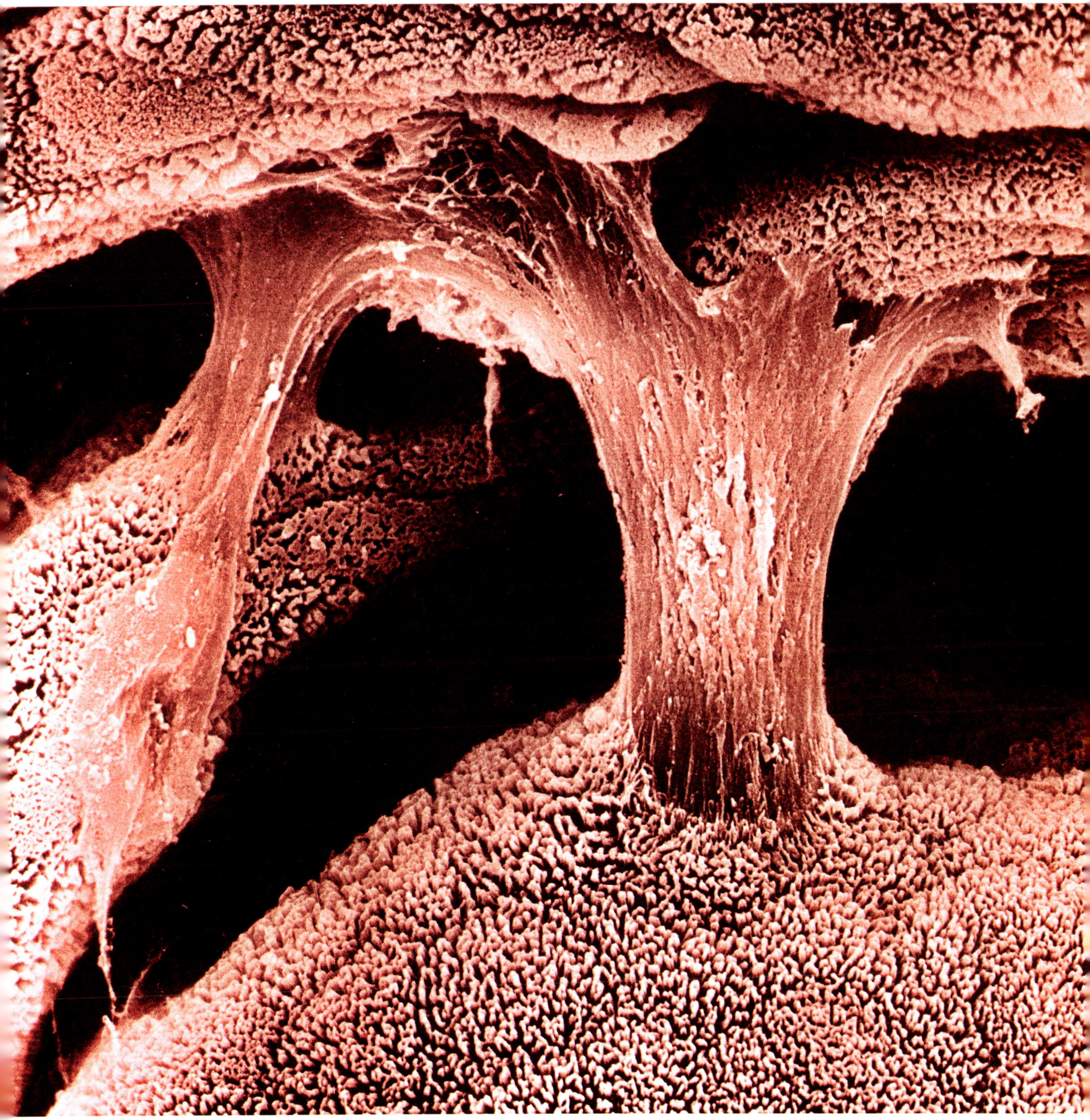

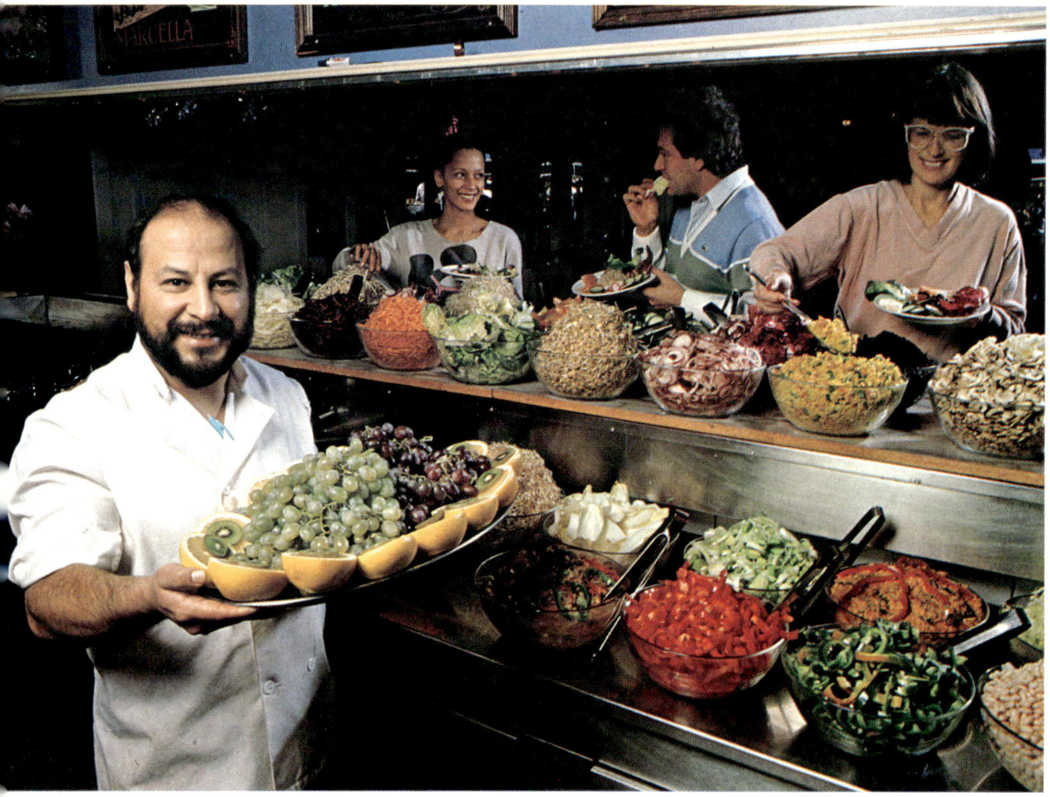

1

Ein Balanceakt bei der Ernährung

Unten links sehen wir einen Ausschnitt aus der Schleimhaut des Dünndarms: Die Zotten (Vili) in der oberen Hälfte zeigen Anzeichen von extremer Empfindlichkeit einigen Nährstoffen (zum Beispiel Gluten) gegenüber. Die Abbildung unten rechts zeigt die Magenschleimhaut mit Bakterien im Schleim. Die Salzsäure tötet nahezu alle Bakterien, die in den Magen gelangen. Auf der gegenüberliegenden Seite sehen wir, was von einem Salatblatt übriggeblieben ist, wenn es im Dickdarm ankommt. Da die Magen- und Darmsäfte nicht in der Lage sind, Zellulose zu verdauen, wird das Blatt auf seinem Weg durch den Verdauungskanal kaum angegriffen. Das Pflanzenmaterial dient mit seinen Fasern dazu, die Magenschleimhaut anzuregen und die Peristaltik in Gang zu setzen. Vegetarische Kost ist reich an Vitaminen. Sie erhalten die Gesundheit und übernehmen eine schützende Funktion bei der Verteidigung des Körpers gegen Krankheiten wie Krebs.

1. *Vegetarische Kost enthält viele Vitamine.*
2. *Ausschnitt der Schleimhaut im Dünndarm (100fache Vergrößerung)*
3. *Magenschleimhaut mit Bakterien (3000fache Vergrößerung)*
4. *Reste eines Salatblattes im Magen (300fache Vergrößerung)*

2

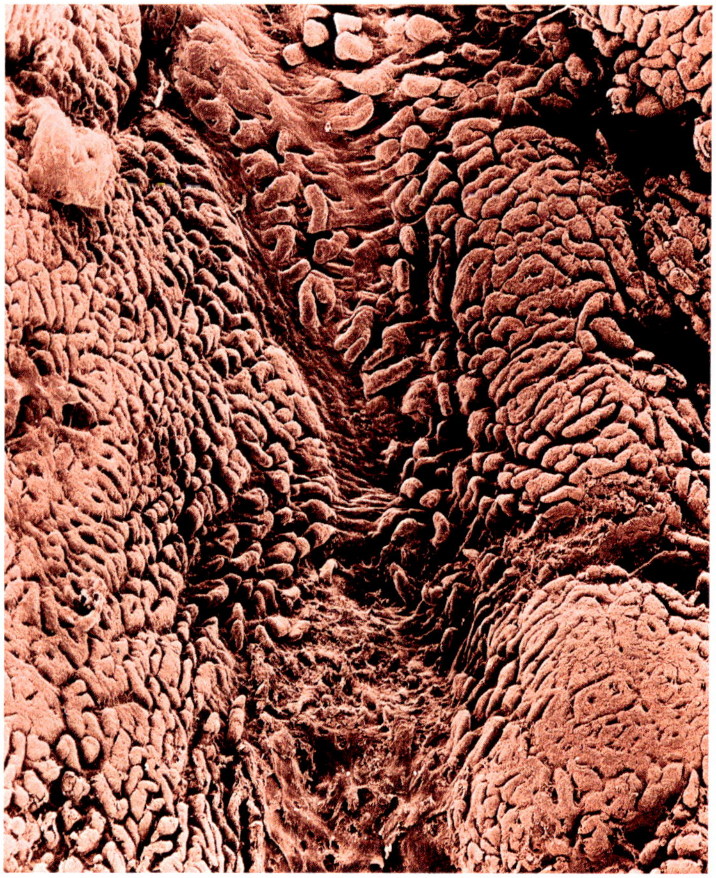

3

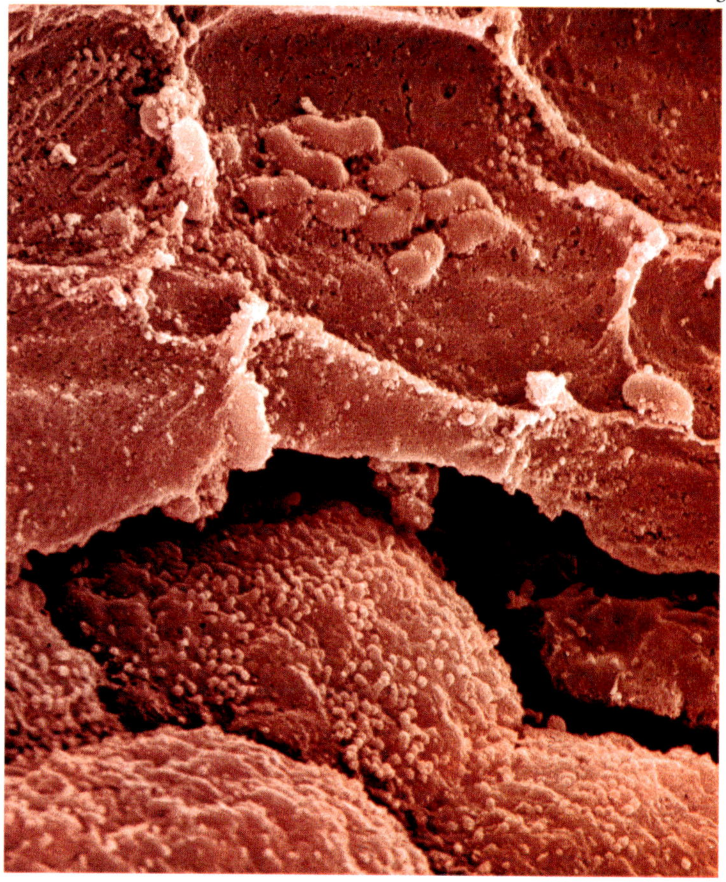

4

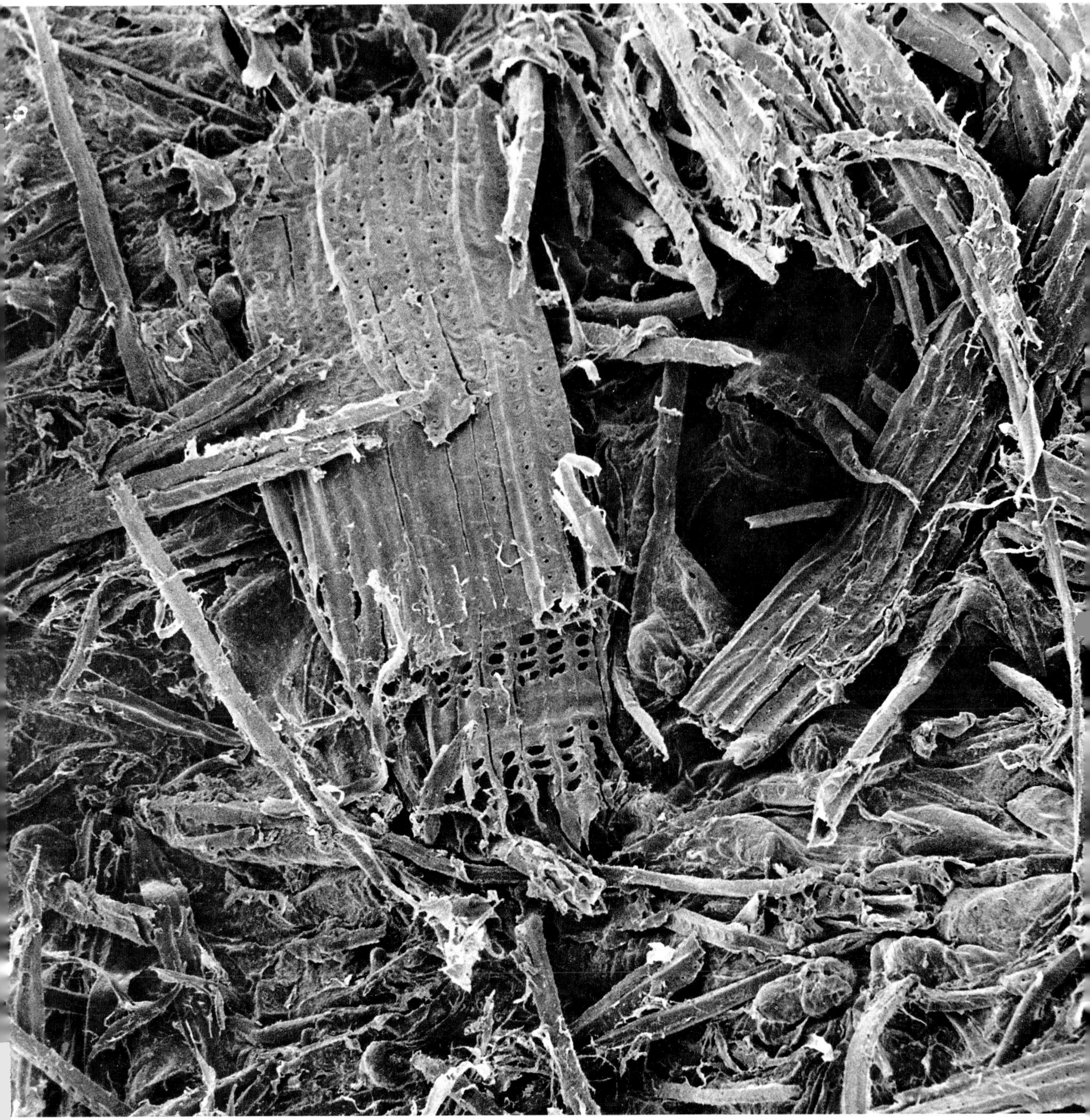

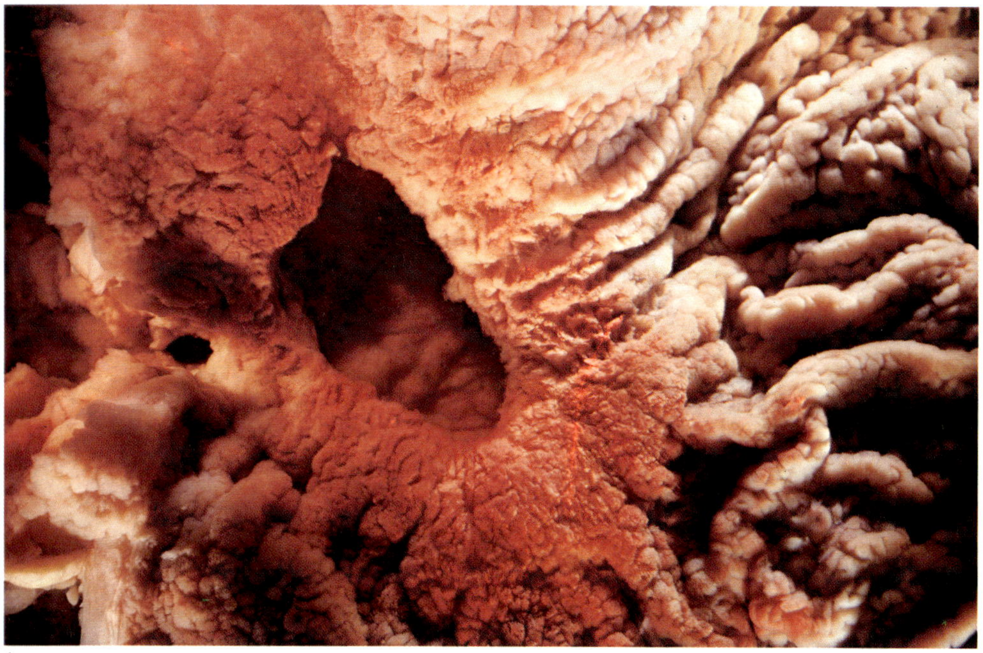

1

2

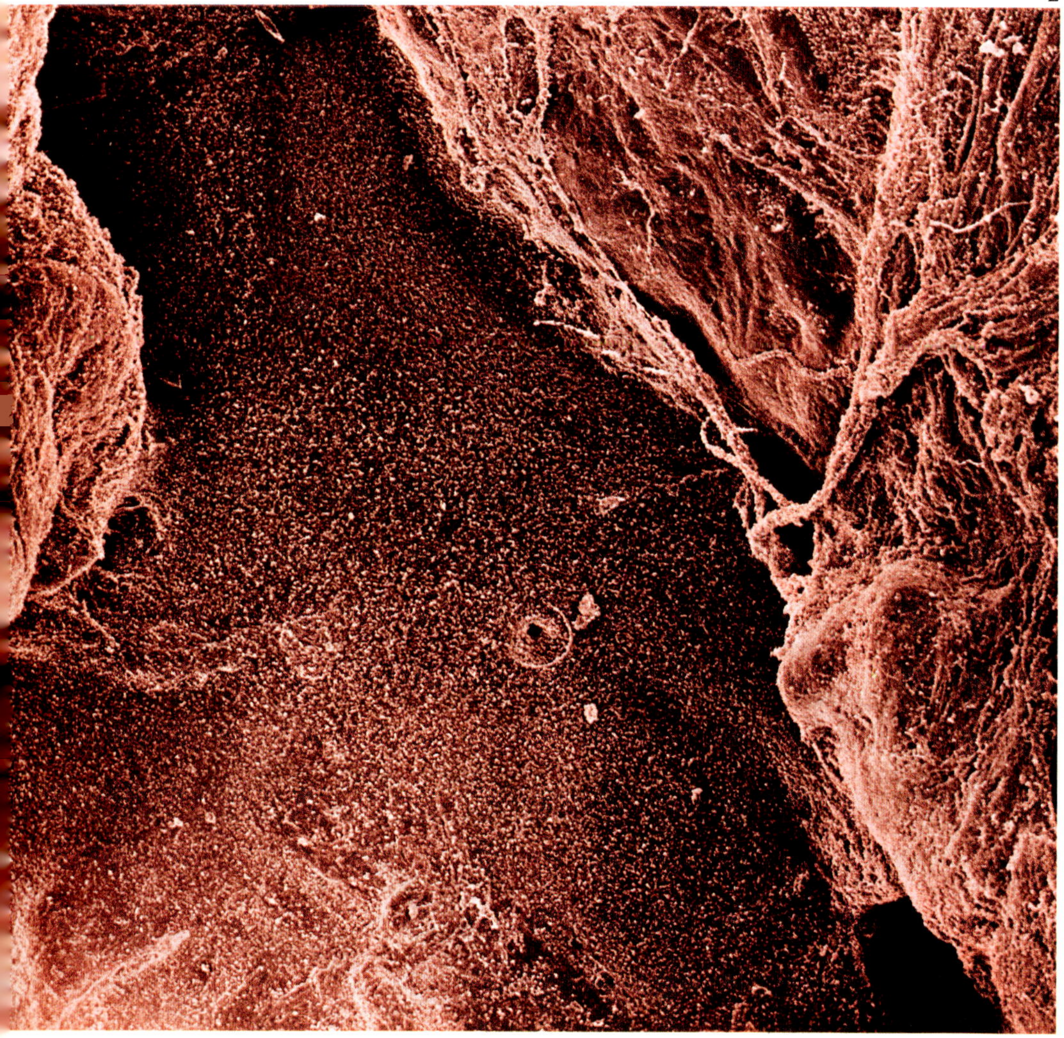

Das Magengeschwür – ein Krater in der Magenwand

Rechts sehen wir ein Magengeschwür, das in der Magenwand einen Krater bildet, umgeben von roten Blutkörperchen. Ein so tiefes Loch führt dazu, daß der Mageninhalt in den Bauchraum gelangt; eine lebensbedrohliche Bauchfellentzündung kann die Folge sein.

Oben links ist das Geschwür von einer angeschwollenen Schleimhaut umgeben. Unten sehen wir die Anfangsphase einer Bauchfellentzündung. Das Geschwür hat die Magenwand durchstoßen; an der Außenseite finden sich Fibrinfasern und Verklumpungen von Zellen.

Trotz intensivster Forschungsarbeiten haben die Mediziner bislang noch keinen Mechanismus sicher identifizieren können, der Geschwüre im Magen und im Zwölffingerdarm verursacht. Erbliche Veranlagung, schwache Stellen in der Schleimhaut und vor allem eine schwere und andauernde psychische Belastung spielen eine Rolle. Ein Mensch, der in einen Unfall verwickelt war oder schwere Verbrennungen erlitten hat, kann in kurzer Zeit ein Geschwür bekommen. Bislang wurde immer angenommen, daß ein Ansteigen der Salzsäurekonzentration eine wichtige Rolle spielt, doch tritt dies in den meisten Fällen gar nicht ein. Auf der anderen Seite kann der Magensaft die Magenwand angreifen, wenn die schützende Schleimschicht aus irgendeinem Grund einen Teil davon unbedeckt läßt.

Ungefähr zehn Prozent der erwachsenen Bevölkerung haben ein Magengeschwür oder eine daraus resultierende Narbe. Männer sind davon viel häufiger als Frauen betroffen. Die Hälfte der sogenannten Magengeschwüre sind tatsächlich Darmgeschwüre, die im Zwölffingerdarm entstehen. Hoher Alkohol- und Nikotinkonsum und einige Medikamente erhöhen das Risiko, an einem Geschwür zu erkranken. Die medizinische Behandlung besteht in einer kontrollierten Diät und in der Einnahme von Medikamenten, die den Säuregehalt reduzieren. In schweren Fällen ist eine Operation erforderlich, bei der die Teile der Magenwand entfernt werden, die viele säureproduzierende Drüsen enthalten.

1. *Ein Magengeschwür, das von einer angeschwollenen Schleimhaut umgeben ist, aus dem Mageninnern heraus gesehen (tatsächliche Größe)*
2. *Das Geschwür hat die Magenwand durchlöchert: Eine Bauchfellentzündung droht. Das Bild wurde von außen aufgenommen (15fache Vergrößerung).*
3. *Ein kraterförmiges Geschwür im Ausschnitt (600fache Vergrößerung)*

3

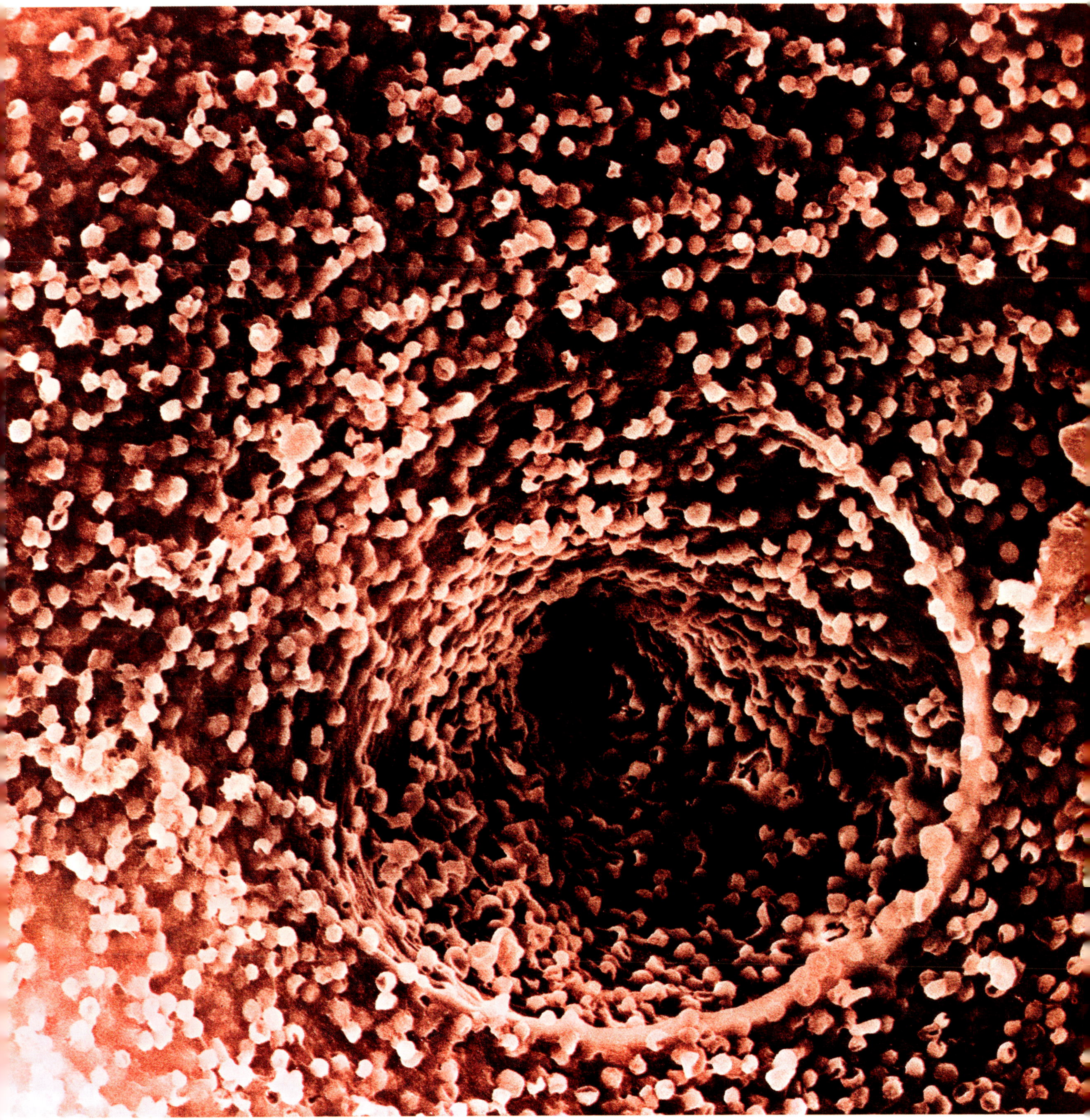

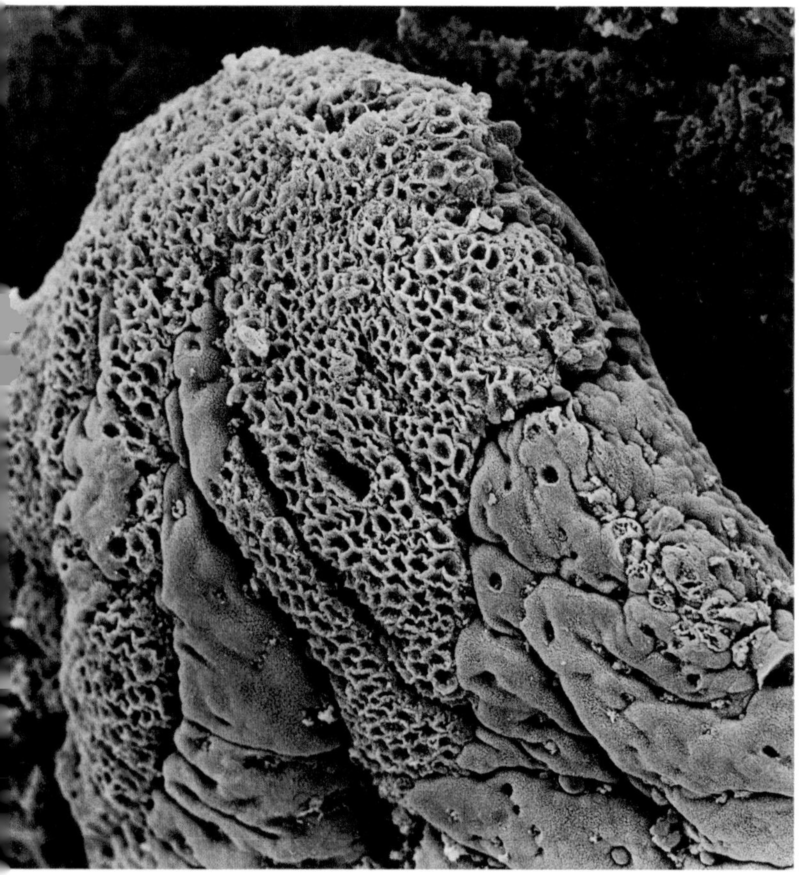

1

Schäden im Verdauungssystem

Im Dickdarm lebt eine Vielzahl von Bakterien. Die meisten von ihnen sind ungefährlich und fügen uns keinen Schaden zu. In der Abbildung oben sehen wir ein gegenteiliges Beispiel. Eine fortschreitende Entzündung führt dazu, daß sich ein Geschwür bildet. Die Zellen der Schleimhaut (unten rechts im Bild) sind gesund, aber die darüberliegende Schicht ist betroffen. Zwei (ziemlich verbreitete) Krankheiten mit Symptomen dieser Art heißen Morbus Crohn und Colitis ulcerosa (mit der Bildung von Darmgeschwüren verbundene Entzündung des Dickdarms). In beiden Fällen ist der Mechanismus, der die Krankheit auslöst, unbekannt.

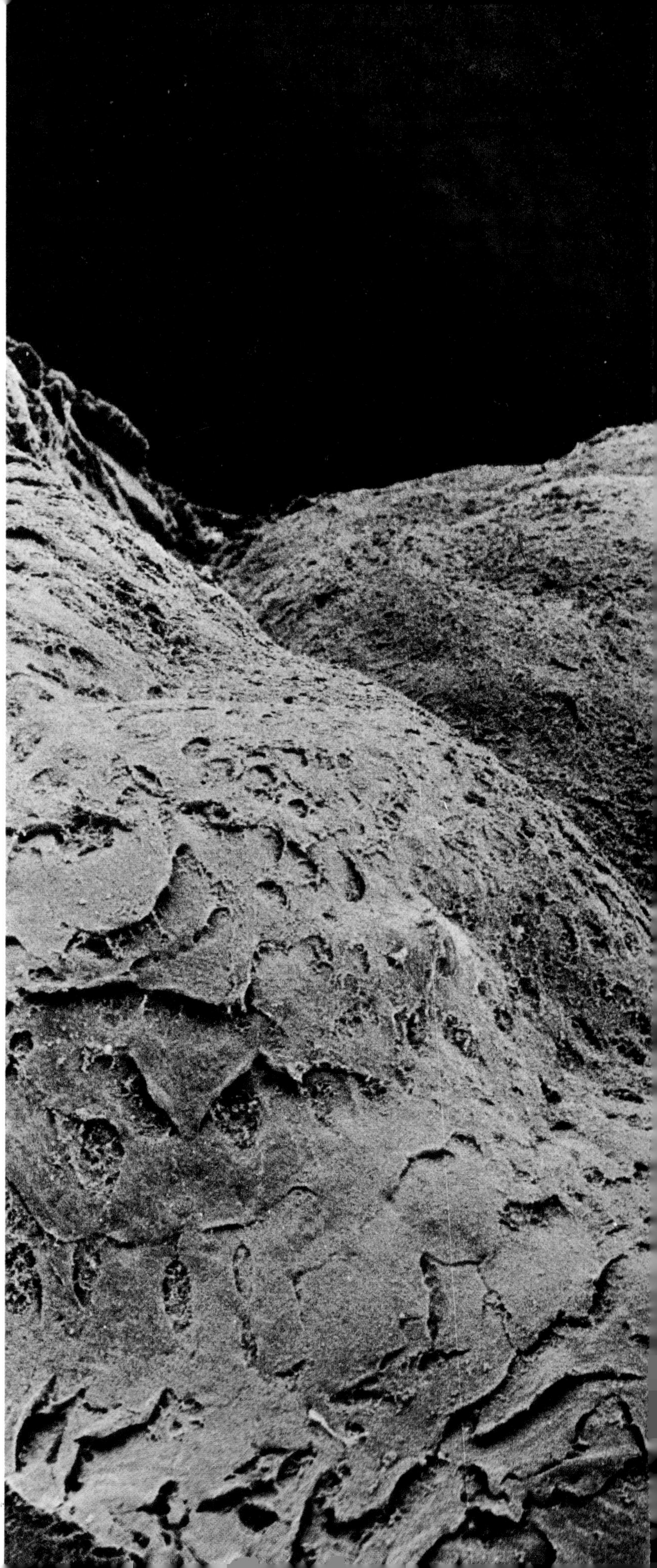

1. *Entzündung in der Schleimhaut des Dickdarms*
2. *Ein kraterartiges Geschwür in der Mondlandschaft der Magenschleimhaut (230fache Vergrößerung)*

2

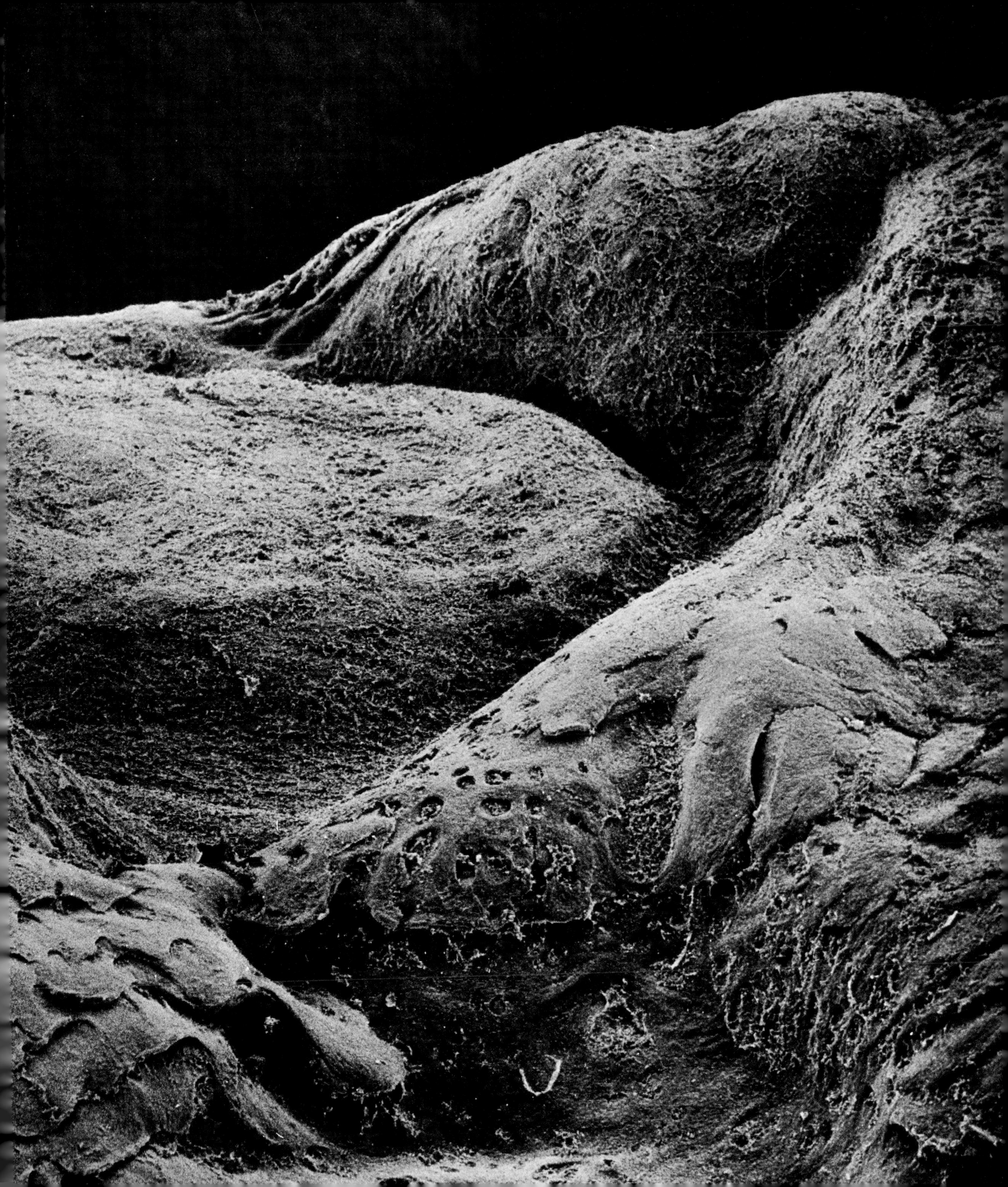

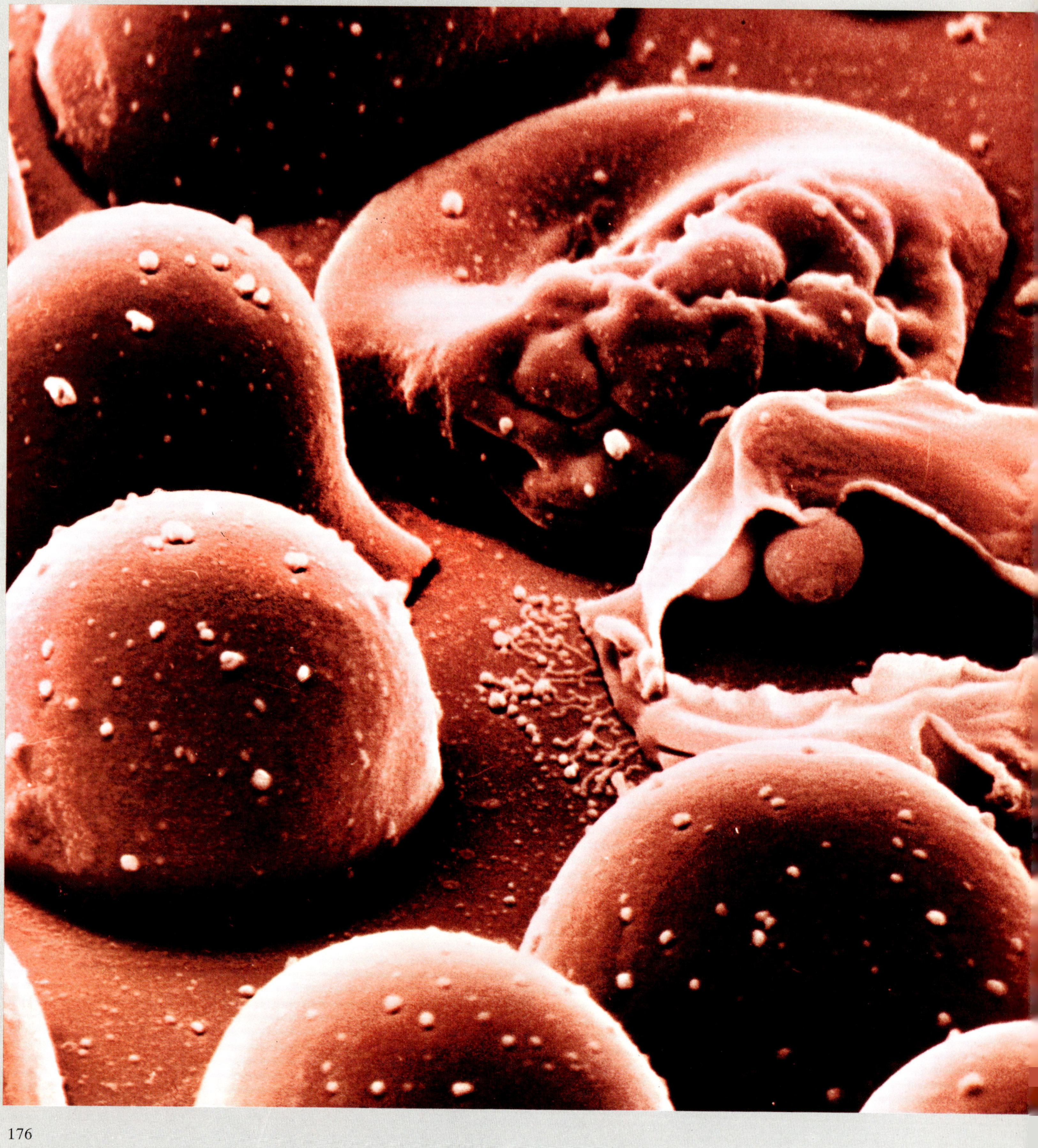

In der Mitte der Abbildung sieht man ein rotes Blutkörperchen, das von sich teilenden Malariaplasmodien zerrissen worden ist.

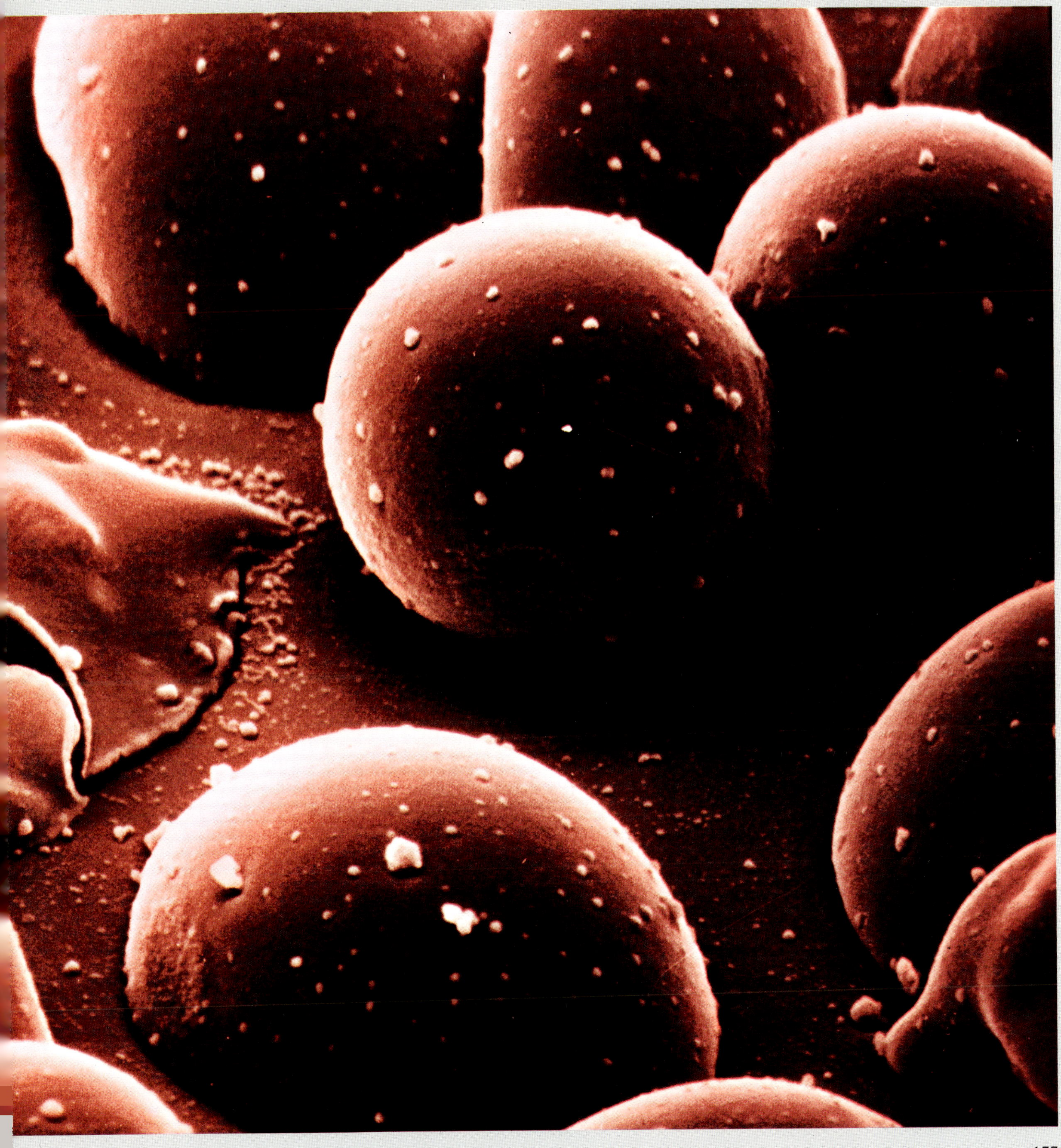

Parasiten

An den drei weitverbreiteten parasitären Erkrankungen – *Malaria, Trypanosomiasis* (Schlafkrankheit) und *Schistosomiasis* (Bilharziose) – erkranken noch immer viele Millionen von Menschen in den Ländern der Dritten Welt. Allein von der Malaria sind – besonders in Zentralafrika, in Brasilien, Indien und im Fernen Osten – etwa 400 Millionen Menschen betroffen; ca. eine

Zyklus der Malaria-Erreger

Die Übertragung der Malaria erfolgt mit dem Stich der weiblichen Anophelesmücke. Dabei gelangen die Sporozoiten der Malaria-Erreger aus der Speicheldrüse der Mücke in das Blut des Menschen und auf dem Blutweg in die Leber. Die nun Schizonten genannten Erreger nisten sich in den Leberzellen ein, vermehren sich darin, bis der reife Schizont die Zelle zum Platzen bringt. Die freigewordenen Parasiten, nunmehr als Merozoiten, dringen in die roten Blutkörperchen ein. Wieder beginnt eine Vervielfachung, der Erythrozyt platzt, und zahlreiche neue Merozoiten schwärmen aus. Dabei kommt es zu dem für die Malaria typischen Fieberanfall. Die Merozoiten nehmen ihren Weg entweder in die Zellen der Leber oder, überwiegend, direkt in die nächsten roten Blutkörperchen und beginnen aufs neue ihren zerstörerischen Kreislauf. Im menschlichen Blut bilden die Malaria-Erreger auch geschlechtliche Zellen. Das sind die Gametozyten. Sie müssen mit dem blutsaugenden Stich in den Darm der Malaria-Mücke gelangen, denn nur dort erfolgt eine Kopulation der Gameten. Die Nachkommen, Sporozoiten genannt, gelangen als infektionsfähige Plasmodien in die Speicheldrüse der Mücke und beim Stich in das menschliche Blut.

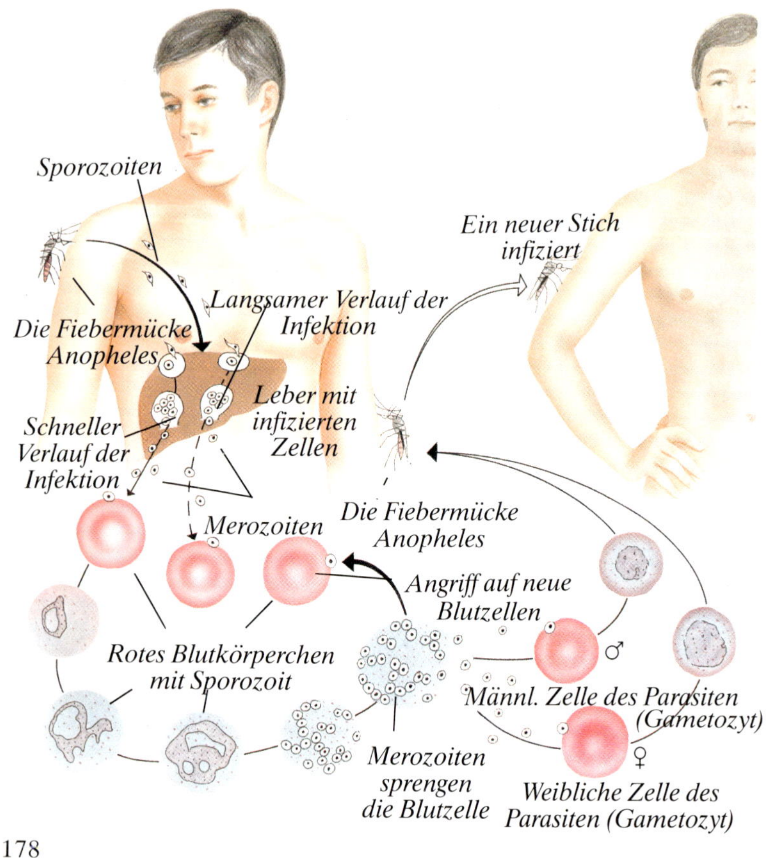

Million sterben jährlich weltweit an Malaria. Schätzungsweise 300 Millionen Menschen leiden an Schistosomiasis, die in Afrika, Südamerika und China verbreitet ist. Jährlich sterben Hunderttausende an diesen Krankheiten; werden sie überlebt, so können trotzdem schwere körperliche Schäden zurückbleiben.

Alle Organismen, die aus dem Zusammenleben mit Pflanzen oder Tieren einseitig für ihre eigene Existenz Nutzen ziehen, werden als Parasiten bezeichnet. Sie können auf der Körperoberfläche als Ektoparasiten oder im Inneren des Körpers in den Organen, den Körperhöhlen und Geweben als Endoparasiten schmarotzen. Es gibt pflanzliche Parasiten (z. B. Pilze) und tierische Parasiten (z. B *Protozoen*, Würmer, Insekten). Auch die Viren und Bakterien sind Parasiten.

Der Parasitismus ist eine weitverbreitete Lebensform und ein Teil des ökologischen Systems, zu dem auch der Mensch gehört. Er »parasitiert« sozusagen an vielen Organismen, wird seinerseits aber auch von vielen Parasiten heimgesucht. In den meisten harmlosen Fällen entsteht eine Art ökologisches Gleichgewicht zwischen Wirt und Parasit. Dieser legt es aber nicht darauf an, seinen Wirt umzubringen. Denn der Wirt bietet ja gewissermaßen die Lebensgrundlage für den Parasiten.

Die Beziehungen zwischen Wirt und Parasit sind oftmals extrem kompliziert. Der die Bilharziose verursachende Pärchenegel *Schistosoma* (ein *Trematode*) ist auf zwei Wirtsorganismen angewiesen: auf den Menschen und auf Süßwasserschnecken, die in schwach fließenden und stehenden Gewässern der Tropen und Subtropen vorkommen. Im Körper der Schnecken (Zwischenwirt) entwickeln sich die Wurmlarven *(Zerkarien)*. Diese schwimmen dann frei im Wasser, bohren sich aktiv durch die Haut oder gelangen beim Trinken in den Körper eines Menschen, der das Bilharzia-verseuchte Gewässer durchwatet oder durchschwimmt. Im Menschen (Endwirt) entstehen aus den Zerkarien die Pärchenegel. Diese setzen sich fest in den Venen von Darm, Leber und Harnblase, verursachen dort Schäden und machen entsprechende Beschwerden. Im Laufe der Zeit verschlechtert sich der Allgemeinzustand des Bilharziose-Kranken mehr und mehr, vor allem dann, wenn Leber oder Gehirn befallen ist. Mit den Ausscheidungen des Kranken gelangen die vom Pärchenegel produzierten Eier in irgendeinen Wassergraben, werden dort von Schnecken aufgenommen, und der Kreislauf beginnt aufs neue.

Die Erreger der Malaria sind mikroskopisch kleine, einzellige Organismen mit dem wissenschaftlichen Namen *Plasmodium*. Es gibt vier Arten Plasmodien, die alle Malaria – allerdings mit unterschiedlich schwerem Krankheitsverlauf – verursachen. Entwicklung und Lebenszyklus der Plasmodien sind auf zwei Wirte angewiesen, die Fiebermücke *Anopheles* und den Menschen. Die eine Generation kann nur im Menschen, die andere

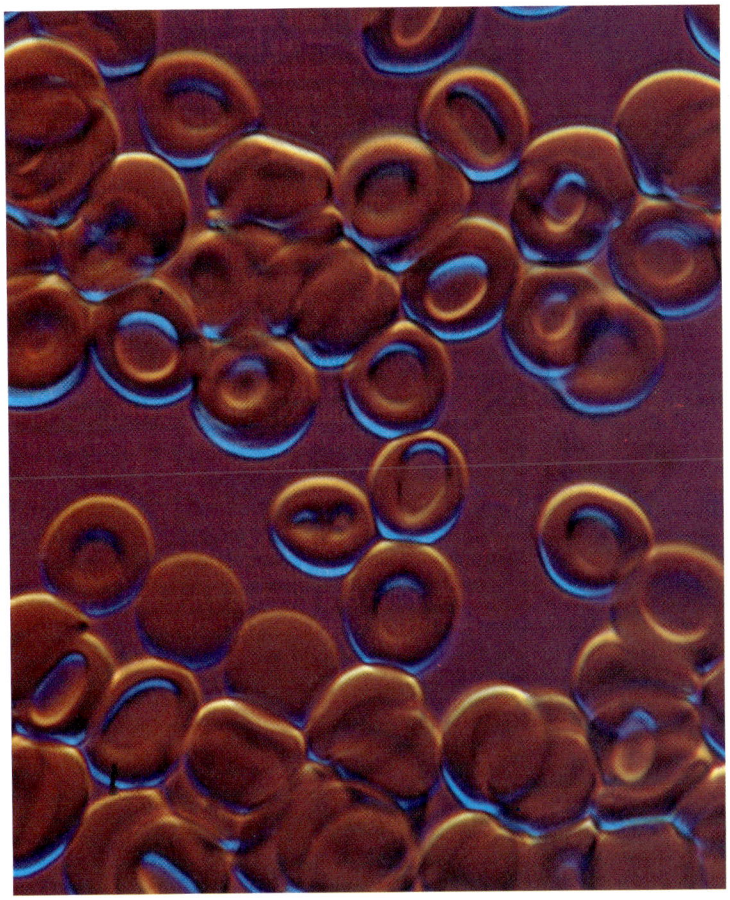

Merozoiten-Form der Malaria-Erreger in roten Blutkörperchen (Fluoreszenzmikroskop, 2000fache Vergrößerung)

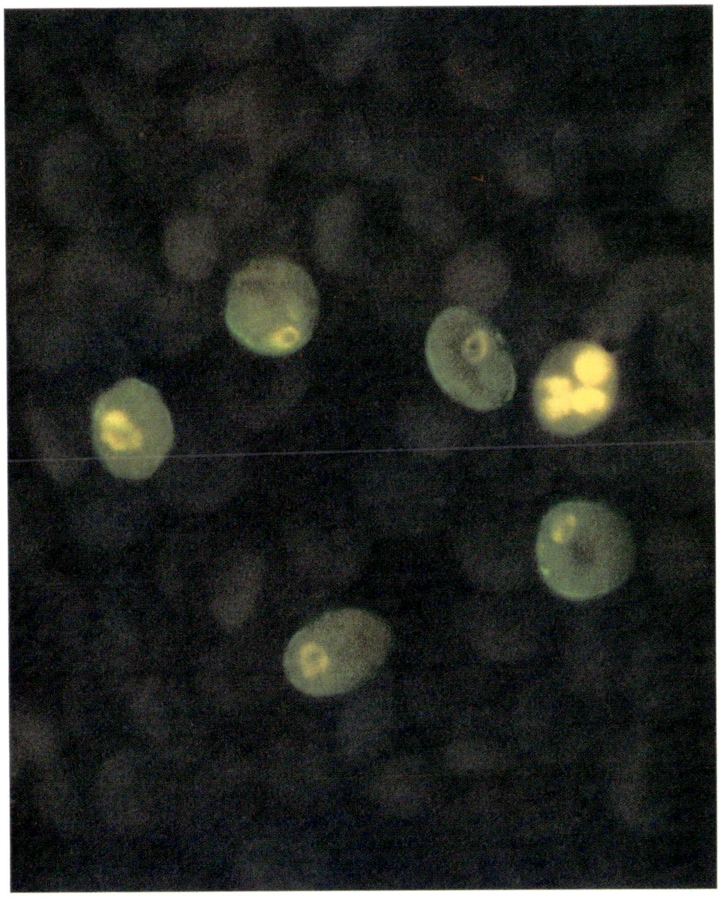

Frische rote Blutkörperchen (Erythrozyten) des menschlichen Blutes mit der typischen bikonkaven Eindellung. Sie dienen u. a. dem Sauerstofftransport zu den Zellen (Lichtmikroskop, 2000fache Vergrößerung).

nur in der Anopheles entstehen. Nur im menschlichen Körper bilden die Plasmodien ihre Geschlechtszellen. Deren Kopulation findet nur in der Mücke statt. Danach wandern die Erreger in die Speicheldrüse der Anopheles und werden, wenn die Mücke einen Menschen sticht, in dessen Blut übertragen. Er ist dann mit Malaria infiziert. Die Plasmodien dringen in die roten Blutkörperchen ein, vermehren sich darin, bis das Blutkörperchen platzt. Dabei kommt es zu dem typischen Malaria-Anfall mit hohem Fieber, Schüttelfrost und Schweißausbruch. Inzwischen haben sich die ausgeschwärmten Plasmodien in frischen Blutkörperchen eingenistet, vermehren sich darin, die Blutkörperchen platzen, ein neuerlicher Fieberanfall ist die Folge.

Auch die Erreger der afrikanischen Schlafkrankheit sind Protozoen, die als *Trypanosomen* bezeichnet werden. Der blutsaugende Überträger auf den Menschen ist die Tsetsefliege, *Glossina.* Nach einer Inkubationszeit von zwei bis drei Wochen treten in unregelmäßigen Abständen Fieberanfälle auf. Erst sechs Monate bis zwei Jahre später sind die Trypanosomen bis in das Gehirn vorgedrungen und verursachen dort Entzündungen. Die Kranken werden träge, lustlos, gleichgültig, apathisch und zunehmend schläfriger, was der Krankheit den Namen gab. Eine andere Trypanosomen-Art verursacht in Südamerika die Chagas-Krankheit. Sie verläuft chronisch mit Schwellung der Lymphknoten, mit Herzmuskelentzündung, Entzündung des Gehirns und führt meist zum Tode. Die Erreger werden durch blutsaugende Raubwanzen auf den Menschen übertragen.

Wenn viele Millionen Menschen noch immer an parasitischen Krankheiten leiden und sogar daran sterben, dann muß man sich fragen, warum hierbei das Immunsystem nicht aktiv wird. Die Wissenschaftler antworten, daß die Parasiten lange genug mit dem Menschen zusammengelebt haben, um sich seinem Abwehrsystem anzupassen, es buchstäblich austricksen zu können.

Es ist bekannt, daß sowohl die Malaria-Plasmodien als auch die Trypanosomen einen suppressiven Effekt auf das Immunsystem ausüben. Die Trypanosomen können darüber hinaus ihre Hülle – ihre Oberflächen-Antigene – verändern, und das sogar mehrmals. Wenn der Wirt endlich Antikörper gegen die erste Schicht der Antigene gebildet hat, wird diese durch eine neue mit anderen Eigenschaften ersetzt. Wenn schließlich Antikörper gegen diese Schicht vorhanden sind, ist auch sie inzwischen ausgewechselt worden. Schistosomen können schützende Antikörper der Wirtszellen »entführen« und damit den Angriffen des Immunsystems entkommen. Viele Protozoen lassen sich von Makrophagen »verschlucken«, damit sie im Innern ungestört ihre Vermehrung fortsetzen können. Parasiten sind Meister im Hintergehen von Immunsystemen.

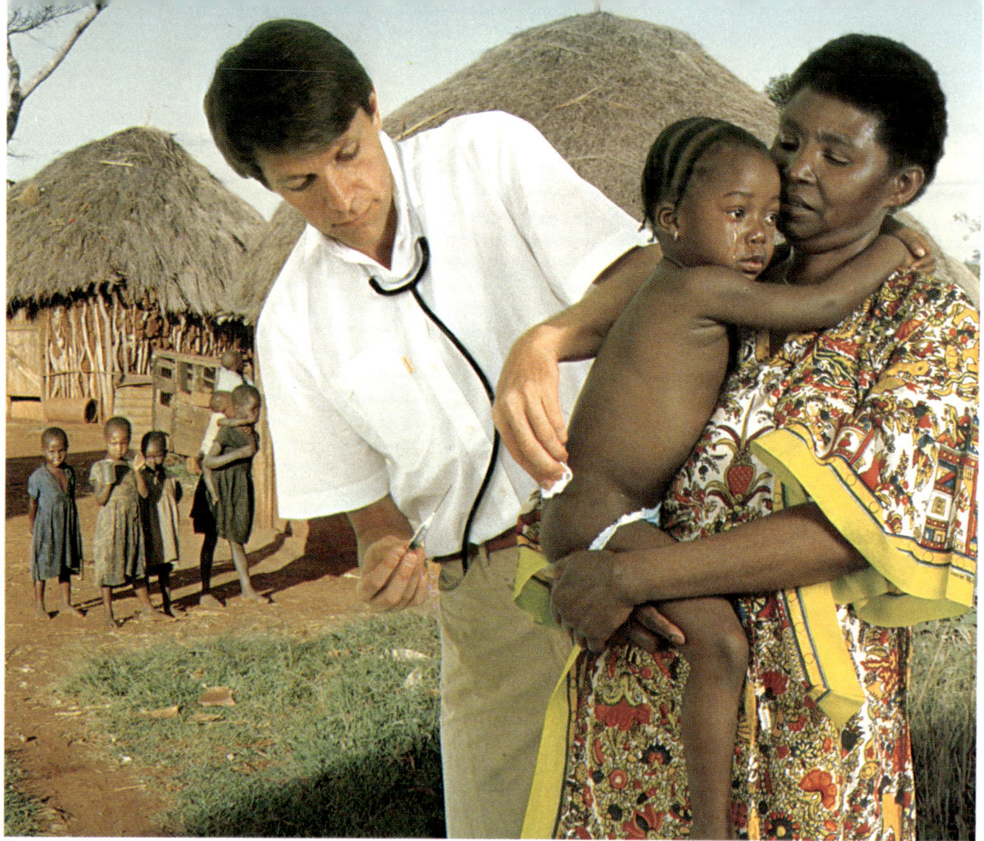

1

Versteckspiel mit dem Immunsystem

Plasmodien sind die Erreger der drei Malaria-Arten. Die verschiedenen Phasen der Entwicklung dieses Parasiten verlaufen zum Teil im Menschen und zum Teil in der Fiebermücke Anopheles. Für den Ablauf des Lebenszyklus der Plasmodien sind die beiden Wirte – Mensch und Mücke – erforderlich. Die Übertragung der Malaria findet statt, wenn eine Fiebermücke sticht, um Blut zu saugen. Dabei gelangen die infektionsfähigen Plasmodien als *Sporozoiten* aus der Speicheldrüse der Mücke in das Blut des Menschen. Im Laufe einer langen Anpassungszeit hat das Plasmodium gelernt, unser Immunsystem zu täuschen. Wenn es im Blut auf Antikörper trifft, wechselt es seine Antigene und entgeht so einem Angriff. Die Antikörper haben wenig Zeit, die Sporozoiten zu ergreifen, weil diese sich sehr schnell in den Leberzellen verbergen. Hier sind sie vor dem Immunsystem sicher, das die Leberzellen als körpereigen identifiziert. Die *Merozoiten* verwenden den gleichen Trick und verbergen sich in den roten Blutkörperchen.

2

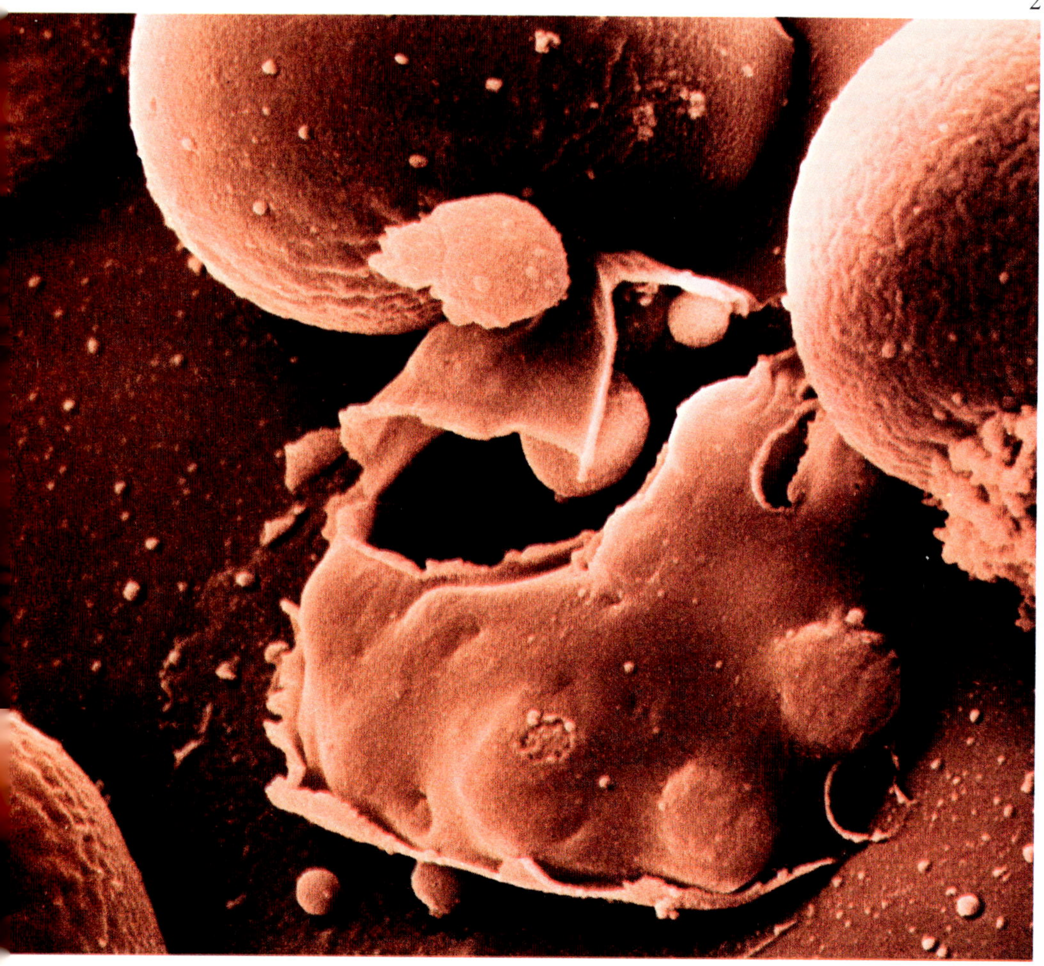

1. *Akute Malaria erfordert die Behandlung mit Antimalaria-Mitteln. Allerdings sind die Parasiten inzwischen manchen Medikamenten gegenüber resistent geworden.*
2. *Ein rotes Blutkörperchen, das von Merozoiten befallen ist (8000fache Vergrößerung)*
3. *Ein Merozoit taucht aus der Hülle eines roten Blutkörperchens auf, das er zerstört hat, und sucht nun nach neuen Opfern (40 000fache Vergrößerung).*

3

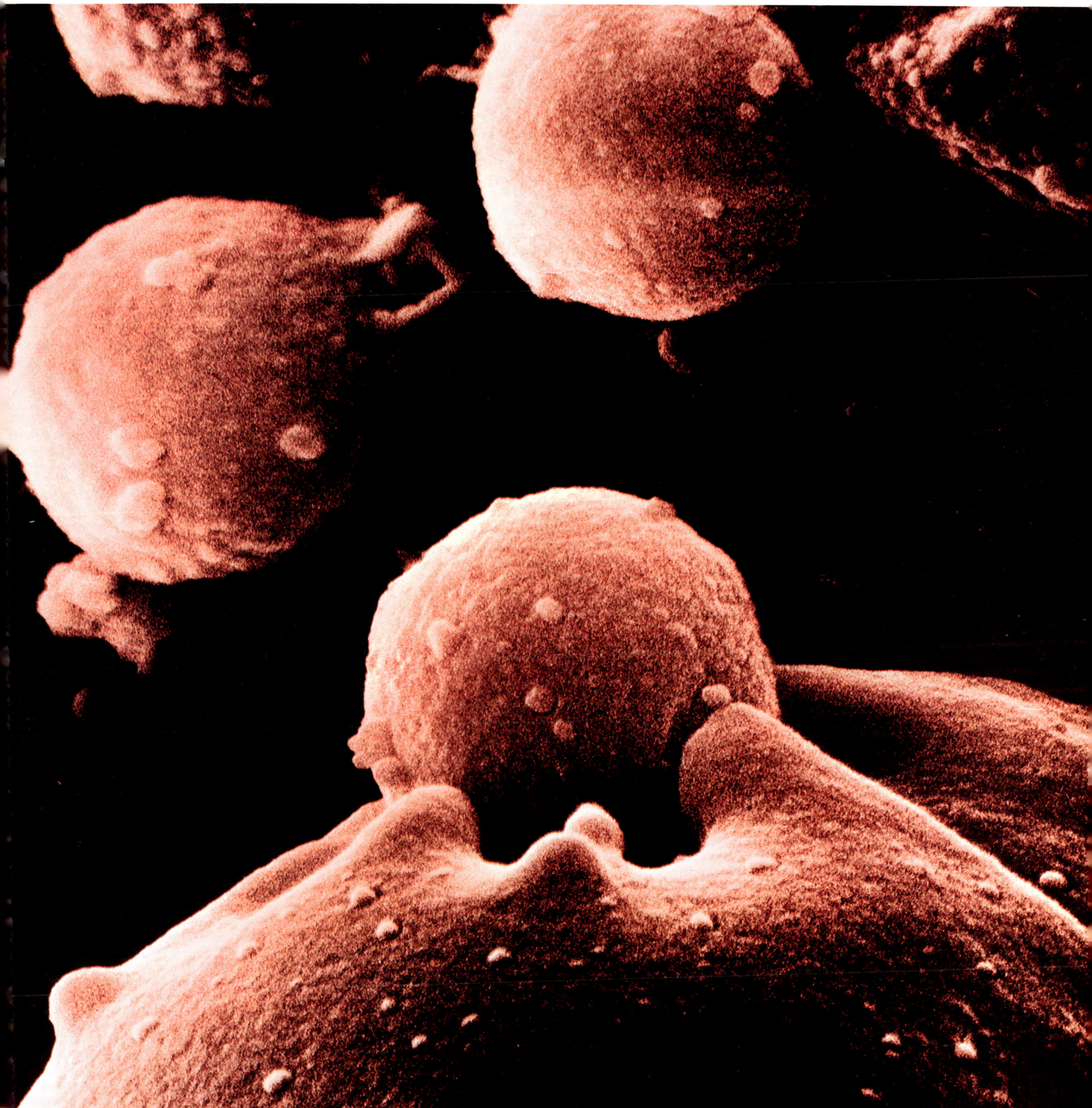

Bilharziose, die Geißel der Tropen

Etwa 300 Millionen Menschen in den tropischen und subtropischen Ländern leiden an *Bilharziose (Schistosomiasis).* Nur die Malaria fordert mehr Opfer.

Der die Bilharziose verursachende Parasit ist der Pärchenegel *(Schistosoma).* Die Larven *(Zerkarien)* des Wurmes sind geschwänzt, schwimmen frei im Wasser und können sich aktiv durch die menschliche Haut bohren. Sie gelangen dann in das Blutgefäß-System und auf diesem Wege schließlich in die Venen des Darmes, der Harnblase, der Leber.

Dort entwickelt sich innerhalb von zwei bis drei Monaten die Larve zum Pärchenegel. In einer Längsspalte seines Körpers trägt der männliche Egel das Weibchen mit sich. Diese eigentümliche, zeitlebens andauernde Paarung hat zu dem Namen geführt.

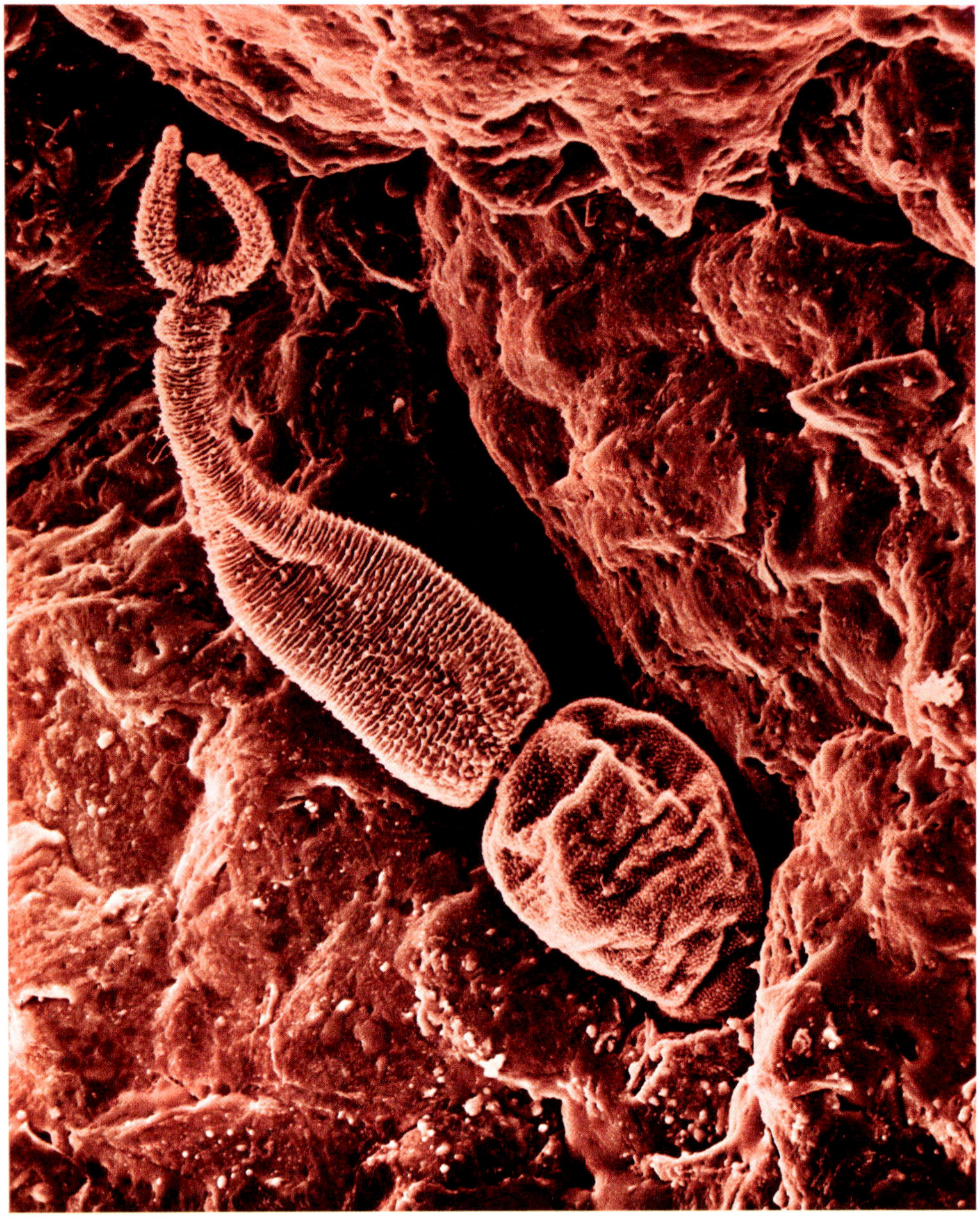

1

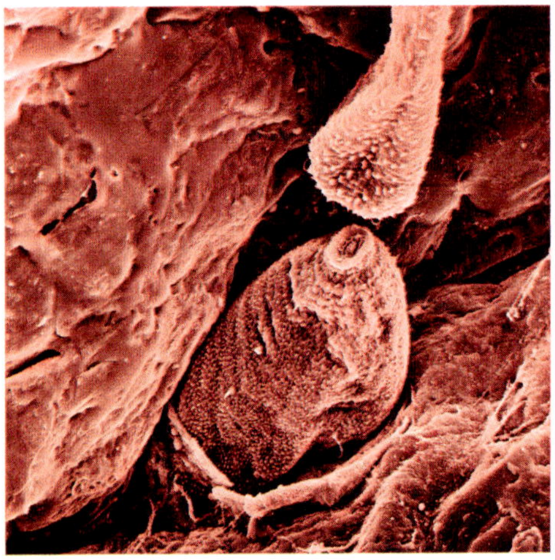

2

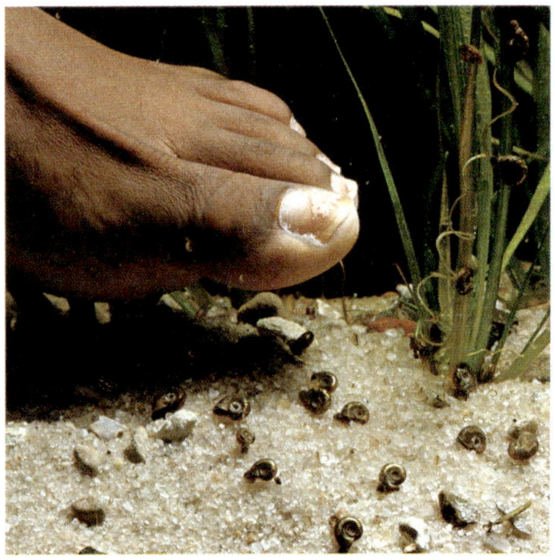

3

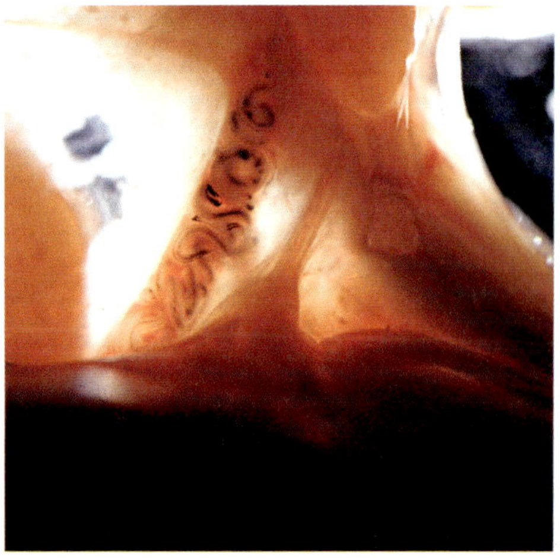

4

1. *Die Zerkarie von Schistosoma ist gerade mit der menschlichen Haut in Kontakt gekommen.*
2. *Die Zerkarie wirft ihren Schwanz ab und dringt durch die Haut ein.*
3. *Schnecken sind Zwischenwirte im Entwicklungszyklus von Schistosoma.*
4. *Der geschlechtsreife Wurm sitzt an der Wand eines Blutgefäßes fest.*

Die Eier von Schistosoma gelangen mit Urin und Stuhl aus dem menschlichen Körper in das Wasser von Flüssen und Seen. Dort schlüpfen winzige, schwimmende und bewimperte *Mirazidien*-Larven, die sich Wasserschnecken als Zwischenwirte aussuchen. In diesen entwikkeln sich aus den Mirazidien zunächst die *Redien*, daraus die *Zerkarien*. Wenn diese in den menschlichen Körper gelangen, beginnt eine neue Phase im Lebenszyklus von Schistosoma.
Die akute Phase der Krankheit geht mit Fieber, Husten, Ausschlag und Bauchschmerzen einher. Urin und Stuhl können blutig sein. Bei der chronischen Bilharziose kommt es zu Gewebszerstörungen und geschwächter Widerstandskraft gegen Infektionen. Die Angriffe des Immunsystens, insbesondere gegen die parasitischen Eier, provozieren Autoimmunreaktionen.
Eine Behandlung der Bilharziose ist schwierig. Wichtig sind vorbeugende Hygiene und sanitäre Maßnahmen. Versuche wurden unternommen, den Zwischenwirt, die Schnecke, auszurotten, um damit den Entwicklungszyklus von Schistosoma zu unterbrechen.

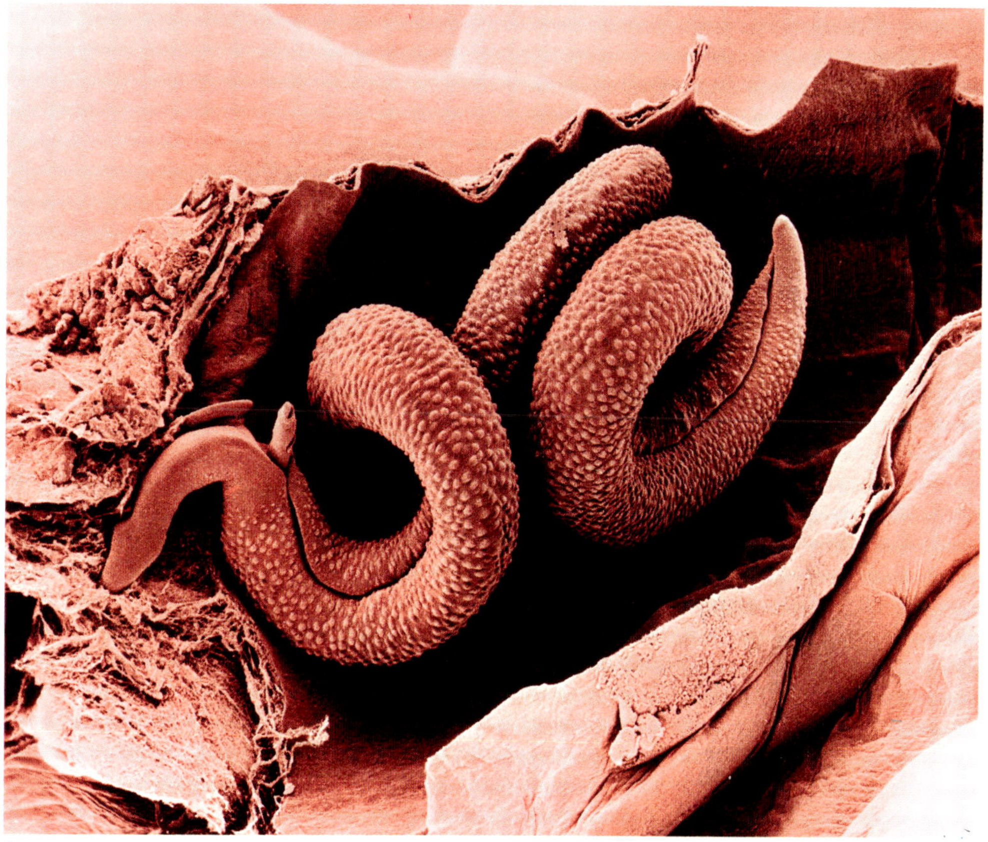

5

6

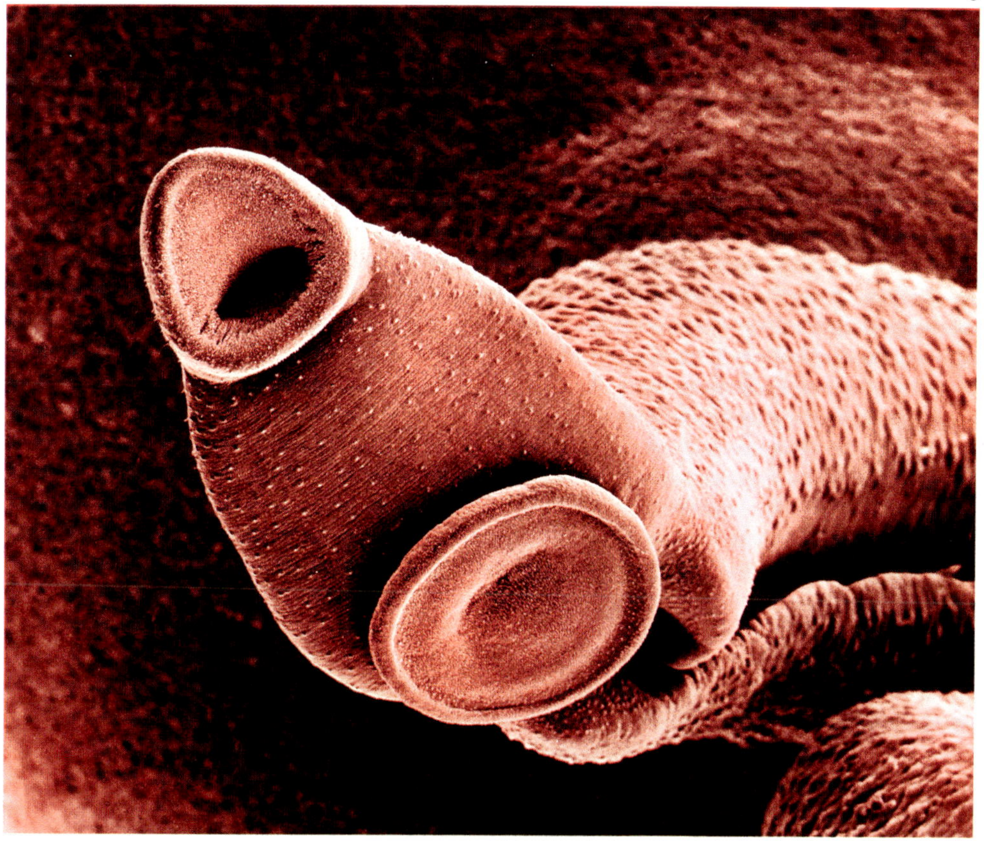

5. *Der männliche Wurm, der ca. zwei Zentimeter lang wird (etwa 25fach vergrößert), umfängt ein Weibchen in einer Rinne seines Körpers. Der weibliche Kopf schaut noch heraus.*
6. *Die Saugnäpfe des Männchens (250fache Vergrößerung)*
7. *Kante eines Saugnapfes (3000fache Vergrößerung)*

7

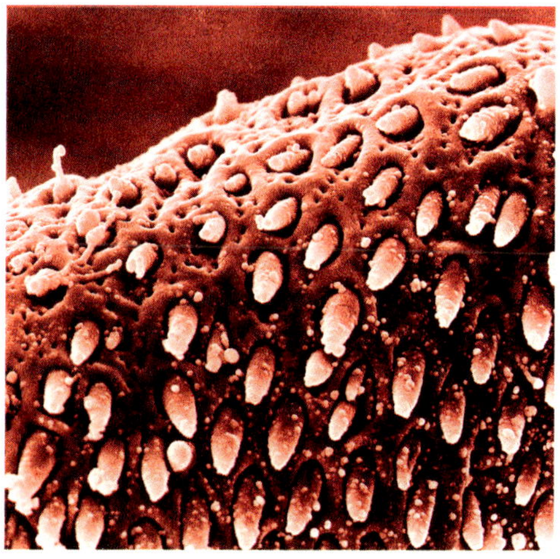

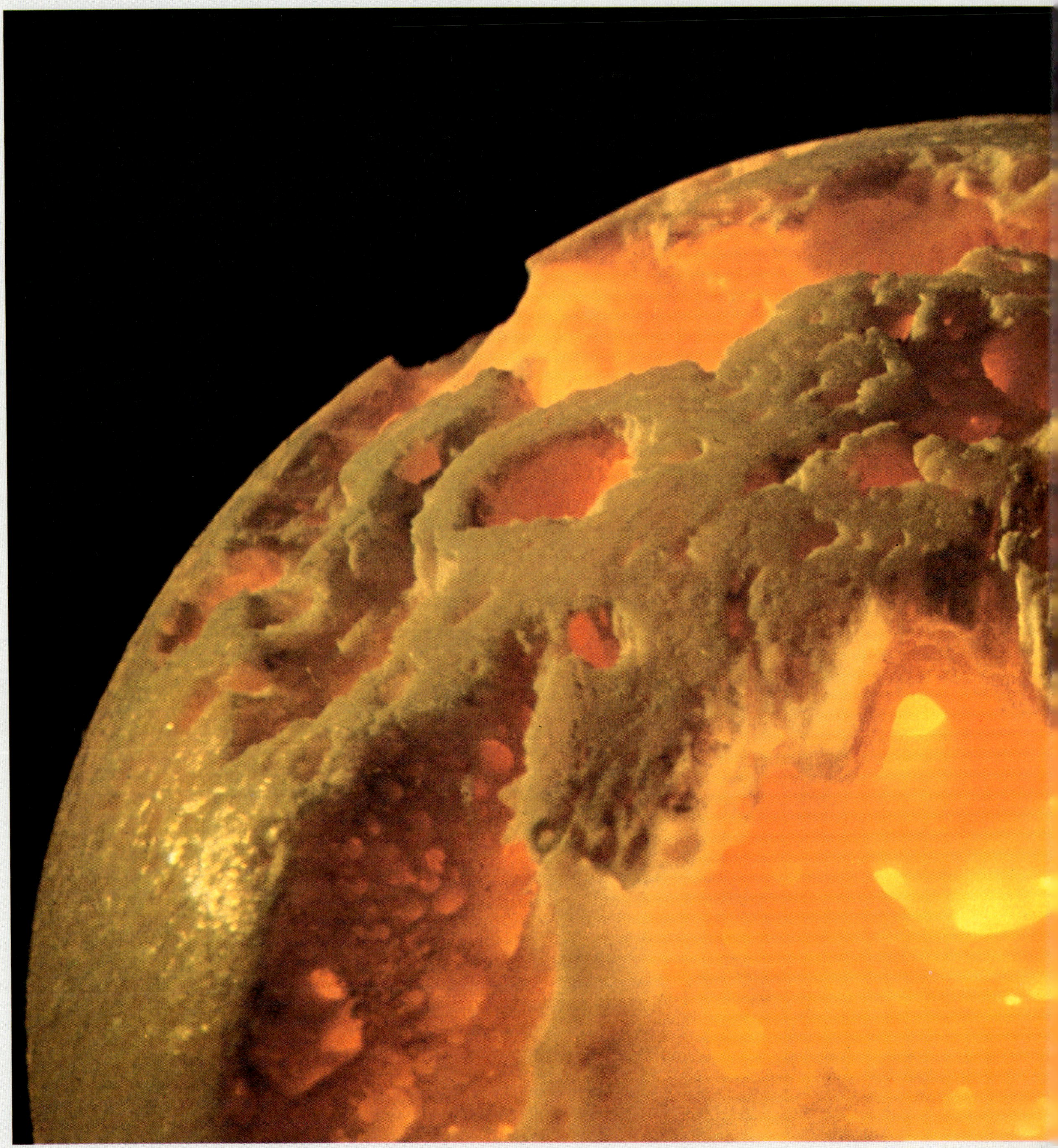

Die zerfurchte Gelenkkugel eines Oberschenkelknochens (Femur); das Immunsystem ist an der Zerstörung der Gelenkoberflächen beteiligt.

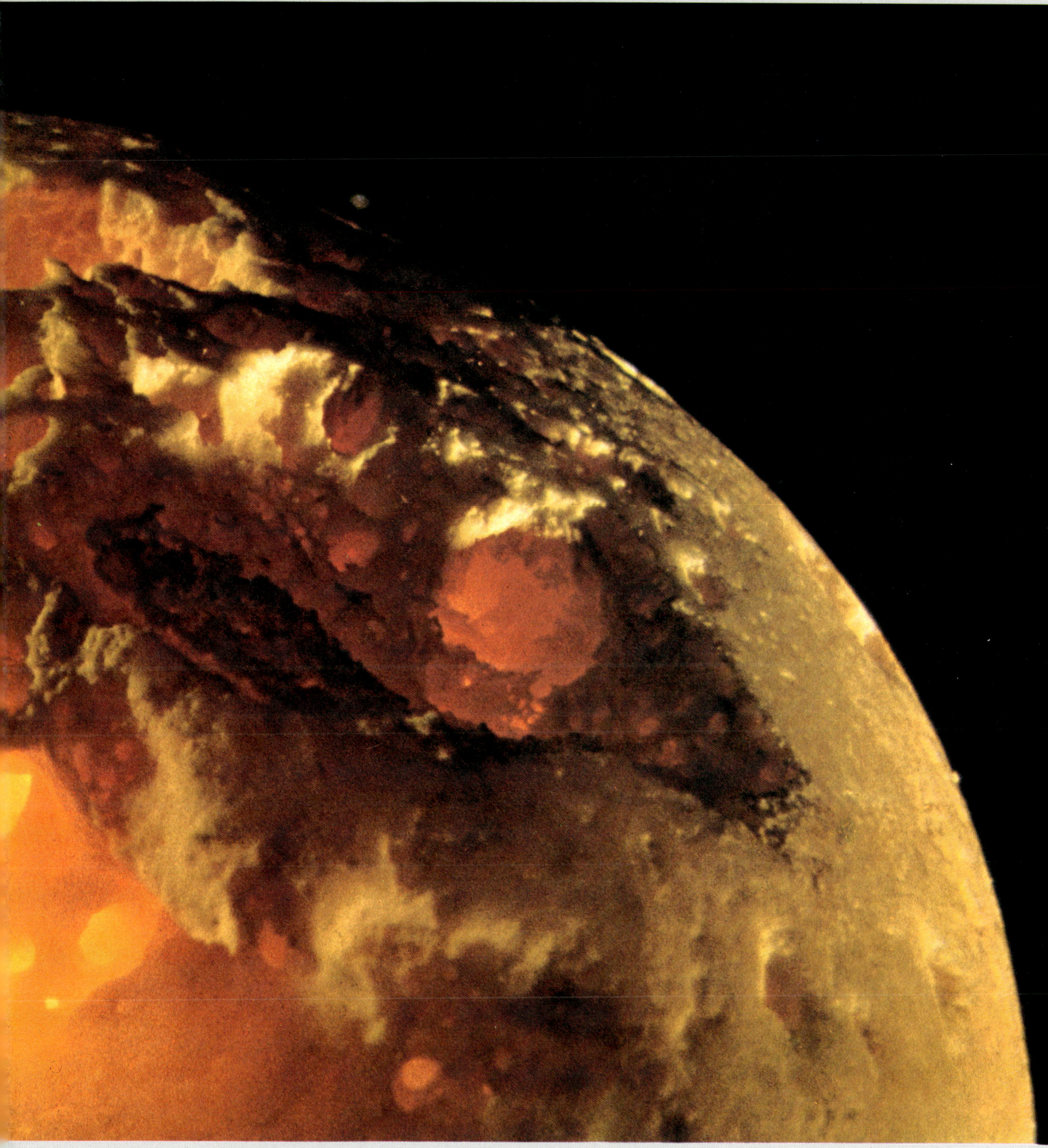

Wenn das Immunsystem Fehler macht

Mit all seinen weißen Blutkörperchen, den Lymphozyten, Killerzellen, Antikörpern und Komplementfaktoren errichtet das Immunsystem einen Schutzwall um unser Gewebe. Eindringende Mikroorganismen, Antigene und Krebszellen werden angegriffen und entwaffnet. Jede Zelle, die sich dem Immunsystem gegenüber nicht ausweisen kann, wird vernichtet.
Dies ist natürlich ein idealisiertes Bild des Immunsystems. Die Vorstellung, daß es sich manchmal irren und gegen den eigenen Körper richten könnte, erscheint paradox. Dann aber entdeckte eine Gruppe von Immunologen, daß eine chronische Entzündung der Schilddrüse — bekannt als Hashimoto-Syndrom — mit Antikörpern zusammenhängt, die vom körpereigenen Immunsystem hergestellt werden.
Heute wissen wir in vielen Fällen (und in anderen vermuten wir es), daß bislang unerklärliche Krankheiten ihre Ursache in Fehlern des Immunsystems haben. Dazu gehören die rheumatische Arthritis, die chronische Erkrankung des Bindegewebes mit Namen Lupus erythematodes (Schmetterlingsflechte), die multiple Sklerose, die Muskelschwäche Myasthenia gravis, der Jugenddiabetes und einige Erkrankungen des Magen-Darm-Trakts.
In amerikanischen Krankenhäusern wurde festgestellt, daß nahezu 20 Prozent aller Patienten unter Krankheiten litten, die immunologische Charakteristiken aufweisen. Es scheint daher nicht ungewöhnlich zu sein, wenn sich das Immunsystem gegen die eigenen Zellen richtet und sogenannte Autoimmunerkrankungen hervorruft.
Die Forschungen der letzten Jahre haben diesen Tatbestand bestätigt. Im Einzelfall mag es sich als schwierig erweisen, eine eindeutige Kausalverbindung herzustellen; es steht jedoch fest, daß das Gleichgewicht des Immunsystems unter gewissen Umständen außer Kontrolle geraten kann: Es ruft dann Krankheiten hervor, statt sie zu verhindern.

Die Immunologen gehen davon aus, daß im wesentlichen drei Mechanismen eine Autoimmunerkrankung hervorrufen:
• Das Immunsystem entwickelt sich während der Kindheit und lernt, die Zellen zu tolerieren, mit denen es unentwegt Kontakt hat. Es gibt nun einige Gewebeteile, die erst erscheinen, nachdem das Immunsystem seine »Reife« erlangt hat, oder die sich relativ isoliert vom Immunsystem entwickeln. Beispiele für den ersten Fall sind die männlichen Samen, die zum erstenmal während der Pubertät produziert werden; Beispiele für den zweiten Fall sind das Gehirn und die Augenlinse.
Bei Männern kann man tatsächlich Antikörper finden, die gegen die Samen gebildet werden. Bei ihren Streifzügen durch den Körper erkennen die Lymphozyten des Immunsystems den Samen als »fremd«. Dies kann in wenigen Fällen zur Sterilität führen. Eine mechanische Verletzung des Auges kann Antigene freilegen, die dem Immunsystem bis dahin verborgen geblieben sind und denen gegenüber es keine Toleranz entwickelt hat. Dann werden Antikörper gegen diese Antigene gebildet, und das Immunsystem greift sie im unverletzten Auge an. Auch das Hirngewebe kann in solche Ereignisketten einbezogen werden. Es ist außerdem festgestellt worden, daß Herzoperationen die Produktion von Antikörpern gegen den Herzmuskel nach sich ziehen können. Die Erklärung liegt darin, daß bis dahin verborgene Antigene nun freigelegt werden. Es kann auch sein, daß Antigene durch die Operation verändert werden, so daß sie plötzlich wie Fremdkörper erscheinen, die abgestoßen werden müssen.
• Normalerweise zeigt jede Zelle die richtige Farbe oder »Nationalität«, wenn das Immunsystem einen Identitätsnachweis verlangt. Immunologisch gesprochen heißt dies, daß den Zellen Oberflächenantigene fehlen, die das Immunsystem zum Eingreifen veranlassen. Die Abwehr des Körpers toleriert »einheimische« Antigene.
Diese Toleranz kann jedoch in ihr Gegenteil verkehrt werden. Wenn Viren eine Zelle besetzen, ändert sich ihre Oberfläche. Sie erwirbt neue Antigencharakteristiken. Dann erkennt das Immunsystem die Zellen nicht mehr als Einheimische und greift sie an. Die T-Lymphozyten, deren Aufgabe darin besteht, die B-Lymphozyten zu stimulieren, verstärken diese Aktivität noch.
Viele Immunologen, die Autoimmunerkrankungen studieren, sind davon überzeugt, daß diese oft von Mikroorganismen ausgelöst werden, nicht nur von Viren, sondern auch von Bakterien und Parasiten. Diese Organismen können auf ihrer Oberfläche Elemente und Strukturen tragen, die auch in den Zellen des Körpers vorkommen. Helfer-T-Zellen verstärken die Aktivität der B-Zellen, Antikörper herzustellen. Diese greifen dann nicht nur die Mikroorganismen an, sondern auch diejenigen Zellen, die einige der Oberflächenantigene mit ihnen gemeinsam haben — eigentlich ein logischer Vorgang. Die Chagas-Krankheit ist dafür ein Beispiel: Dasselbe Antigen kommt im Parasiten, im Herzmuskel und in Nervenzellen vor, und das Immunsystem versucht sie ohne Unterscheidung zu zerstören.
• Ein dritter Mechanismus in diesem Zusammenhang ist eine Störung der gut ausbalancierten Regulation des Immunsystems. Hierbei spielen T-Zellen eine große Rolle, da sie sowohl als Helfer- als auch als Suppressorzellen tätig sind. In einem Fall fördern sie die Aktivität, im anderen Fall blockieren sie sie. Eine Förderung oder Blockierung zum falschen Zeitpunkt hat per definitio-

nem unerwünschte Konsequenzen; zuviel Aktivität ist ebenso schädlich wie zuwenig.

Wenn – so vermuten einige Immunologen – zum Beispiel die Aktivität der Suppressorzellen abnimmt, kommt es zu Autoimmunerkrankungen wie der multiplen Sklerose oder der rheumatoiden Arthritis. Wenn die Suppressorzellen hingegen ihre Aktivität steigern, wird der Spielraum für Infektionskrankheiten wie Masern, virale Leukämie oder Lepra größer.

Die rheumatoide Arthritis ist eine weitverbreitete Krankheit, die Frauen häufiger als Männer trifft. Man vermutet, daß sie mit einer Infektion ihren Anfang nimmt. Nach einiger Zeit bilden sich Rheumafaktoren, das sind Antikörper verschiedenster Art, die zu Immunkomplexen vereinigt sind. Je mehr solcher Komplexe es gibt, desto schwerer erkranken die Gelenke.

Eine Autoimmunerkrankung ist ein Bürgerkrieg zwischen den Körperzellen. Die Forschung hat in den letzten Jahren gezeigt, daß diese Krankheiten häufiger vorkommen als zunächst angenommen. Da die Ursachen klarer werden, können auch die Behandlungsmethoden verbessert werden. So kann man zum Beispiel im Fall der Lupus erythematodes und bei Myasthenia gravis das Immunsystem unterdrücken. Die größte Hoffnung liegt darin, daß es den Immunologen gelingt, verbesserte Methoden gegen die rheumatoide Arthritis zu finden, die zu so schweren Behinderungen führt.

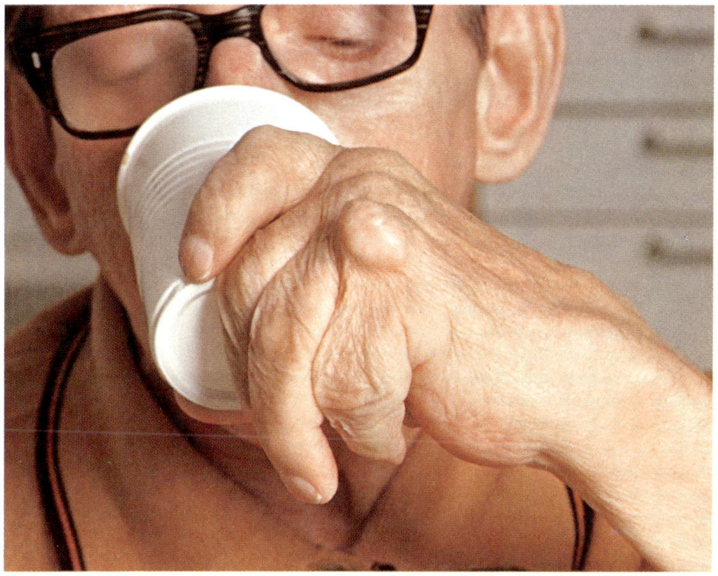

Man vermutet, daß die Gelenkentzündung, die rheumatoide Arthritis, mit einem Angriff des Immunsystems auf einige Gelenkknorpel beginnt. Aus irgendwelchen Gründen halten die Antikörper die Knorpelzellen für fremdartig und greifen sie an. Dies führt zu Schäden an den Gelenken mit charakteristischen Deformationen, zum Beispiel in der Hand (Abbildung oben). Unten links sehen wir die Röntgenaufnahme einer gesunden und rechts einer rheumatischen Hand.

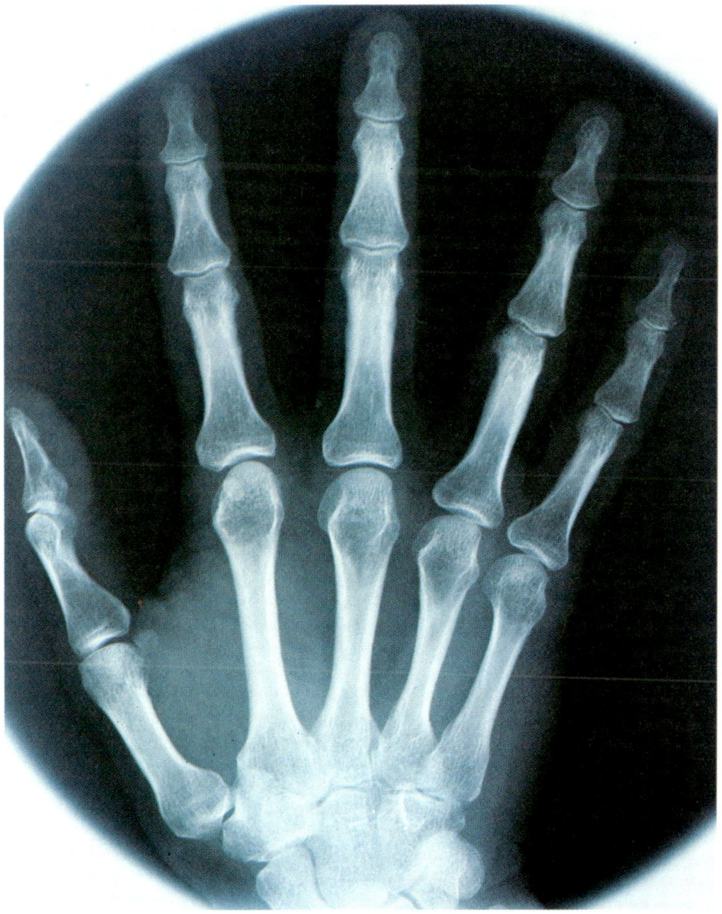

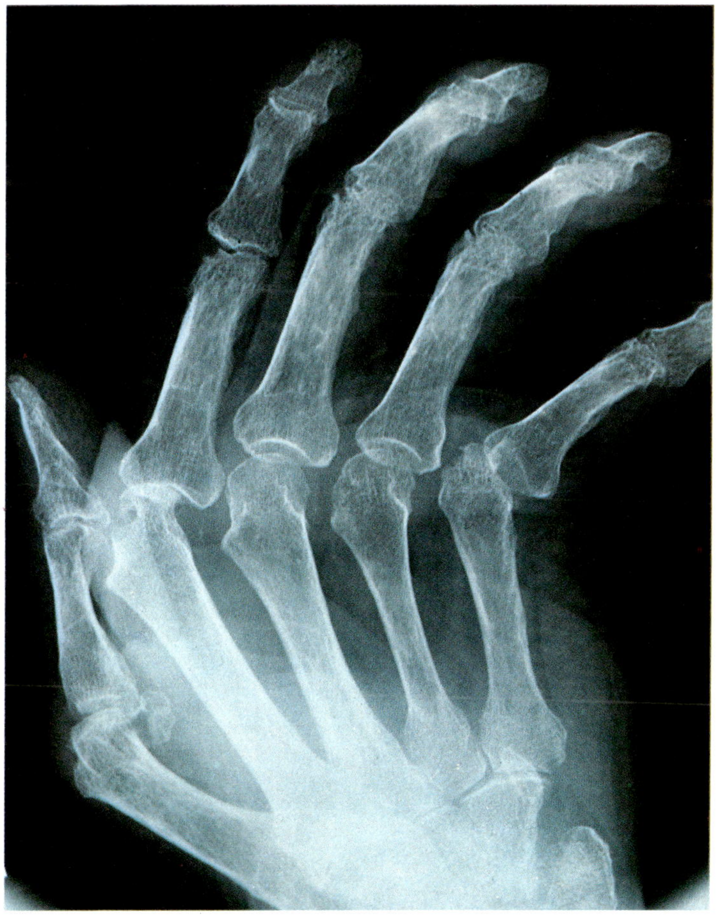

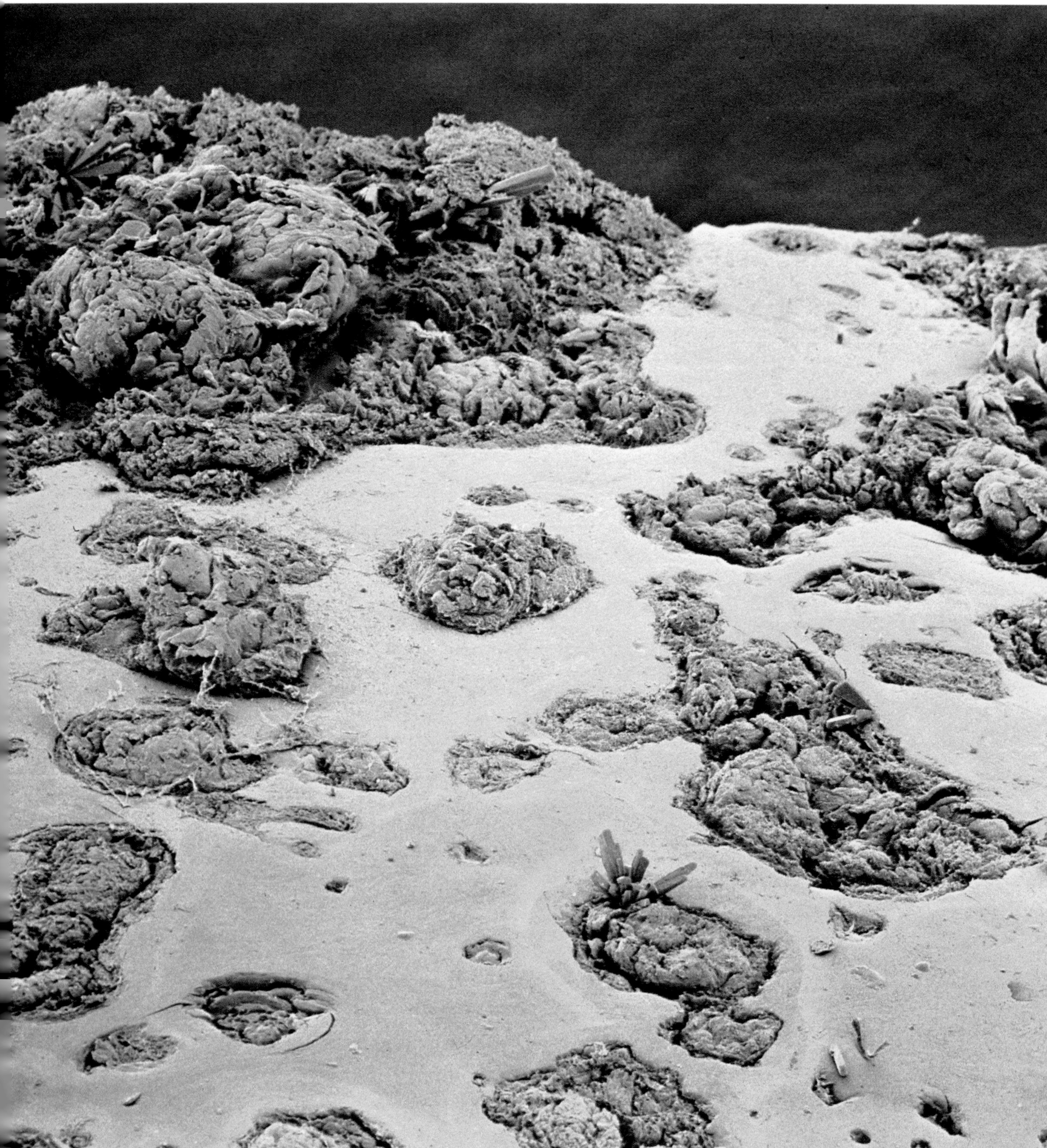
1

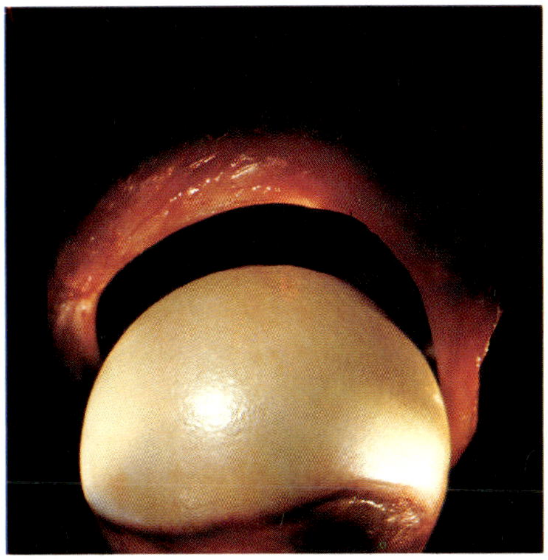

2

3

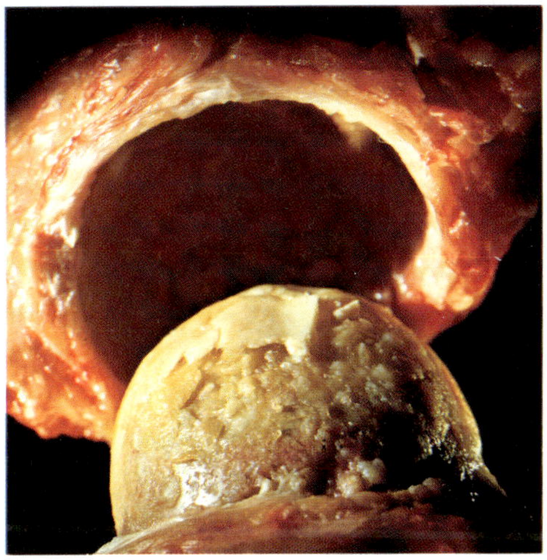

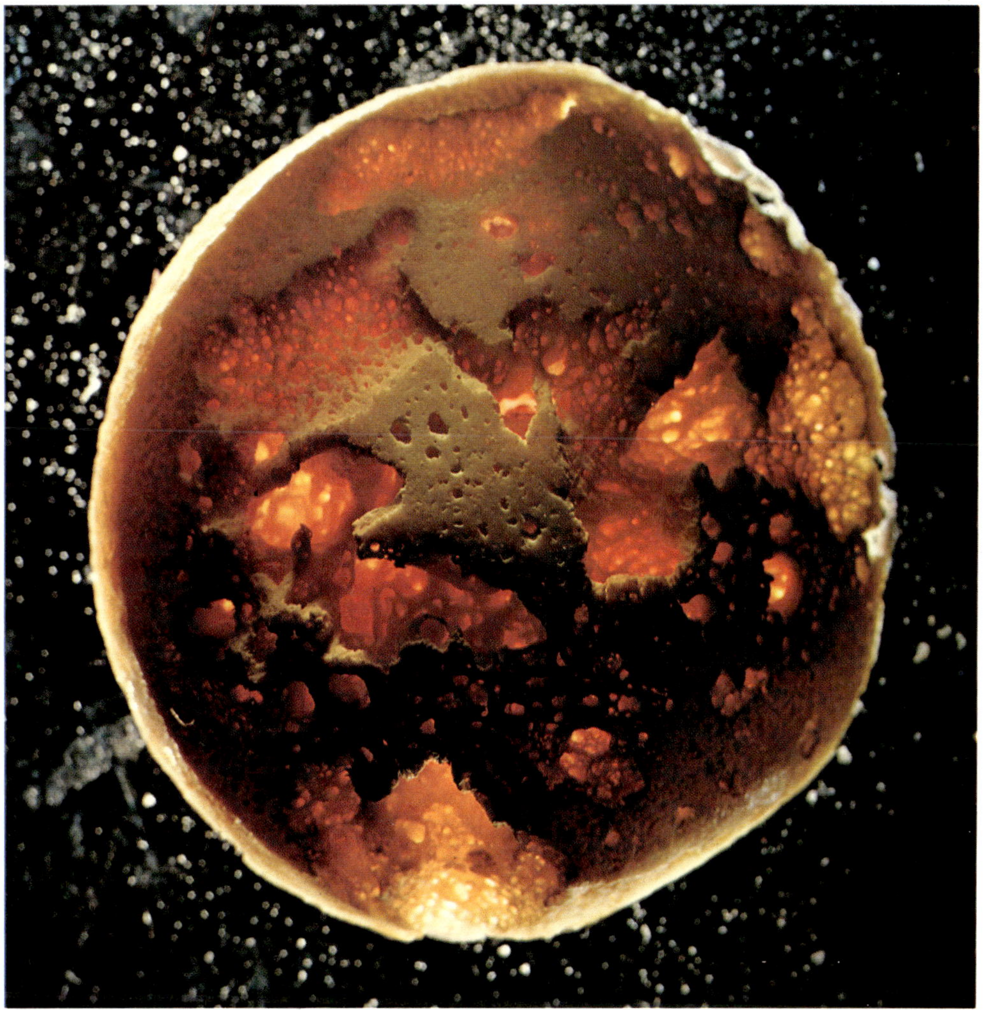

4

5

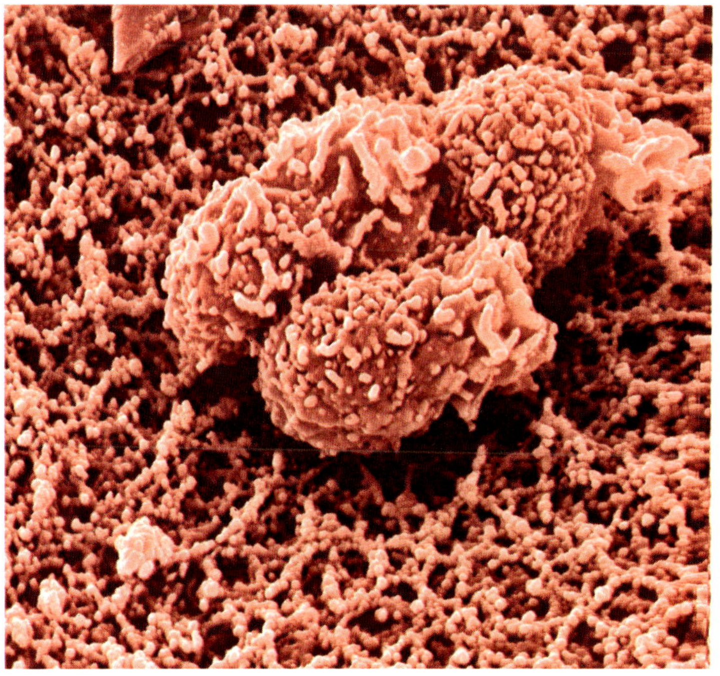

Die zerklüftete Mondlandschaft der rheumatoiden Arthritis
Die Abbildung ganz oben links (2) zeigt den Kopf eines Oberarmknochens (Humerus) bei einem jungen gesunden Menschen. Er steckt normalerweise in der Gelenkpfanne des Schulterblattes. Darunter (3) sehen wir dasselbe Gelenk bei einem Menschen mit rheumatoider Arthritis (Gelenkentzündung). Unter dem von den Antikörpern angegriffenen Knorpel (der entfernt wurde) werden Löcher in der Knochenoberfläche sichtbar. Die braunen Teile gehören zur Muskulatur, die gelben zum Knorpel. Die große Abbildung oben rechts (4) zeigt die Löcher in einem Oberschenkelknochen.
Auf der gegenüberliegenden Seite (1) sieht man die autoimmun bewirkten Veränderungen an der Gelenkoberfläche im Rasterelektronenmikroskop. Die »Klippenformationen« im oberen Teil des Bildes sind Auswüchse der Gelenkhaut, die normalerweise ein Schmiermittel produziert. Die flache Struktur im Vordergrund ist Knorpel mit kraterartigen Verletzungen, die bis in den darunterliegenden Knochen reichen. Ein derartiges Gelenk bereitet große Schmerzen. In einer rasch steigenden Zahl von Fällen werden vor allem erkrankte Hüftgelenke durch Prothesen aus Plastik und Metall ersetzt. Die Abbildung rechts (5) zeigt, wie einige Makrophagen die Gelenkknorpelzellen angreifen und verletzen.

Die Zukunft

Nur wenige Zweige der medizinischen Wissenschaften haben sich so rasch entwickelt wie die Immunologie. Dieser Satz trifft selbst bei Berücksichtigung der spektakulären Erfolge der Transplantations- und der Gentechnik zu. In der Immunologie werden wir Zeugen einer Art von Schneeballeffekt: Bessere Einsichten in das komplizierte Funktionieren des Immunsystems bringen erstens für die nahe Zukunft neue und wirksamere Impfstoffe; bringen zweitens verbesserte Methoden zur Bekämpfung von Infektionen, Immundefekten und Autoimmunkrankheiten; bringen drittens neue Erkenntnisse über Mikroorganismen, die fötale Entwicklung und über Tumore mit der Möglichkeit, das Immunsystem sowohl zu stärken als auch im Zaum zu halten.

Ein konkretes Beispiel ist die 1984 mit dem Nobelpreis ausgezeichnete (und nun weitverbreitete) Technik der Fusion einer Tumorzelle mit einem Lymphozyten, der Antikörper herstellt. Dabei entsteht eine gemischte Zelle – eine »unsterbliche« Hybridoma-Zelle –, die einen nicht endenden Strom von Antikörpern produziert, die als »monoklonal« bezeichnet werden, da sie einer einzigen genetischen Quelle entspringen. Mit ihrer Teilung erzeugt die Zelle einen ständig wachsenden Klon von identischen Zellen.

Niemand hatte geglaubt, daß eine solche Fusion möglich ist – bis sie plötzlich gelang. Allein schon die Forderungen, die ein Lymphozyt an seine Umgebung stellt, bedeuten, daß keine Nährlösung adäquat ist, um sein Wachstum zu gewährleisten, und so leben sie nur kurz. Eine Tumorzelle ist weniger anspruchsvoll. Ihre instabile genetische Zusammensetzung läßt Entwicklungen in verschiedene Richtungen zu, und im Laboratorium taucht immer eine Variante auf, die die gewünschte Eigenart zeigt. Eine wichtige Eigenart steckt im Gendefekt der Tumorzelle, der sie in die Lage versetzt, sich nur in einer Nährlösung zu vermehren, die einen bestimmten Wachstumsfaktor enthält.

Diese leicht behinderte Tumorzelle wird zusammen mit einem Lymphozyten, der Antikörper herstellt, in ein Reagenzglas gebracht. Schon bald finden sich darin drei Sorten von Zellen: Lymphozyten, Tumorzellen und Hybridzellen, die Mischzellen also. Da nur die Hybridzellen benötigt werden, unterbrechen die Wissenschaftler die Zufuhr des Wachstumsfaktors. Kurz darauf sterben die Tumorzellen ebenso ab wie die Lymphozyten.

Nur die Hybridzellen bleiben also übrig. Ihre genetische Ausstattung, die aus einer Kombination der Charakteristiken der Lymphozyten und der Tumorzellen besteht, macht den Wachstumsfaktor überflüssig. Die Hybridzelle überlebt und teilt sich ohne Schwierigkeiten in der Nährlösung; theoretisch tut sie dies für alle Zeiten und stellt so endlos den gewünschten Antikörper her. Ein Antikörper hat natürlich nur ein sehr spezifisches Ziel; er reagiert nur mit einem ganz bestimmten Antigen auf der Oberfläche einer Zelle, eines Bakteriums oder eines Virus. Es gibt aber Millionen von verschiedenen Antikörpern im Immunsystem des Menschen. Mit bestimmten Testverfahren können wir diejenigen auswählen, die für uns von Interesse sind, und mit Hilfe der Hybridoma-Technik können wir sie in unbegrenzten Mengen herstellen.

Heutzutage kann man mit Hilfe der monoklonalen Antikörper reines Interferon aus einer Mischung biologischer Produkte gewinnen. Die monoklonalen Antikörper können Viren sezieren, die nur ein paar Millionstel eines Millimeters Durchmesser haben. Sie ermöglichen die schnelle Diagnose von Infektionen, unterscheiden zwischen verschiedenen Formen der Leukämie und lokalisieren Tumorzellen, die metastasiert sind. Darauf können sich die Immunologen bei ihrer weiteren Forschung stützen. Stück für Stück fügen sie die Strategien des Immunsystems zusammen und lernen seine Mechanismen kennen; sie kombinieren diese Erkenntnisse mit der Hybridoma- und Hybrid-DNS-Technik.

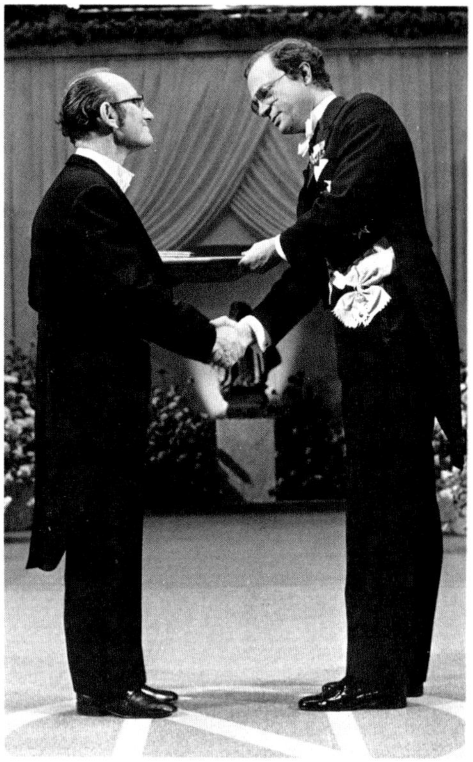

1984 erhielt Cesar Milstein für seine Leistungen auf dem Gebiet der Immunologie den Nobelpreis für Medizin aus der Hand des schwedischen Königs Carl XVI. Gustaf. Mit Milstein wurden auch Niels Jerne und Georges Köhler geehrt.

Bis heute ist immer noch kein Weg entdeckt worden, mit dem die Abstoßung von Organen verhindert werden kann, die zwischen nicht miteinander verwandten Personen übertragen worden sind. Diese Abstoßung ist die stärkste Bedrohung für ein transplantiertes Organ. Obwohl das neue Organ – sei es die Leber, die Niere, die Bauchspeicheldrüse oder das Herz – notwendig für eine Verlängerung des Lebens ist, gelingt es dem Körper nicht, sein Immunsystem umzustimmen und sicheres Geleit zu gewährleisten. Der Grund liegt darin, daß das Gewebe des Organs immunologisch nicht mit dem Gewebe des Empfängers kompatibel ist. Es wird als schädlich angesehen. Antikörper, Killerzellen, Granulozyten und Makrophagen stürzen sich auf den Eindringling und zerstören seine Zellen. So funktioniert der Mechanismus der Abstoßung. Zur Zeit greifen wir auf immunosuppressive Medikamente zurück, um das Immunsystem im Zaum zu halten und das übertragene Organ zu retten. Der Nachteil dieser Methode liegt darin, daß sie zugleich den Weg für feindliche Aktivitäten verschiedenster Art bereitet, zum Beispiel für Infektionen und Tumoren.

Bei den Transplantationen muß das Ziel der Immunologen darin bestehen, spezifisch diejenigen Lymphozyten des Organempfängers zu zerstören, die mit aller Macht danach streben, das neue Organ wieder loszuwerden. Diese Lymphozyten – und nur sie – gilt es zu vernichten.

Immunologen arbeiten an zwei Lösungen zu diesem Problem. Eine Lösung besteht darin, die Fähigkeit des Immunsystems auszunutzen, Antikörper selbst gegen seine eigenen Antikörper zu bilden. Die andere beruht auf der Entdeckung von speziellen Lymphozythormonen. Diese sogenannten Lymphokine stimulieren oder bremsen sowohl die T-Lymphozyten (T-Zellen) als auch die B-Lymphozyten (B-Zellen), die Antikörper herstellen. Das Ziel liegt darin, das Immunsystem des Empfängers zu zwingen, sich selbst zu blockieren. Die Tatsache, daß ein Abwehrsystem Waffen gegen sich selbst entwickelt, mag merkwürdig und paradox erscheinen, aber so funktioniert das Immunsystem nun einmal. Der Nutzen liegt darin, daß es Zugang zu einem großen Bereich von Antikörperspezifitäten erhält, das heißt zu Antikörpern, die sich gegen alle erdenklichen Antigene richten und so das Leben eines Menschen retten können.

Das Prinzip sieht so aus: Wenn ein Antigen in den Körper eindringt, wählt es einen Antikörper aus, der sein genaues Gegenstück ist; dabei löst es die Massenproduktion dieses Antikörpers aus. Da diese Moleküle bis zu einem gewissen Grad ihr Antigen widerspiegeln, werden sie vom Immunsystem ebenfalls als fremde Substanzen angesehen. Sie kreisen mit den zum Fang des Antigens ausgebreiteten Klauen im Blut – und plötzlich beginnt das Immunsystem eine zweite Generation von Antikörpern herzustellen, die nun den ursprünglichen Antikörper angreifen.

Auf diese Weise tritt ein Anti-Antikörper in Erscheinung.

Dieser wird wiederum als Eindringling betrachtet; und so wird die dritte Generation geboren, die Anti-Anti-Antikörper. Dieser Prozeß setzt sich fort und führt zu einer ungeheuren Mannigfaltigkeit von Antikörperspezifitäten. Um ein Transplantat zu retten, experimentieren die Immunologen zur Zeit mit einer Methode, die dem Immunsystem helfen soll, Anti-Antikörper gegen die Lymphozyten des Empfängers, die das fremde Gewebe angreifen, zu produzieren. Wenn es den Immunologen erst einmal gelingt, diese Antikörper zu identifizieren, kann mit Hilfe der Hydroma-Technik die Massenproduktion von monoklonalen Antikörpern – gerichtet gegen Lymphozyten, die das Transplantat zu zerstören versuchen – aufgenommen werden. Nach einer Reinigung können die Antikörper dem Körper des Organempfängers injiziert werden und dort die Lymphozyten, die dem Transplantat feindlich gegenüberstehen, blockieren oder vernichten.

Die andere Methode, die der Lymphozythormone, funktioniert wie folgt: Die verschiedenen Bausteine des Immunsystems kommunizieren mit Hilfe dieser Hormone miteinander. Zu den Substanzen, die von den großen Freßzellen, den Makrophagen, ausgeschieden werden, gehört eine mit Namen Interleukin 1, die die assistierenden T-Zellen stimuliert. Diese scheiden daraufhin ein Hormon mit Namen Interleukin 2 aus, das den Killerzellen und den B-Zellen Beine macht.

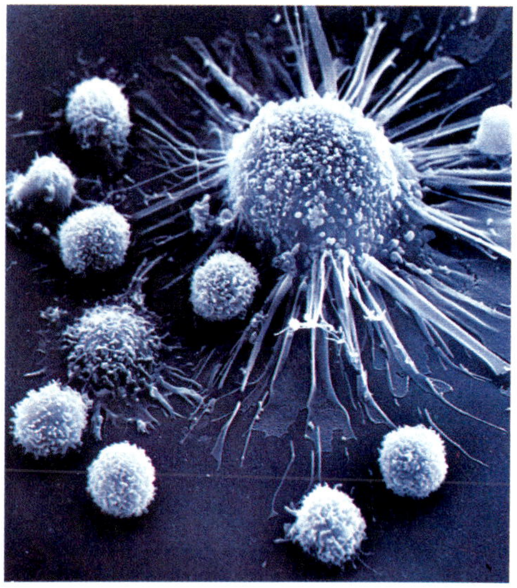

Eine große Krebszelle, die von Killerzellen umgeben ist. Die Forschung konzentriert sich auf die Suche nach Mitteln, die die Wirksamkeit des Immunsystems erhöhen.

Lebertransplantation. Wenn ein Organ übertragen wird, reagiert das Immunsystem des Empfängers mit dem Versuch, es zu entfernen. Die Wissenschaftler suchen nun nach besseren Wegen, damit fertig zu werden. Die Reaktion muß an die Leine gelegt werden, das Immunsystem darf aber nicht ganz außer Kraft gesetzt werden – ein schwieriger Balanceakt.

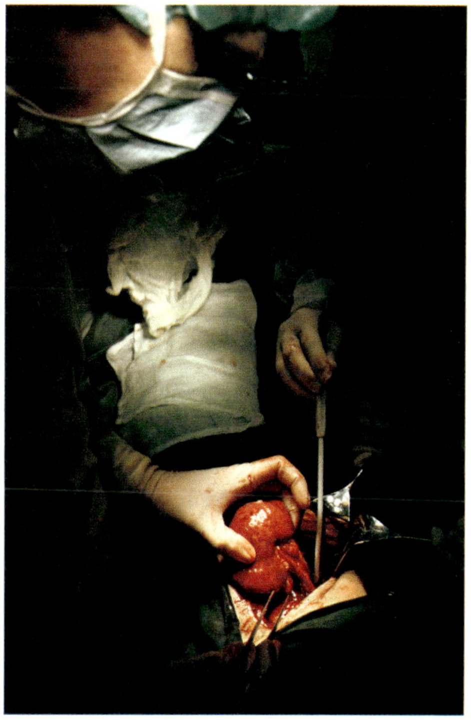

AIDS

Wenn Drogenabhängige und Menschen mit häufig wechselnden sexuellen Kontakten ihre Körper massiven Angriffen von Toxinen und Mikroben aussetzen, kann eine zusätzliche schwere Infektion ausreichen, um das Immunsystem in die Knie zu zwingen. Wenn das hinterhältige AIDS-Virus (mit Namen HTLV-III) die T-Lymphozyten infiziert, kann es dem Immunsystem den Todesstoß versetzen. Die Mikroorganismen haben nun freie Bahn. Was als Flechte im Mund beginnt, kann im schlimmsten Fall mit Krebs und Tod enden. AIDS ist die bislang größte und ernsthafteste Herausforderung an die Immunologen. Immerhin haben sie es geschafft, das Virus in Rekordzeit zu identifizieren und Testverfahren zu entwickeln, um betroffene Personen zu erkennen. Interferon und andere Substanzen werden daraufhin getestet, ob sie dem Virus entgegenwirken. Antibiotika werden geprüft, ob sie mit den Infektionen fertig werden. Die Rekonstruktion der Immunabwehr mit Hilfe von Knochenmarktransplantationen wird versucht; ihre Verstärkung mit Leukinen und anderen Mitteln wird geprüft. Diese große Herausforderung hat die Immunologie ins Rampenlicht gerückt.

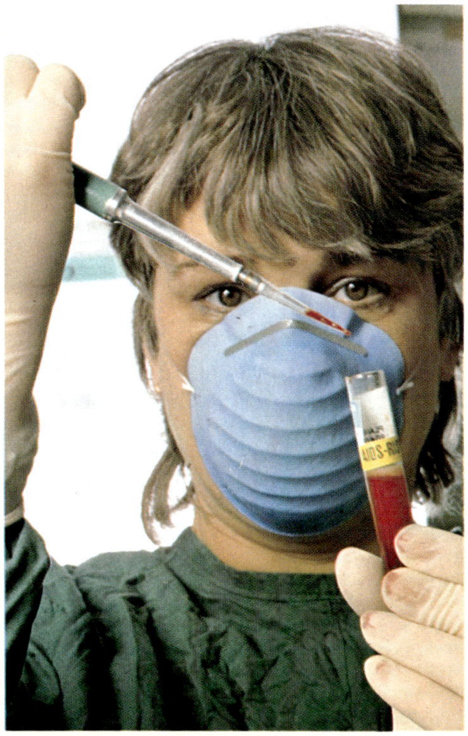

1

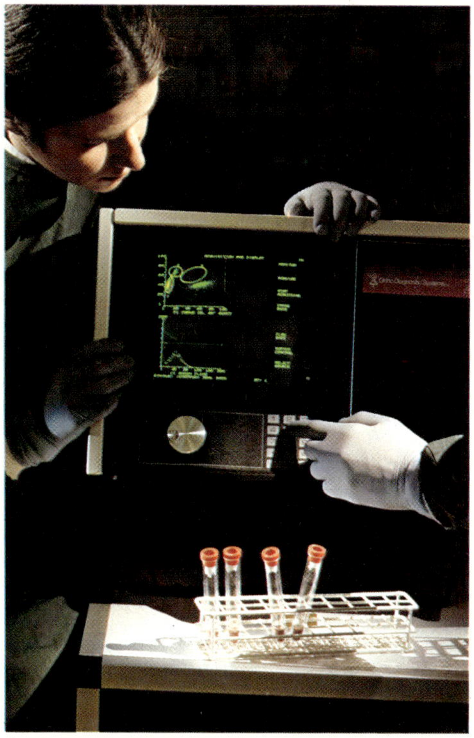

2

1. *Das AIDS-Virus kann durch Speichel, Blut und Samen übertragen werden. Das bei Transfusionen verwendete Blut muß sorgfältig überprüft werden.*
2. *Die Technik der Zytometrie ermöglicht es dem Pathologen festzustellen, ob T-Lymphozyten mit dem AIDS-Virus infiziert sind.*
3. *Das AIDS-Virus auf der Oberfläche einer T-Zelle*
4. *Das HTLV-III-Virus in hoher Vergrößerung und mit Hilfe von Computern angefärbt*

3

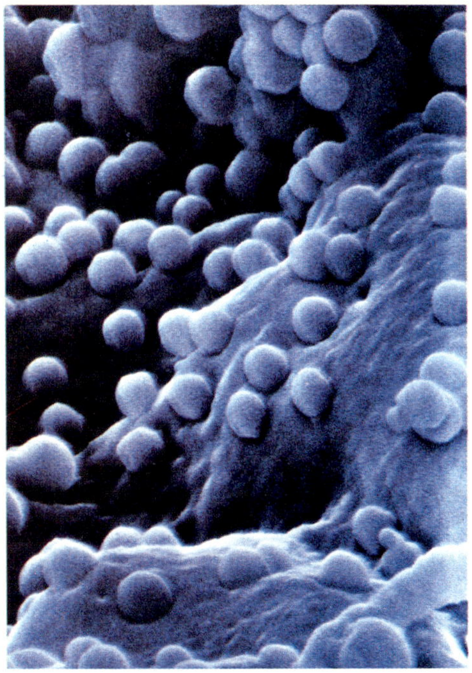

4

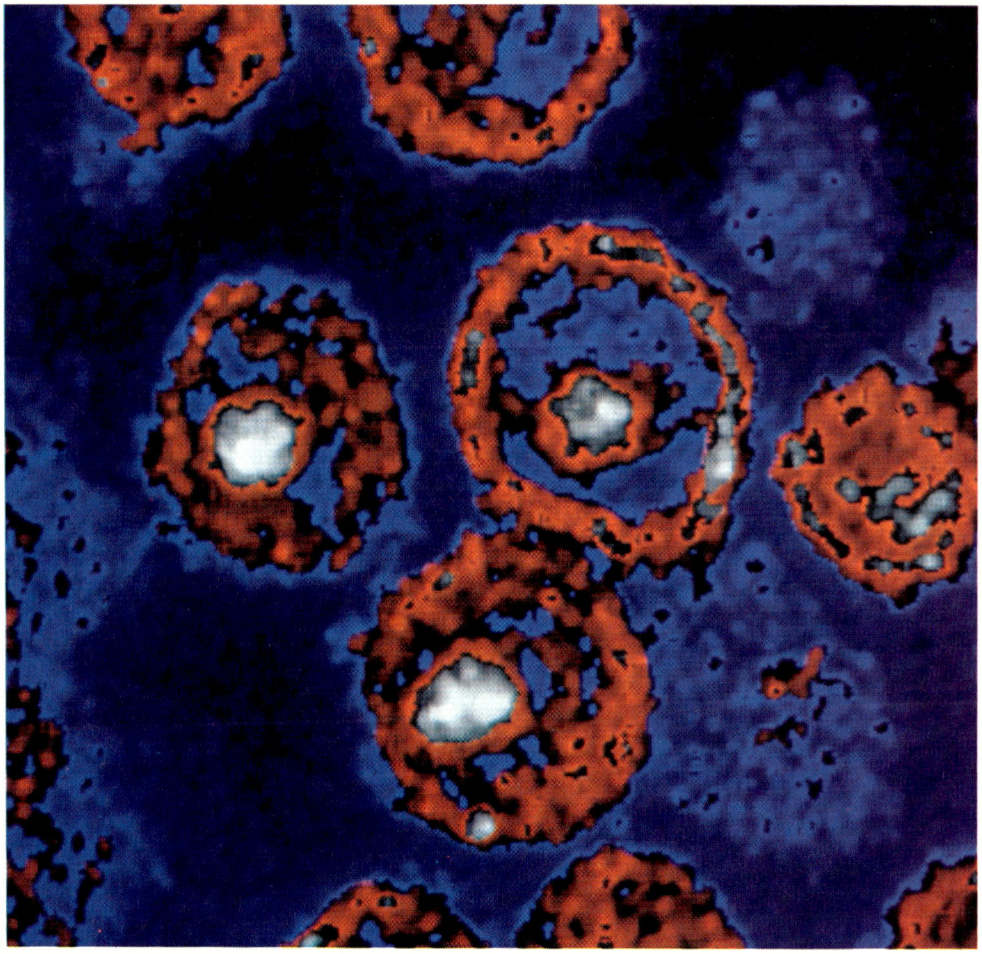

Andere Lymphozythormone haben den entgegengesetzten Effekt, der besonders für die Transplantation relevant ist. Sie beeinflussen die Suppressor-T-Zellen und sorgen dafür, daß sie Substanzen ausscheiden, die eine dämpfende Wirkung haben. Das Immunsystem stellt seine Kräfte ruhig. Die Extraktion von geeigneten Lymphozyten aus dem Blut des Empfängers und ihre Massenproduktion in einem Nährmedium mit Hilfe der Hybridoma-Technik wird es in Zukunft möglich machen, immunosuppressive Hormone aus Lymphozyten herzustellen, die nach einer Injektion dafür sorgen, daß der Angriff auf das Transplantat im Sande verläuft. Dieselbe Technik kann möglicherweise auch gegen die Antikörper angewandt werden, die allergische Reaktionen oder Autoimmunerkrankungen hervorrufen: Spezifische suppressive Hormone aus Lymphozyten könnten die zerstörerische Kraft des Immunsystems neutralisieren.

Monoklonale Antikörper und Hormone aus Lymphozyten, die außerhalb des Körpers hergestellt worden sind, verbessern unsere Aussichten, erfolgreich mit den zahlreichen pathologischen Bedingungen fertig zu werden, die einen nachgewiesenen oder vermuteten immunologischen Hintergrund haben.

Dazu gehören einmal mehrere rheumatische Erkrankungen wie etwa die rheumatoide Arthritis; dazu gehören weiter Nervenerkrankungen wie die multiple Sklerose und Myasthenia gravis; dazu gehören auch Hautkrankheiten wie Psoriasis (Schuppenflechte), Lupus erythematodes, Herpes, fleckenförmiger Haarausfall (Alopecia areata); dazu gehören weiter Hormonkrankheiten wie der Jugenddiabetes und die chronische Entzündung der Schilddrüse; dazu gehören schließlich Entzündungen und Geschwüre im Darm, Allergien wie Heufieber und Asthma sowie bestimmte angeborene Herz- und Lungenkrankheiten.

Der Bereich menschlichen Leidens, der mit einem Durchbruch in der Immunologie gelindert werden kann, ist tatsächlich sehr groß. Die Grundfrage, warum das Immunsystem sein eigenes Gewebe angreift, bleibt in der Mehrzahl der Fälle immer noch ohne definitive Antwort, doch ist klar, daß Erbdispositionen in Form bestimmter Transplantationsantigene auf den körpereigenen Zellen eine große Rolle spielen. Dazu kommt, daß einige Antigene auf der Oberfläche der eindringenden Mikroorganismen den Antigenen auf den körpereigenen Zellen so ähnlich sind, daß es dem Immunsystem nicht gelingt, sie voneinander zu unterscheiden. Man glaubt zum Beispiel, daß die rheumatoide Arthrithis in diese Kategorie gehört. Eine Infektion im Gelenkknorpel öffnet den T-Zellen gewissermaßen die Tür, und die Autoimmunreaktion setzt ein.

Die mit Hilfe der Hybridoma-Technik hergestellten Anti-Antikörper stellen auch ein neues Prinzip der Impfung dar. Die modernen Impfungen basieren auf der Injektion von entgifteten infektiösen Substanzen, woraufhin das Immunsystem Antikörper gegen diese Antigene produziert. Wenn wir später mit den natürlichen infektiösen Substanzen in Berührung kommen, haben wir schon Antikörper in unserem Blut, die sie entschärfen. Wir sind immun.

Wenn wir nun Anti-Antikörper gegen diese Antikörper herstellen, werden sie immunologisch mit dem Bakterium oder dem Virus identisch sein, das die Infektion hervorgerufen hat. Experimente mit Tieren zeigen, daß diese Anti-Antikörper ohne weiteres in den Körper injiziert werden können und Immunität bewirken, ohne den Umweg über fremde Antigene. Ein Vorteil besteht darin, daß es mit der Anti-Antikörpermethode möglich ist, einen nahezu reinen Impfstoff gegen die bakteriellen oder viralen Antigene zu erhalten, die wirklich wesentlich für die Eliminierung des Schuldigen sind.

Solche Anti-Antikörper machen es auch möglich, den Fötus noch im Mutterleib zu impfen. Sie werden der schwangeren Frau injiziert, finden ihren Weg durch den Plazentafilter und veranlassen das fötale Immunsystem, spezifisch gegen sie gerichtete Antikörper herzustellen. So ist das Kind schon immun gegen die Krankheit, wenn es geboren wird. Diese Tatsache kann lebenswichtig sein, wenn Epidemien ausbrechen.

Die fortschreitende Kenntnis des Immunsystems bereitet auch den Weg für andere Behandlungsmethoden der Zukunft. Die Immunologen erwarten zum Beispiel, daß sie irgendwann dazu in der Lage sind, die Immunreaktionen auf verschiedene Weise zu ver-

stärken. Die Hormone der Lymphozyten, die die Körperabwehrkräfte mobilisieren, haben wir schon erwähnt. Sie sind aber nicht das einzige Mittel. Schon in den sechziger Jahren wurde dem Abwehrsystem des Körpers ein mächtiger Schub gegeben, als Kindern, die unter Leukämie litten, der BCG-Impfstoff injiziert wurde, der Mykoplasmen (die kleinsten frei lebenden Mikroorganismen) in abgeschwächter Form enthielt. Dies schuf die Voraussetzungen für eine bessere Bekämpfung der Freßzellen und eine erhöhte Produktion von Killerzellen. Es ist außerdem wichtig, das existierende Arsenal der Medizin korrekt anzuwenden. Bestimmte Antibiotika haben sich zum Beispiel als zersetzend für das Immunsystem erwiesen; sie müssen natürlich gemieden werden. Andere Antibiotika greifen Bakterien auf die eine Weise an, während sie das Immunsystem auf eine andere Weise attackieren. Dies ergibt zusammen eine erhöhte Schlagkraft bei starken Infektionen wie zum Beispiel der Blutvergiftung. Die Erforschung der Wirkungen verschiedener Antibiotika ist also von großer Bedeutung.
Neben der Frage der Behandlung besteht ferner die Aufgabe, neue und unerwartete Kapazitäten des Immunsystems zu entdecken. Dem Radioimmunoassay, für den 1977 der Nobelpreis verliehen worden ist, kommt in diesem Zusammenhang eine besondere Rolle zu. Er beruht auf einer Kombination aus immunologischen Methoden und Isotopentechniken. Unter Verwendung radioaktiv markierter Antikörper ist es möglich, im Körper Substanzen zu entdecken, die in solch winzigen Mengen wie einem Milliardstelgramm vorhanden sind. Die Technik der Radioimmunologie macht es möglich, alles zu identifizieren, was einen Antikörper binden kann. Sie macht es auch möglich, die Abwesenheit von bestimmten Signalsubstanzen im Gehirn zu entdecken.
Wenn wir die spektakulären Zukunftsaussichten der Immunologie betrachten, verlieren wir leicht den Faden des historischen Rückblicks. Wir geben uns rasch der Vorstellung hin, daß die Menschheit die natürliche Umwelt kontrolliert. Dies trifft aber nicht zu. Der Mensch holt die Natur, den geduldigen Experimentator, vielmehr allmählich ein. In Millionen von Jahren hat die Natur durch Versuch und Irrtum Schritt für Schritt das variantenreiche Immunsystem aufgebaut, das wir besitzen. Dieses System ist der Prototyp, der immer schon dagewesen ist und den wir jetzt erst zu verstehen anfangen.

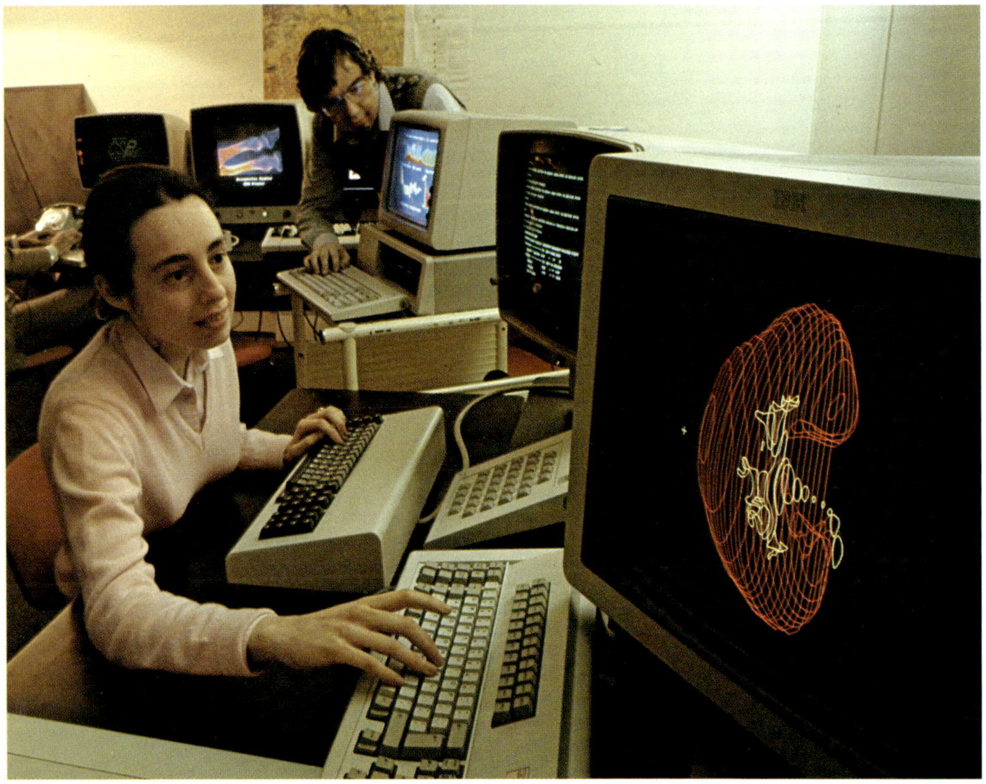

In der Medizin und in anderen Bereichen der Forschung werden die Computer zu einer immer größeren Hilfe. Sie ermöglichen es, einen Überblick zu gewinnen und komplexe Daten zusammenzustellen. Damit fällt es leichter, wichtige Entscheidungen zu treffen.
Ganz vorne sehen wir eine Niere, die ein Computer gezeichnet hat; das Computerbild ermöglicht es dem Chirurgen, im voraus festzulegen, wo er den Operationsschnitt am günstigsten ansetzt. In der Mitte wird ein Programm getestet, das tauben Kindern helfen soll, ihre Stimmen zu kontrollieren. Wenn ihre Aussprache korrekt ist, projiziert der Computer ein scharfes Bild des benannten Objektes auf den Bildschirm. Wenn die Aussprache falsch oder unklar ist, bleibt das Bild verschwommen. Ganz hinten sieht man einen Computer, der Röntgenbilder analysiert und ihnen Farben zuordnet, wodurch die hierin enthaltenen Informationen – etwa feine Bruchstellen in einem Knochen – deutlicher zutage treten.
Diese Bilder stammen aus dem IBM-Computerzentrum in Paris.

Danksagung

Viele Menschen, Institutionen und Firmen haben uns dankenswerterweise bei der Arbeit an diesem Buch unterstützt. Sie werden unten aufgeführt, und ich hoffe, daß ich niemanden versehentlich übersehen habe. Mein herzlichster Dank an alle!

Lennart Nilsson

Dr. Razzak Alsheikly, Institut für Immunologie, Universität Stockholm. Ing. Jan-Åke Andersson, AGEMA Infrared Systems. Doz. Gert Auer, Institut für Pathologie, KS.
Laborass. Margareta Berggren, Institut für Toxikologie, KI. Doz. Lars Berghem, Inst. für Zell- und Gewebebiologie, Försvarets Forskningsanstalt (Forschungsanstalt der schwedischen Wehrmacht), Umeå. 1. Laborass. Kerstin Bernholm, Institut für Bakteriologie, KI. Prof. Gunnel Biberfeld, Abteilung für Immunolgie, SBL. Doz. Peter Biberfeld, Immunpathologisches Labor, Pathologische Abteilung, KS. Dr. med. Anders Björkman, Infektionsklinik, Roslagstulls sjukus, KI; Parasitologische Abteilung, SBL. Forschungsing. Birgitta Björkroth, Institut für medizinische Zellgenetik, KI. Prof. Birger Blombäck, Institut für Koagulationsforschung, KI; Department of Plasma Protein, The New York Blood Center. Abteilungsleiterin Kristina Borgedahl, Entbindungsabteilung, SÖS. Doz. Göran Bredberg, Hals-Nasen-Ohrenklinik, SÖS. Obduktionstechniker Jan-Inge Bäckström, Nyköpings Lasarett. Dr. Blenda Böttiger, Abteilung für Immunologie, SBL.
Laboring. Kerstin Carlson, Labor für Lipoproteide, König Gustaf V. Forschungsinstitut, KS. Prof. Lars A. Carlson, Medizinklinik, KS.
Obduktionstechniker Kjell Edh, Nyköpings Lazarett. Doz. Stig Ekeström, Klinik für Thoraxchirurgie, KS. Laborass. Marianne Ekmann, Immunpathologisches Labor, Pathologische Abteilung, KS. Doz. Ingemar Ernberg, Institut für Tumorbiologie, KI. Doz. Ulf Ernström, Institut für Histologie, KI. Prof. Åke Espmark, Abteilung für Virologie, SBL. Doz. Gösta Ewert, Hals-Nasen-Ohrenklinik, Sabbatsbergs sjukhus.
Doz. Per Flood, Institut für Anatomie, Universität Bergen, Norwegen. Dr. Flemming Frandsen, Danish Bilharziosis Laboratory, Kopenhagen, Dänemark. Dr. Tage Frisk, IBM-center für Computertechnik, Paris, Friskis & Svettis Turnverein, St. Eriksgatan, Stockholm.
Prof. Robert Gallo, Laboratory of Tumor Cell Biology, National Cancer Institution, Bethesda, Maryland. Doz. Hans Glaumann, Institut für Pathologie, KI, Huddinge Sjukhus. Doz. Roland Grafström, Institut für Toxikologie, KI. Doz. Monica Grandien-Kövamees, Abteilung für Virologie, SBL. Prof. Carl-Gustav Groth, Klinik für Transplantationschirurgie, KI, Institut für Chirurgie-Huddinge Sjukhus. Prof. Ragnhild Gullberg, Rheumatologische Klinik, KS. Prof. Jan-Åke Gustafsson, Institut für medizinische Ernährungslehre, KI, Huddinge Sjukhus.
Doz. Hans Hebert, Institut für medizinische Physik, KI. Professor Carl-Göran Hedén, Institut für Bakteriologie, KI. 1 Laborass. Vera Lindahl-Hohlfelt, Institut für Bakteriologie, KI. Professor Tord Holme, Institut für Bakteriologie, KI, Hautklinik, SÖS. Dozent Conni Jarstrand, Bakteriologisches Labor, Roslagstulls Sjukhus. Prof. Björn V. Johansen, Staatliches Institut für Gesundheit der Bevölkerung (Statens Institut För Folkehelse), Oslo, Norwegen. Prof. Gunnar Johansson, Abteilung für Gerichtsodontologie, Staatliche Gerichtsärztliche Anstalt, Solna. Zahnarzt Gert Jonsson, Odontologische Fakultät, KI.
Abteilung für Chirurgische Operationen, KS. Abteilung für Chirurgische Operationen, Nyköpings Lazarett.
Dozent Bo Lambert, Institut für klinische Genetik, KI. Cand. phil. Ulf Larsson, Institut für Koagulationsforschung, KI. Doz. Ewert Linder, Parasitologische Abteilung, SBL. Prof. Jan Lindsten, Klinisch-genetisches Labor, KS. Laborass. Ann-Marie Lundberg, Forschungslabor der Ohrenklinik, König Gustaf V. Forschungsinstitut, KS. Forschungsing. Maija-Leena Lyssarides, Institut für Pharmakologie, KI.
Mc. Donald's Schwedische AG.
Dozent Magnus Nasiell (verstorben), Pathologisch-Zytologische Abteilung, Sabbatsbergs Sjukhus. Dozent Bo A. Nilsson, Frauenklinik, SÖS. Prof. Kenneth Nilsson, Abteilung für Zell- und Tumorpathologie, Wallenberglabor, Uppsala. Prof. Siwert Nilsson, Palynologisches Labor, Stockholm. Forschungsing. Rolf Nybom, Wallenberglabor, Stockholm. Prof. Per Olsson, Institut für experimentelle Chirurgie, KI. Doz. Kari Ormstad, Institut für Gerichtsmedizin, Kl. Prof. Sten Orrenius, Institut für Toxikologie, KI. Dr. Karin Osterman, Lungenklinik, KS.
Laboring. Hedvig Perlmann, Institut für Immunologie, Universität Stockholm. Prof. Peter Perlmann, Institut für Immunologie, Universität Stockholm. Restaurant Pinocchio, Stockholm.
Radiumhemmet (Radiumtherapeutisches Krankenhaus), Hochvoltabteilung. Doz. Jovan Rajs, Institut für Gerichtsmedizin, KI. Prof. Nils Ringertz, Institut für medizinische Zellgenetik, KI. Dr. med. Anders Rosén, Institut für Pharmakologie, KI. Professor Lars Rutberg, Institut für Bakteriologie, KI. Nationaler Verein zur Information über die Schäden des Tabaks, Wenner-Gren Center. Röntgenabteilung, Nyköpings Lazarett.
Prof. Bengt Samuelsson, Institut für medizinische und physiologische Chemie, KI. Mr. Charles Serhan, Ph. D., Department of Medicine, New York University Medical Center. Laborant Lennart und Dr. Brita Silverstolpe. Dr. Kjell Stenberg, Forschung und Entwicklung Antivirale Chemotherapie, Astra Läkemedel AB, Sundbybergs Sjukhus. Cand. phil. Kristina Sundqvist, Institut für Toxikologie, KI. Doz. Jesper Swedenborg, Klinik für Chirurgie, KS. 1. Laborass. Lennart Svensson, Abteilung für Virologie, SBL. Laborass. Inger Söderlund, Institut für Physiologie, KI; Andrologisches Labor, Sophiahemmet.
Prof. K. Tanaka, Institution of Anatomy, University of Tottori, Yonago, Japan. Ing. Tove Tengesdal, AGEMA Infrared Systems, Stockholm Forschungsing. Hjördis Thor, Institut für Toxikologie, KI. Doz. Johan Thyberg, Institut für Histologie, KI.
Professor Börje Uvnäs, Institut für Pharmakologie, KI.
Dozent Johan Wallin, Venerologische Abteilung, Akademiska Sjukhuset, Uppsala. Prof. Milan Valverius, Staatliche Gerichtsärztliche Anstalt, Solna. Laboring. Sirkka Vene, Abteilung für Virologie, SBL. Laborass. Anna Wiernik, Bakteriologisches Labor, Roslagstulls sjukhus. Prof. Hans Wigzell, Institut für Immunologie, KI. Laborass. Birgitta Vogel, Pathologisch-Zytologische Abteilung, Sabbatsbergs Sjukhus.
Dr. Jan Zabielski, Institut für medizinische Genetik, Biomedizinisches Zentrum, Uppsala. Doz. Olle Zetterström, Lungenklinik, KS.
Dr. med. Birgitta Åsjö, Institut für Virologie, KI: SBL. Dozent Anders Änggårdh, Hals-Nasen-Ohrenklinik, KS.
Prof. Bo Öberg, Forschung und Entwicklung Antivirale Chemotherapie, Astra Läkemedel AB.
(Abkürzungen: KI = Karolinska Institutet; KS = Karolinska Sjukhuset; SBL = Statens Bakterologiska Laboratorium; SÖS = Södersjukhuset)
Ein besonderer Dank gilt Catharina Fjällström, Bonnier Fakta Bokförlag AB, für Rat und Tat bei der Fotografie und für ihre redaktionelle Hilfe.

Technische Information

Rasterelektronenmikroskopaufnahmen: Jeol, Japan
Lichtmikroskopaufnahmen: Zeiss, Bundesrepublik Deutschland
Spezialangefertigte Endoskope: Karl Storz, Bundesrepublik Deutschland
Spezialanfertigungen von Objekten: Georg Vogl und Bo Möller, Stockholm

Um die Klarheit einiger Bilder mit starker Vergrößerung zu verbessern, wurden künstlich Farben nach einem Verfahren hinzugegeben, das Gillis Häägg in Göteborg entwickelt hat. Dies trifft für die Bilder auf den Seiten 18/19, 20, 21, 26 o., 48/49, 53 o., 66, 70/71, 90, 148/149 und auf das Zellbild auf der Vorderseite des Umschlags zu. Einige Bilder wurden mit Hilfe eines Computers nach dem als Bildanalysesystem bekannten Verfahren gefärbt. Dies gilt für die Bilder von Cholesterin (S. 67), die vier Viren auf Seite 91, das Herpesvirus (S. 93) und das AIDS-Virus auf Seite 192.

Register

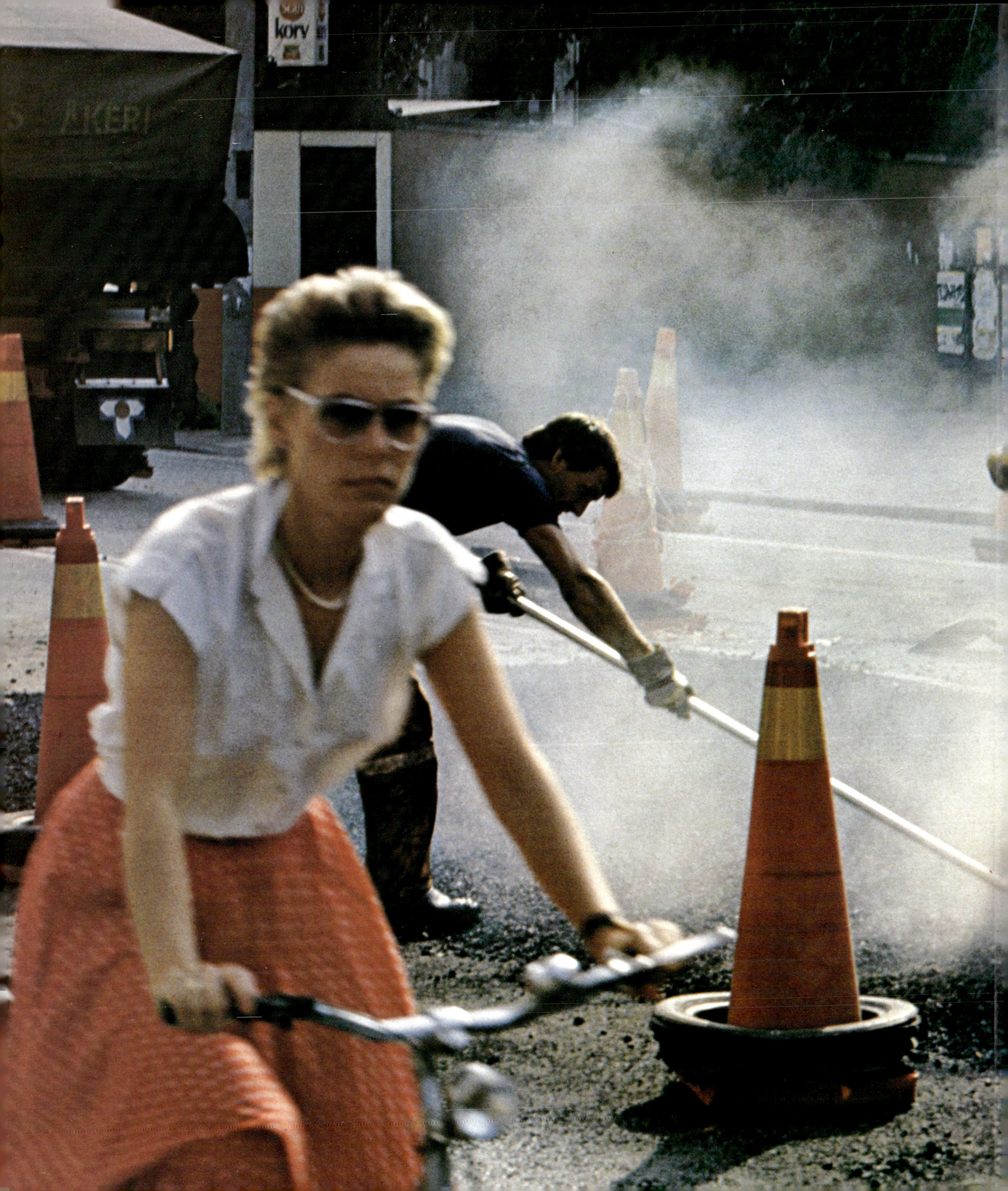
korv
ÅKERI